Hefte zur Unfallheilkunde
Beihefte zur Monatsschrift für Unfallheilkunde, Versicherungs-, Versorgungs- und Verkehrsmedizin
Herausgegeben von Prof. Dr. Dr. h. c. H. Bürkle de la Camp

Heft 114

Deutsch-Österreichisch-Schweizerische Unfalltagung in Bern

26. bis 28. Oktober 1972

36. Jahrestagung
der Deutschen Gesellschaft für Unfallheilkunde, Versicherungs-, Versorgungs- und Verkehrsmedizin e. V.

8. Tagung der Österreichischen Gesellschaft für Unfallchirurgie

58. Jahresversammlung der Schweizerischen Gesellschaft für Unfallmedizin und Berufskrankheiten

Kongreßbericht zusammengestellt von

H. Contzen, E. Jonasch, E. Baur

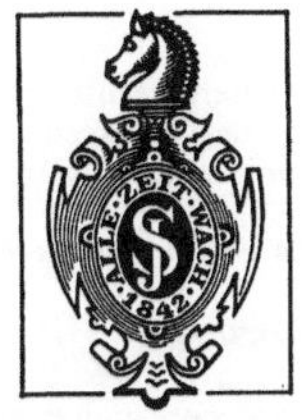

Springer-Verlag Berlin · Heidelberg · New York 1973

Deutsche Gesellschaft für Unfallheilkunde, Versicherungs-, Versorgungs- und Verkehrsmedizin e. V.
Präsident: Prof. Dr. G. Maurer, München
Schriftführer: Prof. Dr. H. Contzen, 6 Frankfurt a. M., Friedberger Landstr. 430

Österreichische Gesellschaft für Unfallchirurgie
Präsident: Prof. Dr. J. Böhler, Wien
Sekretär: Dr. E. Jonasch, A-1200 Wien, Donaueschingenstr. 13

Schweizerische Gesellschaft für Unfallmedizin und Berufskrankheiten
Präsident: Prof. Dr. M. E. Müller, Bern
Sekretär: Priv.-Doz. Dr. E. Baur, CH-6000 Luzern, Dreilindenstr. 46

114 Abbildungen

ISBN-13: 978-3-540-06288-2 e-ISBN-13: 978-3-642-80758-9
DOI: 10.007/978-3-642-80758-9

Library of Congress Catalog Card Number: 73-83 240

Vorwort

Der vorliegende Kongreßband enthält den Bericht über die erste gemeinsame Tagung der Deutschen Gesellschaft für Unfallheilkunde, Versicherungs-, Versorgungs- und Verkehrsmedizin e.V., der Österreichischen Gesellschaft für Unfallchirurgie und der Schweizerischen Gesellschaft für Unfallmedizin und Berufskrankheiten.

Diese deutschsprachigen Gesellschaften mit nahezu identischen wissenschaftlichen Zielen und Interessen haben ihre obligatorische Jahrestagung gemeinsam veranstaltet und hier die überall gleichen Probleme zur Diskussion gestellt. Es sollen daher auch die Ergebnisse gemeinsam mitgeteilt werden.

Prof. Dr. H. Contzen   Dr. E. Jonasch   P. D. Dr. E. Baur

Inhaltsverzeichnis

Freie Vorträge

II. Pyocyaneusinfektion

Freie Vorträge

III. Claviculafrakturen

IV. Arbeitsmedizin

V. Verkehrsmedizin

VI. Freie Vorträge

Referentenverzeichnis

Afchampour, P., Dr. med.; Orthopädie-Traumatologie, Kantonsspital, CH-9006 St. Gallen

Alho, Antti, Dr. med.; Klinik für Orthopädie und Traumatologie, Topeliuksenk. 5, 00260 Helsinki 26, Finnland

Allgöwer, Martin, Prof. Dr. med.; Vorsteher der Chirurgischen Universitätsklinik, Bürgerspital, CH-4002 Basel

Andrasina, Jozef, Doz. Dr. med.; Chirurgische Universitätsklinik, Rastislavova 53, Kosice, Tschechoslowakei

Arct, Witold, Doz. Dr. med.; Zajaczka 20-2, Opole, Polen

Asang, Ernst, PD Dr. med.; Belgradstraße 5, D-8 München 23

Balkanyi, Alexander, Dr. med.; Seefeldstraße 152, CH-8008 Zürich

Barak, Marijan, Dr. med.; Traumatoloska bolnica, Draskoviceva 19, Zagreb, Jugoslawien

Bauer, Jan, Prim. Dr. med.; Leiter der traumatologischen Abteilung des Fakultätskrankenhauses, Rastislavova 53, Kosice, Tschechoslowakei

Baumann, J. U., Dr. med.; Orthopädische Abteilung, Kinderspital, CH-4000 Basel

Baumgartner, René, Dr. med.; Orthopädische Universitätsklinik Balgrist, Forchstraße 340, CH-8008 Zürich

Beck, Emil, Dr. med.; Oberarzt, Arbeitsunfallkrankenhaus, Webergasse 2, A-1200 Wien

Bedacht, Rudolf, PD Dr. med.; Leitender Oberarzt der chirurgischen Universitätsklinik, Nußbaumstraße 20, D-8 München 2

Bernett, Paul, PD Dr. med.; Oberarzt der chirurgischen Klinik rechts der Isar der Technischen Universität München, Ismaninger Straße 22, D-8 München 80

Bernhardt, H., Dipl. Ing.; Leiter des Instituts für Lärmbekämpfung, Hindenburgstr. 8, D-65 Mainz

Blasko, V., Dr. med.; Traumatologische Abteilung des Fakultätskrankenhauses, Rastislavova 53, Kosice, Tschechoslowakei

Blatter, R., Dr. med.; Orthopädie-Traumatologie, Kantonsspital, CH-9006 St. Gallen

Blohmke, F., Ministerialrat Dr.; Helmholtzstraße 19, D-53 Bonn-Duisdorf

Böhler, Jörg, Prof. Dr. med.; Arbeitsunfallkrankenhaus, Webergasse 2, A-1200 Wien

Boitzy, Alexandre, PD Dr. med.; Oberarzt, Klinik für Orthopädie und Chirurgie des Bewegungsapparates, Inselspital, CH-3010 Bern

Brandebur, O., Dr. med.; Traumatologische Abteilung des Fakultätskrankenhauses, Rastislavova 53, Kosice, Tschechoslowakei

Brunner, Ch., Dr. med.; Oberarzt, Orthopädie-Traumatologie, Kantonsspital, CH-9006 St. Gallen

Buchner, Hermann, Hofrat Prof. Dr. med.; Ärztlicher Direktor, Sonderkrankenhaus und Sonnenheilstätten, A-8852 Stolzalpe bei Murau

Buff, Hans-Ulrich, Prof. Dr. med.; Chefarzt, Chirurgische Klinik B, Kantonsspital, CH-8006 Zürich

Burri, Cajus, Prof. Dr. med.; Departement für Chirurgie der Medizinischen Hochschule, Leiter der Abteilung für Unfallchirurgie, Steinhövelstraße 9, D-79 Ulm

Caron, Jean-Claude, Dr. med.; Hôpital Orthopédique, 4 avenue Virgil Rossel, CH-1000 Lausanne

Chapchal, George, Prof. Dr. med.; Büttenenstraße 13a, CH-6008 Luzern

Cech, Oldrich, Dr. med.; Orthopädie-Traumatologie, Kantonsspital, CH-9006 St. Gallen

Delank, H. W., PD Dr. med.; Chefarzt, Neurochirurgische Klinik Krankenanstalten „Bergmannsheil", D-463 Bochum

Eberle, Heinz, PD Dr. med.; Leitender Arzt, Chirurgische Klinik B, Kantonsspital, CH-8006 Zürich

Eichler, J., Prof. Dr. med.; Orthopädische Klinik, Freiligrathstraße 2, D-63 Gießen

Eigenthaler, L., Prim. Dr. med.; Arbeitsunfallkrankenhaus, Dr. Franz-Rehrl-Platz 5, A-5020 Salzburg

Emmermann, Helmut, PD Dr. med.; Chirurgische Universitätsklinik, Goßlerstraße 10, D-34 Göttingen

Ender, H. G., Dr. med.; Unfallstation, Landeskrankenhaus, A-4400 Steyr

Ender, J., Prim. Dr. med.: Unfallstation, Landeskrankenhaus, A-4400 Steyr

Engelbrecht, Eckart, Dr. med.; Oberarzt, Allgemeines Krankenhaus St. Georg, II. chirurgische Abteilung, Lohmühlenstraße 5, D-2 Hamburg 1

Freuler, F., Dr. med.; Orthopädie-Traumatologie, Kantonsspital, CH-9006 St. Gallen

Florie-Albrecht, Gert, Dr. med.; Oberarzt, Paracelsus-Krankenhaus, D-7304 Ruit (Kreis Eßlingen a. N.)

Ganz, R., Dr. med.; Klinik für Orthopädie und Chirurgie des Bewegungsapparates, Inselspital, CH-3010 Bern

Ganzoni, Nuot, Dr. med.; Leitender Arzt, Chirurgische Klinik B, Kantonsspital, CH-8006 Zürich

Good, Hans, Dr. med.; Via Sempione 20, CH-6600 Muralto

Groh, H., Prof. Dr. med.; Institut für Biomechanik der Deutschen Sportschule Köln, Carl-Diem-Weg 5, D-5 Köln 41

Grujic, Miroslav, Prof. Dr. med.; Traumatoloska bolnica, Draskoviceva 19, Zagreb, Jugoslawien

Hackstock, Horst, Dr. med.; Oberarzt, Arbeitsunfallkrankenhaus, Blumauerplatz 1, A-4020 Linz

Havemann, Dieter, Dr. med.; Oberarzt, Chirurgische Universitätsklinik, Hospitalstraße 40, D-23 Kiel

Heim, Urs, Dr. med., Chefarzt der chirurgischen Abteilung, Kreuzspital, CH-7000 Chur

Heipertz, W., Prof. Dr. med.; Direktor der orthopädischen Klinik der Universität, Marienburgerstraße 2, D-6000 Frankfurt

Hierholzer, Günther, Dr. med.; Chefarzt, BG Unfallkrankenhaus, D-41 Duisburg-Buchholz

Holczabek, W., Prof. Dr. med.; Institut für gerichtliche Medizin der Universität, Sensengasse 2, A-1090 Wien

Hranilovic, Boris, Dr. med.; Traumatoloska bolnica, Draskoviceva 19, Zagreb, Jugoslawien

Hubmann, Robert, Dr. med.; Alpenstraße 47, CH-3626 Hünibach

Humperdinck, Karl, Prof. Dr. med.; Prof. für Arbeitsmedizin an der Universität Tübingen, Viehweg 19, D-7021 Oberaichen

Illes, Tibor Gyula, Dr. med.; Megyeri utca 33, Pecs III, Ungarn

Imhäuser, G., Prof. Dr. med.; Direktor der Orthopädischen Universitätsklinik, Josef-Stelzmann-Straße, D-5 Köln 41

Jäger, M., PD Dr. med.; Oberarzt, Orthopädische Universitätsklinik, Harlachingerstraße 5, D 8-München 90

Jahna, H., Dr. med.; Oberarzt, Arbeitsunfallkrankenhaus, Kundratstraße 37, A-1120 Wien XII

Jansen, Günther, Dr. med.; Orthopädische Universitätsklinik Balgrist, Forchstraße 340, CH-8008 Zürich

Jekic, Miodrag, Prim. Dr. med.; Sonje Marinkovic 14, 11080 Zemun-Beograd, Jugoslawien

Jonasch, Erich, Dr. med; Oberarzt, Arbeitsunfallkrankenhaus, Webergasse 2, A-1200 Wien

Jussen, Albert, Dr. med.; Chirurgische Universitätsklinik, Josef-Stelzmann-Straße 9, D-5 Köln-Lindenthal

Karolyi, J., Dr. med.; Traumatologische Abteilung des Fakultätskrankenhauses, Rastislavova 53, Kosice, Tschechoslowakei

Kirschner, Richard, Prim. Dr. med.; Forschungsinstitut für Traumatologie, Klinische Abteilung, Ponavka 6, Brno, Tschechoslowakei

Klammer, Hans-Ludwig, Dr. med.; Chirurgische Universitätsklinik, Venusberg, D-53 Bonn 1

Klein, Peter, Dr. med.; Haus 201, D-3551 Schönstadt über Marburg

Koskinen, Erkki V. S., Prof. Dr. med.; Klinik für Orthopädie und Traumatologie. Topeliuksenk. 5, 00260 Helsinki 26, Finnland

Kovac, M., Dr. med.; Traumatologische Abteilung des Fakultätskrankenhauses, Rastislavova 53, Kosice, Tschechoslowakei

Kraus, Werner, Dipl.-Ing.; Augustenstraße 41, D-8 München 2

Kretsch, Theo M., Dr. med.; Chirurgische Universitätsklinik, Goßlerstraße 10, D-34 Göttingen

Krösl, W., Medizinalrat Dr. med.; Ärztlicher Direktor der AUVA, Flemminggasse 3, A-1190 Wien

Krotschek, J., Prim. Dr. med.; Arbeitsunfallkrankenhaus, A-8775 Kalwang

Kuner, Eugen H., PD Dr. med.; Chirurgische Universitätsklinik, D-78 Freiburg im Breisgau

Kutscha-Lissberg, E., Dr. med.; Oberarzt, Lehrkanzel für Unfallchirurgie I, Alser Straße 4, A-1090 Wien

Lalive d'Epinay, Pierre, Dr. med.; Orthopädische Universitätsklinik Balgrist, Forchstraße 340, CH-8008 Zürich

Lambert, K., Dr. med.; Orthopädie-Traumatologie, Kantonsspital, CH-9006 St. Gallen

Lebek, G., Prof. Dr. med.; Institut für Hygiene der Universität Bern, Inselspital, CH-3010 Bern

Lechner, Fritz, Dr. med.; Chefarzt, Kreiskrankenhaus, D-81 Garmisch-Partenkirchen

Leitz, G., PD Dr. med.; Orthopädisch-chirurgische Klinik, Unfallkrankenhaus Dr. Baumann, Alexanderstraße 5, D-7 Stuttgart 1

Lentz, Wolfgang, PD Dr. med.; Breewater Weg 7, D-29 Oldenburg

Letic, Stojan, Prim. Dr. med.; Vojvode Misica 21, Novi Sad, Jugoslawien

Liechti, R., Dr. med.; Orthopädie-Traumatologie, Kantonsspital, CH-9006 St. Gallen

Linden, Hans-Peter, Dr. med.; Assistenzarzt, Kreiskrankenhaus, D-81 Garmisch-Partenkirchen

Linke, Erich G., Dr. med.; Oberarzt der chirurgischen Klinik, Städtische Kliniken, Bismarckstraße 28, D-61 Darmstadt

Linzenmeier, G., Prof. Dr. med.; Hygienisches Institut der Ruhr-Universität Bochum, D-43 Essen

Lugger, Lois Jörg, Dr. med.; Chirurgische Universitätsklinik, Unfallabteilung, Anichstraße 35, A-6020 Innsbruck

Magerl, F., Dr. med.; Orthopädie-Traumatologie, Kantonsspital, CH-9000 St. Gallen

Mandl, G., Dr. med.; Unfallstation, Landeskrankenhaus, A-4400 Steyr

Marti, R., Dr. med.; Orthopädie-Traumatologie, Kantonsspital, CH-9006 St. Gallen

Matijasic, Ivan, Prim. Dr. med.; Medicinski Centar, 52000 Pula, Jugoslawien

Maurer, Georg, Prof. Dr. med.; Direktor der chirurgischen Klinik rechts der Isar der Technischen Universität München, Ismaninger Straße 22, D-8 München 80

Meier, Fritz, Dr. med.; Chirurgische Klinik B, Kantonsspital, CH-8006 Zürich (z.Z. Chirurgische Universitätsklinik, D-74 Tübingen)

Meves, H., Dr. med.; Arbeitsunfallkrankenhaus, Blumauerplatz 1, A-4020 Linz

Mikic, Zelimir, Dr. med.; Bul. 23. oktobra 85, Novi Sad, Jugoslawien

Morscher, Erwin, Prof. Dr. med.; Orthopädische Universitätsklinik, Felix-Platter-Spital, CH-4055 Basel

Möseneder, H., Dr. med.; Arbeitsunfallkrankenhaus, Dr. Franz-Rehrl-Platz 5, A-5020 Salzburg

Müller, F., Dr. Dr. med.; Leiter der Abteilung für Verbrennungen, plastische und Handchirurgie der Berufsgenossenschaftlichen Unfallklinik, Ludwigshafen-Oggersheim, D-6700 Ludwigshafen

Müller, Maurice E., Prof. Dr. med.; Leiter der Klinik für Orthopädie und Chirurgie des Bewegungsapparates der Universität Bern, Inselspital, CH-3010 Bern

Mumenthaler, Marco, Prof. Dr. med.; Direktor der Neurologischen Universitätsklinik, Inselspital, CH-3010 Bern

Narakas, Algimantas, Dr. med.; Clinique de Longeraie, 9, avenue de la Gare, CH-1000 Lausanne

Nonnemann, H. C., PD Dr. med.; Hohenzollerndamm 82, D-1 Berlin 33

Pallesen, Jens, Dr. med.; BG Krankenanstalten „Bergmannsheil", D-463 Bochum

Pfund, K., Dr.-Ing.; HUK-Verband Köln, Ebertplatz 2, D-5 Köln 1

Poigenfürst, Johannes, Dr. med.; Oberarzt, Taborstraße 73/5, A-1020 Wien

Probst, J., PD Dr. med.; Chefarzt des Berufsgenossenschaftlichen Unfallkrankenhauses, D-8110 Murnau

Probst, R., Dr. med.; ORL-Arzt, Schweizerische Unfallversicherungsanstalt, Fluhmattstraße 1, CH-6002 Luzern

Raaymakers, E., Dr. med.; Orthopädie-Traumatologie, Kantonsspital, CH-9006 St. Gallen

Raign H., Dr. med.; Chirurgische Universitätsklinik, Hospitalstraße 40, D-23 Kiel

Raisch, O., Prof. Dr. med.; Direktor der chirurgischen und orthopädischen Klinik des Olgahospitals, Bismarckstraße 8, D-7 Stuttgart-W.

Rau, Horst, Dr. med.; Oberarzt der chirurgischen Klinik, Medizinische Akademie, Ratzeburger Allee 160, D-24 Lübeck

Rehn, Jörg, Prof. Dr. med.: Chefarzt der chirurgischen Klinik und Poliklinik, BG Krankenanstalten „Bergmannsheil", D-463 Bochum

Ricklin, Peter, Prof. Dr. med.; Chefarzt der chirurgischen Abteilung, Kreisspital, CH-8708 Männedorf

Ritter, Dr. med.; Neurologische Klinik und Poliklinik der Universität, D-34 Göttingen

Ritzel, G., Dr. med.; Psychiatrische Klinik und Poliklinik der Universität, D-34 Göttingen, von-Siebold-Straße 5

Rüedi, Thomas, Dr. med.; Oberarzt der Chirurgischen Universitätsklinik. Bürgerspital, CH-4000 Basel

Russe, Otto, Prim. Doz. Dr. med.; Arbeitsunfallkrankenhaus, Kundratstraße 37, A-1120 Wien XII

Rüter, Axel, Dr. med.; Departement für Chirurgie der Medizinischen Hochschule, Abteilung für Unfallchirurgie, Steinhövelstraße 9, D-79 Ulm

Saxer, U., Dr. med.; Orthopädie-Traumatologie, Kantonsspital, CH-9006 St. Gallen

Segmüller, G., Dr. med.; Oberarzt, Orthopädie-Traumatologie, Kantonsspital, CH-9006 St. Gallen

Seiffert, K. E., Prof. Dr. med.; Chirurgische Universitätsklinik, Ludwig-Rehn-Straße 14, D-6 Frankfurt a. M. 70

Spier, Walter, Dr. med.; 1. Oberarzt, BG Unfallkrankenhaus, D-8110 Murnau

Surböck, Alois, Direktor; Leiter der Abteilung für Berufskrankheiten, AUVA, Hauptstelle, Webergasse 2, A-1200 Wien

Schabert, P., Dr. med.; Urologische Universitätsklinik, Kantonsspital, Rämistraße 100, CH-8006 Zürich

Schäfer, Hans, PD Dr. med.; Oberarzt der chirurgischen Klinik rechts der Isar der Technischen Universität München, Ismaninger Straße 22, D-8 München 80

Schenk, Robert, Prof. Dr. med.; Anatomisches Institut der Universität, Bühlstraße 26, CH-3012 Bern

Scherzer, E., Doz. Dr. med.; Anastasius-Grün-Gasse 14/9, A-1180 Wien

Scheuba, Gerhart, Doz. Dr. med.; II. Chirurgische Universitätsklinik, Spitalgasse 23, A-1090 Wien

Schlegel, H., Dr. med.; Chef des gewerbeärztlichen Dienstes, Schweizerische Unfallversicherungsanstalt, Fluhmattstraße 1, CH-6002 Luzern

Schmid, J., Dr. med.; Orthopädie-Traumatologie, Kantonsspital, CH-9006 St. Gallen

Schneider, I., Dr. med; BG Krankenanstalten „Bergmannsheil", Chirurgische Klinik und Poliklinik, D-463 Bochum

Scholze, Herbert, PD Dr. med.; Chirurgische Klinik rechts der Isar der Technischen Universität München, Ismaninger Straße 22, D-8 München 80

Schönenberger, F., Dr. med.; Orthopädie-Traumatologie, Kantonsspital, CH-9006 St. Gallen

Schweiberer, Leonhard, Prof. Dr. med.; Chirurgische Universitätsklinik, D-665 Homburg/Saar

Schwetz, F., Doz. Dr. med.; I. Universitäts-HNO-Klinik, A-Wien

Stankovic, P., Dr. med.; Chirurgische Universitätsklinik, Goßlerstraße 10, D-34 Göttingen

Sternemann, H. O., Dr. med.; BG Unfallkrankenhaus, Großenbaumer Allee 250, D-41 Duisburg

Stöhr, Christoph, Dr. med.; Oberarzt, BG-Unfallklinik, Pfennigsweg 13, D-67 Ludwigshafen-Oggersheim

Stremmel, Walter, Dr. med.; Chirurgische Universitätsklinik, Hugstetterstraße 55, D-78 Freiburg im Breisgau

Stühmer, G., Dr. med.; Orthopädie-Traumatologie, Kantonsspital, CH-9006 St. Gallen

Tanner, Francine, Dr. med.; 8, avenue de Rumine, CH-1000 Lausanne

Thurmayr, Rudolf, Dr. med.; Akademischer Oberrat, Institut für medizinische Dokumentation und Statistik der TUM, Arabellastraße 4, D-8 München 80

Titze, Alois, Prim. Doz. Dr. med.; Arbeitsunfallkrankenhaus, Theodor-Körner-Straße 65, A-8010 Graz

Tönnis, Dietrich, PD Dr. med.; Chefarzt der orthopädischen Klinik, Städtische Krankenanstalten, Beurhaus Straße 40, D-46 Dortmund

Trojan, E., Prof. Dr. med.; Lehrkanzel für Unfallchirurgie I, Alser Straße 4, A-1090 Wien

Tscherne, Harald, Prof. Dr. med.; Unfallchirurgische Klinik, Departement für Chirurgie der Medizinischen Hochschule, Roderbruchstraße 101, D-3 Hannover

Unger, Felix, Dr. med.; II. Chirurgische Universitätsklinik, Spitalgasse 23, A-1090 Wien

Vasey, Harold, Dr. med.; Clinique Universitaire d'Orthopédie, Hôpital Cantonal, CH-1200 Genève

Verdan, Claude, Prof. Dr. med.; 9, avenue de la Gare, CH-1003 Lausanne

Voigt, G., Prof. Dr. med.; Direktor des Gerichtsmedizinischen Instituts der Universität, Lund, Schweden

Von Lüpke, Arndt, Dr. phil.; Institut für Lärmbekämpfung, Hindenburgstraße 8, D-65 Mainz

Voorhoeve, A., Dr. med.; Oberarzt, BG Unfallkrankenhaus, Großenbaumer Allee 250, D-41 Duisburg

Wagemann, W., Prof. Dr. med.; HNO-Klinik der Ruhr-Universität Bochum, Klinikum Essen, Hufelandstraße 55, D-43 Essen

Walcher, K., PD Dr. med.; Orthopädische Universitätsklinik, Harlachingerstraße 5, D-8 München 90

Walthert, R., Direktor; Schweizerische Beratungsstelle für Unfallverhütung, Laupenstraße 9, CH-3000 Bern

Walz, F., Dr. med.; Stallikerstraße 14, CH-8142 Uitikon

Weber, Bernhard G., PD Dr. med.; Chefarzt, Orthopädie-Traumatologie, Kantonsspital, CH-9006 St. Gallen

Weber, N., Dr. med.; Orthopädie-Traumatologie, Kantonsspital, CH-9006 St. Gallen

Weigert, M., Prof. Dr. med.; Oskar-Helene-Heim, Clay-Allee 229, D-1 Berlin 33

Weller,, Siegfried, Prof. Dr. med.; Direktor, BG Unfallkrankenhaus, Rosenauer Weg 95, D-74 Tübingen

Wenzl, Helge, Dr. med.; Chirurgische Klinik rechts der Isar der Technischen Universität München, Ismaninger Straße 22, D-8 München 80

Wettstein, Peter, Dr. med.; Klinik für Orthopädie und Chirurgie des Bewegungsapparates, Inselspital, CH-3010 Bern

Willenegger, Hans, Prof. Dr. med.; Chefarzt, Chirurgische Abteilung Kantonsspital, CH-4410 Liestal

Witt, A. N., Prof. Dr. med.; Direktor der Orthopädischen Universitätsklinik, Harlachingerstraße 51, D-8 München 90

Wittich, H., Dr. med.; Arbeitsunfallkrankenhaus, Kundratstraße 37, A-1120 Wien XII.

Zellner, R., Dr. Dr. med.; Leiter der Abteilung für Verbrennungen, plastische und Handchirurgie der Berufsgenossenschaftlichen Unfallklinik, Ludwigshafen-Oggersheim, D-67 Ludwigshafen

Zenker, Herbert, Dr. med.; Orthopädische Universitätsklinik, Harlachingerstraße 51, D-8 München 90

Zifko, B., Dr. med.; Arbeitsunfallkrankenhaus, Kundratstraße 37, A-1120 Wien XII.

Zimmer, Walther, Dr. med.; Leitender Arzt der chirurgischen Abteilung, BG Unfallkrankenhaus, Bergedorfer Straße 10, D-205 Hamburg 80

Zivojin, Dumbasirevic, Prof. Dr. med., Direktor der orthopädischen Universitätsklinik, Stojana Novakovica 25, Beograd, Jugoslawien

Zöch, K., Dr. med.; Orthopädie-Traumatologie, Kantonsspital, CH-9006 St. Gallen

Sachverzeichnis

Wissenschaftliche Sitzungen

Eröffnungsansprache

M. E. Müller, Bern

Endlich ist es soweit. Die seit Jahren geplante gemeinsame Unfalltagung ist zustandegekommen und heute kann ich unsere Freunde aus Deutschland, Österreich und der Schweiz hier in Bern, der Bundeshauptstadt unserer Eidgenossenschaft, recht herzlich willkommen heißen.

Ganz besonders begrüße ich in unserer Mitte die Anwesenheit unseres Innenministers, Herrn Bundesrat Tschudi.

Vielleicht ist im Ausland nicht bekannt, daß wir in der Schweiz kein Gesundheitsministerium besitzen. So bleibt unserem Innenminister nichts anderes übrig, als sich mit den Gesundheitsproblemen, die die gesamte Bevölkerung tangieren, sowie mit ihren sozialpolitischen Auswirkungen auseinanderzusetzen.

Wir rechnen es Herrn Bundesrat Tschudi hoch an, daß er sich trotz seiner Arbeitsüberlastung die Mühe nimmt, einige Worte an uns zu richten. Wir wissen, daß er als militanter Sozialist und Regierungsmann manche Gesichtspunkte sieht und berücksichtigen muß, die uns entgehen.

Deshalb freuen wir uns, am Anfang einer solchen internationalen Tagung von höchster Warte aus, von einem Nichtmediziner zu hören, wie einige unserer Probleme politisch gelöst werden sollen.

In den Satzungen der Weltgesundheitsorganisation wurde das *Recht auf Gesundheit* geprägt. Als Ärzte können wir kaum glauben, daß der Gesetzgeber dabei die Gesundheit im engeren Sinn meinte. Denn körperliche und geistige Gesundheit bleiben ein Geschenk Gottes, ein Geschenk, das jeder zeitlebens hüten muß und für das er täglich etwas zu tun hat. Wer soll für alle geistig und körperlich behinderten Wesen verantwortlich gemacht werden? Und sicherlich werden nur die wenigsten von uns als gesunder Mensch diese Erde wieder verlassen. Wo bleibt da das Recht auf Gesundheit?

Das Recht des einzelnen auf sachgemäße, optimale Behandlung scheint wirklichkeitsnäher zu sein. Und gerade nach Unfällen wird die Forderung zur Wiederherstellung des früheren Zustandes laut erhoben. Bei wenigen Patienten sind die Verletzungen derart, daß eine „Restitutio ad integrum“ überhaupt nicht möglich wäre.

Damit in den anderen Fällen aber eine Wiederherstellung möglich wird, braucht es einen einsatzbereiten, zuverlässigen Chirurgen, der sein Handwerk während 10 und mehr Jahren erlernt hat. Einer, der die Gesamtsituation abschätzen kann, einer, der seine Therapie nicht nur konzipiert, sondern sie auch selbst mit seinen Händen ausführt. Hier ist nämlich nicht so sehr endlose Diskussion als Handlung am Platze.

Vom Chirurgen werden neben technischem Können und Wissen einige Eigenschaften als ganz selbstverständlich vorausgesetzt: Selbstdisziplin und Selbstkritik, Zuverlässigkeit, Entscheidungskraft, Kaltblütigkeit im entscheidenden Moment, Einsatzbereitschaft, Optimismus und Menschlichkeit.

Von einem Chef werden zudem noch Organisations- und didaktisches Talent, genügend Enthusiasmus, um die Mitarbeiter zu begeistern, sowie Wissenschaftlichkeit gefordert. In letzter Zeit kommen aber immer mehr Kritik und sozialpolitische Forderungen auf ihn zu. Ist da verwunderlich, wenn heutzutage in Anbetracht dieser Entwicklung eine Welle des Pessimismus über unseren Stand hinweggeht?

Wo bleibt da aber die Gesundheit unserer Unfallverletzten?

Stolz können wir vorläufig noch sein, einer der schwierigsten aber schönsten Berufe ausüben zu können. Wie oft hält der Chirurg an der Spitze seines Skalpells die Entscheidung über Leben und Tod, Glück und Leid. Es soll aber nicht vergessen werden, daß weder sein jahrelanges hartes Training noch der Einsatz seines ganzen Könnens selbstverständlich sind. Weder Vorschriften oder Gesetze, noch Geld können ihn zwingen, schwierige Situationen zu meistern.

Jeder Chirurg ist ein Individualist, der sich nur in einer liberalen Gesellschaft frei entfalten kann. Jeder hat seine eigene Art, seinen persönlichen Stil. Er muß sich nach eigenen Regeln und Prinzipien langsam entwickeln können, und ein verantwortungsbewußter Chirurg wird sich zeitlebens weiterbilden wollen.

Und wenn wir heute alle hier vereinigt sind, so ist es hauptsächlich deshalb, weil wir uns miteinander schulen wollen. Wir wollen einerseits wissen, wie der heutige Stand der Dinge ist, andererseits wollen wir voneinander lernen. Zusammen wollen wir unsere Erfahrungen austauschen und neue Behandlungsmethoden besprechen, die der Heilung sichere Wege weisen.

In diesem Sinne eröffne ich diesen Kongreß und erteile das Wort Herrn Bundesrat Tschudi.

Festansprache

H.-P. Tschudi, Bern

I. Einleitung

Im Auftrage des Bundesrates überbringe ich Ihnen die besten Wünsche für einen erfolgreichen Verlauf des Kongresses. Die gute Vorbereitung der Tagung läßt erwarten, daß Sie mit wichtigen Anregungen für die Therapie von Unfallfolgen und für die wissenschaftliche Arbeit zurückkehren werden. Vor allem heiße ich unsere deutschen und österreichischen Gäste in Bern herzlich willkommen. Ich hoffe, daß sie einen angenehmen Aufenthalt in der Schweiz verbringen werden.

Herr Prof. Dr. Maurice Müller hat mit der ihm eigenen Initiative und mit viel Umsicht den Kongreß organisiert. Ich danke ihm und allen seinen Mitarbeiterinnen und Mitarbeitern verbindlich für ihre große Arbeit.

Wenn Sie einen Vertreter der Landesregierung gebeten haben, an der Eröffnungsveranstaltung zu sprechen, wußten Sie, daß Sie von mir als einem Juristen keinen Beitrag zu den wissenschaftlichen Kongreßthemen erwarten dürfen. Sie wollten zweifellos unterstreichen, daß zwischen den Unfallchirurgen und den staatlichen Instanzen zahlreiche und enge Beziehungen bestehen, und daß infolgedessen die gute Zusammenarbeit gefördert werden muß. Tatsächlich drängt sich im Interesse des allgemeinen Wohls ein vertrauensvolles Zusammenwirken in Fragen der Ausbildung und Weiterbildung, der Forschung, der Sozialversicherung, der Spitalplanung und -führung und der Unfallverhütung auf.

Es wäre unmöglich, im Rahmen meiner Begrüßungsansprache alle diese komplexen Probleme zu erörtern. Ich muß mich deshalb darauf konzentrieren, Ihnen einige Erwägungen zur Sozialversicherung und vor allem zur Unfallverhütung darzulegen.

II. Sozialversicherung

Zu meinem Bedauern kann ich unseren ausländischen Gästen die schweizerische Krankenversicherung nicht als Muster und Beispiel empfehlen. Sie bildet gegenwärtig eher einen Zankapfel für alle daran Beteiligten und darüber hinaus ein bevorzugtes Thema für politische Auseinandersetzungen. Diese Situation erschwert konstruktive Lösungen. Sie darf uns aber nicht daran hindern, solche mit Entschlossenheit in Angriff zu nehmen, denn eine leistungsfähige Krankenversicherung ist bei den heutigen Kosten der Krankenpflege gleich notwendig für die Patienten, für die Ärzte und für die Kantone und Gemeinden, denen die Deckung der rasch wachsenden Spitalaufwendungen immer schwerer fällt.

Wesentlich besser ist die Lage der beiden Sozialversicherungszweige, die für die Unfallchirurgen im Vordergrund stehen. Die *Unfall-* und die *Invalidenversicherung.* Die obligatorische Unfallversicherung erfaßt allerdings nur rund zwei Drittel der Arbeitnehmer, nämlich diejenigen in der Industrie, im Transportwesen und in den gefährlicheren Gewerbebetrieben. Diese Unterscheidung läßt sich heute kaum mehr rechtfertigen, vor allem nicht, weil die Nichtbetriebsunfälle bedrohlicher werden als die Betriebsunfälle. So entfielen 1971 von den Unfällen mit tödlichem Ausgang zwei Drittel auf Nichtbetriebsunfälle und ein Drittel auf Betriebsunfälle. Es sind deshalb Bestrebungen im Gange, den *Unfallversicherungsschutz auf alle Arbeitnehmer auszudehnen.* Eine weitere wichtige Aufgabe, die gelöst werden muß, bildet der Schutz vor Eintritt in die Erwerbstätigkeit und nach dem Ausscheiden aus dem Berufsleben, somit die Unfallversicherung der Kinder und der Betagten. Wahrscheinlich könnte die zweckmäßigste Regelung im Zusammenhang mit einer Neugestaltung der Krankenversicherung gefunden werden.

Unsere *Invalidenversicherung* darf als moderne Ordnung bezeichnet werden, da sie klar dem Prinzip folgt: Eingliederung geht vor Rentenzahlung. Infolgedessen werden von ihr auch kostspielige Maßnahmen übernommen, die geeignet sind, die Erwerbsfähigkeit der Invaliden zu verbessern. Der Leistungskatalog der Invalidenversicherung läßt wenig Wünsche offen, insbesondere weil auf Neujahr eine sehr substantielle Erhöhung der Renten und anderer Beiträge erfolgt. Es dürfte Sie interessieren, daß trotz der zahlreichen und schweren Unfällen die durch Krankheiten und Geburtsgebrechen verursachten Invaliditätsfälle weit überwiegen.

Wie in Deutschland und in Österreich klagen auch wir in der Schweiz über die Kostenexplosion in der Krankenbehandlung und über die lawinenartig anwachsenden Spitaldefizite. Die Begründung für diese Entwicklung läßt sich leicht finden: Bedeutende Fortschritte der medizinischen Wissenschaften, Zunahme der Zahl der Betagten, überproportionale Kostensteigerung bei allen Dienstleistungen.

Für die Sozialversicherungen und für die Gemeinwesen entstehen überaus schwer zu meisternde *Finanzprobleme*. Niemand wird deshalb in Erwägung ziehen, die Patienten nicht nach dem neuesten Stand der Medizin zu behandeln. Die Fortschritte der Wissenschaft sollen den Menschen zugute kommen; sie sind nicht dazu bestimmt, lediglich in Büchern publiziert zu werden. Doch bereitet die Kostenentwicklung ernste Sorgen, weil die Wirtschaft nicht in der Lage wäre, die Aufwendungen für die Krankenpflege zu decken, wenn sich diese noch längere Zeit im gleichen Rhythmus erhöhen würden wie in den letzten Jahren. Es kann nicht Aufgabe sein, an dieser Kongreßeröffnung diese ganze Problematik auszuleuchten. Doch soll das beste Mittel hervorgehoben werden, das geeignet ist, die Kostensteigerung zu bremsen: Die Prophylaxe.

Bei der *Unfallverhütung* handelt es sich zudem um Maßnahmen, denen keinerlei ungünstige Nebenwirkungen zukommen. Wenn es gelingt, die Zahl der Unfälle wesentlich zu reduzieren, wird das finanzielle Gleichgewicht der Unfallversicherung zu halten sein und wird auch die Invalidenversicherung entlastet. Überdies ergibt sich eine Erleichterung der Finanz- und Personalprobleme für die Spitäler.

III. Unfallverhütung

Die *Kosten der Unfälle* beschränken sich keineswegs auf die Aufwendungen der Sozialversicherung und der Spitäler. Wenn wir bedenken, daß besonders junge Leute verunfallen, die auf Grund ihrer erst kürzlich abgeschlossenen Ausbildung jahrzehntelang eine produktive Arbeit geleistet hätten, können wir die Größe der Schäden ermessen. Dennoch liegt es mir fern, die ökonomischen Folgen der Unfälle in den Vordergrund zu stellen. Unendlich viel mehr fallen ins Gewicht der Verlust an Lebensfreude für die Verunfallten und das Leid der Angehörigen.

Daß „vorbeugen besser als heilen“ oder „verhüten besser als vergüten“ ist, wird von jedem einsichtigen Menschen begriffen. Viel wichtiger als Schäden gutzumachen ist es somit, dafür zu sorgen, daß sie nicht entstehen.

Es dürfte unbestritten sein, daß die Unfallchirurgen besonders wirksam an der Unfallverhütung mitwirken können. Da Sie täglich mit den Folgen von Unfällen konfrontiert werden, sind Sie besser als alle andern Fachleute in der Lage, die Öffentlichkeit über die Notwendigkeit einer kompromißlosen Unfallverhütung zu informieren. Sie haben aber auch die Möglichkeit, die zuständigen Instanzen darauf aufmerksam zu machen, in welchen Bereichen Maßnahmen sich aufdrängen und welche Vorkehrungen den besten Schutz versprechen. Ich darf Sie versichern, daß Ihre Empfehlungen nicht ungehört verhallen werden.

An zwei wichtigen Beispielen, den Arbeitsunfällen und den Straßenverkehrsunfällen, darf ich Ihnen skizzieren, was die schweizerischen Behörden schon erreicht haben, und welche weiteren Anordnungen in Aussicht genommen werden.

1. Verhütung von Arbeitsunfällen und Berufskrankheiten

Bei der Abteilung Unfallverhütung der Schweizerischen Unfallversicherungsanstalt sind heute mehr als 130 Personen tätig, davon etwas mehr als die Hälfte Fachleute mit verschiedenster technischer Ausbildung.

Der Umfang der sich stellenden Probleme und die ständig rascher fortschreitende Entwicklung der Technik machten eine interne Arbeitsteilung notwendig. Spezialisten widmen sich der Arbeitssicherheit und ihrer Kontrolle in den Betrieben auf den Gebieten des Bauwesens, der Chemie und der Kernphysik, der Maschinen und Einrichtungen aller Art, andere Fachleute befassen sich mit der Entwicklung neuer Schutzvorrichtungen, ihrem Vertrieb und ihrer Montage in den Betrieben, mit der Information und der Administration.

Sicherheitswidrige Zustände und sicherheitswidriges Verhalten sind die Hauptursachen von Unfällen wie auch von Berufskrankheiten. Die Behebung der sicherheitswidrigen Zustände ist Aufgabe der Technik, die Bekämpfung des sicherheitswidrigen Verhaltens Aufgabe der Instruktion, Information und Motivation.

Die technische Unfallverhütung fördert die SUVA z.B. durch die Mitwirkung der Fachleute der Abteilung Unfallverhütung bei der Entwicklung von Sicherheitsvorrichtungen für verschiedenste Maschinen und Apparate bzw. der sicherheitskonformen Konstruktionen von solchen, ferner dadurch, daß sie den Betrieben die Anschaffung von Schutzvorrichtungen erleichtert.

Da der Nutzen der Technik für den Menschen davon abhängt, welchen Gebrauch er von ihr macht, nützt die beste Schutzvorrichtung nichts, wenn sie nicht oder falsch verwendet wird. Eine nutzvolle Anwendung der Technik ist nur im Bewußtsein der ihr innewohnenden Möglichkeiten und Gefahren möglich. Darauf muß der Benützer durch entsprechende Information oder Instruktion aufmerksam gemacht und gleichzeitig dazu veranlaßt werden, sich den ihm vermittelten Kenntnissen entsprechend, d.h. sicherheitsbewußt, zu verhalten.

Es geht also darum, die Arbeitnehmer, welche in ständigem Kontakt mit der Technik stehen, zu orientieren, denn die Erfahrung zeigt, daß technische und psychologische Unfallverhütung untrennbar verbunden sind und die alleinige Anwendung einer dieser Methoden uns nicht in nennenswertem Maße dem Ziele, das praktisch mögliche Maximum an Arbeitssicherheit zu verwirklichen, näher bringen wird.

Für die *Verstärkung der Arbeitssicherheit* verfolgen wir vor allem folgende Pläne:

Erlaß eines Maschinenschutzgesetzes

Schaffung einer gesetzlichen Verpflichung für die Heranziehung von Sicherheitsingenieuren in allen Betrieben von bestimmter Größe

Intensivierung und Ausdehnung der Information in weitestem Sinne, insbesondere auch die Ausbildung in Fragen der Arbeitssicherheit an den höheren Schulen

Förderung der systematischen Erhebungen über Unfälle und Berufskrankheiten, einheitliche Abklärung und Auswertung in allen der Unfallversicherung unterstellten Betrieben

Verstärkung der Inspektionstätigkeit

Im engen Zusammenhang mit der *Bekämpfung der Unfälle* steht die *Verhütung von Berufskrankheiten.* Da dieses Gebiet Sie ebenfalls interessiert, darf ich folgende Hinweise geben:

Der arbeitsmedizinische Dienst unserer Unfallversicherungsanstalt verfügt zur Zeit über 12 Gewerbeärzte, davon je einen Spezialisten für Lungenkrankheiten, Hautkrankheiten, Strahlenprobleme und die Otorhinolaryngologie.

Arbeitnehmer, welche bestimmten beruflichen Gefahren ausgesetzt sind, werden auf Veranlassung der Anstalt periodisch ärztlich untersucht. Diese *Eignungsuntersuchungen* erfolgen vor oder kurz nach Beginn der Arbeit (Eintrittsuntersuchungen) und anschließend periodisch (Kontrolluntersuchungen). Aufgrund dieser Untersuchungen wird über die Eignung für Arbeiten in einem gefährdenden Milieu entschieden.

Die SUVA kann einen Arbeitnehmer für eine bestimmte Arbeit geeignet, vorübergehend oder dauernd nicht geeignet erklären. Bei endgültiger Nichteignungserklärung richtet die Anstalt dem Arbeitnehmer für die wirtschaftlichen Folgen des Berufswechsels unter gewissen Voraussetzungen eine sog. Übergangsentschädigung aus. Solche Eignungsuntersuchungen werden zur Zeit durchgeführt bei Gefährdung durch: Quarzhaltige Staubarten, Asbeststaub, Benzol und Homologen, Nitroglykol, Schwefelkohlenstoff, Tetrachlorkohlenstoff, Blei, Quecksilber, aromatische Amine, Teer und Pech, Druckluft, Fluor, Phosphorsäureester, Chromsäure, gehörschädigenden Lärm.

Die Zahl der jährlichen Untersuchungen beträgt rund 28000, daraus resultieren rund 800 vorübergehende oder dauernde Nichteignungsentscheide.

Diese Eignungsuntersuchungen haben einen doppelten Zweck: Einerseits sollen Nichtgeeignete primär von einer ernstlich gefährdenden Berufskrankheit ferngehalten werden, also z.B. ein schwerer Asthmatiker von einer Silikosegefährdung; anderseits sollen Träger einer Berufskrankheit möglichst frühzeitig erfaßt werden, damit durch einen Berufswechsel die Krankheit gestoppt oder wenigstens ein günstigerer Verlauf erreicht werden kann.

Selbstverständlich hat eine *medizinische Prophylaxe* nur dann einen Sinn, wenn sie Hand in Hand mit einer systematischen und konsequenten *technischen Prophylaxe* geht. Besonders hinzuweisen ist in diesem Zusammenhang auf das sog. Audiomobil, ein Spezialfahrzeug zur rationellen Durchführung von Gehörprüfungen in Lärmbetrieben.

Ein weiterer medizinischer Beitrag zur Verhütung von Berufskrankheiten ist die Ausarbeitung und Herausgabe der SUVA-MAK-Liste (MAK = *M*aximale *A*rbeitsplatz*k*onzentrationen). Die Ausgabe 1971 enthält arbeitshygienische Grenzwerte für rund 370 Gase und Dämpfe, rund 75 Staubarten sowie für physikalische Einwirkungen wie Lärm, Laser, Radar.

Schließlich seien auch unsere Vorstellungen über die künftige Intensivierung der Verhütung von Berufskrankheiten kurz erwähnt:

Ausweitung der medizinischen Prophylaxe (Eignungsuntersuchungen) auf weitere Betriebe und Gesundheitsgefährdungen, insbesondere auch der Bau von weiteren Audiomobilen für die präventivmedizinische Betreuung von rund 250000 Lärmarbeitern.

Bessere Information der schweizerischen Ärzteschaft auf dem Gebiete der Arbeitsmedizin mittels Durchführung von Postgraduate-Kursen.

Jährliche Anpassung der arbeitshygienischen Grenzwerte (MAK-Werte) gemäß den neuesten arbeitsmedizinischen Erkenntnissen.

Durchführung von Untersuchungen über noch zu wenig abgeklärte Gefährdungen bei der Berufsarbeit, z.B. die Gefährdung durch Teer bei den im Straßenbau Beschäftigten oder die Gefährdung durch den Benzolgehalt des Autobenzins.

2. Verhütung von Straßenverkehrsunfällen

Eine vom Eidgenössischen Justiz- und Polizeidepartement eingesetzte Studiengruppe hat ein umfassendes Gutachten unter dem Titel „*Die Bekämpfung der Straßenverkehrsunfälle in der Schweiz*" publiziert. Der Bundesrat hat es mit seiner Stellungnahme den Eidgenössischen Räten unterbreitet, so daß Gelegenheit zu einer gründlichen Diskussion bestand.

Unbestritten ist die Erkenntnis, daß die *Sicherheit im Straßenverkehr* nicht ein für alle Male durch bestimmte bauliche Maßnahmen und polizeiliche Vorschriften gewährleistet werden kann. Es handelt sich um eine *Daueraufgabe*, bei der auf Grund wissenschaftlicher Fortschritte und der gewonnenen Erfahrungen immer wieder Verbesserungen vorgenommen werden müssen. Infolgedessen sollen die Arbeiten der Studiengruppe über die zweckmäßigsten Methoden und Mittel der Unfallbekämpfung ständig weitergeführt werden.

Daß der *Verkehrserziehung* eine Schlüsselstellung zukommt, wird heute weitgehend anerkannt. Sie muß mit modernen Methoden auf allen Schulstufen intensiviert werden. Durch die Massenmedien sollen insbesondere die erwachsenen Verkehrsteilnehmer aufgeklärt und beeinflußt werden. Die spezifische Verkehrserziehung ist unerläßlich, doch wird sie allein nicht zu befriedigenden Verhältnissen auf unseren Straßen führen.

Ebenso wichtig ist darum die allgemeine Charakterbildung im Elternhaus, in Schule und Kirche: Die Erziehung zur Rücksichtnahme auf die Mitmenschen, zur Achtung des Lebens und der körperlichen Integrität, zum Bewußtsein des einmaligen Wertes jeder einzelnen menschlichen Persönlichkeit.

Eine konkrete Maßnahme hat in der Schweiz wie in andern Ländern heftige Auseinandersetzungen hervorgerufen: Die *Geschwindigkeitsbegrenzung*. Es fehlt die Zeit, um die Argumente Pro und Contra zu wiederholen. Für Regierung und Parlament war entscheidend, daß keine erfolgversprechende Maßnahme zur Vermeidung von Verkehrsunfällen und zur Verminderung der Zahl der Opfer unterlassen werden darf. Da Geschwindigkeitsexzesse eine erhebliche Ursache von Unfällen bilden, wurde auf den 1. Januar 1973 die Geschwindigkeit außerorts auf 100 km beschränkt. Ausgenommen sind selbstverständlich die Autobahnen und überdies können die kantonalen Behörden auf Grund von verkehrstechnischen Untersuchungen für gut ausgebaute Straßen die Höchstgeschwindigkeit auf 120 km heraufsetzen. Diese Regelung gilt versuchsweise bis Ende 1975. Der Bundesrat ist der schweizerischen Ärzteschaft für die Unterstützung, die sie ihm bei dieser nicht besonders populären Maßnahme zuteil werden ließ, dankbar.

IV. Rettungsorganisation

Die zahlreichen, oft sehr schweren Unfälle mit vielerlei Verletzungen stellen höchste Anforderungen an die ärztliche Behandlung. Infolgedessen ist die Verantwortung der Unfallchirurgen überaus groß, beinahe erdrückend. Um so mehr ist es Pflicht des Staates, ihnen die bestmöglichen Mittel zur Erfüllung ihrer schwierigen Aufgabe der Rettung von Menschenleben und der Verhütung von Invalidität bereit zu stellen.

Da für den Erfolg der medizinischen Intervention der Zeitfaktor entscheidend sein kann, bedürfen wir einer gut eingespielten *Rettungsorganisation*, aufgebaut auf modernen Alarmeinrichtungen und einem rasch arbeitenden Transportsystem. In nicht zu weiten Abständen müssen Notfallstationen mit durchgehender Besetzung zur Verfügung stehen. Bei der Spitalplanung sind die Erfordernisse der Unfallbehandlung zu beachten. Vorschläge einerseits der Expertenkommission für die Bekämpfung von Straßenverkehrsunfällen und andererseits der Schweizerischen Gesellschaft für Chirurgie liegen vor.

In unserem föderalistisch aufgebauten Staatswesen stößt ihre Realisierung auf bestimmte Schwierigkeiten. Doch dürfen sie kein Hindernis bilden für die Durchsetzung von Maßnahmen, die Menschenleben retten können. Ich hoffe, daß im Gegenteil die im Föderalismus liegenden Kräfte der vielfältigen regionalen Initiativen unserem Lande eine wirksame Rettungs- und Spitalorganisation bringen werden.

V. Schlußbemerkung

Diese Hinweise aus der Sicht des Politikers sollen einen Beitrag zur Diskussion zwischen Behörden und medizinischen Fachleuten bilden. Ich hoffe, daß in gemeinsamen Anstrengungen wesentliche Erfolge in der Unfallverhütung und in der Behandlung von Verunfallten erzielt werden können. Weil ich diesen Aufgaben besondere Bedeutung zumesse, möchte ich abschließend meine herzlichsten Wünsche für den Verlauf des Kongresses wiederholen.

Begrüßungsansprachen

G. Maurer, München

Für die liebenswürdigen Begrüßungsworte, die an uns gerichtet wurden, danke ich als *Präsident der Deutschen Gesellschaft für Unfallheilkunde* im Namen aller Mitglieder herzlich.

Es ist das erste Mal, daß die drei selbständigen Verbände der drei deutschsprachigen Länder eine gemeinsame Tagung abhalten. Eine besondere Freude ist es uns, daß Bern als Tagungsort gewählt wurde, denn damit werden gleichzeitig die enormen Verdienste gewürdigt, die sich gerade die Schweizer Chirurgen in den letzten 15 Jahren auf dem Gebiet der Unfallchirurgie erworben haben. Es ist ihr Verdienst, neue Akzente und neue Maßstäbe gesetzt zu haben.

Sind mit der Marknagelung nach Küntscher ruhigstellende Verbände der frischverletzten Gliedmaßen schon weitgehend weggefallen und wurde damit eine frühzeitige funktionelle Übungsbehandlung in weitem Umfang ermöglicht, so wurde dieser Weg von der „Arbeitsgemeinschaft für Osteosynthesefragen" in konsequenter Weise fortgeführt und auch Schräg-, Trümmer- und vor allem Gelenksfrakturen einer stabilen operativen Versorgung zugeführt, die den Vorstellungen einer frühzeitigen Übungsbehandlung in ganz besonderer Weise gerecht wird.

In vielen Fällen haben wir gesehen, welche subjektiven und objektiven Erfolge diese Verfahren gebracht haben und wie schließlich damit die Leistungsfähigkeit eines Unfallverletzten schneller und besser wieder hergestellt werden konnte. Es ist uns allen klar, daß der Erfolg dieser neuzeitlichen Knochenchirurgie nur durch einen höheren Aufwand seitens des Chirurgen und seiner beruflichen Ausstattung ermöglicht werden konnte. Wenn uns nun hier in Bern die Möglichkeit geboten wird, einen nahezu keimfreien Operationssaal zu besichtigen, dann zeigt sich zweifellos darin ein Höhepunkt in der Entwicklung moderner Unfallchirurgie.

Mit Genugtuung und Stolz vermögen die Schweizer Unfallchirurgen auf die wegweisenden Leistungen des letzten Jahrzehnts zu blicken. Freilich nur Fleiß, Ausdauer, Zielstrebigkeit konnten diesen Erfolg zuwege bringen. Es ist Aufgabe der wissenschaftlichen Gesellschaften und der Universitäten, unsere akademische Jugend und unseren medizinischen Nachwuchs immer wieder eindringlich darauf hinzuweisen, daß nur harte Arbeit, unermüdliches Studium, konsequente Forschung zur erfolgreichen Leistung führen können.

Die hohen Schulen und die wissenschaftlichen Einrichtungen müssen Plätze der Lehre und der Forschung bleiben und dürfen nicht umfunktioniert werden in Kampfplätze ideologischer Gruppenauseinandersetzungen, wie es leider in den letzten Jahren vielerorts geschehen ist. Diese Entwicklung ist bedrohlich und stellt wissenschaftliche Arbeit ernsthaft in Frage.

Es ist auch allen Bestrebungen der Gesetzgeber entgegenzutreten, wenn man versucht, die parlamentarische Demokratie in Lehre und Forschung zu praktizieren oder gar noch in die Krankenversorgung einzuführen. Die sog. Drittelparität mit gleichem Stimmrecht für Professoren, Assistenten und Studenten muß mit aller Entschiedenheit zurückgewiesen werden, weil mehr Entscheidungsbefugnis demjenigen zusteht, der über das erforderliche Wissen und die notwendige Erfahrung verfügt.

Entscheidungen über Berufungen, Habilitationen, Ernennungen, also Urteile über akademische Qualifikationen stehen nur demjenigen zu, der im Besitz dieser oder einer entsprechenden Qualifikation ist. Wenn die Güte wissenschaftlicher Arbeit und die auf Leistung begründete Auswahl der wissenschaftlich Tätigen nicht mehr ausschlaggebend sind, dann zerstört sich eine Hochschule selbst. Der Forderung nach Leistung muß jede Ideologie weichen!

Nun erlauben Sie mir, daß ich noch des *50. Geburtstags der „Deutschen Gesellschaft für Unfallheilkunde“* gedenke.

Am 23. September 1922 fand in Leipzig die Gründungsversammlung statt. Die Mitglieder der Gesellschaft können jetzt auf 5 Jahrzehnte fruchtbarer Arbeit — zum Wohle der Verletzten und der Kranken — zurückblicken.

Es ist uns eine besondere Freude, daß wir dieses Jubiläum in Bern, der gastfreundlichen Stadt an der Aare, begehen dürfen! Es dünkt uns, daß dieser gemeinsame Kongreß der drei Länder eine besondere Gelegenheit bietet, zwischen unseren drei wissenschaftlichen Gesellschaften noch engere Bande zu knüpfen und so gereicht es mir zur besonderen Ehre, dem Präsidenten der Schweizerischen Gesellschaft für Unfallmedizin und Berufskrankheiten, Herrn Prof. Maurice Müller, Bern, und dem Präsidenten der Österreichischen Gesellschaft für Unfallchirurgie, Herrn Prof. Dr. Jörg Böhler, die Urkunden aushändigen zu dürfen über die Erkennung zu *Ehrenmitgliedern* der Deutschen Gesellschaft für Unfallheilkunde, Versicherungs-, Versorgungs- und Verkehrsmedizin.

Gleichzeitig händige ich die Urkunde aus an Herrn Priv.-Doz. Dr. B. G.Weber, Chefarzt der Orth.-traumatologischen Klinik im Kantonspital St. Gallen und Herrn Doz. Dr. Otto Russe, Primarius des Arbeitsunfallkrankenhauses Wien XII über die Ernennung zu *korrespondierenden Mitgliedern unserer Gesellschaft.*

Und nun danke ich den Berner Gastgebern und besonders dem Organisationskomitee herzlich und wünsche der Tagung vollen Erfolg auf Schweizer Boden!

J. Böhler, Wien

Die Österreichische Gesellschaft für Unfallchirurgie ist die jüngste aller drei Gesellschaften, die hier in der Schweiz zum erstenmal eine gemeinsame Tagung abhalten. Es ist erst der 8. Kongreß unserer Gesellschaft, die anläßlich des 80. Geburtstages von Lorenz Böhler gegründet wurde. Trotz der Jugend unserer Gesellschaft glauben wir, daß Österreich durch Lorenz Böhler und seine Schüler einen wesentlichen Beitrag zur Entwicklung der Unfallchirurgie geleistet hat. Schon sehr früh — im zweiten Jahrzehnt unseres Jahrhunderts — hat er die Bedeutung der Unfälle erkannt und ihre weitere Entwicklung vorausgeahnt. 23% aller Krankenstandstage sind unfallbedingt und Unfälle sind die Haupttodesursache der ersten Lebensjahrzehnte. Mit Hilfe der Allgemeinen Unfallversicherungsanstalt hat er 1925 in Wien das erste Unfallkrankenhaus errichtet, und er war unermüdlich um den Ausbau der Unfallbehandlung bemüht. Seinem Einfluß ist es zu danken, daß in Österreich ein Facharzt für

Unfallchirurgie geschaffen wurde und daß es jetzt in Österreich bereits über 3000 spezialisierte, unfallchirurgische Betten gibt. Im letzten Jahr ging auch seine seit Jahrzehnte gestellte Forderung nach unfallchirurgischen Lehrstühlen in Österreich in Erfüllung. Österreich besitzt ein Netz von Unfallbehandlungsstätten und von gut ausgebildeten Unfallchirurgen wie kaum ein anderes Land der Erde. In etwa 2 Wochen wird in Wien das neueste Unfallkrankenhaus, das mit Recht den Namen Lorenz Böhler-Krankenhaus trägt, eröffnet. Mit einem sehr großen Kostenaufwand hat die Allgemeine Unfallversicherungsanstalt die modernste, spezialisierte Behandlungsstätte für Unfallverletzte errichtet. Es ist mir eine besondere Freude unser Ehrenmitglied, Herrn Prof. Dr. Lorenz Böhler sowohl als Präsident unserer Gesellschaft als auch als Sohn begrüßen zu können.

Es ist wohl kein Zufall, daß der erste gemeinsame Kongreß in der Schweiz unter dem Vorsitz von Maurice Müller stattfindet. Von hier sind wesentliche Impulse zur operativen Knochenbruchbehandlung ausgegangen. In den letzten Jahrzehnten hat die operative Knochenbruchbehandlung immer mehr an Bedeutung gewonnen. Erst der AO war es vorbehalten durch eine strenge Systemierung von Geräten und Methoden der operativen Behandlung einen gewaltigen Aufschwung zu verschaffen. Es besteht kein Zweifel an den Vorteilen der operativen Behandlung. Auch Lorenz Böhler hat immer die operative Behandlung geübt, wenn damit auch Erfolge zu erzielen waren. Er war der erste in Europa, der den Schenkelhalsbruch genagelt hat, und es ist auch seinem Einfluß und seinen Publikationen zu danken, daß die Marknagelung von Küntscher so rasch so weite Verbreitung fand. Er war es aber auch, der immer mahnend seine Stimme wegen der Risiken der operativen Behandlung erhob. Es gibt zu denken, wenn man hört, daß in Deutschland eigene Abteilungen für Osteomyelitisbehandlung eröffnet werden. Dies kann nur die Folge davon sein, daß die operative Knochenbruchbehandlung am falschen Ort, mit falscher Indikation und mit ungenügender Technik ausgeführt wird. Bei allem Wunsch nach ärztlichem Fortschritt soll deshalb der alte Grundsatz des „primum nihil nocere" nicht vergessen werden. Die kommenden Jahre der Arbeit unserer und vieler anderer medizinischen Gesellschaften werden uns den richtigen Weg zur Behandlung der Unfallverletzten zeigen. Es ist dies eines der dringendsten, sozialen Probleme unserer Zeit, das gelöst werden muß. Diese gemeinsame Tagung wird uns einige Schritte weiter zur Lösung dieses Problems bringen.

I. Ellenbogenfrakturen beim Erwachsenen

1. Allgemeines

a) Anatomie, Biomechanik

H. Groh, Köln

Biomechanik des Ellenbogengelenkes

Die *Biomechanik des Ellenbogengelenkes* ist in erster Linie eine Frage der *die Glieder bewegenden Kräfte* und der die *Gelenkflächen belastenden und damit verformenden Kräfte.* Es wird noch ein weiter Weg sein, bis man aus den Größenordnungen der *Belastung* auf die *Belastbarkeit* des Ellenbogengelenkes wird schließen können.

Es soll auf folgende 3 Fragen eingegangen werden:
1. Berechnung der statischen Maximalkraft der Beuger und Strecker.
2. Druckverteilung an den Gelenkflächen.
3. Koordination und Kraftverlauf bei cyclischen Armbewegungen.

1. Berechnung der statischen Maximalkraft der Beuger und Strecker

Die Berechnung der statischen Maximalkraft wurde unter folgenden Bedingungen durchgeführt:
1. Vertikale Oberarmstellung
2. Unterarmbeugung von 30° bis 120°
3. Statische Messung der Maximallast L in Intervallen von 15°.

Die Beuger

Die Verhältnisse der 6 Beuger des Ellenbogengelenkes wurden an Hand der Untersuchungen von Braune und Fischer (1889) und der Darstellung von Pauwels (1954) überprüft.

Abb. 1 zeigt die wechselnde Maximallast L — also die Tragfähigkeit des Armes — und den zugehörigen Lastarm l im Verlaufe der Beugung, in Anlehnung an Braune und Fischer (1889).

Abb. 2 zeigt maßstabgerecht den Wechsel des resultierenden Kraftarmes k der 6 Beuger des Ellenbogengelenkes und der resultierenden maximalen Muskelkraft K_R.

Das Produkt aus der Last L und dem Lastarm l ergibt das Drehmoment der Last M_L. Mit Hilfe des Kraftarmes k und unter Abzug des Drehmoments des Unterarm-Handgewichts M_G läßt sich sowohl das Muskeldrehmoment M_R wie die resultierende Muskelkraft K_R berechnen (Abb. 3, oben).

Die Tragfähigkeit L der Ellenbogengelenkbeuger hat ihren Maximalwert mit 24 kp bei 30° Beugestellung. Die resultierende Muskelkraft K_R der Beuger hat ihren Maximalwert mit 255 kp bei 30° Beugestellung.

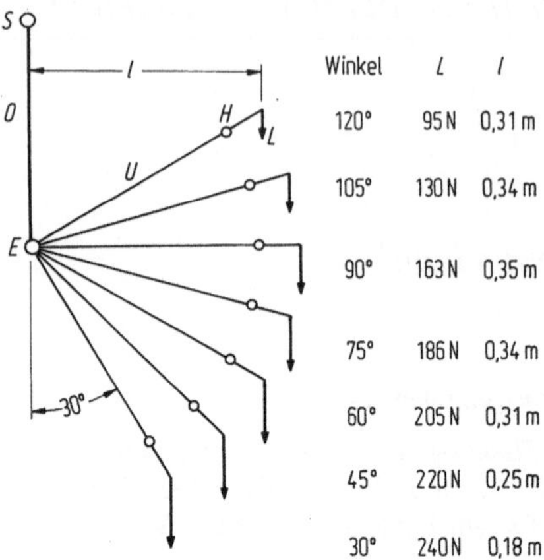

Abb. 1. Last L (N), Lastarm l (cm), Beugung von 30° bis 120° (nach Braune und Fischer, 1889)

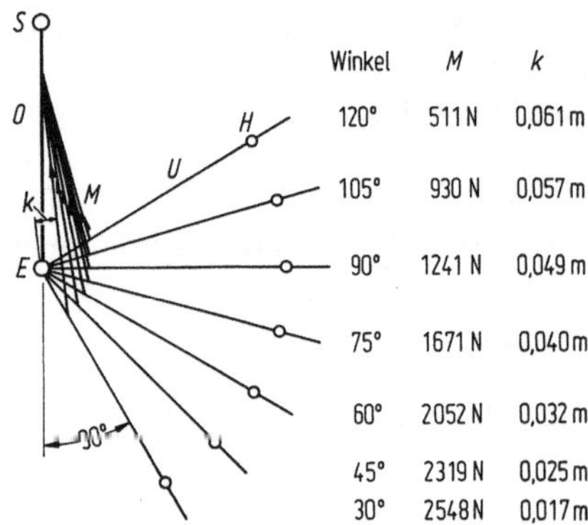

Abb. 2. Resultierende Muskelkraft K_R (N), Kraftarm k (cm)

Die Maximallast L (Tragfähigkeit) der Beuger nimmt mit zunehmender Beugung zwischen 30° und 120° von 24 kp auf 9 kp ab (1 kp = 9,81 N). Die maximale Muskelkraft nimmt mit zunehmender Muskelverkürzung — bei der Beugung von 30° auf 120° Beugestellung — von rund 255 kp auf etwa 50 kp ab.

Der Strecker

Die Verhältnisse des Streckers des Ellenbogengelenkes wurden bei 30 Vpn untersucht (Haberkorn, 1972). Der M. triceps — als einziger Ellenbogengelenkstrecker — zeigt durchgehend ein ähnliches Verhalten wie die Beugergruppe.

Die Tragfähigkeit L des Ellenbogengelenkstreckers hat ihr Maximum mit rund 16 kp bei 75° Beugestellung.

Die resultierende Muskelkraft des Streckers K_R hat ihr Maximum mit 213 kp bei 105° Beugestellung.

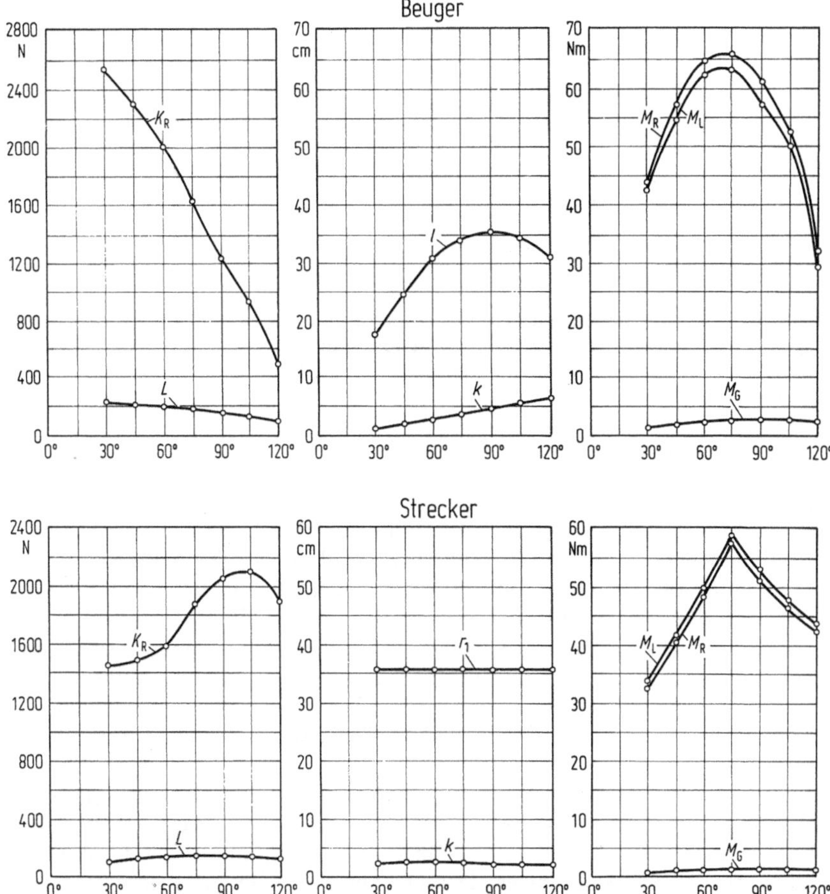

Abb. 3. Drehmomente von Last und Muskelkraft. K_R Muskelkraft, k Hebelarm von K_R, M_R Drehmoment aus K_R, L Last, l Hebelarm von L, M_L Drehmoment aus L, M_G Drehmoment aus Unterarmhandgewicht

Im Verlauf der Ellenbogengelenkbeugung von 30° auf 120° Beugestellung variiert die Last zwischen 10 kp und 16 kp und die Muskelkraft variiert zwischen 145 kp und 210 kp.

Aus diesen Feststellungen lassen sich einige *Folgerungen* ableiten:
Eine durch Training erreichte Zunahme der maximalen Muskelkraft sollte bei den Beugern in einer Beugestellung von 30° und beim M. triceps bei 105° Beugestellung errechnet werden. Außerhalb dieser Winkelstellung kann keine maximale Muskelkraft aufgebracht werden. Darüber hinaus gilt, daß nur Maximalwerte gleicher Gelenkstellung miteinander vergleichbar sind.

Bei statischen Messungen besteht nur Gleichheit zwischen den Drehmomenten der Last und der Muskelkraft.

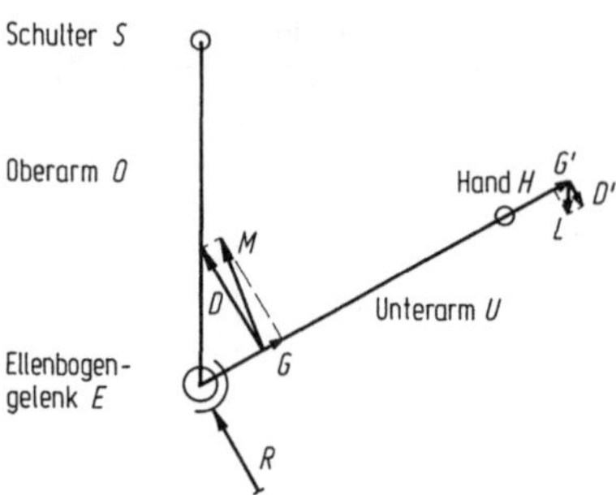

Abb. 4. Die auf das Ellenbogengelenk wirkende resultierende Druckkraft *R* bei einem Beugewinkel von 120°. *M* Muskelkraft, *D* Drehkomponente von M, *G* Gelenkkomponente von *M*, *L* Last, *D* Drehkomponente von L, *G* Gelenkkomponente von *L*, *R* Resultierende aus *M* und *L*

Das Maximum der Drehmomente sowohl der Last auf der einen Seite wie der Beuger und Strecker auf der anderen Seite liegt einheitlich bei 75° Beugestellung. Dieses Maximum fällt nicht zusammen mit der maximalen Muskelkraft, die im Verlauf der Verkürzung erheblich abnimmt. Die Muskelkraft hat ihr Maximum für die Beuger mit im Mittel 255 kp bei 30° Beugestellung und für den Strecker mit im Mittel 213 kp bei 105° Beugestellung.

In fast allen Veröffentlichungen, insbesondere der Arbeits- und Sportphysiologie, spricht man von maximaler Muskelkraft, wenn man die aufgebrachte Maximallast (Tragfähigkeit) meint. Es wird fast ausnahmslos lediglich die Maximallast gemessen und die Berechnung der aufzubringenden Muskelkraft unterlassen.

Bei allen Bestimmungen der Tragfähigkeit (Maximallast) müssen — wenn man zu vergleichbaren Werten kommen will — die statischen Bedingungen angegeben werden: z.B. die Stellung des Oberarmes im Raume sowie die Winkelstellung des Ellenbogengelenkes. Das gilt vor allem für die Beurteilung von Trainingsergebnissen im Bereich des Leistungssports und der Rehabilitation.

2. *Die Druckverteilung an den Gelenkflächen*

Wir beziehen uns dabei auf die Veröffentlichungen von Pauwels (1963). Die Abb. 4—8 wurden nach Pauwels modifiziert.

An den Gelenken treten nie Distraktionskräfte, sondern ausschließlich Kompressionskräfte auf (Abb. 4).

Ein Muskel kann an einem Gelenk nur dann als Kraft wirken, wenn an diesem Gelenk eine Gegenkraft angreift. Dies kann sowohl die Last wie auch der Antagonist sein. Die vektorielle Addition der streckenden Maximallast *L* von 9,5 kp und der maximalen Muskelkraft *M* von 51 kp erzeugt eine resultierende Gelenkkraft *R* im Sinne der Kompression von 42,5 kp.

Die *Druckverteilung* auf der Gelenkfläche wird bestimmt durch die Lage des Auftreffpunktes der Gelenkkraft *R* (Abb. 5). Trifft die resultierende Gelenkkraft *R* die Mitte der Gelenkfläche, so erfolgt eine gleichmäßige Druckvertei-

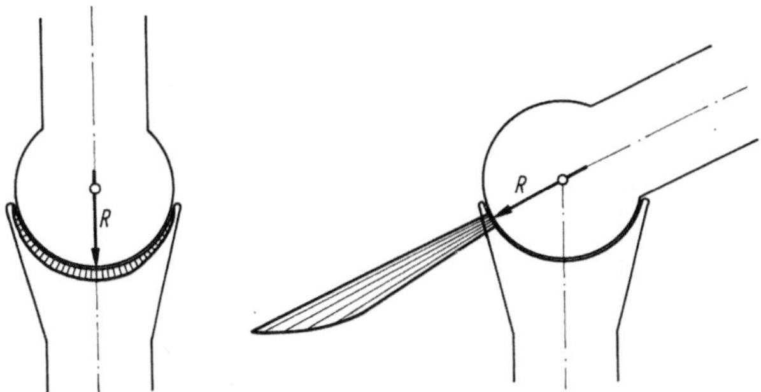

Abb. 5. Die Druckverteilung auf der Ulna-Gelenkfläche in Abhängigkeit vom Auftreffpunkt der Gelenkkraft *R* (nach Pauwels, 1963)

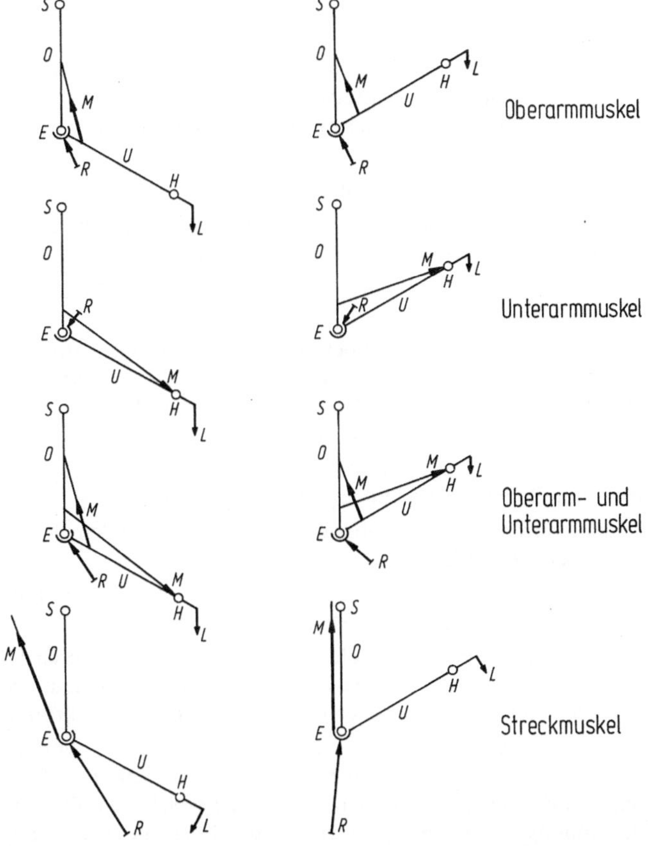

Abb. 6. Verlauf der resultierenden Gelenkkraft *R* bei Ober- und Unterarmmuskeln, (nach Pauwels, 1963). *S* Schulter, *O* Oberarm, *E* Ellenbogengelenk, *U* Unterarm *H* Handgelenk, *M* Muskelkraft, *L* Last, *R* Resultierende aus *M* und *L*

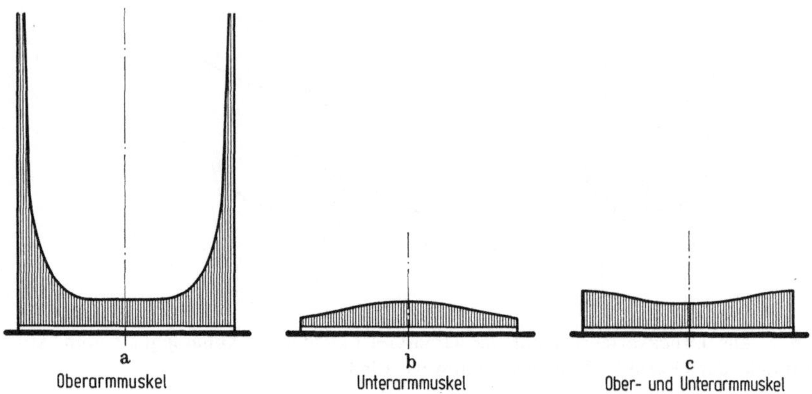

Abb. 7a—c. Spannungsverteilung der Ulna-Gelenkfläche (nach Pauwels, 1963)

lung über die Knorpelfläche (*a*). Trifft die Gelenkkraft *R* den Rand der Gelenkfläche, so kommt es zu Spitzenspannungen (*b*), die — wie hier mit 362 kp/cm² — durchaus pathologische Größenordnungen annehmen können.

Die Rolle der Ober- und Unterarmmuskeln

Die Druckverteilung wird bestimmt von dem Auftreffpunkt der Gelenkkraft *R* auf die Gelenkflächen im Verlauf der Gelenkbewegung (Abb. 6).

Die Oberarmmuskeln bewirken eine andere Wirkungsrichtung der Gelenkkraft *R* als die Unterarmmuskeln.

Da aber bei allen Ellenbogengelenkbewegungen sowohl Oberarm- wie Unterarmmuskeln in Tätigkeit sind, so entsteht während der Gelenkbewegung eine nur geringfügige Wanderung der Gelenkkraft *R* um die Mitte der Gelenkfläche und damit eine gleichmäßige Druckverteilung.

Die Spannungsverteilung durch die Oberarm- und Unterarmmuskeln soll am Beispiel der Ulna-Gelenkfläche aufgezeigt werden (Abb. 7).

a) Bei Bewegung durch nur einen Oberarmmuskel treten an den Gelenkrändern hohe Spannungsspitzen auf.

b) Bei Bewegung durch nur einen Unterarmmuskel kommt es nur zur unwesentlichen Druckerhöhung in der Mitte der Gelenkfläche.

c) Erfolgt die Gelenkbewegung sowohl durch Oberarm- wie durch Unterarmmuskeln, so ergibt sich für die Ulna-Gelenkfläche eine gleichmäßige Druckverteilung mit leichter physiologischer Erhöhung an den Gelenkrändern.

Durch die Doppelbesetzung, sowohl also von Oberarm- wie von Unterarmmuskeln, wandert bei der Ellenbogenbewegung die Gelenkkraft *R* auf beiden Gelenkflächen nur über einen kleinen mittleren Bereich. Damit verteilen sich die Druckspannungen weitgehend gleichmäßig über die Gelenkflächen der Incisura trochlearis ulnae, der Trochlea humeri, dem Capitulum radii und dem Capitulum humeri (Abb. 8). In den Endstellungen treten an den Gelenkrändern keine Spannungsspitzen auf.

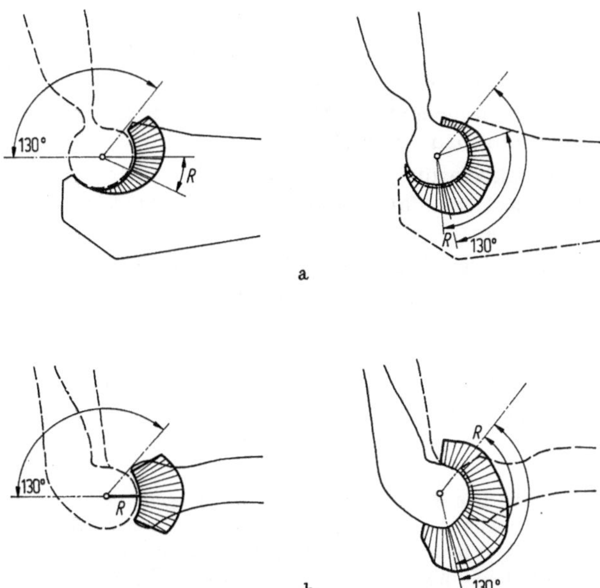

Abb. 8 a u. b. Druckverteilung der Humero-Ulnar- und der Humero-Radial-Gelenk fläche (nach Pauwels, 1963). a Humero-Ulnar-Gelenk, b Humero-Radial-Gelenk

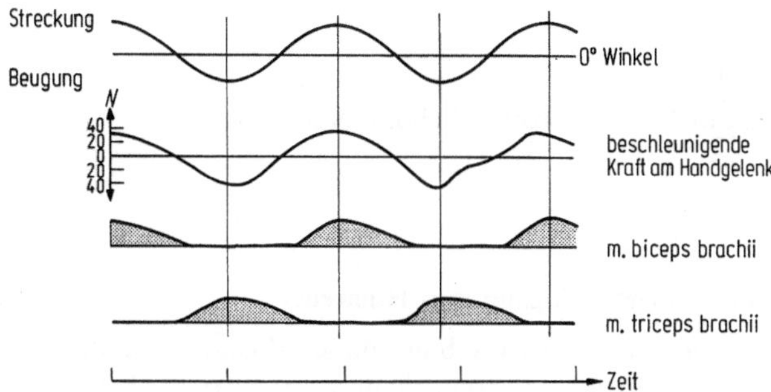

Abb. 9. Koordination und Kraftverlauf bei cyclischen Armbewegungen

3. Koordination und Kraftverlauf bei cyclischen Armbewegungen

Bei rhythmischer Beugung und Streckung des Unterarms treten im Wechsel beschleunigende und verzögernde Kräfte auf, die das Armgewicht fast um das $1^1/_2$fache (142,5%) übersteigen (Abb. 9).

Die Elektromyogramme des M. biceps und des M. triceps zeigen, daß beide Muskeln im Beginn ihrer Aktion bremsend, d.h. exzentrisch, und erst im 2. Teil ihrer Aktion beschleunigend, d.h. konzentrisch, also beugend oder streckend, in Tätigkeit treten.

Schlußwort

Die Kürze der Zeit erlaubt nicht, die kurz skizzierten Resultate der Untersuchung zusammenzufassen. Es konnte gezeigt werden:

1. Die Berechnung der aufgebrachten Muskelkräfte läßt sich unter statischen Bedingungen genügend genau durchführen.

2. Die Art der Gelenkbelastung läßt sich unter statischen, vereinfachenden Bedingungen zumindest qualitativ bestimmen, wie Pauwels (1963) für ein Walzengelenk gezeigt hat.

Das noch ungelöste Problem liegt in der Messung und Berechnung der Größe der Gelenkflächen und vor allem der bei Gelenkbewegungen auftretenden Kontaktflächen.

3. Die Erfassung der dynamischen Kräfte, damit der funktionellen Belastung und insbesondere der Belastbarkeit der Gelenke stellen uns vor eine ganze Reihe noch ungelöster Fragen.

Literatur

Braune, W., Fischer, O.: Die Rotationsmomente der Beugemuskeln am Ellenbogengelenk des Menschen. Abh. d. königl.-sächs. Ges. Wiss., Mathem.-phys. Kl. 15 (1889).— Pauwels, F.: Die Bedeutung der am Ellenbogengelenk wirkenden mechanischen Faktoren für die Tragfähigkeit des gebeugten Armes. Z. Anat. Entwickl.-Gesch. **118**, 35 (1954). — Pauwels, F.: Die Druckverteilung im Ellenbogengelenk, nebst grundsätzlichen Bemerkungen über den Gelenkdruck. Z. Anat. Entwickl.-Gesch. **123**, 643 (1963). — Haberkorn, E.: Die Kraft des m. triceps. Doktordissertation, Deutsche Sporthochschule Köln 1973.

R. Schenk, Bern

Manuskript ist nicht zur Veröffentlichung eingegangen

Diskussion

F. Magerl, St. Gallen

Ein dorsaler kombinierter Zugang zum Humerus

Obwohl wir bisher keine Beschreibung dieses Zuganges fanden, glauben wir nicht, etwas Neues zu propagieren, denn es ist wesentlich wahrscheinlicher, daß wir die Beschreibung noch nicht fanden, als daß der Zugang bisher unentdeckt geblieben ist.

Wir berichten über diesen Zugang, weil mit ihm eine bessere Darstellung der distalen Humerusmetaphyse möglich ist als mit den üblichen Zugängen, und weil er anscheinend wenig bekannt ist.

Die üblichen Zugänge zum unteren Anteil des Humerus

1. Lateraler Zugang zum Epicondylus lateralis und durch das Septum intermusculare laterale.

2. Medialer Zugang zum Epicondylus medialis und durch das Septum intermusculare mediale.

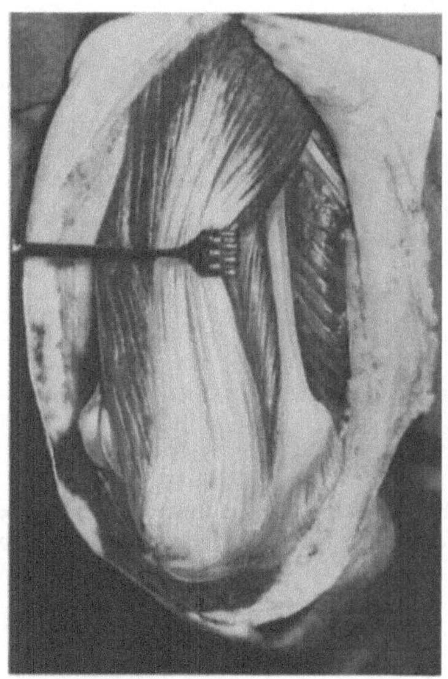

Abb. 1

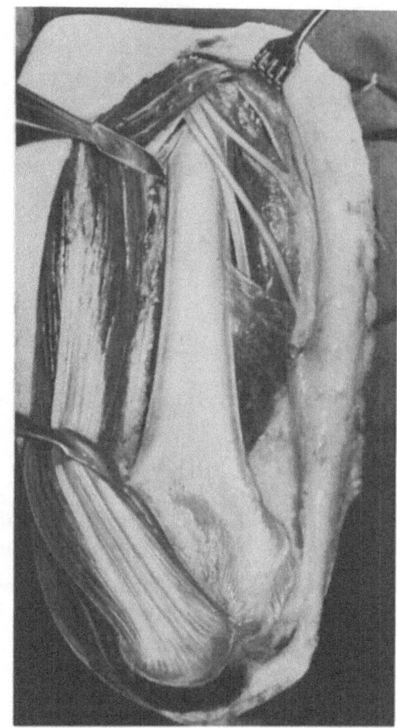

Abb. 2

Abb. 1. Dorsaler kombinierter Zugang. Triceps, beide Kondylen und der N. ulnaris sind freigelegt, der seitliche Rand des Humerus kann nach proximal ohne weiteres dargestellt werden

Abb. 2. Darstellung des lateralen Pfeilers der Humerusmetaphyse und des Schaftes. Oben erkennt man den N. radialis sowie die Nn. cutaneus brachii und antebrachii dorsalis

3. Anterolateraler Zugang durch die seitlichen Anteile des M. brachialis.
4. Dorsaler Zugang longitudinal durch die Tricepssehne.

Zu den Zugängen ist folgendes zu bemerken:

Im metaphysären Bereich läßt sich von einem seitlichen Zugang aus die gegenüberliegende Seite des Knochens nur schlecht darstellen. Wenn dort ein Implantat angebracht werden soll, muß man eine Gegenincision anlegen.

Mit dem longitudinalen Zugang durch die Tricepssehne können die beiden Pfeiler der Metaphyse nur unvollständig freigelegt werden. Um sie vollständig darzustellen, muß man die Hälften der Tricepssehne unterminieren und überspringen.

Der dorsale kombinierte Zugang

Der Hautschnitt liegt am Oberarm etwas seitlich der Mitte, läuft lateral am Olecranon vorbei und endet am Unterarm an der Ulnakante.

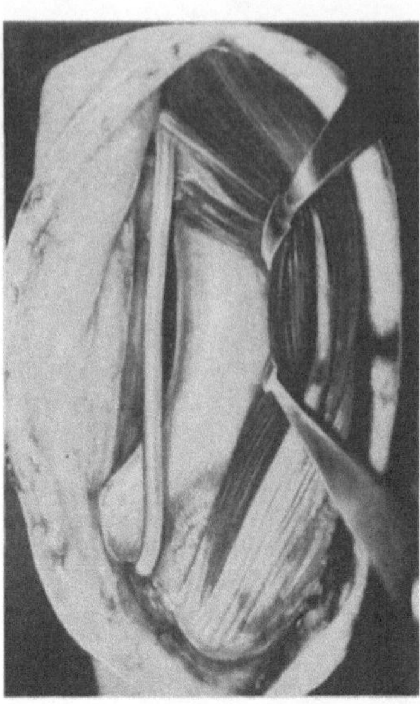

Abb. 3. Darstellung des medialen Pfeilers der Humerusmetaphyse mit einem kleineren Schaftanteil. Bei Operationen am medialen Pfeiler wird der N. ulnaris über den Epicondylus luxiert

Die oberflächliche Fascie wird, zusammen mit Haut und Subcutis, zu beiden Seiten bis über die Epikondylen abpräpariert. Darstellen des N. ulnaris. Er wird proximal vom Triceps abgelöst, aus dem Sulcus gehoben und nach medial luxiert. Dann werden die Crista medialis humeri und der mediale Pfeiler frei gelegt.

Lateral kommt man mühelos zum Epicondylus und zur Crista lateralis. Am Übergang vom mittleren zum distalen Drittel muß man auf die Nn. radialis und cutaneus antebrachii dorsalis achten.

Da die Hauptmasse des Triceps etwas medial hinter dem Humerus liegt (Abb. 1)[1], wird der Muskel von lateral her abgelöst und nach medial gehebelt. Mit Ausnahme des medialen Pfeilers ist damit die Dorsalfläche des Humerus, nach oben bis zum N. radialis, nach unten bis in die Fossa olecrani und zu den Muskelursprüngen am Epicondylus lateralis, dargestellt (Abb. 2).

Der mediale Pfeiler wurde bereits vorher präpariert.

Zum Schluß kann man von beiden Seiten zwischen Knochen und Muskel durchfahren, die beiden Pfeiler sind auf der jeweiligen Seite frei zugänglich (Abb. 2 und 3).

1 An den Leichenpräparaten wurden Haut und Subcutis am Oberarm beidseits weiter abpräpariert als es bei Operationen notwendig ist. Bei Operationen löst man sie nur bis zu den intermuskulären Septen ab. Auch der N. ulnaris wird nicht vollständig isoliert (Abb. 3), sondern nur vom Triceps und aus dem Sulcus am Epicondylus gelöst und medial möglichst im Zusammenhang mit dem Gewebe belassen.

Falls der Zugang nach proximal auszudehnen ist, wird der N. radialis übersprungen und das Caput proximale des Triceps von lateral her abpräpariert. Beim Abhebeln der Muskulatur kann der Nerv allerdings leicht infolge Dehnung geschädigt werden.

Zum Gelenk läßt sich der *Zugang erweitern*, indem man den M. anconaeus vom Epicondylus lateralis ablöst, nach medial klappt und den Ursprung der Extensoren dorsal einkerbt. Nach Eröffnung der Kapsel kommt der seitliche Teil des Ellenbogengelenkes bis zum Rande der Trochlea zum Vorschein. Die Gelenksfläche der Trochlea bleibt aber unzugänglich.

Man kann den Zugang auch auf den proximalen Teil des Unterarmes ausdehnen, wenn man den Zugang nach Boyd anschließt.

Diskussion

Im Prinzip handelt es sich um die *Kombination eines lateralen und medialen Zuganges* zur Rückseite des Humerus, von *einem* Hautschnitt aus.

Der kombinierte Zugang konkurriert mit der longitudinalen Incision durch die Tricepssehne und ist von Vorteil, wenn die zwei seitlichen Zugänge angezeigt wären.

Der Zugang genügt für Y-Frakturen dann, wenn es sich um einfache Frakturen handelt, bei welchen mit der Reposition der Hauptfragmente die Gelenkfläche zuverlässig wiederhergestellt ist. Für *größere Eingriffe am Ellenbogengelenk* ist er aber *nicht geeignet.*

Nach unserer Erfahrung kann der Zugang für *folgende Eingriffe* empfohlen werden: Für Osteosynthesen bei trans- und suprakondylären Frakturen, einfachen Y-Brüchen und distalen Schaftbrüchen mit Beteiligung der Metaphyse. Dazu für suprakondyläre Korrekturosteotomien, wenn beidseits Platten angelegt werden müssen.

Zusammenfassung

Es wird über einen dorsalen Zugang zur unteren Humerusmetaphyse und zum unteren Teil des Schaftes berichtet, der, gegenüber den üblichen Zugängen, Vorteile bietet, sobald beide Pfeiler der Metaphyse freizulegen sind. Die Indikationen für den Zugang werden besprochen.

Literatur

Boyd, H. B.: Surgical approaches, Campbell's operative orthopaedics, Vol. I, 5. edition. Saint Louis: C. V. Mosby 1971. — Darrach, W.: Surgical approaches for surgery of the extremities. Amer. J. Surg. **67**, 237 (1945). — Henry, A. K.: Extensile exposure, 2. edition. Edinburgh and London: L. & S. Livingstone 1959. — Judet, R., Judet, J.: Traité de thérapeutique chirurgicale, publié sous la direction de J. Senèque, T. I. Paris: Masson et Cie 1964. — Lange, M.: Orthopädisch-Chirurgische Operationslehre, 2. Aufl. München: J. F. Bergmann 1962. — Müller, M. E., Allgöwer, M., Willenegger, H.: Manual der Osteosynthese. Berlin-Heidelberg-New York: Springer 1969. — Nicola, T.: Atlas operativer Zugangswege in der Orthopädie. München-Berlin-Wien: Urban & Schwarzenberg 1971. — Smith, F. M.: Surgery of the elbow. Philadelphia-London-Toronto: W. B. Saunders 1972. — Wachsmuth, W.: Allgemeine und spezielle chirurgische Operationslehre, begründet von M. Kirschner, 2. Aufl., Bd. 10, T. I. Berlin-Göttingen-Heidelberg: Springer 1956.

b) Indikation zur konservativen und Operativen Behandlung und Nachbehandlung

E. Trojan, Wien

Das Ziel der Behandlung einer Gelenkfraktur ist die *Wiederherstellung der normalen Gelenkfunktion.* Voraussetzung zur Erreichung dieses Zieles ist erstens die *anatomische Reposition* der Fraktur, zweitens die *Fixation der Fragmente* in dieser Stelle und drittens die möglichst *frühzeitige Mobilisierung* des Gelenkes. Nur wenn die Fraktur in anatomischer Stellung geheilt ist, sind die Voraussetzungen für eine normale Gelenkfunktion gegeben.

Aus diesen Feststellungen ergibt sich, daß bei der Behandlung der Ellenbogenfrakturen der *konservativen Behandlung nur ein verhältnismäßig bescheidener Raum* zugebilligt werden kann. Viele dieser Fälle sind konservativ gar nicht reponierbar und müssen schon deshalb möglichst frühzeitig operiert werden. Selbst wenn die Reposition konservativ möglich ist, kann die Stellung der Fragmente durch äußere Fixation oft nicht gewährleistet werden. Schließlich erfordert die konservative Behandlung eine langdauernde Ruhigstellung im Gipsverband, die oft zu dauernden Bewegungseinschränkungen führt. Natürlich gelingt es fallweise mit der konservativen Behandlung, auch bei schweren Ellenbogenfrakturen gute Ergebnisse zu erzielen. Maßgeblich für die Indikation und die Wahl der Behandlungsmethode ist aber nicht ein gelegentlicher Erfolg, sondern vielmehr die Vermeidung von Mißerfolgen.

Die konservative Behandlung im Gipsverband wird daher im Allgemeinen nur den *Frakturen ohne Verschiebung oder mit nur geringer Verschiebung* der Fragmente vorbehalten bleiben.

Die Ruhigstellung im Gipsverband durch mehrere Wochen führt zwangsläufig zu einer *Bewegungseinschränkung* des Gelenkes, die erst durch eine aktive Übungsbehandlung von meist vielen Wochen gebessert werden kann. Glücklicherweise wird dabei oft eine gute Beugefunktion erreicht, während nicht selten eine dauernde Streckbehinderung des Ellenbogens zurückbleibt.

Ein besonderes Problem sind die *Frakturen bei alten Patienten,* denen man einen operativen Eingriff nicht zumuten kann oder will. An den Spätergebnissen dieser Fälle kann man besonders gut die Komplikationen nach konservativer Behandlung studieren.

Von den *distalen Humerusfrakturen* eignen sich die rein suprakondylären Querbrüche noch am ehesten für die konservative Behandlung. Sie zeigen meist nur eine geringe Verschiebung, das distale Gelenkende ist als ganzes erhalten, so daß keine Inkongruenz im Gelenk besteht. Trotz langdauernder Ruhigstellung von mehreren Wochen kann man in der Regel ein gutes funktionelles Ergebnis erzielen.

Gelegentlich haben wir allerdings *Pseudarthrosen* gesehen. Infolge der Schwere des Oberarmgipsverbandes kann es zu einer Diastase an der Bruchstelle mit Ausbleiben der knöchernen Heilung kommen. Die Fraktur durchsetzt den Knochen an seiner dünnsten Stelle im Bereiche der Fossa olecrani und das Auftreten einer Diastase ist dort besonders gefährlich. Durch eine Verschraubung der Bruchstücke kann man diese Komplikation vermeiden.

Die *Y-Frakturen* und auch die *unikondylären Frakturen* am distalen Oberarmende mit Verschiebung sind *für die konservative Behandlung nicht geeignet.*

Für die *Osteosynthese* eignen sich die Drittelrohrplatten und Schrauben ganz ausgezeichnet, weil sie eine Frühmobilisierung gestatten. Seit der Einführung dieser Osteosynthesemethoden sind die Ergebnisse zweifellos besser geworden. Voraussetzung für die Verwendung der Platten ist allerdings eine ausreichende Größe der distalen Fragmente. Falls der Bruch zu weit distal liegt, muß man sich mit einer Verschraubung ohne Platten begnügen.

In früheren Jahren haben wir uns anderer Osteosyntheseverfahren bedient, wie *Rushpins* oder *Bohrdrahtfixationen.* Diese Methoden sind wesentlich weniger gut geeignet, weil sie keine interfragmentäre Kompression erzeugen, eine geringere Stabilität der Fraktur bedingen und eine länger dauernde Immobilisierung im Gipsverband erfordern. Wir haben zwar gelegentlich ausgezeichnete Resultate mit diesen Methoden erreicht, haben sie aber aus den oben genannten Gründen heute verlassen.

Gewisse Schwierigkeiten bieten wiederum die Frakturen bei alten Patienten, bei denen das Osteosynthesematerial infolge des herabgesetzten Mineralgehaltes des Skeletes keinen guten Halt findet. Außerdem liegen diese Frakturen oft weit distal und zeigen ausgesprochene Trümmerzonen. Man muß sich in solchen Fällen oft mit einer Bohrdrahtfixation und Ruhigstellung im Gipsverband begnügen. Wenn man gut reponiert hat, sieht man trotzdem oft eine gute Beugefähigkeit, die Streckung bleibt aber mehr oder weniger behindert.

Überraschenderweise kann man manchmal auch bei konservativer Behandlung von Y-Frakturen gute funktionelle Spätergebnisse erleben, wenn keine starke Stufenbildung im Gelenk besteht. Wenn die Heilung mit starker Verwerfung der Gelenkteile erfolgt, sind die Ergebnisse in der Regel schlecht.

Von den *Olecranonfrakturen* sind ebenfalls nur die unverschobenen Fälle für die konservative Behandlung geeignet. Bei Frakturen mit Diastase ist derzeit die *Zuggurtungsosteosynthese* die Methode der Wahl. Wir verwenden entweder zwei Bohrdrähte oder eine lange Spongiosaschraube, kombiniert mit einer Zuggurtungsschlinge.

Bei alten Patienten mit osteoporotischem Knochen ist manchmal eine postoperative Gipsfixation erforderlich, wenn die Stabilität der Osteosynthese nicht absolut gewährleistet ist. Bei einfachen Frakturen dieser Art erreicht man trotzdem meist ein gutes Dauerergebnis, bei ausgedehnten Trümmerzonen können Bewegungseinschränkungen zurückbleiben.

Die *Verrenkungsbrüche nach Monteggia*, Ellenschaftbruch mit volarer Luxation des Speichenköpfchens können mit Erfolg *konservativ* behandelt werden, wenn man die von Lorenz Böhler angegebenen Regeln genau befolgt. Die konservative Behandlung birgt allerdings *drei Komplikationsmöglichkeiten:*

Reluxation des Speichenköpfchens im Gipsverband,

Verbiegung der Elle im Sinne einer Varusstellung im Gipsverband und

Verzögerung der Bruchheilung der Elle mit Pseudarthrosenbildung.

Um diese Gefahren zu vermeiden, pflegen wir eine Osteosynthese des Ellenbruches durchzuführen. Wir bevorzugen die Marknagelung, man kann aber eben so gut die Elle mit einer Druckplatte stabilisieren. Wenn das Speichenköpfchen nach der Stabilisierung der Elle reponiert ist, führen wir dort keinen zusätzlichen Eingriff durch. Postop. wird für 3 Wochen im Gipsverband ruhiggestellt. Die funktionellen Ergebnisse sind bei dieser Behandlung gut.

Wenn das Speichenköpfchen nach der Reposition des Ellenbruches luxiert oder subluxiert bleibt, ist eine *Interposition des Ligamentum anulare* anzunehmen. Das Speichenköpfchen muß dann freigelegt und reponiert werden, zusätzlich wird die Bandnaht ausgeführt.

Die *Ellenschaftbrüche mit dorsaler Luxation des Speichenköpfchens* sind wesentlich unstabiler und für die konservative Behandlung nicht geeignet. Das Speichenköpfchen reluxiert meist im Gipsverband. Auch hier pflegen wir die Elle mit einem Marknagel oder einer Druckplatte zu stabilisieren.

Gänzlich *ungeeignet für die konservative Behandlung* sind die schweren Verrenkungsbrüche mit Fraktur der Elle am proximalen Ende und Luxation des Vorderarmes nach volar oder dorsal. Diese gehen meist mit ausgiebigen Trümmerzonen im Bereiche der Elle einher. Sie können nur operativ von einem dorsalen Zugang reponiert und fixiert werden. Auch bei ihnen sind die Ergebnisse seit der Einführung der AO-Osteosyntheseverfahren wesentlich besser geworden. Nach anatomischer Reposition kann man damit eine ausreichende innere Fixation erzielen, so daß eine möglichst frühzeitige Mobilisierung erfolgen kann.

Die stark verschobenen *Radiusköpfchenfrakturen* sind ebenfalls eine Domäne der operativen Frakturbehandlung. Bei starker Verschiebung der Bruchstücke ist die Resektion angezeigt, wobei nach unserer Erfahrung die totale Resektion des Speichenköpfchens bessere Ergebnisse zeitigt, als eine partielle Resektion. Ob die funktionellen Ergebnisse nach Ersatz des Speichenköpfchens durch eine Silastic-Prothese besser sind als nach der einfachen Resektion, können wir nicht beurteilen, da wir darüber keine persönliche Erfahrung besitzen.

Bei *Meißelfrakturen des Speichenköpfchens* mit Stufenbildung im Gelenk kann die konservative Behandlung zu Mißerfolgen führen. Nach Monaten können Schmerzen und eine Drehbehinderung des Vorderarmes zu einer Resektion des Speichenköpfchens zwingen. Es ist daher auch bei den weniger verschobenen Meißelfrakturen mit Stufenbildung im Gelenk empfehlenswert, primär operativ zu reponieren und die Fragmente zu verschrauben.

Ein wesentlicher Teil des Erfolges bei der Behandlung dieser Frakturen liegt in der *Nachbehandlung*. Die Methoden, welche eine Frühmobilisierung gestatten, sind den anderen zweifellos überlegen.

Wenn man nach der Operation ohne Gipsverband behandelt, ist eine genaue Überwachung erforderlich. Wir haben doch in manchen Fällen Wundheilungsstörungen gesehen und neigen eher dazu, den Arm in den ersten Tagen postop. ruhigzustellen. Damit wird nicht nur Schmerzfreiheit gewährleistet, sondern auch eine komplikationslose Wundheilung gefördert.

Nach Möglichkeit soll man Operationsverfahren vermeiden, die keine ausreichende Stabilisierung der Fraktur erzeugen und zwangsläufig eine länger dauernde Gipsfixation erfordern. Bei diesen Methoden bleiben sehr oft dauernde Bewegungseinschränkungen zurück, insbesondere der Ellenbogenstreckung.

Aber auch bei solchen Fällen kann man manchmal noch durch einen palliativen Eingriff eine brauchbare Funktion erreichen.

L. Schweiberer, Homburg (Saar)

Ich eröffne die Diskussion über Indikation zur konservativen und operativen Behandlung der Ellenbogenfrakturen und stelle mit Genugtuung eine sehr weitgehende Übereinstimmung bezüglich der Indikationsstellung mit Herrn Trojan aus der Schule von Lorenz Böhler fest.

Im täglichen Klinikbetrieb muß die Indikation zur Operation sehr weit gesteckt werden, sofern man die Ellenbogenfraktur definiert als eine Fraktur mit Beteiligung der gelenkbildenden knöchernen Elemente: distales Ende des Humerus, Radiusköpfchen und Olecranon. Nicht zu den Ellenbogenfrakturen zählen dabei die Frakturen des suprakondylären Bereiches, wenngleich im Erwachsenenalter auch an dieser Stelle oft die Indikation zur Operation gestellt werden muß. Unter der strengen Definition einer Ellenbogengelenkfraktur sehen wir in 95% der Fälle die Indikation zur Operation und nur in 5% zur konservativen Behandlung. Das mag sehr hochgegriffen erscheinen, eine Gelenkfraktur bedarf jedoch der genauen anatomiegerechten Reposition, will man spätere Schäden vermeiden.

Tabelle 1. *Ellenbogenfrakturen beim Erwachsenen*
Gibt es Kontraindikationen zur operativen Behandlung?

Alter	?
Frakturform	?
Offene Frakturen	?
Polytrauma	?

Etwas provozierend könnte man die Frage stellen: gibt es überhaupt eine Gegenindikation zur Operation (Tabelle 1)? Ist es vielleicht der alte Mensch, der ausscheidet aus unserem Bemühen, sein frakturiertes Ellenbogengelenk wieder herzustellen. Hier befinden wir uns zweifellos in einem Grenzbereich. Es ist bekannt, daß durch Gipsbehandlung durchaus beim alten Menschen manchmal ausreichend gute Ergebnisse erzielt werden können. Ich gestehe ein, daß eine schwere Osteoporose oder ein schlechter Allgemeinzustand, der eine Narkose nicht zuläßt, Kontraindikationen darstellen. Was die Narkose betrifft, so muß man sich aber doch gelegentlichen der nützlichen Leitungsanaesthesie, wie Arm-Plexusanaesthesie oder subaxillärer Block oder an die intravenöse Lokalanaesthesie erinnern, die den alten Menschen in keiner Weise belasten. Auch sollte man hier auf die sonst für den dorsalen Zugang recht gute Bauchlagerung verzichten, den Ellenbogen vielmehr operieren, indem man den Arm über den Thorax schlägt.

Ist es die Frakturform, die uns abhält, die Indikation zur Operation zu stellen? Allenfalls Fissuren ohne Verschiebung der Gelenkfläche — eine äußerst seltene

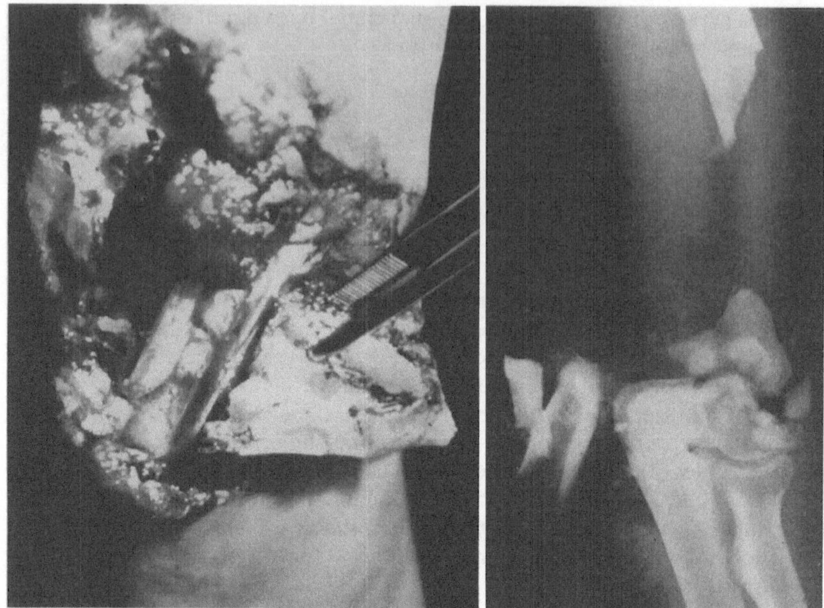

a

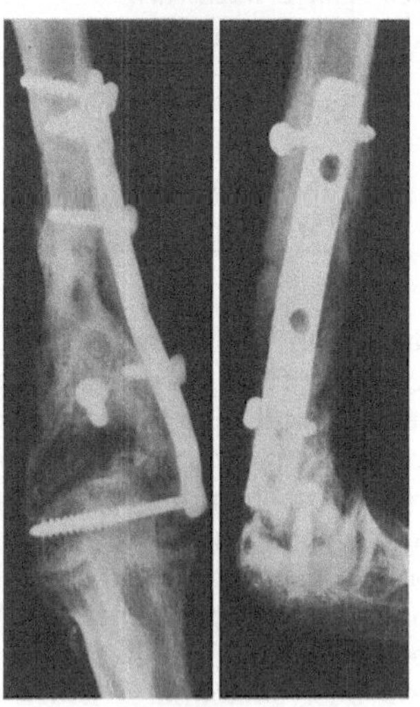

b

Abb. 1a u. b

Bruchform am Ellenbogen – bedürfen keiner operativen Fixation. Ist jedoch eine Verschiebung eingetreten mit Stufenbildung im Bereich des Gelenkes, so sollte u. E. exakt rekonstruiert werden.

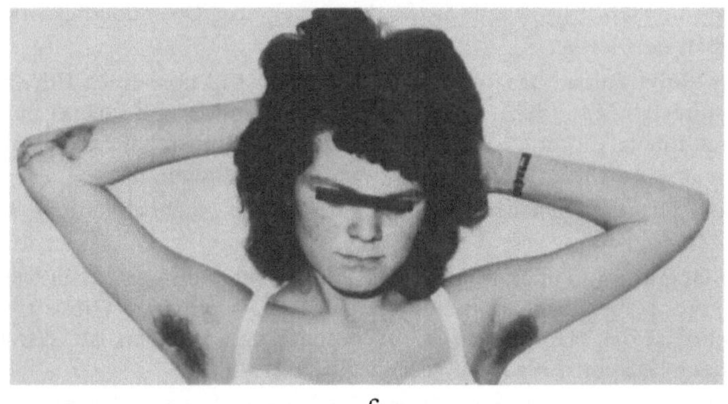

c

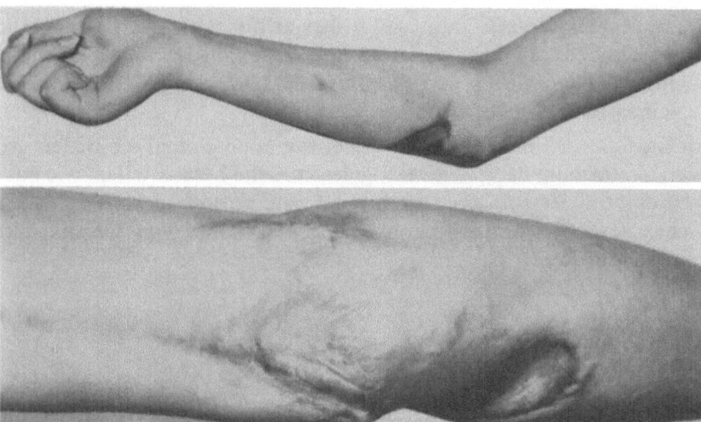

d

Abb. 1c u. d

Sind es die offenen Frakturen, die eine Kontraindikation zur Operation darstellen? Wir haben das früher geübte Verfahren der zweizeitigen Versorgung, d.h. Umwandlung der Fraktur in eine geschlossene Fraktur und spätere Gelenkrekonstruktion, vollkommen verlassen. Es ist erwiesen, daß die stabile Osteosynthese bei offenen Gelenkbrüchen, so auch am Ellenbogen, die Infektionsquote herabsetzt. Hierzu ein Beispiel:

21jährige Autofahrerin mit offener Trümmerfraktur Stadium IV, d.h. Gelenkweichteilmantel und Nervenschädigung (Ulnarisdurchtrennung). Sofortige Rekonstruktion des Gelenkes. Überbrückung des Oberarmdefektes mit autologer Spongiosa, Doppelplattenosteosynthese. Das röntgenologische Ergebnis nach 8 Monaten zeigt einen vollen Aufbau des distalen Oberarmes und ausreichend gute Gelenkkonturen, nachdem 3 Monate vorher bereits eine Platte entfernt worden war. Funktionell ein, gemessen an dem Primärschaden, gutes Ergebnis mit Einschränkung der Streckfähigkeit von 30° und der Beugefähigkeit von 20° bei freier Drehung des Unterarms. Der N. ulnaris, ursprünglich nur adaptiert, wurde inzwischen unter dem Operationsmikroskop rekonstruiert (Abb. 1a—d).

Ist es das Polytrauma, das uns an einer Rekonstruktion eines Ellenbogengelenkes hindert? Man kann, wenn die Gesamtsituation und Operationsdauer eine „Rundum-Versorgung" verbietet, eher einmal eine Schaftfraktur als eine Ellenbogengelenksfraktur zunächst konservativ behandeln.

Soviel mein Diskussionsbeitrag zur Indikation. Zur Nachbehandlung sei nur ganz kurz soviel gesagt:

Nach der Operation schmerzfreie, aktive Übungsbehandlung so früh wie möglich. Ich glaube aber nicht, daß eine abnehmbare, gepolsterte Gipsschiene bis zum Abklingen der postoperativen Ödemphase von Schaden ist. Wir haben davon jedenfalls keinen Nachteil gesehen.

Die ambulante Überwachung aktiver Bewegungsübungen in der eigenen Abteilung für Nachbehandlung ist von Nutzen.

Die Entfernung des Metalls kann viel früher erfolgen als nach Schaftbrüchen, da corticale Umbauvorgänge, die die Stabilität gefährden, in Gelenknähe unberücksichtigt bleiben dürfen und der Durchbau im spongiösen Gelenkbereich im allgemeinen rascher erfolgt.

Zusammengefaßt soll mein Diskussionsbeitrag noch einmal die Bedeutung der operativen Versorgung der Ellenbogengelenkbrüche herausstellen, wie das Herr Trojan bereits tat. Er soll aber auch ein wenig darauf hinweisen, daß unser persönliches ärztliches Engagement in der Nachsorge von Gelenkfrakturen nicht erlahmen sollte.

P. Ricklin, Männedorf

Nach der überzeugenden Darstellung des Themas durch Herrn Trojan und den Bemerkungen von Herrn Schweiberer bleibt mir eigentlich nur noch wenig zu sagen.

Ich teile die Ansicht von Herrn Trojan, daß Frakturen im Ellbogenbereich mehrheitlich operativ reponiert und fixiert werden sollten. Natürlich wird man mit konservativen Mitteln teilweise ebenfalls einwandfreie Ergebnisse erzielen. Nur zu oft wird sich aber eine Defektheilung einstellen.

Wir haben im Ellbogenbereich im wesentlichen 5 Elemente, deren Lage und Form für die *Gelenkfunktion von entscheidender Bedeutung* sind: Trochlea, Capitulum humeri, Olecranon, Processus coronoides ulnae und Radiusköpfchen. Verformung oder Verschiebung eines oder mehrerer dieser Elemente wird die Beweglichkeit zwangsläufig beeinträchtigen.

Eine *absolute Operationsindikation* liegt zweifellos vor bei jedem *Ischämiesyndrom* infolge Unterbrechung der arteriellen Zirkulation, das sich nach der Frakturreposition nicht sofort zurückbildet, ferner auch bei Vorliegen von *Gelenkinterponaten.* Es handelt sich dabei meist um isoliert herausgebrochene Teile des Capitulum humeri oder um ins Gelenk hineingeschlagene Epikondylenfragmente.

Eine *zwingende* Indikation zum Eingreifen besteht nach unserer Ansicht auch bei allen *stärker dislozierten Frakturen* des distalen Humerusendes, des Olecranons und des Radiusköpfchens, die sich mit konservativen Mitteln nicht einwandfrei reponieren und retinieren lassen. Dasselbe gilt auch für die Trümmerbrüche des distalen Humerusendes, deren zuverlässige Fixation technisch allerdings oft große Ansprüche stellt.

Neben diesen schweren Bruchformen bietet die Osteosynthese aber auch bei einfachen, wenig dislozierten Frakturen den Vorteil einer wesentlichen Abkürzung oder eines vollständigen Wegfalles der postoperativen Ruhigstellung. Dies ist auch ein Grund, weshalb gerade bei Menschen in höherem Alter auf die Osteosynthese nicht verzichtet werden sollte. Sofern Bedenken bezüglich einer Narkose bestehen, kann der Eingriff sehr gut in Plexusanaesthesie durchgeführt werden.

Abschließend noch eine Bemerkung zur Nachbehandlung. Die Verletzungen des Ellbogengelenkes sind mit zwei gefährlichen *Komplikationen* behaftet. Es handelt sich einmal um die *Volkmannsche Kontraktur*, welche durch sorgfältige Kontrolle der Verbände und der Zirkulation mit großer Sicherheit vermieden werden kann. Die zweite Komplikation betrifft die *Myositis ossificans*. Abgesehen von den Oberschenkelkontusionen gibt es kaum eine Verletzung, die so häufig zu Weichteilverkalkungen und zur Myositis ossificans neigt wie die Ellbogenfraktur.

Gemäß den Prinzipien von Lorenz Böhler sollte jegliche forcierte physikalisch-therapeutische Nachbehandlung mit Massage und gewaltsamer passiver Gelenkmobilisierung unterlassen werden. Wie bei den Kindern, sind auch beim Erwachsenen durch schonend dosierte, aktive Übungsbehandlung und durch den selbsttätigen Gebrauch der verletzten Extremität im täglichen Leben die besten Resultate zu erzielen.

Diskussion

L. Eigenthaler, Salzburg

Nach dem Gehörten erlauben Sie mir einige kurze Bemerkungen zu Problemen. Probleme sind die schweren Zertrümmerungsfrakturen des Ellbogens. Sie können nur operativ behandelt werden. Bei der Operation, die meist sehr mühevoll ist, muß man sehr vorsichtig und gewebeschonend vorgehen. Gelingt die Reposition, ist die Fixation meist nur mit Bohrdrähten und Drahtschlingen, eventuell noch mit kleinen Schrauben und einem zusätzlichen Gipsverband möglich. Daß sich die Mühe lohnt, möchte ich an Hand einiger Beispiele zeigen.

Ein 24jähriger Soldat stürzt aus einem Jeep und stößt mit dem rechten Vorderarm gegen eine Betonsäule: Offene Zertrümmerung des proximalen Ellendrittels und Speichenköpfchenluxation, also Verrenkungstrümmerbruch nach Monteggia.

2 Jahre später. Ellbogen aktiv von 165—40° (125°) beweglich bei freier Drehung.

Eine 20jährige französische Studentin erleidet, als sie den gebeugten Arm aus einem Omnibusfenster hält, eine offene Zertrümmerung des distalen Oberarmendes und des Ellenhakens, weil dieser durch den Kasten eines entgegenkommenden LKW gestreift wurde.

3 Jahre später. Ellbogen aktiv von 115—55° (60°) beweglich, Vorderarmdrehung nach außen $^{1}/_{4}$ behindert, nach innen frei.

Der 3. Fall betrifft einen 51jährigen Kaufmann, der bei der Jagd durch einen Nah-Schrotschuß eine Zertrümmerung des Ellbogens mit schwerster Weichteilschädigung erleidet. Es kommt ohne Infektion zu einer Gelenkbildung mit einer knöchernen Zange am unteren Oberarmende, in der nur das Speichenköpfchen steckt.

10 Jahre später. Ellbogen aktiv von 160—55° (105°) beweglich, Vorderarmdrehung nach außen $^{1}/_{2}$, nach innen fast ganz eingeschränkt.

Der Verletzte geht auf die Jagd und schießt wieder.

C. Burri, Ulm

Um eine Empfehlung zur operativen Stabilisierung des distalen intraartikulären Mehrfragment- oder Trümmerbruches am Humerus geben zu können, müssen u.E. *folgende Forderungen* erfüllt sein.

1. Die technischen Voraussetzungen in bezug auf Material und das Operationsteam müssen vorhanden sein.

2. Die Resultate nach operativer Behandlung sollen diejenigen nach konservativer *eindeutig übertreffen.*

Ad 1. Dieser Frakturtyp stellt höchste Anforderungen an den Operateur und sein Team. Der verantwortliche Chirurg muß die allgemeine Osteosynthesetechnik beherrschen und die spezifischen Schwierigkeiten am distalen Humerus kennen und sie bewältigen können. Gerade bei dieser Verletzungslokalisation „untertreibt" das Unfallröntgenbild regelmäßig, so daß sich der Eingriff meistens bedeutend schwieriger gestaltet, als aus diesem hätte angenommen werden können.

Ad 2. Gemeinsam mit Friedrich, Kuner, Pusterla und Schweiberer haben wir eine lückenlose Serie von 60 Patienten mit nach den Prinzipien der AO operativ versorgten distalen intraartikulären Humerusfrakturen nachkontrolliert. Die Vorveröffentlichung der Hauptvorträge dieser Unfalltagung setzt uns zudem in die Lage, unsere Ergebnisse mit denjenigen von Krotscheck zu vergleichen. Dieser Autor gibt nämlich einen ausgezeichneten Überblick über die Resultate bei konservativer Behandlung an 39 nachuntersuchten und 29 vorwiegend mit Kirschnerdrähten operativ versorgten Patienten.

Die Tabellen 1 und 2 beziehen sich auf das erzielte radiologische Resultat, Tabelle 3 auf das klinisch funktionelle, wobei wir die Angaben von Krotscheck umgerechnet und damit unseren Kriterien angepaßt haben.

Es zeigt sich, daß das radiologische Ergebnis durch eine „AO-Osteosynthese" gegenüber einer konservativen Behandlung oder einer instabilen Osteosynthese

Tabelle 1. *Radiologische Ergebnisse*

Seitenverschiebung	Krotscheck		Burri
	89 kons.	43 op.	60 op.
keine	20%	54%	85%
< 2 mm	—	—	15%
$^{1}/_{4}$—$^{1}/_{2}$ Schaftbreite	67%	44%	0%
> $^{3}/_{4}$ Schaftbreite	13%	2%	0%

Tabelle 2. *Radiologische Resultate*

Stufe im Gelenk	Krotscheck		Burri
	89 kons.	41 op.	60 op.
> 3 mm	52%	20%	0%

Tabelle 3. *Funktionelles Ergebnis (Daten von Krotscheck umgerechnet)*

Einschränkung	Krotscheck		Burri
	39 kons.	29 op.	60 op.
$^1/_3$	31%	21%	50%
$^2/_3$	82%	83%	95%

eindeutig verbessert werden kann. Insbesondere sind nach geschlossener Reposition in 52%, nach Spickung in 20% der Fälle Stufen im Gelenk von > 3 mm vorhanden, bei unserem Vorgehen dagegen in keinem einzigen. Ausschlaggebend ist jedoch das Funktionelle Resultat, das durch eine bewegungsstabile Osteosynthese eindeutig verbessert werden kann (Tabelle 3). Leider kann aber auch durch eine aufwendige Operation das Ellbogengelenk in der überwiegenden Mehrzahl der Fälle nicht zur vollständigen Restitutio gebracht werden. Immerhin können aber die meisten unserer Patienten ihre täglichen Verrichtungen in praktisch normalem Umfange durchführen.

Auf Grund unserer Erfahrungen bei der operativen Versorgung distaler intraarticulärer Humerusfrakturen möchten wir uns die *folgenden Empfehlungen* erlauben:

1. Lagerung: Bauchlage, bei respiratorisch gefährdeten Patienten Rückenlage. Blutleere. Der Ellbogen soll bis 45° gebeugt werden können.

2. Dorsaler Zugang unter Umschneidung des Olecranons radialseitig. Eingehen längs und seitlich durch und am Triceps oder Abmeißelung des Olecranons. In jedem Falle wird der Nervus ulnaris dargestellt und später eventuell nach ventral verlagert.

3. Primäre Stabilisierung der Gelenkfragmente durch eine horizontal gelegte Zugschraube. Sekundäre Vereinigung mit dem proximalen Hauptfragment durch Platte oder Zugschrauben. Kleinere Fragmente können mit zusätzlichen kleinen Schrauben adaptiert werden.

4. Atraumatische Hautnaht, Redondrainage.

5. Überwachte, sorgfältige Übungsbehandlung unter der Schmerzgrenze.

6. Frühzeitige Metallentfernung (3 bis 6 Monate post op. mit eventueller Mobilisation des Gelenkes.

B. Zivojin, Belgrad

An der Klinik für orthopädische Chirurgie und Traumatologie der Medizinischen Fakultät in Belgrad wurden von 1962 bis 1971 insgesamt 407 Ellbogenfrakturen bei Personen älter als 18 Jahre behandelt.

Der kurzen Zeit wegen wird sich unsere Diskussion nur auf Frakturen des distalen Humerus und der supra- und diakondylären Frakturen (Typus T, V, Y) beziehen, welche uns auch die größten Schwierigkeiten bereiteten. Es gab 101 solcher Brüche. Diese Zahl ist eine Folge der Konzentrierung schwerer Verletzungen in unserer Klinik.

Die erwähnten Brüche haben wir häufiger konservativ als operativ behandelt (62:39). Wir haben uns für die eine oder andere Art der Behandlung in Abhängigkeit von folgenden Faktoren entschieden:

1) Alter des Patienten — Das Durchschnittsalter der konservativ behandelten Patienten betrug 57, der operativ behandelten Patienten 43 Jahre.

2) Art der Fraktur — Interkondyläre Frakturen mit stärkerer Dislokation, erheblicher Rotationsdeformierung und mit größerer Stufenbildung im Gelenk waren hauptsächlich Objekte der operativen Behandlung.

Mehrfragmentfrakturen sowie Frakturen ohne größere Dislokation haben wir konservativ behandelt.

3) Von Bedeutung waren sowohl die Zeitspanne zwischen der Verletzung und dem Eintreffen in der Klinik als auch der lokale Befund (Stärke der Anschwellung, Hautschäden, zirkuläre Behinderungen).

Bei der operativen Behandlung haben wir die offene Reposition und Fixation der Fragmente mit Schrauben oder Platten mit Schrauben durchgeführt.

Um eine präzise Indikation für die eine oder die andere Art der Behandlung zu stellen, wäre ein Vergleich größerer Zahlen ähnlicher Fälle notwendig. Doch die relative Seltenheit dieser Verletzungen und das Fehlen einer Klassifikation, die eine objektive Vergleichung ermöglichen würde, erschweren diese erheblich.

T. G. Illes, Pecs
Referat ist ausgefallen

2. Frische Frakturen

a) Distaler Humerus

H. Krotschek, H. Jahna, H. Wittich, Wien

Die Brüche am distalen Oberarmende

Die schwierigsten Brüche mit den meisten Problemen sind erfahrungsgemäß die *Gelenksfrakturen.* Wir haben aus diesem Grunde die supra- und diakondylären Frakturen (Y-, V- oder T-Frakturen) am distalen Oberarmende zusammengestellt und nachuntersucht.

In den Jahren 1956 bis Ende 1970 kamen im AUKH Wien XII 134 supra- und diakondyläre Brüche (Y-, V- oder T-Brüche) zur Behandlung. Sie verteilten

Tabelle 1. *Beugungsbrüche und Überstreckungsbrüche mit 96 geschlossenen und 38 offenen supra- und diakondylären Oberarmbrüchen*

	Beugungsbrüche	Überstreckungs-brüche	Zusammen
geschlossen	58= 65%	38= 85%	96= 72%
offen	31= 35%	7= 15%	38= 28%
Insgesamt	89=100%	45=100%	134=100%

Tabelle 2. *Zahl der Bruchstücke bei 89 Beugungs- und 45 Überstreckungsbrüchen von 134 supra- und diakondylären Oberarmbrüchen*

Zahl der Bruchstücke	Beugungsbrüche		Überstreckungs-brüche		Zusammen	
3	40=45%	45%	9=20%	20%	49=37%	37%
4	25=28%	55%	27=60%	80%	52=38%	63%
5	9=10%		7=16%		16=12%	
mehr als 5	15=17%		2= 4%		17=13%	
Insgesamt	89=100%		45=100%		134=100%	

sich fast gleichmäßig auf 64 Männer und 70 Frauen, wobei der rechte Arm 65×, der linke 69× betroffen war. Das Durchschnittsalter dieser Patienten betrug 52 Jahre.

Die Aufteilung in geschlossene und offene Brüche können Sie aus Tabelle 1 ersehen, sie zeigt auch die Verteilung der Beugungs- und Überstreckungsbrüche. Wir haben — um auch eine Aussage über die Schwere der Verletzung machen zu können — nach dem primären Röntgenbild die Zahl der Bruchstücke festgestellt (Tabelle 2). Es zeigt sich, daß bei den Überstreckungsbrüchen die Mehrfragmentfrakturen gegenüber den Brüchen mit nur 3 Bruchstücken deutlich überwiegen.

Art der Behandlung

Wir haben von den 134 Frakturen 90 konservativ und 44 operativ behandelt.

Es ist gar nicht so einfach, wenn man sich nicht prinzipiell für den einen oder anderen Weg entscheidet, die *Indikation zur konservativen oder operativen Behandlung* zu stellen. Wir haben deshalb diesem Problem besondere Aufmerksamkeit zugewendet und — um möglichst objektive Vergleiche zu erhalten — die Merkmale jedes Patienten im Hollerithverfahren festgehalten und von jedem nachuntersuchten Verletzten Funktionsröntgenbilder des Ellbogens und Funktionsphotos, die das Ausmaß der Vorderarmdrehung erkennen lassen, angefertigt.

Die Schwere der Gelenkfraktur wird aus der *Größe der primären Seitenverschiebung*, dem Ausmaß der *Stufe im Gelenk* und dem Ausmaß der *Kippung*

Tabelle 3. *Größe der primären Seitenverschiebung im Primär-Röntgen bei 134 supra- und diakondylären Oberarmbrüchen, konservative-operative Behandlung*

	konservativ		operativ		Zusammen	
keine Seitenverschiebung	3= 3%	69%		21%	3= 2%	59%
bis $^1/_4$ Schaftbrüche	32=36%		6=14%		38=28%	
bis $^1/_2$ Schaftbrüche	27=30%		12=27%		39=29%	
bis $^3/_4$ Schaftbrüche	10=11%	31%	14=32%	79%	24=18%	41%
volle Schaftbrüche und mehr	18=20%		12=27%		30=23%	
Insgesamt	90=100%		44=100%		134=100%	

Tabelle 4. *Größe der Stufe im Gelenk im Primärröntgen bei 134 supra- und diakondylären Oberarmbrüchen, konservative-operative Behandlung*

	konservativ		operativ		Zusammen	
keine Stufe	23=26%	43%	3= 7%	21%	26=19%	35%
1 bis 2 mm	15=17%		6=14%		21=16%	
3 bis 5 mm	29=32%	57%	8=18%	79%	37=28%	65%
6 bis 8 mm	14=15%		8=18%		22=16%	
9 bis 11 mm	3= 3%		5=11%		8= 6%	
über 11 mm	6= 7%		14=32%		20=15%	
Insgesamt	90=100%		44=100%		134=100%	

Tabelle 5. *Größe der Kippung der Gelenksflächen gegeneinander im Primärröntgen bei 134 suprakondylären Oberarmfrakturen, konservative-operative Behandlung*

	konservativ		operativ		Zusammen	
keine Kippung	20=23%	40%	1=2 %	8	21=16%	24%
1 bis 5°	—		1= 2%		1= 1%	
6 bis 10°	8= 9%		= 4%		10= 7%	
11 bis 15°	7= 8%		—		7= 5%	
16 bis 20°	7= 8%	60%	3= 7%	92%	10= 7%	76%
21 bis 30°	9= 9%		5=11%		14=10%	
31 bis 40°	10=11%		5=11%		15=11%	
41 bis 50°	13=14%		4= 9%		17=13%	
51 bis 60°	6= 7%		4= 9%		10= 7%	
über 60°	10=11%		19=45%		29=23%	
Insgesamt	90=100%		44=100%		134=100%	

der Gelenkflächen gegeneinander bestimmt. Diese drei Merkmale sind aus den folgenden Tabellen 3, 4 und 5 ersichtlich.

Man kann aber sehen, daß bei den schweren Verletzungen öfter operiert wurde. Das Durchschnittsalter der 90 konservativ Behandelten lag mit 57 Jahren um 15 Jahre über den 44 Operierten mit einem Durchschnittsalter von 42 Jahren.

Wenn keine oder nur eine geringe Verschiebung vorhanden war, wurde nur ein Oberarmgipsverband angelegt (29 Fälle = 32%). Bei stärker verschobenen Brüchen wurde reponiert und ein Oberarmgipsverband angelegt (39 Fälle = 43%). Bei einer dritten Gruppe mit in der Regel ebenfalls stärkerer Verschiebung, wurde durch Zug am Olecranon-Draht reponiert, ein Oberarmgipsverband und ein Dauerzug für ungefähr 14 Tage angelegt. Dann erfolgte weitere Ruhigstellung im geschlossenen Gipsverband für weitere 6–8 Wochen (22 Fälle = 24%).

Nach unserer heutigen Erfahrung würden wir bei konservativer Behandlung der Methode der Reposition und Olecranon-Draht-Extension den Vorzug geben, da mit der Reposition und dem Gipsverband allein die erreichte Stellung häufig nicht zu halten ist und sich sogar verschlechtern kann. Unter Bildwandlerkontrolle kann man diese Methode noch in einfacher Weise dadurch wesentlich verbessern, daß man die Gelenkflächen nach Reposition percutan mit einem oder zwei Bohrdrähten fixiert und dann in typischer Weise weiter extendiert und durch Gipsverband ruhigstellt. Wir werden diese Methode in Zukunft bevorzugen.

Bei den Operationen haben wir vor allem nach offener Reposition mit großem streckseitigen Bogenschnitt über dem Ellenhaken und temporärer Abmeißelung des Olecranons die einfache Fixation mit Bohrdrähten verwendet (39 Fälle = 89%). Wenn die Drähte richtig liegen, geben sie bei gleichzeitiger Fixation im Oberarmgipsverband eine genügende Stabilität. Schrauben bringen nach unseren Erfahrungen keinen wesentlichen Vorteil. Über stabile Osteosynthesen mit Platten haben wir keine eigene Erfahrung.

Auf die Durchführung einer primären Gelenkplastik, die wir bisher allerdings erst zweimal gemacht haben, wollen wir besonders hinweisen. Wir glauben, daß man sie öfter anwenden sollte. Bei unseren 44 Operationen hatten wir eine Eiterung (2%), die eine Incision notwendig machte.

Wir können auf Grund unserer Untersuchungen sagen, daß man auch bei primär stark verschobenen Fällen sowohl mit der konservativen als auch mit der operativen Methode gute Ergebnisse erzielen kann und sind deshalb der Meinung, daß man zumindest primär einen konservativen Behandlungsversuch machen sollte. Man darf aber weder die eine noch die andere Methode ausschließlich durchführen wollen.

Bei der konservativen Methode ist für die Funktion – dies gilt vor allem für die Vorderarmdrehung – besonders das Belassen einer Stufe im Gelenk schlecht, bei der eine Verschiebung eines Gelenkanteiles nach proximal bestehen bleibt und damit eine Differenz im Gelenkniveau. Beläßt man eine solche Stufe bei der konservativen Behandlung, so muß mit einer starken Drehbehinderung gerechnet werden. Hingegen können Kippungen der Bruchstücke und auch kleine Stufenbildungen im Gelenkbereich – da es sich ja um ein durch das Körpergewicht unbelastetes Gelenk handelt – funktionell überraschend oft von nur geringer Bedeutung sein.

Die Osteosynthese hingegen ist bei den Fällen überfordert, bei denen mehrfache Zersplitterungen vor allem im Bereich des ulnaren Gelenkanteiles vorhanden sind. Wenn man hier auch manchmal primär röntgenologisch sehr schöne Ergebnisse erzielen kann, so wird der funktionelle Späterfolg doch oft durch sekundäre Nekrosen im Gelenkbereich beeinträchtigt. Wir glauben, daß man vor allem bei diesen Fällen an eine primäre Gelenkplastik, die technisch auch noch einfacher ist, denken soll.

Röntgenologische Ergebnisse der konservativ und operativ behandelten Fälle bei Behandlungsabschluß.

Tabelle 6. *Größe der Seitenverschiebung im Schlußröntgen bei 132 supra- und diakondylären Oberarmbrüchen*[a], *konservative-operative Behandlung*

	konservativ		operativ		Zusammen	
keine Seitenverschiebung	18=20%	20%	23=54%	54%	41=31%	31%
bis $^1/_4$ Schaftbrüche	35=39%	67%	16=37%	44%	51=39%	60%
bis $^1/_2$ Schaftbrüche	25=28%		3= 7%		28=21%	
bis $^3/_4$ Schaftbrüche	6= 7%	13%	1= 2%	2%	7= 5%	9%
volle Schaftbrüche und mehr	5= 6%		—		5= 4%	
Insgesamt	89=100%		43 %100%		132=100%	

[a] 2 Fälle, die an schweren Nebenverletzungen gestorben sind, wurden ausgeschieden.

Tabelle 7. *Größe der Achsenknickung (ap.) im Schlußröntgen bei 130 supra- und diakondylären Oberarmbrüchen*[a], *konservative-operative Behandlung*

	konservativ		operativ		Zusammen	
achsengerecht	35=39%	60%	18=45%	74%	53=41%	65%
fehlender Cubitus-valgus	19=21%		12=29%		31=24%	
bis 5°	7= 8%	24%	41=10%	17%	11= 9%	22%
6 bis 10°	14=16%		3= 7%		17=13%	
11 bis 15°	5= 6%	16%	1= 2%	9%	6= 4%	13%
16 bis 20°	7= 8%		2= 5%		9= 7%	
21 bis 30°	2= 2%		1= 2%		3= 2%	
Insgesamt	89=100%		41=100%		130=100%	

[a] 2 Fälle an Nebenverletzungen verstorben, 2 Fälle mit primärer Gelenksplastik ausgeschieden.

Röntgenologisch sind die Resultate bei der operativen Behandlung eindeutig besser, vor allem, wenn man dabei berücksichtigt, daß die stärker verschobenen Fälle operiert wurden. Leider gilt das nicht im gleichen Ausmaß für die funktionellen Nachuntersuchungsergebnisse. 2 Fälle wurden ausgeschieden. Sie sind an schweren Nebenverletzungen gestorben. Die durchschnittliche Fixationszeit bei der konservativen Behandlung betrug 8,24 Wochen, die durchschnittliche Fixationszeit bei der operativen Behandlung betrug 12,49 Wochen.

Tabelle 8. *Größe der Achsenknickung (seitlich) im Schlußröntgen bei 130 supra- und diakondylären Oberarmbrüchen*[a], *konservative-operative Behandlung*

	konservativ		operativ		Zusammen	
achsengerecht	42=47%	58%	26=63%	78%	68=52%	64%
bis 5°	10=11%		6=15%		16=12%	
6 bis 10°	14=16%	23%	7=17%	22%	21=16%	22%
11 bis 15°	6= 7%		2= 5%		8= 6%	
16 bis 20°	6= 7%	19%	—	0%	6= 5%	14%
21 bis 30°	9=10%		—		9= 7%	
31 bis 40°	1= 1%		—		1= 1%	
über 40°	1= 1%		—		1= 1%	
Insgesamt	89=100%		41=100%		130=100%	

[a] 2 Fälle an Nebenverletzungen verstorben, 2 Fälle mit primärer Gelenksplastik ausgeschieden.

Tabelle 9. *Größe der Stufe im Gelenk im Schlußröntgen bei 130 supra- und diakondylären Oberarmbrüchen*[a], *konservative-operative Behandlung*

	konservativ		operativ		Zusammen	
keine Stufe	29=32%	48%	23=56%	80%	52=41%	59%
1 bis 2 mm	14=16%		10=24%		24=18%	
3 bis 5 mm	23=26%	52%	6=15%	20%	29=22%	41%
6 bis 8 mm	16=18%		—		16=12%	
9 bis 11 mm	5= 6%		2= 5%		7= 5%	
12 bis 15 mm	—		—		—	
über 15 mm	2= 2%		—		2= 2%	
Insgesamt	89=100%		41=100%		130=100%	

[a] 2 Fälle an Nebenverletzungen verstorben, 2 Fälle mit primärer Gelenksplastik ausgeschieden.

Nachuntersuchungsergebnisse

Von den 132 Patienten konnten 68 im Durchschnitt nach 8 Jahren klinisch und röntgenologisch nachuntersucht werden, davon sind 39 primär konservativ und 29 operativ behandelt worden. Das Durchschnittsalter der konservativ behandelten und zur Nachuntersuchung erschienenen Patienten lag bei 56 Jahren, das der Operierten bei 48 Jahren.

Schmerzen (Tabelle 11)

Es war, wie man ersehen kann, kein Unterschied zwischen den konservativ und operativ behandelten Patienten zu erkennen.

Tabelle 10. *Größe der Kippung der Gelenksflächen im Schlußröntgen bei 130 supra -und diaykondylären Oberarmbrüchen*[a], *konservative-operative Behandlung*

	konservativ		operativ		Zusammen	
keine Kippung	20 = 23 %		19 = 47 %		39 = 30 %	
bis 5°	2 = 2 %	35 %	—	69 %	2 = 2 %	46 %
6 bis 10°	9 = 10 %		9 = 22 %		18 = 14 %	
11 bis 15°	8 = 9 %		—		8 = 6 %	
16 bis 20°	10 = 11 %		6 = 15 %		16 = 12 %	
21 bis 30°	7 = 8 %		5 = 12 %		12 = 9 %	
31 bis 40°	10 = 11 %	65 %	1 = 2 %	31 %	11 = 8 %	54 %
41 bis 50°	8 = 9 %		—		8 = 6 %	
51 bis 60°	6 = 7 %		—		6 = 5 %	
über 60°	9 = 10 %		1 = 2 %		6 = 8 %	
Insgesamt	89 = 100 %		41 = 100 %		130 = 100 %	

[a] 2 Fälle an Nebenverletzungen verstorben, 2 Fälle mit primärer Gelenksplastik ausgeschieden.

Tabelle 11. *Schmerzangabe von 68 nachuntersuchten Verletzten mit supra- und diakondylären Oberarmbrüchen, konservative-operative Behandlung*

	konservativ	operativ	Zusammen
keine Schmerzen	27 = 69 %	20 = 69 %	47 = 69 %
leichte Schmerzen	11 = 28 %	8 = 28 %	19 = 28 %
mittelstarke Schmerzen	1 = 3 %	1 = 3 %	2 = 3 %
starke Schmerzn	—	—	—
Insgesamt	39 = 100 %	29 = 100 %	68 = 100 %

Beweglichkeit

Finger, Handgelenk und Schulter waren auch nach langer Fixationsdauer, wenn keine Nebenverletzungen in diesen Bereichen bestanden, immer frei beweglich.

Vorderarmdrehung (Tabelle 12)

1 Fall ist nicht berücksichtigt, da der Patient einen Vorderarmstumpf hat. Es verbleiben somit 67 Patienten, davon 38 konservativ und 28 operativ behandelte.

Die Supination war im Durchschnitt wesentlich weniger häufig behindert als die Pronation (Tabellen 12 u. 13).

Hier bestand ein Unterschied zwischen den konservativen und den operierten Fällen. Bei den konservativ behandelten Verletzten bestanden einige starke Drehbehinderungen. Es handelte sich dabei um Patienten, die — wie schon früher erwähnt — eine Verschiebung eines Teiles des Gelenks nach proximal

Tabelle 12. *Supination in Graden bei 67 nachuntersuchten supra- und diakondylären Oberarmbrüchen*[a], *konservative-operative Behandlung*

	konservativ		operativ		Zusammen	
0° (keine Supination)	2= 7%	7%	–	0%	2= 3%	3%
1 bis 30°	1= 2%		–		1= 2%	
31 bis 60°	–	18%	–	17%	–	18%
61 bis 80°	6=16%		5=17%		11=16%	
90° (freie Supination)	29=75%	75%	24=83%	83%	53=79%	79%
Insgesamt	38=100%		29=100%		67=100%	

[a] 1 Fall mit Vorderarmamputation ausgeschieden.

Tabelle 13. *Pronation in Graden bei 67 nachuntersuchten supra- und diakondylären Oberarmbrüchen*[a], *konservative-operative Behandlung*

	konservativ		operativ		Zusammen	
0° (keine Pronation)	1= 3%	3%	–	0%	1= 2%	2%
1 bis 30°	3= 9%		–		3= 4%	
31 bis 60°	7=18%	51%	3=10%	59%	10=15%	53%
61 bis 80°	9=24%		14=49%		23=34%	
90° (freie Pronation)	18=46%	46%	12=41%	41%	30=45%	45%
Insgesamt	38=1000%		29=100%		67=100%	

[a] 1 Fall mit Vorderarmamputation ausgeschieden.

Tabelle 14. *Streckausfall in Graden bei 68 nachuntersuchten supra- und diakondylären Oberarmbrüchen, konservative-operative Behandlung*

Streckausfall	konservativ	operativ	Zusammen
0° (freie Streckung)	0%	0%	0%
1 bis 30°	12=31%	6=21%	18=26%
31 bis 60°	20=51%	18=62%	38=56%
61 bis 90°	7=18%	5=17%	12=18%
Insgesamt	39=100%	29=100%	68=100%

Tabelle 15. *Maximale Ellbogenbeugung in Graden bei 68 nachuntersuchten und diakondylären Oberarmbrüchen, konservative-operative Behandlung*

Maximale Beugung	konservativ	operativ	Zusammen
bis 90°	0%	2= 7%	2= 3%
91 bis 110°	8=21%	7=24%	15=22%
111 bis 130°	20=51%	16=55%	36=53%
bis 140°	11=28%	4=14%	15=22%
Insgesamt	39=100%	29=100%	68=100%

und somit eine Niveau-Differenz hatten. Die Pronation war öfter behindert. Auch hier schnitten die operierten Fälle besser ab. Krotscheck hat auf die Besserung der Drehung durch die Operation besonders hingewiesen.

Streckung und Beugung des Ellenbogengelenkes

Im allgemeinen war die Beugung besser als die Streckung. Weder bei einem konservativen noch bei einem operierten Fall konnte eine völlig freie Streckung erreicht werden. Die konservativ behandelten Fälle schneiden bei der Streckung und Beugung im Ellenbogengelenk sogar etwas besser ab. Man muß allerdings dabei berücksichtigen, daß es sich bei den konservativ behandelten Fällen auch um die Fälle mit geringerer Verschiebung handelt.

P. Bernett, München

Die Behandlung distaler Humerusfrakturen

Wir haben die Ergebnisse 146 distaler Humerusfrakturen, die an unserer Klinik behandelt wurden, überprüft (Tabelle 1).

Tabelle 1. *Bruchform und Behandlungsarten von 146 distalen Humerusfrakturen (München 1962—1972)*

Bruchform	konservativ		operativ		Zusammen
	Gips	Extension	instabil	stabil	
suprakondylär	22	1	52	4	79
diakondylär Y-T Brüche	19	—	12	14	45
Trümmerbrüche	6	—	9	7	22
Insgesamt	47	1	73	25	146

Unsere Erfahrungen lassen sich kurz im folgenden umreißen:

Unverschobene Brüche oder solche, die sich auf Grund ihrer Frakturform stabil reponieren ließen, wurden im *Gipsverband* behandelt. Dieser wurde nach 4 bis 5 Wochen im allgemeinen durch eine Oberarmgipslongette für weitere 2 bis 3 Wochen ersetzt, welche zu Bewegungsübungen abgenommen wurde. Die Extensionsbehandlung haben wir nur ausnahmsweise angewendet, wie bei dem Fall einer instabilen Fraktur, bei dem die Hautverhältnisse keine Operation erlaubten.

Bei *instabilen Frakturen* sind wir sonst *operativ* vorgegangen, d.h. in $^{2}/_{3}$ aller Fälle. 73 Bohrdrahtosteosynthesen stehen hier 25 Druckosteosynthesen gegenüber.

Bei letzteren ergibt die Schraubenosteosynthese diakondylärer Brüche, die 6mal zur Anwendung kam, durchwegs gute Ergebnisse.

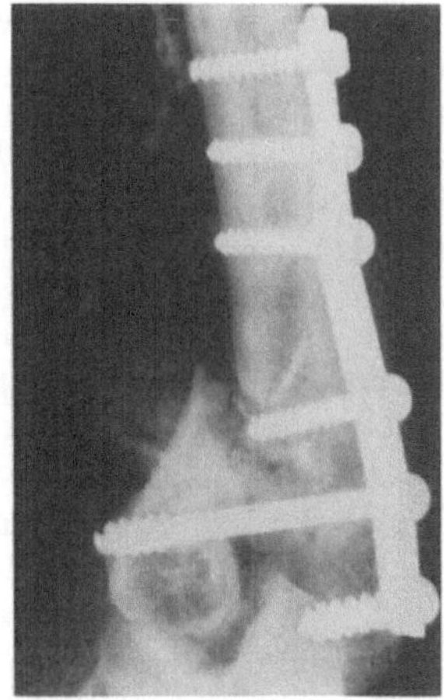

Abb. 1

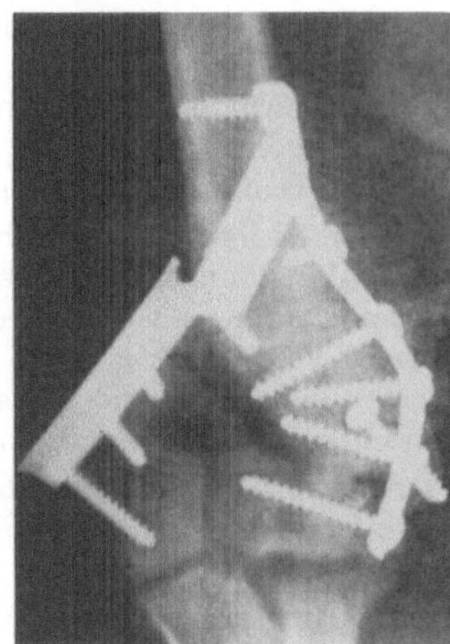

Abb. 2

Abb. 1. Supra- und diakondyläre Humerusfraktur. Versorgung mittels Drittelrohrplatte. Häufige Komplikation: Metallockerung

Abb. 2. Distale Humerustrümmerfraktur. Stabilisierung mittels Drittelrohrplatte und kleinen Corticalisschrauben. Metallermüdungsbruch wegen zu früher Belastung der Osteosynthese

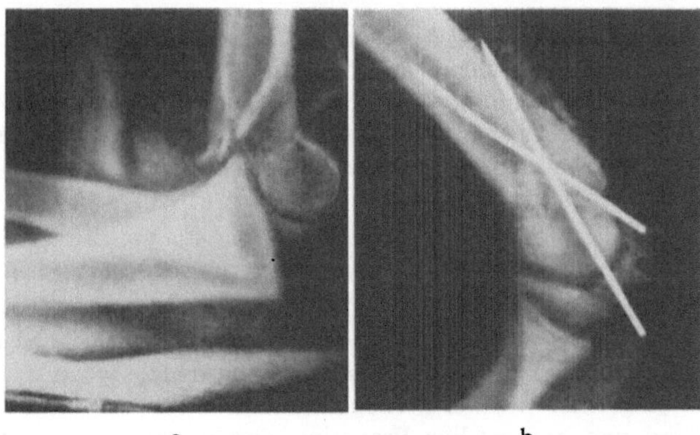

a b

Abb. 3a u. b. Diakondyläre Fraktur. a Instabile Osteosynthese durch percutane Bohrdrähte. b Geringes Weichteiltrauma, problemlose Metallentfernung. Zusätzliche äußere Fixierung in einem Kunststoffstützverband, der sehr leicht und wasserunempfindlich ist

Bei 10 Plattenosteosynthesen einer ersten Serie sahen wir im postoperativen Verlauf in 4 Fällen sekundäre Metallockerungen, die teilweise eine zusätzliche Gipsverbandbehandlung notwendig machten (Abb. 1).

Der Grund hierfür liegt einmal in der Anatomie des distalen Humerus, in dessen dünnem Knochen die normalen Corticalisschrauben schlecht Halt finden.

Osteoporose alter Menschen vergrößert dieses Problem, worauf auch eben Herr Böhler hingewiesen hat. Wir verwenden daher vorwiegend Drittelrohrplatten mit kleinen Corticalisschrauben, die den anatomischen Verhältnissen besser gerecht werden. Allerdings traten auch hier unter 9 Fällen einmal Metalllockerung und einmal ein Metallbruch auf (Abb. 2).

Die Ergebnisse der Bohrdrahtosteosynthese sind bei geeigneten Fällen gut (Abb. 3a und b). Wir führen sie percutan unter Bildwandlerkontrolle durch. Gelingt es, eine gute Stellung damit zu erhalten, begnügen wir uns mit der instabilen Osteosynthese bei zusätzlichem Stützverband. In diesem Fall handelt es sich um einen Fiberglasverband. Dieser hat nur $^1/_3$ des Gewichtes eines vergleichbaren Gipsverbandes, was sich auf die Behandlung günstig auswirkt.

Vermag die Drahtspickung keine gute Stellung der Fraktur zu erhalten, dann reponieren wir offen und streben die stabile Osteosynthese an. Dies gilt grundsätzlich auch für offene Frakturen.

Zusammenfassend ist festzustellen, daß wir auf Grund der überraschend guten Ergebnisse der percutanen Bohrdrahtosteosynthese bei instabilen Oberarmfrakturen einige der wenigen guten Indikationen dieser Methode beim Erwachsenen sehen. Wegen der Einfachheit der Operation sollte man sie erwägen, ehe man eine Druckosteosynthese durchführt.

H. Vasey, Genf

Nach den hervorragenden Arbeiten von Prof. Trojan und den Herren Krotschek, Jahna und Wittich scheint mir die Situation ziemlich klar zu sein: Die konservative Therapie kennt Erfolge auch bei den schwersten Frakturen; die Hoffnung wurde uns aber nicht genommen, daß bessere Durchschnittsresultate durch offene Reposition, übungsstabile Osteosynthese und sofortige aktive Mobilisation erzielt werden können.

Eines steht fest: die Notwendigkeit einer *exakten Analyse der Röntgenbilder*; zu diesem Thema möchte ich noch einige Bilder zeigen:

Nach den schweren Frakturen, die Sie bis jetzt zu Gesicht bekommen haben, mag wohl diese Art Fraktur als harmlos erscheinen. In der Regel bringt sie aber eine schwere Funktionseinbuße mit sich, besonders wenn die Therapie nicht sofort eingeleitet wird. Die endgültige Flexion erreicht dann meistens kaum 90 Grad und hochgradige Pronationseinschränkungen werden immer wieder beobachtet.

Die Behandlung wird eben oft dadurch verzögert, daß die Läsion auf ap- oder schlecht gezielten seitlichen Bildern leicht verkannt wird. Der junge Assistent kann sich kaum vorstellen, daß hier gut die Hälfte der Kondylengelenkfläche fehlt, wie es eine gute seitliche Aufnahme zeigt.

Die *Capitulumfraktur* wird als selten angesehen (7% von 152 Ellenbogenfrakturen nach Decoulx), bedarf aber ihrer Folgen wegen unserer Aufmerksamkeit. Bekanntlich heilt das schlecht reponierte Bruchstück proximal ein, wo es eine Gelenksperre bildet, wie sie von Witt und Jäger später beschrieben wird, in dem die Gleitbewegung des Radiusköpfchens in Flexion blockiert wird.

Therapeutisch kommen bei dieser, von Hahn in Stuttgart im Jahr 1886 beschriebenen Fraktur folgende Maßnahmen vor:

Die geschlossene, oft recht schwierige Reposition.
Die Excision des Fragmentes.
Die offene Reposition und Osteosynthese, die wir vorziehen, wenn das Fragment größer als eine Flake-Fraktur ist.

Über die von Jakobsson vorgeschlagene prothetische Versorgung können wir nichts Näheres berichten.

Unser Material ist zu klein, um irgendwas zu beweisen. Wenn aber dieses rein intraartikuläre Bruchstück seine Blutversorgung weitgehend oder vollständig verloren hat, sollte dessen Fixation unter Druck in seinem Bett die beste Voraussetzung zur Einheilung und die beste Prophylaxe der Nekrose darstellen.

Dies wurde hier durch einen lateralen Zugang erzielt.

Sie erkennen den rechtwinklig gebogenen Ellenbogen, das Radiusköpfchen, das freie Fragment und sein Bett.

Hier, nach Reposition. Die Schraubenköpfe liegen hinter dem Condylus.

Beim nächsten Fall mußten wir feststellen, daß, wie oft schon beschrieben, die Fraktur bis in die Trochlea reicht. Trauma am Radiusköpfchen bestand keines, wohl aber ein kleiner Abriß am Processus coronoides. Die kleineren Fragmente wurden entfernt. Das reponierte Capitulum wurde durch Valgusbewegungen im Ellenbogengelenk keineswegs verschoben, solange keine vollständige Extension bestand. Nur in dieser Stellung vermag eine forcierte Abduktion die ursprüngliche Dislokation zu reproduzieren.

Wir müssen annehmen, daß das Trauma hier in vollständiger Streckstellung des Ellenbogens geschah und daß möglicherweise der Processus coronoideus zur Zerstörung des lateralen Randes der Trochlea beitrug.

Wir wissen nicht, ob unsere Reposition und Fixation, die eine sofortige Mobilisation erlauben, immer gute Resultate ergeben werden. Diese Patientin ist nach 3 Monaten schmerzfrei und weist eine volle Beweglichkeit auf. Die Gefahr der Nekrose ist noch lange nicht gebannt.

Was ich hier betonen möchte ist aber, daß die späte Excision des Fragmentes die Chirurgen im allgemeinen enttäuscht und daß *diese Fraktur bereits in der Notfallstation erkannt werden muß.*

Diskussion (Zusammenfassung)

H. Hackstock, Linz/Österreich

Insbesonders bei Vielfragmentfrakturen des distalen Humerus ist die operative Fixation schwierig. Es wird grundsätzlich blutig reponiert und vom Gelenk her der Bruch mit Spickdrähten aufgebaut. Nur bei Kindern kommt die percutane Bohrdrahtosteosynthese in Anwendung. Die Einfachheit der Methode wird an Hand von zwei Beispielen erläutert.

Th. Rüedi, Basel

Bei drei Fällen instabiler transkondylärer Humerusfraktur kam die Kleinkinder-Rechtwinkelplatte zur Anwendung. Es wurde stets eine übungsstabile Osteosynthese mit entsprechend guten funktionellen Endergebnissen erreicht.

W. Lentz, Oldenburg

Wegen der Gefahr der Schraubenlockerungen werden die distalen Humerusfrakturen grundsätzlich mit zusätzlichem Gipsverband nachbehandelt, der zur Übung unter ärztlicher Kontrolle abgenommen wird. Bei weiterer Lockerung werden nur noch passive Bewegungsübungen ohne mechanische Beanspruchung der Osteosynthese durchgeführt. Die Operation erfolgt meistens von ulnar her, die Fraktur wird von der Basis her aufgebaut. Die Benützung des Bildwandlers erleichtert die Operation erheblich.

S. Weller, Tübingen

Der Zeitpunkt der Operation beeinflußt wesentlich das funktionelle Ergebnis, d. h., die Komplikationen nehmen mit dem Abstand vom Traumazeitpunkt zu. Die Osteosynthese der Frakturen sollte nach 12—24 Std durchgeführt werden. Verschleppte Frakturen werden konservativ behandelt.

B. Zivojin, Belgrad

Überblick über 162 distale Humerusfrakturen mit Einteilung nach Dislokation und Trümmerzahl. Etwa eine gleichgroße Zahl der Fälle wurde konservativ und operativ behandelt. Die Immobilisation bei operativer Behandlung betrug im Durchschnitt 4,2, die bei konservativer Behandlung 4,7 Wochen.

Lückloh

Hinweis auf die guten Ergebnisse primärer Gelenkresektionen in 2 Fällen. Die erste kam septisch zur Behandlung, die Amputation wurde verweigert, das Ergebnis der Resektionsplastik ist befriedigend. Im zweiten Fall bei einer offenen Wunde war eine Osteosynthese nicht möglich. Auch hier ergab die Resektion ein befriedigendes Ergebnis.

b) *Olecranonfrakturen*

J. Rehn, Bochum

Das *Olecranon* ist, von einem *geringen Weichteilmantel* bedeckt, Verletzungen durch *direkte Traumen* besonders ausgesetzt. Neben den so entstandenen *Frakturen* wird das dünne *Weichteilgewebe gequetscht.* Gegenüber dem Direkttrauma führen *unkoordinierte Beuge- und Streckbewegungen* sehr selten zu Brüchen. Die starke *Dislokation der Fraktur* resultiert aus den Zugkräften der Tricepssehne bei *Zerreißung des Reservestreckapparates.*

Die *Diagnostik* bereitet bei dem vor Auftreten der Schwellung positivem klinischen Tastbefund, dem partiellen oder totalen Ausfall der Streckfähigkeit, wie vor allem mit Hilfe des Röntgenbildes, keine Schwierigkeiten.

Unter *konservativer Behandlung* führt neben der selten möglichen exakten Reposition die in Streckstellung erforderliche Fixation des Ellenbogengelenkes zu Einbußen der Funktion. Die bei fortbestehender Diastase der Fragmente resultierende Pseudarthrose bedingt bei Stufenbildung eine Abschliffarthrose, eine mangelhafte Streckfähigkeit und eine Herabsetzung der Kraft. Diese Therapie sollte heute nicht mehr diskutiert werden.

Die Behandlung besteht heute in einer *übungsstabilen Osteosynthese*. Die intraartikuläre Fraktur sollte unter Beseitigung von Stufenbildungen der Gelenkfläche so stabilisiert werden, daß eine frühe Mobilisation möglich ist. Ausgenommen von der Operation sind nur echte Fissuren oder Infraktionen.

Für die *operative Behandlung* sind nur die Verfahren geeignet, die unter Beugung und Streckung die unverrückbare Fixation gewährleisten, ja sogar einen vermehrten Druck unter Belastung bewirken. Unter diesem Gesichtspunkt scheidet die Großzahl der zahlreichen Operationsverfahren, vor allem die intramedullären Nagelungen, aus.

Innerhalb der 6 Std-Grenze nach dem Trauma liegt der optimale *Operationstermin*. Es handelt sich also um einen notfallmäßigen Eingriff. Bei späterer Zuweisung warten wir unter Hochlagerung 8 Tage, um den Zeitraum des stärksten posttraumatischen Ödems abklingen zu lassen.

Die *verschiedenen Frakturformen* mit ihren Entstehungsmechanismen — die Pfeile deuten die Richtung der Gewalteinwirkung an — fordern unterschiedliche Osteosyntheseverfahren. Die Operation erfolgt in Blutleere und Bauchlage am rechtwinklig gebeugten Ellenbogengelenk.

Der *Zugangsweg* von einem proximal nach radial ausweichenden Schnitt vermeidet den Nervus ulnaris und die bursa olecrani. Ist der *Schleimbeutel* durch das Trauma oder bei der Operation eröffnet, so wird er entfernt. Unter Sicht des Auges erfolgt die *exakte Reposition* unter Kontrolle der übersehbaren Corticalis mit Einzinkerhaken. Die stufenlose Reposition entspricht beim Schräg- und Querbruch der anatomischen Stellung der intraartikulär gelegenen Frakturlinie. Intraoperative *Röntgenbilder* kontrollieren die möglichst stufenlose Stellung der Gelenkfläche, die das Ziel der Behandlung ist.

Die *Zuggurtung* stellt für die *Quer-* und *kurze Schrägfraktur* die optimale Behandlung dar. Es heißt Eulen nach Athen bzw. Bären nach Bern bringen, dieses Verfahren an dieser Stelle darzulegen. Herr Weber, jetzt in St. Gallen, hat diese Methode noch in Bern angegeben. Die durch die Fraktur zerstörte *Vorspannung*, die durch die Muskelspannung im Knochen gewährleistet ist, wird mit der Osteosynthese wiederhergestellt. Unter der unmittelbar post op. möglichen Übungsbehandlung werden Zug- und Biegungskräfte in Druckkräfte umgewandelt. Damit ist die für die Frakturheilung erforderlich *optimale Stabilität* gewährleistet. Mit einem Minimum an metallischen Fremdkörpern ist ein Maximum an Ruhigstellung erreicht.

Kurz zur *Operationstechnik* (Abb. 1):

Nach der Reposition wird die Fraktur mit 2 axialen Spickdrähten, die möglichst an der Corticalis festlaufen sollen, fixiert. Gekreuzte Spickdrähte widersprechen dem Zuggurtungsprinzip. Durch ein queres Bohrloch im distalen Fragment geleitet, wird eine Drahtschlinge gekreuzt und um die Enden der

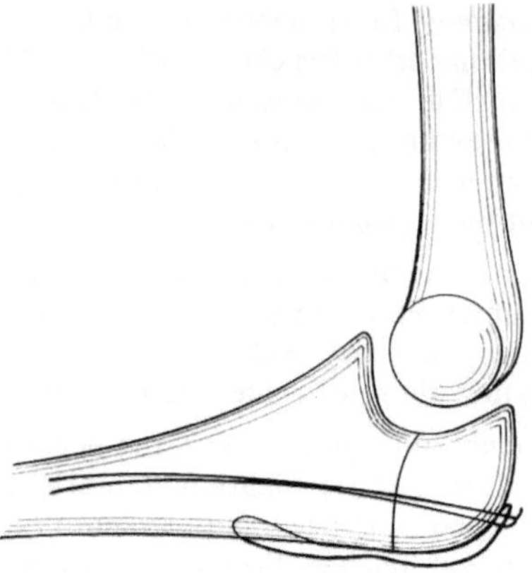

Abb. 1. Zuggurtung eines Ellenhakenquerbruches beim Querbruch

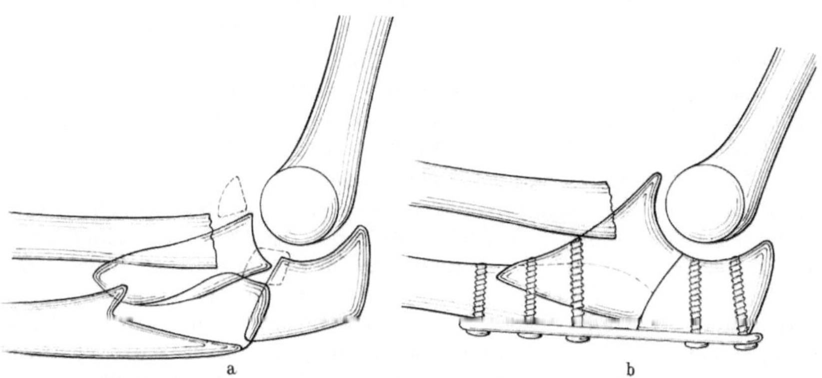

Abb. 2a Trümmerbruch des Olecranon und des Radiusköpfchens. b Versorgung mit $^1/_3$-Rohrplatte. Exstirpation des Radiusköpfchens

Kirschnerdrähte maximal gespannt. Wegen der schlechten Weichteildeckung sind die Metallteile bestmöglich zu versenken.

Bei der *Schrägfraktur* tritt unter der erstrebten Druckwirkung nach Anwendung der Zuggurtung mit gleitender Verschiebung der Fragmente leicht eine Gelenkstufe auf. Neben der intramedullären Zugschraube kann beim langen Schrägbruch die Fixation durch senkrecht zum Frakturspalt eingebrachte Schrauben erfolgen.

Bei den *Mehrfragmentbrüchen* steht die möglichst exakte Wiederherstellung der Gelenkfläche im Vordergrund. Die Art der *kombinierten Osteosynthesen* ergibt sich aus der jeweiligen Fraktursituation. Kleine, nicht ernährte Fragmente sind – falls erforderlich – zu entfernen und durch autologe Spongiosa zu ersetzen. Eine kurzfristige Ruhigstellung kann nötig sein. Neben Kombina-

Tabelle 1. *Osteosyntheseverfahren bei 52 Olecranonfrakturen (1965—1971)*

operativ	konservativ	Komplikationen	Begleit-verletzungen	offene Frakturen
40 Zuggurtungen	1 Fissur	2 oberflächliche Wundheilungsstörungen	9 Radiusköpfchenfrakturen	2 Hautwunden
6 Zuggurtungen und Verschraubung	1 86jähr. Pat. mit schweren Mehrfachverletzungen	1 Ulnarisschaden (ausgeheilt)	1 Oberarmrollenbruch	2 zusätzliche Schleimbeutelverletzungen
2 Halbrohrplatten		2 herausgewanderte Spickdrähte	1 Abbruch des ulnaren Condylus	
2 Spickdrähte (Kinder)		davon: 1 Fraktur verheilt Zuggurtung entfernt	1 Oberarmschaftbruch im distalen Drittel	
		1 Reosteosynthese		

Tabelle 2. *Behandlungsergebnisse der 50 durch Osteosynthese stabilisierten Olecranonfrakturen*

knöcherne Ausheilung	endgradige Bewegungseinschränkung (nach Balthasar)			Röntgenologisch geringe Stufenbildung
	bis 10° = sehr gut	bis 20° = gut	bis 30° = befriedigend	
50	24	17	9	14

tionen von Zuggurtung, Spickung und Drahtumschlingung kann bei größeren Fragmenten (Abb. 2a und b) die Stabilisierung mit einer Drittelrohrplatte durchgeführt werden. Der abgerissene Processus coronoideus wird mit einer Zugschraube fixiert. Kleine Fragmente der Olecranonspitze werden exstirpiert. Die abgerissene Tricepssehne wird mit der Ulna vernäht. *Gleichzeitige Frakturen des Radiusköpfchens* werden durch Osteosynthese oder bei Trümmerbrüchen durch Exstirpation des Köpfchens behandelt.

Sorgfältiges, gewebeschonendes Operieren und feinste Nahttechnik vermeiden zusätzliche Hautschäden. Beim Direkttrauma ist die Haut regelmäßig gequetscht. Durch die *Redondrainage* werden post op. sich entwickelnde Hämatome bzw. Serome weitgehend entleert. Der Verband wird etwa 8 Std nach dem Eingriff bis auf den letzten Faden gespalten.

Die *knöcherne Ausheilung* erfolgt etwa in 8—10 Wochen abhängig vom Alter des Patienten und der Art der Fraktur. Nach $^1/_4$ Jahr entfernen wir die Zuggurtung, um das Wandern der Spickdrähte mit Perforation der Haut zu vermeiden.

Wie Sie aus der *Zusammenstellung* ersehen, haben wir in der überwiegenden Zahl der Verletzungen die Zuggurtung verwandt (Tabelle 1).

Bei der Beurteilung der *Spätresultate* ist zu berücksichtigen, daß ein Teil der Verletzten in späteren Stadien in unsere Behandlung kam (Tabelle 2). Zur *Erlangung einer freien Beweglichkeit* ist die Möglichkeit einer etwa 4 Tage nach der Operation beginnenden Übungsbehandlung über eine übungsstabile Osteosynthese erforderlich. Die aktive Bewegung erfordert die Mitarbeit des Patienten. Bei den Stufenbildungen handelt es sich um feine Niveauunterschiede und kleine Defekte durch ausgesprengte Fragmente. Die Trümmerbrüche wie die Kombinationen mit anderen Frakturen des Ellenbogengelenkes ergeben schlechtere funktionelle Ergebnisse als die einfachen Olecranonbrüche.

Die *aufgezeigten operativen Verfahren* ergeben mit einer folgerichtigen Nachbehandlung *gute Resultate.*

B. Zifko, Wien

Wir richteten uns bei der Behandlung von *Ellenhakenbrüchen* in erster Linie nach der Bruchform. Dabei waren wir bestrebt, mit einem Minimum an Osteosynthesematerial ein maximal mögliches funktionelles Ergebnis zu erreichen.

Brüche des Ellenhakens, die *keine* Diastase bzw. keine Diastase über 3 mm und einen intakten Reservestreckapparat aufwiesen, wurden im Oberarmgips durch 4 Wochen behandelt.

Dia 1: 22jähriger Mann, Ellenhakenbruch wieder ohne wesentliche Verschiebung, behandelt im OA-Gips, Jahre später freie Beweglichkeit des Ellbogengelenkes, wie die Funktionsbilder zeigen.

Dia 2: 18jähriger Student. Ellenhakenbruch ohne wesentliche Diastase, behandelt im Oberarmgips für 4 Wochen. $2^1/_2$ Jahre später freie Beweglichkeit des Ellbogengelenkes.

Dia 3: Eine für die konservative Therapie völlig ungeeignete Bruchform wurde in einem auswärtigen Krankenhaus lediglich mit einem Oberarmgips für 4 Wochen ruhiggestellt. Erwartungsgemäß kam es zum Ausbleiben der knöchernen Heilung und zur Entwicklung einer Pseudarthrose.

8 Monate später bestand die Weiterbehandlung in unserem Krankenhaus in der Entfernung des proximalen Ellenhakenfragmentes und Reinsertion der Tricepssehne an der Elle. OA-Gips für 4 Wochen. Die Funktionsbilder zeigen 10 Jahre später ein gutes Ergebnis.

Bei den Brüchen *mit* Diastase und einer vorwiegend senkrecht verlaufenden Bruchfläche bevorzugten wir die einfache oder gekreuzte Drahtnaht. Da diese Adaptionsnähte an richtiger Stelle angebracht alleine schon in der Lage waren, das Hauptbruchstück in guter Stellung zu halten, war die zusätzliche Verwendung weiteren Osteosynthesematerials nicht erforderlich.

Dia 4: 6jähriges Mädchen. Behandlung des Ellenhakenbruches mit einfacher Drahtnaht. 3 Jahre später freie Beweglichkeit.

Dia 5: 68jähriger Mann. Operation mit gekreuzter Drahtnaht, $6^3/_4$ Jahre später ideale Funktion.

Dia 6: 65jährige Frau. Bruch des Ellenhakens und des Speichenköpfchens, einfache Drahtnaht des Ellenhakens, Entfernung des Speichenköpfchens, OA-Gips. 2 Jahre später besteht geringer Streckausfall, wie das Funktionsbild zeigt.

Bei Ausbruch *intermediärer Fragmente* verwendeten wir, um diese besser in Retention halten zu können, neben der gekreuzten Drahtnaht noch Bohrdrähte bzw. das Zuggurtungsverfahren. Dieses erweist sich besonders bei Ellenhakenbrüchen mit schrägen Bruchflächen und jenen mit gleichzeitiger Verrenkung des Vorderarmes als sehr sinnvoll und vorteilhaft an Stelle der intramedullären Schienung der Elle bzw. Verplattung. Die Zuggurtung verhindert einerseits ein Zuengwerden der Incisura semilunaris, setzt aber andererseits die Bruchfläche unter die heilenden Druckkräfte.

Dia 7: Es handelt sich um einen 26jährigen Mann, der bei einem Verkehrsunfall unter zahlreichen Verletzungen links noch einen Oberarmbruch und Ellenhakenbruch mit Verrenkung des Vorderarmes nach radial und beugeseitig erlitten hatte. Behandlung bestand in Zuggurtung am Ellenhaken, Druckplattenanlegung am Oberarm. 2 Jahre später besteht nur mehr geringer Streckausfall im Ellbogengelenk.

Abschließend möchte ich noch darauf hinweisen, daß alle unsere operativ versorgten Ellenhakenbrüche durch 3 Wochen mit Oberarmgips ruhiggestellt wurden. Gleichzeitig wurde aktive Schulter- und Fingergymnastik betrieben.

In dieser kurzen Zeitspanne erfolgte die komplikationslose Wundheilung. Die in der Literatur immer wieder zitierten Nachteile der Gipsfixation wie Zirkulationsstörungen, Muskelatrophien und sekundäre Gelenkssteifen konnten wir bei richtiger Gipstechnik nicht feststellen.

B. G. Weber, St. Gallen

Eine solche Osteosynthese am Olecranon ist besonders geeignet, die bei einem *Minimum an Materialaufwand* ein *Maximum an Festigkeit* erbringt und dazu eine funktionelle Nachbehandlung zuläßt.

Das Olecranon ist ein Skeletteil, der ausgesprochen auf Biegung beansprucht wird. Entlang der dorsalen Ulnakante treten unter dem Zug des M. triceps brachii Zugspannungen, entlang der Incisura semilunaris Druckspannungen auf. Damit ergibt sich eine mechanische Konstellation, die uns beispielsweise von einem Baukran her besser geläufig ist (Abb. 1):

Am Baukran werden die Zugspannungen von den Drahtseilen, die Druckspannungen von der Eisenkonstruktion übernommen. Die Gesamtkonstruktion wird auf Biegung, deren Baukomponenten jedoch auf reinen Zug, bzw. Druck, beansprucht. Die Zugseile wirken als Zuggurtung, wodurch die Eisenkonstruktion keine kritischen Biegespannungen aufnehmen muß. Es besteht ein echter sog. Verbundbau.

Am Ellbogen bestehen die analogen Strukturen in Form der entsprechenden Muskeln und dem Skelet (Abb. 2).

Der Knochen, auch ohne Weichteilbedeckung, weist darüber hinaus einen funktionellen Bau auf (Pauwels), wie übrigens auch der vergleichbare Kran: Zugfeste Kollagenfasern, Periost, Band- und Sehneneinstrahlungen stehen dem druckfesten, mehr oder weniger sklerotischen Knochen gegenüber.

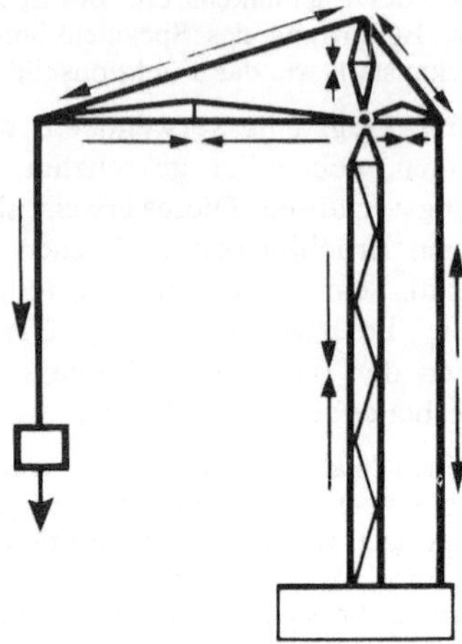

Abb. 1. Materialersparnis mit Hilfe von Verbundbau am Beispiel des Baukranes. Der Kran wird gesamthaft auf Biegung beansprucht. Er ist gebaut aus 2 Elementen mit verschiedener optimaler Beanspruchbarkeit: Aus druckfesten Pfeilern und aus zugfesten Drahtseilen. Die Biegebeanspruchung wird zerlegt in reine Zug- und Druckspannungen und den betreffenden Bauteilen übertragen: Verbundbau. Die Drahtseile wirken als Zuggurtung für die Pfeiler

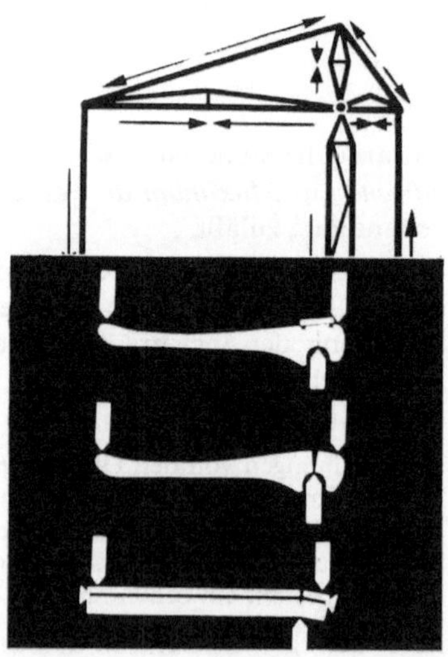

Abb. 2. Biomechanische Analogie Baukran-Olecranon. Den Seilen des Krans entsprechen am Olecranon die Tricepssehne, das Periost und die Muskelloge der Handextensoren. Im Innern des Knochens sind zug- und druckfeste Elemente funktionell angeordnet: Zugfeste Kollagenfasern sind entlang der dorsalen Ulnakante, druckfeste „Sklerose" ist gegenüber, gelenknah, konzentriert. Bei Olecranonfraktur ist in erster Linie die Zugfestigkeit verlorengegangen

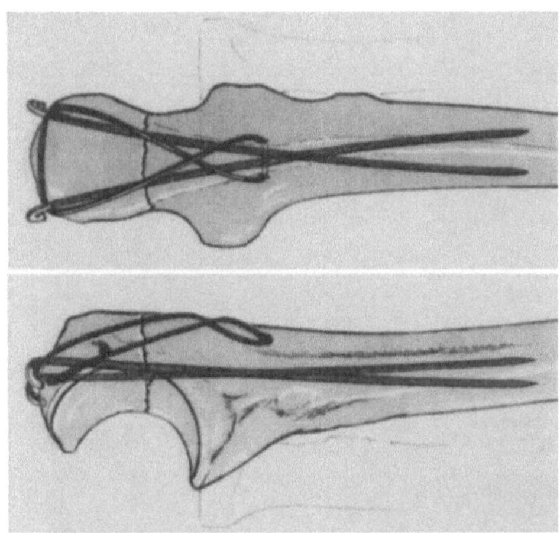

Abb. 3. Zuggurtungsosteosynthese bei der Querfraktur. Die Querfraktur kann Druckspannungen aufnehmen. Der Zuggurtungsdraht nimmt Zugspannungen auf. Das System ist entgegen der Beanspruchung vorgespannt: Vorgespannter Verbundbau

Bei einer einfachen queren *Olecranonfraktur* handelt es sich vom rein biomechanischen Standpunkt aus um den *Verlust der Zugfestigkeit*, weil die entsprechenden Strukturen zerrissen sind. Die Druckfestigkeit des Knochens dagegen wäre an sich noch vorhanden, sobald die Fragmente reponiert sind.

Eine Osteosynthese, die auf die Wiederherstellung möglichst ungestörter biomechanischer Verhältnisse ausgerichtet ist, wird also in erster Linie die verlorengegangene Zuggurtung am Olecranon ersetzen.

In Analogie zum Kran ergeben sich für die typischen Olecranonbrüche *optimale Osteosyntheseverfahren:*

1. Osteosynthese bei der Querfraktur (Abb. 3).

Die reponierten Fragmente werden mit 2 Kirschnerdrähten axial gespickt, so daß die Fragmente gegeneinander rotationsstabil sind. Die dorsal angelegte und unter Spannung gequirlte Drahtschlaufe stellt die Zuggurtung wieder her. Bei der funktionellen Nachbehandlung entstehen in der Fraktur reine Druckkräfte, die ihrerseits Stabilität und damit günstigste Voraussetzungen für eine primäre Frakturheilung erzeugen.

2. Osteosynthese bei Schrägfraktur (Abb. 4).

Die reponierte Schrägfraktur ist nicht druckfest, so daß sich eine gewöhnliche Zuggurtung nicht stabilisierend auswirken kann.

Die Druckfestigkeit der Fragmente ist vorerst durch eine Verschraubung der Fragmente zu erzeugen. Die jetzt noch fehlende Zugfestigkeit wird mit der geschilderten Zuggurtungsosteosynthese erreicht. Eine funktionsstabile Osteosynthese ist entstanden.

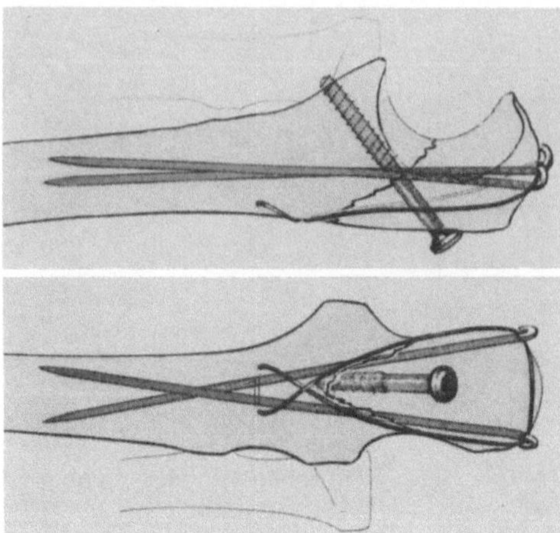

Abb. 4. Osteosynthese bei Schrägfraktur. Die reponierte Schrägfraktur ist erst dann druckfest, wenn sie mit einer Zugschraube stabilisiert ist. Zur Erzeugung von Biegestabilität ist eine zugfeste Zuggurtung hinzuzufügen

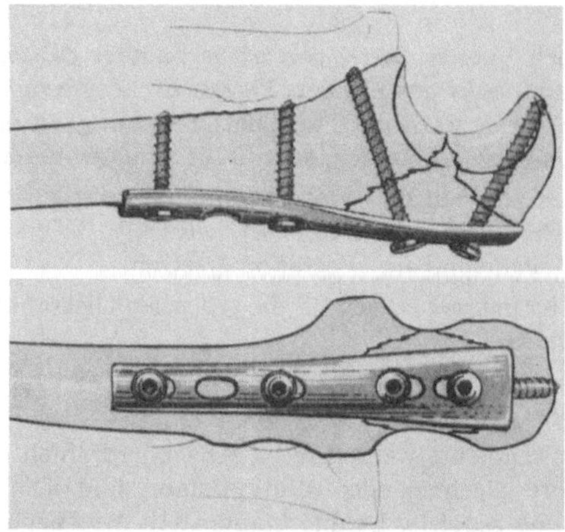

Abb. 5. Osteosynthese bei Trümmerfraktur. Ein zertrümmertes Olecranon wird zu einem druckfesten Körper mit Hilfe einer „Abstützplatte". Gleichzeitig ist Zugfestigkeit erreicht, wenn die Platte entlang der dorsalen Ulnakante angelegt und noch dazu vorgespannt wird

3. Osteosynthese bei Trümmerfraktur (Abb. 5).

Die reponierten Fragmente ergeben kein druckfestes Olecranon und dessen Zugfestigkeit ist verlorengegangen.

Mit einer Plattenosteosynthese entlang der dorsalen Ulnakante wird Zug- und Druckfestigkeit, wenn auch nicht ideal, so doch genügend gut für eine funktionelle Nachbehandlung wiederhergestellt.

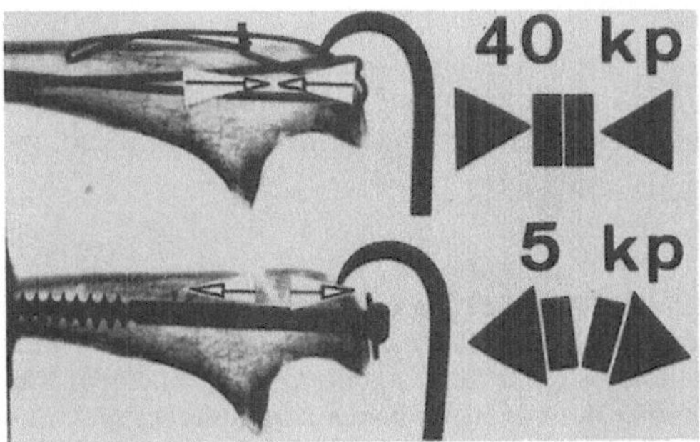

Abb. 6. Belastungsprobe von Olecranon-Osteosynthese. Eine experimentell erzeugte Olecranon-Querfraktur wird stabilisiert. An der im Schraubstock eingespannten Ulna wird der Zug des M. triceps mit Hilfe eines Einzinkhakens und Gewichten imitiert. Einem „Muskelzug" von 40 kg hält die Zuggurtungsosteosynthese ohne weiteres stand. Dagegen wird die Fraktur instabil schon bei 5 kg „Muskelzug", wenn die gleiche Fraktur axial verschraubt wurde. Im ersten Fall wird die Fraktur durch die Beanspruchung stabiler, im zweiten Fall jedoch instabil

Im biomechanischen Experiment kann die Zweckmäßigkeit der Zuggurtungsosteosynthese nachgewiesen werden (Abb. 6).

Die Stabilität der Zuggurtung ist um ein vielfaches größer als die Festigkeit der Verschraubung einer genau gleichen Fraktur.

Der Zuggurtungsdraht wird unter der Funktion auf Zug beansprucht. Gegen Zug ist Draht ideal widerstandsfähig. Er wäre es nicht gegen Biegung und Scherung.

Eine Schraube ist gleichermaßen optimal widerstandsfähig gegen Zugkräfte. Unter der Funktion jedoch wird die Schraube im Olecranon weniger auf Zug, sondern ausgesprochen auf Scherung beansprucht. Gegen Scherung jedoch leistet die Schraube nur ungenügend Widerstand – die Fragmentendislokation ist deshalb nicht erstaunlich.

Damit ist belegt, daß die Zuggurtung, die der physiologischen Beanspruchung des Olecranons entspricht, für die Stabilität der Fragmente und damit für die Frakturheilung jeder anderen Osteosynthese überlegen ist.

Diskussion (Zusammenfassung)

E. Kutscha-Lissberg, Wien

In 5 Jahren wurden 63 Olecranonfrakturen behandelt, wobei in 5 Fällen zur Schraube noch zusätzliche Cerclagen angewendet wurden. Fixation im gespaltenen Oberarmgips für 14 Tage bis zum Abschluß der Wundheilung.

H. C. Nonnemann, Berlin

Die Versorgung der Olecranonfrakturen mit der Spongiosafeder und der Federkopfschraube, eventuell zusätzlicher Kieler-Spananlagerung in den Ulna-Markraum wird empfohlen und die guten Ergebnisse an Hand von Kasuistik erläutert.

O. Brandebur, Kosice

Die Behandlung wird in Form von stabilen oder instabilen Osteosynthesen durchgeführt. Die Ergebnisse der Schrauben- und Zuggurtungsosteosynthesen sind im allgemeinen gut. Die Ergebnisse der verschiedenen Osteosynthesen sind insgesamt befriedigend.

J. Rehn, Bochum

Wegen der verwirrend vielfältigen Osteosynthesemöglichkeiten ist eine Vereinheitlichung dringend notwendig. Grundsätzlich sollte man konsequent vorgehen und bei der operativen Behandlung auch eine stabile Osteosynthese anstreben, sonst wird lediglich eine Verbindung der Nachteile beider Methoden erreicht. Die stabile Osteosynthese ist zweifellos die Methode der Wahl bei verschobenen Olecranonfrakturen.

c) Luxationsfrakturen

M. Allgöwer, Basel

Manuskript ist nicht eingegangen, daher erscheint nachstehend nur der Text der Vorveröffentlichung.

In Tabelle 1 ist die Systematisierung der 10 verschiedenen grundsätzlichen Frakturtypen dargestellt unter Angabe der hauptsächlichen Pathogenese und der zweckmäßigen, fast ausschließlich operativen Therapie.

Tabelle 1

	Frakturtypus	Pathogenese	Therapie
1. Luxationsfrakturen durch axiale Kräfte			
1.1	Olecranon quer	Tricepszug (und direktes Trauma)	Zuggurtung (einfach oder doppelt)
1.2	Olecranon Trümmer	Tricepszug und direktes Trauma	Zuggurtung (doppelt und Längsdraht)
1.3	Olecranon quer oder Trümmer mit vorderer Luxation von ulna und radius	Tricepszug und ventrale Schubwirkung	Reposition und Zuggurtung (doppelt)
1.4.1	Olecranon quer oder Trümmer mit vorderer Radiusluxation (atypische Monteggia)	Tricepszug und ventrale Schubwirkung	Zuggurtung (doppelt) und Revision des proximalen Radiusulnargelenkes
1.4.2	Ulnaschaft mit vorderer Radiusluxation: Monteggia	Direktes Trauma und ventrale Schubwirkung	Plattenosteosynthese und Revision des proximalen Radiusulnargelenkes

Tabelle 1 (Fortsetzung)

	Frakturtypus	Pathogenese	Therapie
1.5	Processus coronoides ulnae mit hinterer Luxation	Axenstoß	bei kleinem Spitzenfragment: Reposition und Schlinge in Beugestellung für 3 Wochen bei vollständigem Abriß: Reposition und Zugschraube
2. Luxationsfrakturen durch axiale und abwinkelnde Kräfte			
2.1.1	Epicondylus lateral (mit Luxation nach ulnar)	Adduktion (Abriß)	Kind (relativ häufig) Spickdraht Erwachsene (selten), Zugschraube
2.0.2	Condylus lateral mit Fragmentrotation	Adduktion (Abriß)	Kind bis Adoleszent Spickdraht-Zugschraube
2.2.1	Condylus lateral Typ I (Capitulum ganz oder teilweise abgebrochen)	Abduktion (Stauchung)	Wenn möglich Zugschraube, sonst Fragmententfernung
2.0.2	Condylus lateral Typ II (Capitulum und $^1/_2$Trochlea)	Abduktion (Stauchung)	Zugschrauben quer und schräg
2.3.1	Meißelfrakturen des Radiusköpfchens	Abduktion (Stauchung)	Kind: Rekonstruktion Erwachsene: Köpfchenresektion
2.3.1	Wie 3.1 und Luxation des distalen radioulnaren Gelenkes (Essex-Lopresti-Fraktur)	Abduktion (Stauchung)	Längenausgleich von ulna und radius anstreben (Cave: primäre Köpfchenresektion)
2.4.1	Epicondylus medial (mit Luxation nach radial)	Abduktion (Abriß)	Kind: Spickdraht Erwachsene: Zugschraube
2.4.2	Condylus medial Typ I (durch fovea trochlea)	Adduktion (Stauchung)	Zugschraube quer
2.4.3	Condylus medial Typ II (zwischen trochlea und capitulum)	Adduktion (Stauchung)	Zugschrauben quer und schräg
2.5.1	Y-Fraktur mit Fragmentkippungen	komplexe Kräfte	1. Prinzip: Rekonstruktion des humeralen Gelenkendes
2.5.2	Trümmerbrüche des distalen Humerusendes	komplexe Kräfte	2. Prinzip: Stabilisation zwischen Meta- und Diaphyse mit gekreuzten Schrauben oder (besser) mit 2 $^1/_3$-Rohrplatten

Tabelle 2. *Operative Zugänge*

Frakturtypus	Zugang
1.1 bis 1.3	Dorso-ulnar (das Olecranon radial umfahrend)
1.4 bis 1.5	Dorso-ulnar und Abschieben der Extensoorloge hart an der Ulna (vermeiden des tiefen Radialisastes) bis zur Darstellung des Radiusulnargelenkes
2.1 bis 2.2.1	Dorso-radial
2.2.2	Langer Dorsoradialschnitt, Abschieben des ulnaren Hautlappens bis Darstellung des N. ulnaris
2.3.1 bis 2.3.2	Dorso-radial
2.4.1	Dorso-ulnar
2.4.2 bis 2.4.3	Dorso-ulnar unter Darstellen des N. ulnaris
5.1 bis 5.2	Langer dorsaler Schnitt (Olecranon auf Radialseite bogenförmig umfahren): Mitte Oberarm bis Mitte Unterarm. Darstellung des N. ulnaris, Gelenkdarstellung entweder durch Herunterklappen der Triceps-Sehnenplatte oder durch Osteotomie des Olecranons (mit nachheriger Zuggurtung desselben)

Tabelle 2 gibt die dafür notwendigen Zugänge. Es zeigt sich, daß diese Frakturen alle einen dorsalen Zugang benötigen, soweit sie operativ angegangen werden müssen.

Der dorsale Zugang läßt sich sowohl in Bauchlage wie in Rückenlage verwirklichen. Die Bauchlage bietet den Vorteil, daß der Arm ohne Assistenz in der richtigen Lage sich befindet. Die Manipulation des Armes für Repositionsmanöver ist aber etwas erschwert und die anaesthesiologischen Beatmungsprobleme sind je nach Körperbau nicht unbeträchtlich. Persönlich geben wir der Rückenlage den Vorzug und führen den dorsalen Zugang bei Lagerung des Armes auf dem Thorax unter leichtem Zug durch. Allfällige Repositionsmanöver sind dadurch wesentlich erleichtert, Anaesthesieprobleme bieten sich keine, die Assistenz ist aber etwas anspruchsvoller.

Zuggurtungs- und Zugschrauben-Osteosynthesen sind fast ausnahmslos übungsstabil. Sie verlangen in der postoperativen Behandlung entweder überhaupt keine äußere Fixation oder erlauben zumindest die tägliche Abnahme dieser Fixation zur aktiven Übungsbehandlung unter Kontrolle mit Beginn am ersten oder zweiten postoperativen Tage.

H. Tscherne, Hannover

Frühoperation, stabile Fixation der Frakturen und der Bandrupturen, sofortige Übungstherapie und Vermeidung von Massagen und passiven Bewegungsübungen sind die wesentlichen Behandlungsgrundsätze von Luxationsfrakturen

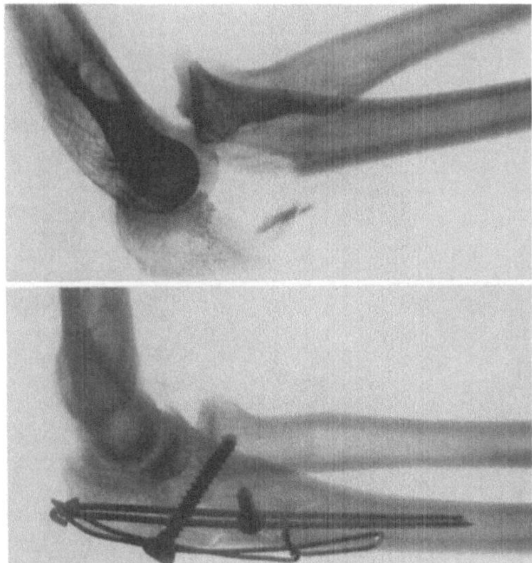

Abb. 1

des Ellenbogengelenkes. Ihre Prognose ist nicht nur von der Art und Schwere der Knochen- und Knorpelverletzung abhängig, sondern ganz entscheidend vom Ausmaß des Weichteiltraumas.

Mehrfragmentbruch des Olecranon mit volarer Luxation beider Unterarmknochen. Die stabile Osteosynthese mit Zugschrauben und Zuggurtung ermöglicht eine rasche Mobilisierung und trägt wesentlich zum guten funktionellen Ergebnis bei (Abb. 1).

Größere Schwierigkeiten für die Behandlung bieten die begleitenden *Weichteilverletzungen.* Sie sind vor allem bei hinteren Luxationen mit Abscherfrakturen eines oder beider Unterarmknochen, von Allgöwer unter der Gruppe 1,5 geführt, sehr ausgeprägt. Die axial einwirkende Gewalt läßt den Proc. coronoideus über die Trochlea nach hinten gleiten und reißt den M. brachialis an seinem Ansatz teilweise oder gänzlich ab. Wird jedoch der Kronenfortsatz breit abgeschert, dann bleibt der M. brachialis verschont. Kapsel- und Bänderrisse sind immer, Brüche des Speichenköpfchens häufig vorhanden.

Luxationsfrakturen mit Abbruch des Proc. coronoideus neigen sehr zu Reluxationen, vor allem, wenn ein oder beide Kollateralbänder vollständig gerissen sind. Bleibt das Ellenbogengelenk auch bei minimalen Abscherfrakturen nach der Reposition instabil, so erfordern die ausgedehnten Weichteilschäden mit dauernder Reluxationsgefahr eine genaue *operative Revision.*

Der *Zugang* richtet sich nach den Verletzungen der Seitenbänder. Wir bevorzugen einen radialen und ulnaren seitlichen Schnitt, bei intakten Seitenbändern ist auch der beugeseitige Zugang zu diskutieren (Mc. Laughlin, Pheasant).

Meist ist man vom Ausmaß der Weichteilschädigung überrascht. Nicht nur der M. brachialis, auch die seitliche Streck- und Beugemuskulatur kann gezerrt, zerfetzt und blutig imbibiert sein. Die Kapsel ist meist breit eingerissen. Wesentlich ist die exakte Entleerung des unter Druck stehenden Hämatoms,

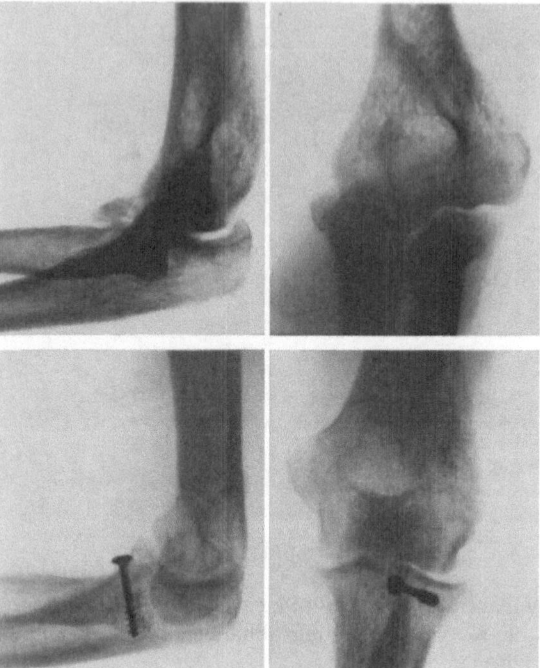

Abb. 2

die Excision des schwergeschädigten und devitalisierten Muskelgewebes und die Entfernung von Knochen- und Knorpelsplittern.

Nach der Versorgung der Frakturen des Radiusköpfchens und des Kronenfortsatzes wird die Blutsperre geöffnet und eine zuverlässige Blutstillung vorgenommen. Anschließend werden die abgerissenen Seitenbänder und die sehnigen Muskelursprünge direkt genäht oder transossär an die Epikondylen fixiert. Besteht dann noch eine Reluxationsneigung, so wird das Humeroradialgelenk transossär mit einem Spickdraht fixiert.

66jährige Alkoholikerin, offener hinterer Verrenkungsbruch mit Abrißfrakturen des Proc. coronoideus und des Radiusköpfchens. Primär auswärts versorgt, wegen mehrfacher Reluxationen nach 5 Tagen verlegt. Das Gelenk ist völlig instabil und zeigt eine Luxationstendenz nach drei Richtungen. Radiale seitliche Incision: Die brachioradiale Muskelgruppe und das Kollateralband völlig abgerissen, der Condylus sklettiert, die Kapsel breit eröffnet. Ein großes Hämatom wurde entleert, beim Débridement wurde auch das lose Spitzenfragment des Kronenfortsatzes entfernt. Nach Verschraubung des Speichenköpfchens wurden Seitenband und Muskulatur transossär an den Epicondylus fixiert. Auch medial Abriß der Beugegruppe und des Seitenbandes, ebenfalls transossäre Naht. Wegen der zu erwartenden Schwierigkeiten in der postoperativen Phase für 10 Tage Transfixation des Humeroradialgelenkes (Abb. 2).

Bei dieser Gruppe von Luxationsfrakturen ist das beschriebene operative Vorgehen zum Zwecke eines Débridements und der Wiederherstellung der verletzten Muskel- und Bandstrukturen angezeigt. Ein unter Druck stehendes Hämatom leistet einer Myositis ossificans Vorschub, interponierte Knorpel- und Knochensplitter und eingeschlagene Bänder führen zu reaktiven Veränderungen und beeinträchtigen die spätere Funktion.

H. Möseneder, Salzburg

Die Monteggia-Verletzung

Die *Verrenkung des Speichenköpfchens* als isolierte Verletzung kommt nur bei Kleinstkindern, etwa bis zum 3. Lebensjahr vor. Jede Verrenkung des Speichenköpfchens älterer Kinder und der Erwachsenen ist praktisch immer vergesellschaftet mit einer weiteren Verletzung, entweder im Ellbogenbereich oder im Bereich des Vorderarmes.

Neben der gleichzeitigen Verrenkung der Speiche und der Elle, weiters der gleichzeitigen Verrenkung und Fraktur des Speichenköpfchens ist die *Speichenköpfchenverrenkung mit gleichzeitiger Fraktur und Verkürzung der Elle* die praktisch wichtigste Verletzung dieser Art.

G.B. Monteggia hat erstmals im Jahre 1814 diesen Verletzungstyp beschrieben. Seither ist er als *Monteggia-Verletzung* in die Literatur eingegangen. Die Verletzung ist sowohl in diagnostischer als auch in therapeutischer Hinsicht interessant.

Während Monteggia den Frakturtyp mit der beugeseitigen Luxation des Speichenköpfchens beschrieben hat, unterscheiden wir heute im wesentlichen zwei Arten, je nach Verrenkung des Speichenköpfchens bzw. Dislokation der Ellenfraktur:

1. Die beugeseitige bzw. auch radiale Verrenkung des Speichenköpfchens bedingt immer eine Ellenschaftfraktur im mittleren oder proximalen Drittel mit einem dorsal offenen Winkel und einer zunehmenden Varusstellung der Elle. Die Ursache ist immer ein Schlag oder ein Sturz auf den Vorderarm, dabei entsteht zunächst eine Parierfraktur der Elle und erst anschließend die Verrenkung des Speichenköpfchens. Dem Verletzungsmechanismus entsprechend ist nicht selten die Ellenfraktur offen *(Extensionstyp)*.

2. Bei diesem Verletzungstyp trifft die Gewalt den stark gebeugten Vorderarm so, daß das Speichenköpfchen zur Streckseite verrenkt und die Ellenfraktur meist im zentralen Drittel liegend einen volar offenen Winkel aufweist *(Flexionstyp)*.

Beide Verletzungsmechanismen können aber auch einen Vorderarmbruch im zentralen Bereich als auch einen Bruch des Speichenköpfchens neben dem Ellenbruch hervorrufen.

Warum es das eine Mal zur Monteggia-Verletzung, das andere Mal zum Vorderarmbruch kommt, ist bisher nicht geklärt.

Vielleicht liegt die Ursache in einer individuell verschiedenen Reißfestigkeit der Bänder zur Bruchfestigkeit des Knochens. Es kommt nämlich bei der Monteggiafraktur immea zu einem Riß der Membrana interossea zentral der Fraktur sowie der Corda obliqua und des Ligamentum anulare mit der Gelenkskapsel des Ellbogengelenkes. Nur so ist es dem Radius möglich, die Verbindung zur Elle zentral der Fraktur zu lösen. Das an sich ziemlich feste Ligamentum anulare, das das Speichenköpfchen fest in der Gelenksverbindung mit dem Oberarm hält, kann nun sowohl am beugeseitigen Scheitel aber auch am Ansatz am Knochen ausreißen. Im letzteren Fall wird es mit dem Speichenköpfchen zur Beugeseite verzogen. In seltenen Fällen schlüpft das Speichenköpfchen aus der Kapsel und dem Bandapparat, der dabei nicht oder nur unwesentlich einreißt.

Die Verletzung trifft sowohl Kinder als auch Erwachsene in ungefähr gleicher Zahl. Bei den Verletzungen der Kinder ist nicht selten der Ellenbruch eine Grünholzfraktur. Bei den Erwachsenen ist der drei- bis viermal so häufige Extensionstyp vorwiegend bei Männern mit manuellen Berufen vertreten, während der wesentlich seltenere Flexionstyp vorwiegend von älteren Frauen rekrutiert wird.

Bei der *Erkennung der Monteggia-Verletzung* tritt bereits die erste Schwierigkeit auf. Es wird klinisch meist der Ellenbruch diagnostiziert; bereits in der Vorröntgenära wurde immer wieder beschrieben, daß bei Ellenbrüchen immer die Speichenköpfchenverrenkung zu suchen ist. Böhler sowie Watson Jones haben mehrmals darauf hingewiesen, daß bei isolierten Ellenfrakturen immer eine Röntgenaufnahme des Handgelenkes und des Ellbogengelenkes durchgeführt werden muß. Leider kommt es durch technisch insuffiziente Aufnahmen immer wieder vor, daß die *Speichenköpfchenverrenkung übersehen* wird; dabei ist zu erwähnen, daß der Zentralstrahl des Aufnahmegerätes in beiden Ebenen genau senkrecht auf das Ellbogengelenk gerichtet sein muß, da sonst die Speichenköpfchenverrenkung unter Umständen trotz vorhandener Röntgenaufnahmen als solche nicht erkannt werden kann.

Bei kindlichen Fällen sollen außerdem *immer Vergleichsaufnahmen der gesunden Seite* durchgeführt werden.

Das zweite große, heute noch bestehende Problem ist die *Behandlung der Monteggia-Frakturen.* Das Ziel muß immer sein, ob konservativ oder operativ vorgegangen wird, eine *achsengerechte Stellung der Elle ohne Verkürzung* derselben herzustellen und diese Stellung auch zu halten. In einem Großteil der Fälle, besonders des Extensionstyps, kommt es dann automatisch bei leichtem Druck auf das Köpfchen zur Reposition desselben.

Wie bereits eingangs erwähnt, liegt allerdings gelegentlich ein Repositionshindernis im Sinne einer *Interposition der Kapsel* oder des Bandapparates vor. In diesem Fall läßt sich entweder überhaupt das Speichenköpfchen nicht reponieren, oder es subluxiert wiederum nach Beseitigung des Druckes auf dasselbe. Dann allerdings ist es unbedingt erforderlich, eine *offene Reposition* vorzunehmen und die vorhandene Interposition zu beseitigen. In diesem Fall wäre eine percutane, temporäre Fixation des Speichenköpfchens mit einem Stift an das Humerusköpfchen für die spätere Funktion, vor allem der Drehbewegungen, äußerst ungünstig.

In der Literatur, vor allem der früheren Jahrzehnte, wird immer wiederum beschrieben, daß erst das Speichenköpfchen reponiert werden soll und sich dann die Elle automatisch in die anatomische, achsengerechte Stellung einstellt. Dieser sozusagen umgekehrte Vorgang der Reposition ist jedoch in der letzten Zeit zu Gunsten oben beschriebenen Vorgehens verlassen worden.

Bei der *Einrichtung des Ellenbruches* stößt man oft auf sehr große Schwierigkeiten, die Varusstellung zu beseitigen. Die Außendreher des Schultergelenkes

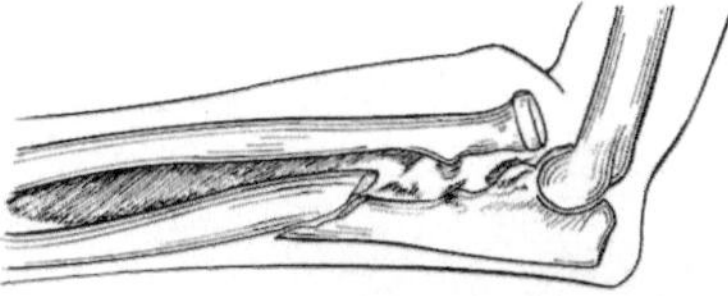

Abb. 1. Zerreißung der Kapsel, Corda obliqua und der Membrana interossea zentral des Ellenbruches mit typischer Dislocatio beim Extensionstyp der Monteggia-Verletzung

versuchen nämlich den Oberarm in Mittelstellung zu bringen und dabei wird das zentrale Fragment der Elle mitgenommen. Jörg Böhler hat daher die Einrichtung in Mittelstellung des Oberarmes vorgenommen. Dann müßte der Verletzte bei waagrechtem Zug am Unterarm sitzen, bzw. bei liegenden Patienten müßte bei rechtwinkeliger Beugung des Ellbogengelenkes der Vorderarm nach oben schauen. Trotzdem kommt es auch bei gut sitzendem Oberarmgips immer wieder zur Knickung der Elle und entsprechenden Subluxation der Speiche zur Speichenseite oder nach volar. Baumann hat deshalb empfohlen, den im Gips ruhiggestellten Arm nicht am Körper hängen zu lassen, sondern auf eine Abduktionsschiene bis zur Bruchheilung zu legen. Die Fixation im Gips ist je nach Alter des Verletzten 6—8 Wochen durchzuführen.

Die *Ruhigstellung* beim Flexionstyp sollte nach Möglichkeit nicht im rechten Winkel im Ellbogengelenk, sondern im leicht stumpfen Winkel erfolgen, um einer Reluxationstendenz des Speichenköpfchens auszuweichen.

Die *operative Behandlung* kann sowohl im Bereich der Ellenfraktur als auch im Speichenköpfchenbereich erfolgen. In den weitaus meisten Fällen wird eine Osteosynthese der Elle alleine durchgeführt, da es dann relativ leicht ist, das Speichenköpfchen mittels Druck in normale Artikulation mit dem Oberarm zu bringen. Anschließend Ruhigstellung im Oberarmgips bis zur Heilung des Bandapparates um das Speichenköpfchen. Die Osteosynthese erfolgt zweckmäßig mittels AO-Druckplatte aber auch mittels Marknagel, wobei zu beachten ist, daß der Marknagel nicht zu dünn und zu flexibel ist, um der ausgesprochen harten Varustendenz der Elle Widerstand leisten zu können. Bei den zentralen Ellenbrüchen, bzw. den Ellenbrüchen, die bis in das Ellbogengelenk reichen, ist auch eine Bohrdrahtfixation einschließlich Zuggurtung zweckmäßig. In diesem Fall muß allerdings die Gipsfixation bis zur Bruchheilung durchgeführt werden.

Die blutige Einrichtung des Speichenköpfchens wird von einigen Autoren routinemäßig geübt, während andere diese nur dann durchführen, wenn eine konservative Einrichtung nicht erfolgen kann. Es wird dabei nach Freilegung des Speichenköpfchens und nach Reposition desselben und eventuell Beseitigung des Repositionshindernisses, das gerissene Ligamentum anulare, sowie die Kapsel genäht. Dabei ist zu beachten, daß nicht zusätzlich Schaden gesetzt wird, um späteren Verknöcherungen vorzubeugen.

Fesselungsoperationen des Speichenköpfchens bzw. des Speichenhalses bei frischen Verletzungen werden allgemein nicht durchgeführt. Diese Behandlungsart ist den veralterten Verrenkungen vorbehalten, auch soll die primäre Resek-

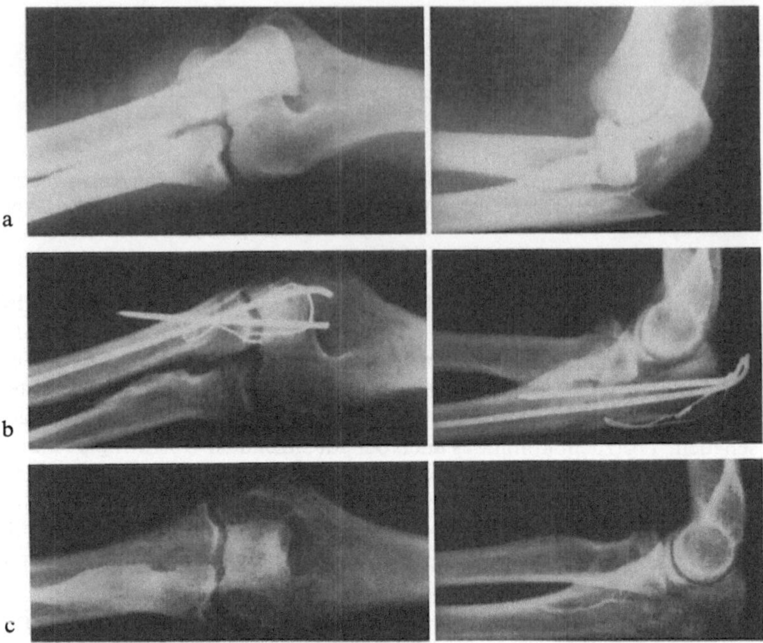

Abb. 2a—c. *Flexionstyp* der Monteggia-Verletzung mit Absprengung eines Knochenstückes des Speichenköpfchens. S.B., ♀, 51 Jahre (a); Zuggurtung und 5 Wochen Oberarmgips (b); nach $1^1/_2$ Jahren Unterarmdrehung frei, Ellbogenbeweglichkeit 170/45 (c)

tion des Speichenköpfchens weitgehend vermieden werden. Sie soll lediglich dann vorgenommen werden, wenn durch gleichzeitige Fraktur des Speichenköpfchens die anatomische Wiederherstellung nicht erfolgen kann. Kleinere Absprengungsbrüche können isoliert entfernt werden und das größere Element soll primär erhalten bleiben.

Als *Komplikation* ist in erster Linie die Ellenpseudarthrose zu erwähnen. Diese tritt relativ häufig auf. Weiters ist der Brückencallus zwischen der Ellenfraktur und der Speiche eine nicht allzu seltene Komplikation sowie Verknöcherungen im Bereich des Ellbogengelenkes. Relativ selten kommt es zur Läsion des Nervus ulnaris bzw. radialis; meist kommt es hier selbsttätig wieder zu einer Rückbildung der Nervenlähmung.

Rein funktionell bleibt weniger eine Einschränkung der Beweglichkeit im Ellbogengelenk in der Streckung und Beugung als vielmehr eine Drehbehinderung im Unterarm zurück. Zur Vermeidung der Komplikationen ist bei der konservativen Behandlung neben der exakten Einrichtung auf die ununterbrochene Ruhigstellung zu achten. Dabei ist besonders erwähnenswert, daß die Röntgenkontrollen nach 7 und nach 14 Tagen wichtig sind, da gerade in dieser Zeit die Achsenknicknungen der Elle wieder auftreten.

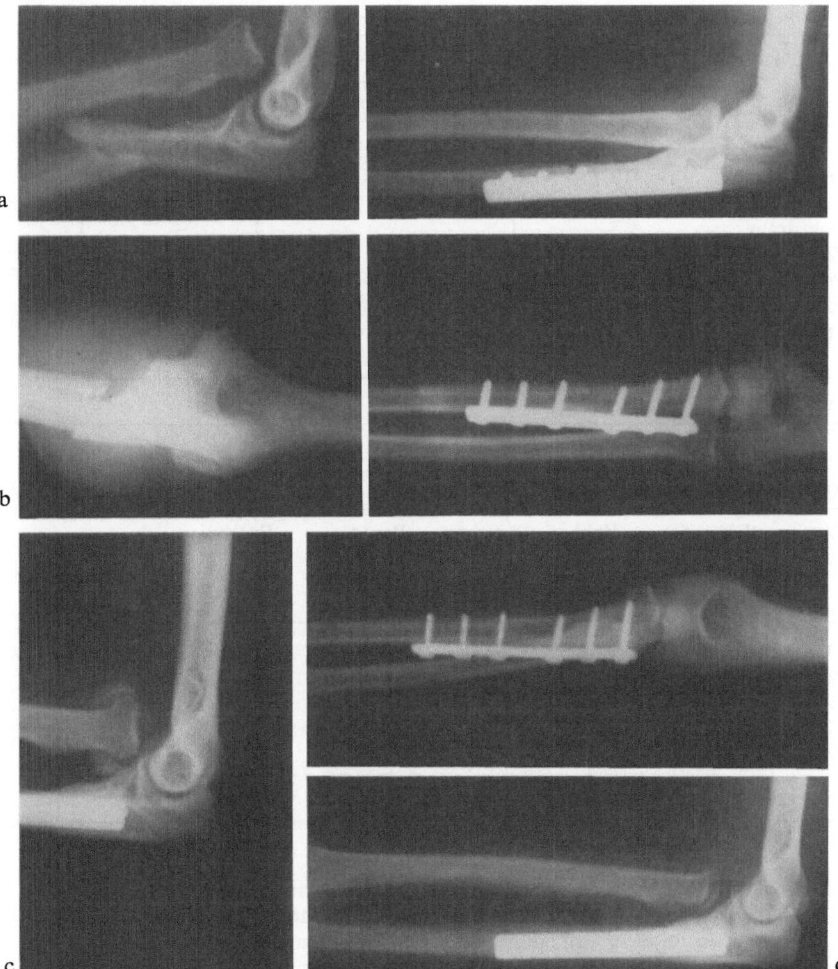

Abb. 3a—d. *Extensionstyp* der Monteggia-Verletzung. H.G., ♀, 35 Jahre. Primär Verplattung der Elle (a). Selbsttätige Speichenköpfchenreposition, Oberarmgips. Sekundäre Verrenkung des Speichenköpfchens im Gips, unblutiger Repositionsversuch nach 4 Wochen mißlungen. Anschließend Kapselverknöcherungen (b). Nach 5 Monaten Speichenköpfchenresektion und Kapsulektomie (c). Nach 9 Monaten Unterarmdrehung endlagig behindert. Ellbogenbeweglichkeit 135/45 (d)

Bei der operativen Behandlung ist zu beachten, daß weder kleine Knochenfragmente noch Periostfetzen im Bereich der zerrissenen Membrane interossea liegen bleiben und andererseits das operative Vorgehen zur Einrichtung des Speichenköpfchens atraumatisch erfolgt. Weiters ist bei Beginn der Bewegungsübungen auf Massagen und besonders drastische Maßnahmen, wie passive Übungen, zu verzichten.

Tabelle 1. *Extensionstyp*

Osteosyntheseart	Zahl	Speichen-köpfchen-Entfernung	Pseud-arthrose	Ergebnis		
				gut	genü-gend	unge-nügend
Druckplatte	3	1	—	3	—	—
Marknagel	2	1	—	2	—	—
Bohrdraht Zuggurtung	5	1	—	4	—	1
Percutane Trans-fixation des Speichenköpfchens	3	—	—	1	2	—
Rush-pin	1	—	—	—	1	—
insgesamt	14	3	—	10	3	1

Tabelle 2. *Flexionstyp*

Osteosyntheseart	Zahl	Speichen-köpfchen-Entfernung	Pseud-arthrose	Ergebnis		
				gut	genü-gend	unge-nügend
Druckplatte	3	1	—	—	2	1
Marknagel	7	4	1	4	2	1
Bohrdraht, Zuggurtung	5	1	—	4	1	—
Markschraube	3	3	—	2	1	—
insgesamt	18	9	1	10	6	2

In den 3 Jahren 1966—1968 wurden in den Unfallkrankenhäusern Wien XX, XII, Linz, Graz, Klagenfurt und Salzburg insgesamt 77 Monteggiafrakturen behandelt. Davon wurden 36 einer primären operativen Behandlung zugeführt. Die Krankengeschichten der operativ behandelten Fälle wurden genau gesichtet. Es konnten 32 Fälle von Behandlungsende bis 3 Jahre nach dem Unfall ausgewertet werden. Es handelte sich dabei ausschließlich um Erwachsene.

Die *Indikation zur operativen Behandlung*, sowohl des Ellenbruches als auch der Speichenköpfchenverrenkung, erfolgte entweder aufgrund eines vorhandenen offenen Bruches, eines vorher ergebnislosen konservativen Behandlungsversuches oder primär, wenn von vorneherein die konservative Behandlung nicht erfolgversprechend erschien. Die letztere Gruppe rekrutiert sich vorwiegend aus Brüchen des Flexionstypes. Das Verhältnis Flexionstyp zum Extensionstyp ist mit 18 zu 14 Fällen dementsprechend hoch. Die Art der Osteosynthese sowie die Ergebnisse sind aus den beiden Tabellen getrennt nach dem Verletzungstyp dargestellt (Tabelle 1 und 2).

Die Beurteilung ist entsprechend der teilweise kurzen Beobachtungszeit dann mit gut bewertet worden, wenn die Behinderung der Ellbogenbeweglichkeit nicht mehr als

20° und die Drehbehinderung am Vorderarm unter ein Drittel betrug sowie keine berufliche Behinderung bestand. Dementsprechend als genügend waren Behinderungen bis 40° im Ellbogengelenk und bis zur Hälfte der Vorderarmdrehung mit leichten subjektiven Störungen bei beruflicher Arbeit gewertet worden.

Diskussion

Seit Ende des vorigen Jahrhunderts besteht bis zum heutigen Tage ständig Meinungsverschiedenheit darüber, ob die Monteggia-Fraktur operativ oder konservativ behandelt werden soll. Während bis zur Mitte dieses Jahrhunderts nahezu einhellig in Europa die konservative Behandlung bevorzugt wurde, steht in der amerikanischen Literatur die operative Behandlung im Vordergrund. Einhellig ist man nur der Auffassung, daß die kindlichen Frakturen praktisch immer mit Erfolg konservativ zu versorgen sind.

Da es kaum Statistiken gibt, in denen jeder Fall konservativ bzw. operativ behandelt wurde, ist eine Gegenüberstellung höchst problematisch. *Absolute Operationsanzeige* für den Ellenbruch besteht dann, wenn sich die Achsenknickung bzw. Verkürzung nicht ausgleichen läßt. Denn die Beseitigung dieser Fehlstellung der Elle ist die Voraussetzung für die Einrichtbarkeit des Speichenköpfchens. Eine Fixation unstabiler Ellenbrüche allein im Gipsverband wird somit immer schwierig bleiben. Auch sind drohende und bereits vorhandene Ellenpseudarthrosen Anzeigen für eine operative Behandlung. Stabile Ellenbrüche können nach guter Einrichtung mit nachweislich gutem Erfolg konservativ behandelt werden. Ständige Gips- und Röntgenkontrollen sind jedoch unbedingt notwendig, um jede Stellungsänderung, die ziemlich sicher von einer Reluxation der Speiche begleitet ist, zu verhindern.

Bezüglich der Einrichtung des Speichenköpfchens ist eine konservative Behandlung dann möglich, wenn sich das Köpfchen ohne Druck, bedingt durch eine Delle im Gips, halten läßt. Immer wiederkehrende Verrenkungen weisen auf ein Einrichtungshindernis hin, so daß eine Freilegung notwendig erscheint. Percutane Stiftfixationen reluxierender Speichenköpfchen sollen daher unbedingt unterlassen bleiben. Die primäre Resektion des Speichenköpfchens wird man auf die Fälle mit gleichzeitiger Fraktur bzw. auf die Uneinrichtbarkeit desselben beschränken. Dies ist am häufigsten bei der Verrenkung zur Streckseite der Fall.

Trotz Beachtung aller pathophysiologischen Eigenheiten der Monteggia-Frakturen wird es bei der Behandlung vieler Fälle schwierig bleiben den gewünschten Erfolg immer zu erreichen.

Diskussion (Zusammenfassung)

E. G. Linke, Darmstadt

Bei der operativen Rekonstruktion ist immer vom größeren Condylusfragment auszugehen. Gelegentlich ist die kombinierte Verwendung von Schrauben und Spickdrähten notwendig. Die posttraumatische Beweglichkeit ist nicht immer abhängig vom Operationsergebnis, ebenso ist zu bedenken, daß auch die konservative Behandlung gute Ergebnisse ergibt.

K. E. Seiffert, Frankfurt a. M.

Demonstration von 2 Fällen. *Fall 1.* Versorgung einer Trümmerfraktur mit einer Platte und Kombination mit Spickdrähten. — *Fall 2.* Luxatio cubiti des Radiusköpfchens mit Myositis ossificans, die auf selbsttätige schmerzhafte Übungsbehandlung zurückgeführt wird. Hinweis, daß Ruhigstellung keine Nachteile mit sich bringt.

E. Baumann, Langenthal-Bern

Anhand von 2 Fällen ungenügend behandelter Ellenbogengelenksfrakturen erfolgt der eindringliche Hinweis, daß viele schlechte Ergebnisse durch vermeidbare Fehler verursacht werden, die eigentlich bekannt sind. Deswegen ist auf diese vermeidbaren Fehler immer wieder eindringlich hinzuweisen.

E. Trojan, Wien

Gelingt bei der volaren Luxation des Radiusköpfchens die Reposition nur inkomplett, so muß blutig reponiert werden und das meist eingeschlagene Band genäht werden. Gelingt die Reposition vollständig, so ist eine Naht im allgemeinen nicht nötig. Bei 10 Fällen konservativ behandelter Monteggia-Frakturen traten durchwegs gute Ergebnisse auf.

M. Allgöwer, Basel

Die operative Behandlung der Ellbogenluxationsfraktur bringt im allgemeinen gute Ergebnisse. Die Knochenfragmente sollten nach Möglichkeit nicht entfernt werden. Eine Immobilisation des Gelenks sollte über die Wundheilung hinaus nicht durchgeführt werden. Die Nachbehandlung hat aktiv zu sein unter Vermeidung von Schmerzen, u. U. ist es ratsam eine abnehmbare Schiene zu benützen.

Radiusköpfchenfrakturen

E. Beck, Wien

Radiusköpfchenfrakturen betreffen 10% der Ellbogenverletzungen. Sie entstehen meistens durch Sturz nach vorne bei proniertem oder nach hinten bei supiniertem Vorderarm auf das dorsal flektierte Handgelenk. Entsprechend dem Unfallmechanismus kommt es zu einem Abscheren des lateralen Anteiles des Speichenköpfchens infolge Vermehrung des Cubitus Valgus und Einstauchung des Speichenköpfchens in das Oberarmköpfchen. Nicht selten reißt daher das ulnare Seitenband.

Die *Trümmerbrüche des Speichenköpfchens* entstehen durch Einstauchung des Speichenhalses in das Speichenköpfchen. Die Speichenköpfchenbrüche sind häufig mit anderen Verletzungen des Ellbogens, wie Ellbogenverrenkungen, z. T. mit gleichzeitigen Abbruch des Processus coronoides, Brüchen des radialen oder ulnaren Oberarmepikondylus, Brüchen des Oberarmköpfchens oder der Oberarmrolle, sowie Brüchen des Ellenhakens vergesellschaftet. Naturgemäß wird die Prognose durch diese Verletzungen mitbestimmt.

Am Speichenköpfchen kann es durch diese Unfallmechanismen zu *verschiedenen Bruchformen* kommen. Der einfachste Bruch des Speichenköpfchens ist die *Meißelfraktur* ohne Verschiebung, z.T. oft nur als zarte Fissurlinie zu erkennen. Manchesmal kann aber auch bei scheinbar unverschobenen Speichenköpfchenbrüchen eine zentrale Impression vorliegen, die sich der normalen Röntgendarstellung entzieht.

Vom Speichenköpfchen kann ein verschieden großes Stück der Zirkumferenz abbrechen und disloziert werden. Zwischen geringer Verschiebung bis zur vollkommenen Lösung vom Speichenköpfchen sind alle Grade möglich.

Bei den Trümmerbrüchen des Speichenköpfchens zerbricht dieses in mehrere Anteile, wobei diese auch am Speichenhals abbrechen.

Beim Erwachsenen kann es auch zum Bruch des Speichenhalses ohne Mitverletzung des Speichenköpfchens kommen. Dieser Bruch kann unverschoben sein, oder es kann ein Achsenknick oder eine Parallelverschiebung und ein Achsenknick vorliegen.

Über die *Behandlung* der Speichenköpfchenbrüche besteht keine einhellige Meinung. Diese Meinungsunterschiede wurden in letzter Zeit noch durch die Möglichkeiten der Osteosynthese und des plastischen Ersatzes des Speichenköpfchens vergrößert. Speichenköpfchenbrüche ohne Verschiebung behandeln wir im Oberarmgipsverband für 3 Wochen. Es gibt auch Autoren, die für eine frühzeitige Mobilisierung des Ellbogengelenkes eintreten und damit bessere Ergebnisse erhoffen. Dagegen wendet L. Böhler und Radin ein, daß es bei nicht verschobenen Speichenköpfchenbrüchen durch frühzeitige Mobilisierung sekundär zu einer Verschiebung kommen kann. Die Endergebnisse sind, ob frühzeitig bewegt oder ob ruhiggestellt wird, immer die gleich guten (Abb. 1).

Abbrüche des Speichenköpfchens mit Verschiebung können durch die Teilentfernung, die Osteosynthese und die Totalentfernung des Speichenköpfchens behandelt werden.

Die *Indikation* zur Teilentfernung und ihre Ergebnisse werden sehr verschieden beurteilt. Bürmann, Baciu, Krösl, Trojan, Vogt und Watson-Jones lehnen die Teilentfernung ab. Andere Autoren befürworten die Teilentfernung des Speichenköpfchens, allerdings mit gewissen Einschränkungen (J. Böhler, Wenzel). So ist J. Böhler der Meinung, daß die Entfernung von kleinen Randabbrüchen, die nicht mit der Elle artikulieren, gute Ergebnisse bringt.

Mit den heutigen Möglichkeiten der Osteosynthese sollten aber größere Bruchstücke nicht mehr entfernt werden, wobei Baumann der Meinung ist, daß sie auch dann nicht entfernt werden sollten, wenn sie vollkommen aus der Umgebung gelöst sind, da sie auch dann noch einheilen können. Es treten daher bei Abbrüchen aus dem Speichenköpfchen immer mehr Befürworter für die Osteosynthese auf. Baumann verwendet dazu einen zugespitzten Corticalisspan, Cotta, Öller und Witt Bohrdrähte. Ansari faßt, wenn das Speichenköpfchen in mehrere Stücke gebrochen ist, diese mit einer zum Teil durch den Knochen geführten Drahtnaht.

Eine gute *Osteosynthese* für Speichenköpfchenbrüche ist die Verschraubung mit einer Kleinfragmentschraube der AO. Sie gewährleistet eine gute Adaptation des Bruches mit genügender Stabilität. Wir machen bei Speichen-

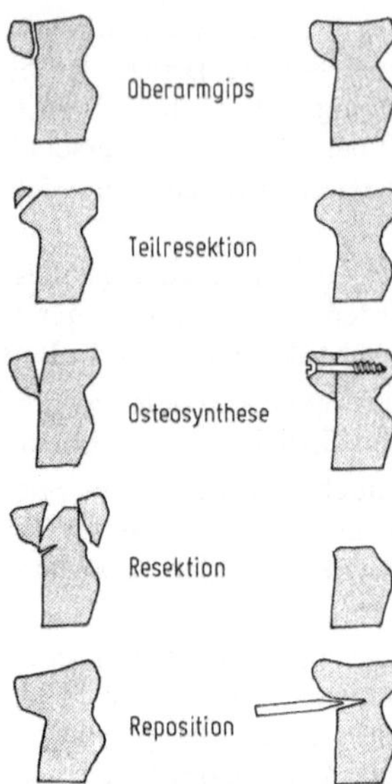

Abb. 1. Zeigt die Behandlungsmöglichkeiten bei verschiedenen Formen von Speichenköpfchenbrüchen. Wenn keine Verschiebung besteht, Oberarmgipsverband für 3 Wochen. Bei kleinen Randabbrüchen Teilresektion. Bei Abbrüchen aus dem Speichenköpfchen Osteosynthese. Bei Zertrümmerung des Speichenköpfchens am Speichenhals Resektion des Speichenköpfchens. Bei verschobenem Speichenhalsbruch zunächst der Versuch der konservativen Reposition nach Oppolzer oder J. Böhler. Nur wenn diese nicht gelingt, Operation

köpfchenbrüchen mit genügend großem Bruchstück, auch wenn 2 Stücke abgebrochen sind, die Osteosynthese mit dem Kleinfragmenteninstrumentarium der AO. Nur bei kleinen Bruchstücken, die mit einer Schraube schlecht gefaßt werden können und die Gefahr der Sprengung des Bruchstückes besteht, verwenden wir Bohrdrähte. Eine zusätzliche Fixation mit einem Gipsverband für 3 Wochen erscheint uns nützlich, da die Osteosynthese oft nicht genügend stabil ist, um eine vorzeitige Bewegung zu gestatten.

Die *Exstirpation* des Speichenköpfchens wurde bisher immer bei Abbrüchen, die über ein Drittel der Zirkumferenz des Speichenköpfchens betreffen, und bei Trümmerbrüchen durchgeführt. Unsere heutige Ansicht ist die, daß nur solche Speichenköpfchen entfernt werden sollten, die durch eine Osteosynthese nicht mehr rekonstruierbar sind. Das Alter der Verletzten muß jedoch mitberücksichtigt werden. Es handelt sich demnach fast immer um Trümmerbrüche des Speichenköpfchens.

Die Resektion des Speichenköpfchens ergibt nach Untersuchungen von Krösl die besten Ergebnisse am Unfallstag oder nach 3 Wochen. Wird in der Zwischenzeit operiert, so tritt deutlich häufiger eine *Myositis ossificans* auf. Adler u. Mitarb. sind allerdings der Meinung, daß der Zeitpunkt der Operation für die Entstehung der Myositis ossificans keine Rolle spiele und man daher jederzeit das Speichenköpfchen resezieren könne.

Zur *Verhinderung des Brückencallus* ist es wichtig, besonders exakt zu operieren, keine Knochenstückchen im Gelenk zurückzulassen und überstehende Periostfetzen unbedingt zu entfernen.

Von Pfab und Valentini wurde zur Verhinderung des *Proximalrückens der Speiche* und des vermehrten *Cubitus Valgus* die Interposition eines Fascienlappens, von Barricutos die eines Fettlappens angegeben. Unseres Erachtens hat diese Interposition zu geringe Wirkung.

Im übrigen wird von verschiedenen Autoren sehr verschieden beurteilt ob es nach der Speichenköpfchenresektion zum Proximalrücken der Speiche und vermehrten Cubitus Valgus kommt.

Die meisten, wie L. Böhler, Krösl, King, Walcher u.a. haben ein Proximalrücken der Speiche gefunden, allerdings in vielen Fällen ohne Beschwerden im Handgelenk. Cotta nimmt an, daß es infolge der Festigkeit der Membrana interossea zu keiner wesentlichen Verschiebung der Speiche komme. Baciu fand in einer großen Serie, daß es im Durchschnitt zu einer Vermehrung des Valgus von 6° kommt. Der Cubitus Valgus, nach Krösl bis zu 15°, ist jedoch nie so groß, daß es zu einer Störung des N. ulnaris kommen würde.

Um das Proximalrücken der Speiche zu verhindern, wird aber auch ein anderer *Ersatz des Speichenköpfchens* angegeben. Von Kellog Speed wurde die Vitalliumendoprothese eingeführt, mit der auch Carr und Tietze gute Erfahrungen sammeln konnten. Die Acrylprothese von Cherry, wurde von Edwards, Waibel und Nigst verwendet. In letzter Zeit hat Swanson eine Prothese aus Silastic angegeben.

Wird das Speichenköpfchen entfernt und entschließt man sich nicht zu einer Interposition, so haben wir nach L. Böhler einen Oberarmgipsverband in Ulnarabduktion des Handgelenkes angelegt. Damit kann das Proximalrücken der Speiche in der größten Zahl der Fälle verhindert oder in annehmbaren Grenzen gehalten werden, wie die Nachuntersuchungen von Krösl ergeben haben. In veralterten Fällen einer manus radioflexa nach Speichenköpfchenresektion kann man durch die Ellenköpfchenresektion nach Darrach wieder Schmerzfreiheit und gute Drehfähigkeit gewinnen; allerdings unter vermehrtem Kraftverlust.

Die Behandlung des Speichenhalsbruches ohne Verschiebung durch Ruhigstellung mit einem Oberarmgipsverband für 3 Wochen ergibt gute Ergebnisse. Besteht beim Speichenhalsbruch eine Verschiebung im Sinne einer Parallelverschiebung, oder eines Knickes von mehr als 10°, so ist eine *Reposition unbedingt* erforderlich. Man kann diese, so wie bei den Jugendlichen mit der von Oppolzer angegebenen Methode versuchen. Sie gelingt beim Erwachsenen viel seltener. Der Ellbogen wird gestreckt, der Vorderarm supiniert, nach Aufklappen an der Radialseite des Ellbogens wird versucht, das Speichenköpfchen an die richtige Stelle zu drücken. Unter Bildwandlerkontrolle kann man unter entsprechender Drehung des Vorderarmes den Knick dem drückenden Daumen entgegendrehen. Gelingt dieses Repositionsmanöver, so wird anschließend mit einem Oberarmgipsverband für 3 Wochen ruhiggestellt.

Gelingt es nicht, so kann die von J. Böhler angegebene Reposition mit dem Steinmannagel verwendet werden. Es wird dazu bei gestrecktem Ellbogen mit supinierten Vorderarm unter Bildwandlerkontrolle ein Steinmannagel in Höhe des gebrochenen Speichenhalses eingeführt und mit Hilfe dieses das verschobene Speichenköpfchen wieder aufgekippt. Dabei wird bei rechtwinkelig gebeugtem Ellbogen und in Mittelstellung des Vorderarmes ein Oberarmgipsverband angelegt und erst dann der Steinmannagel entfernt.

Sollte die Reposition auf konservative Art nicht gelingen, ist eine operative Reposition erforderlich. Bei guter Verzahnung der Bruchstücke ist eine Osteosynthese nicht unbedingt erforderlich. Zur Fixation des Speichenhalsbruches eignen sich nach Witt schräg eingeführte Kirschnerdrähte. Außerdem ist die Unterfütterung mit einem Knochenspan oder die Fixation mit einem Corticalisspan möglich (Baumann, Bürger, Ehalt, Witt und Öller).

Sprengell hat durch die Fixation mit der Lexerschen Kramme gute Ergebnisse erzielt. Gelingt es nicht, das Speichenköpfchen durch eine Osteosynthese zu stabilisieren, so kann nach Witt das Speichenköpfchen mit einem Kirschnerdraht durch das Oberarmköpfchen transfixiert werden.

Die Ansicht, ob die vollkommen aus ihrer Umgebung gelösten Speichenköpfchen reseziert oder wieder eingesetzt werden sollen, ist nicht einheitlich. Die meisten Autoren empfehlen eine Entfernung des Speichenköpfchens mit eventuell plastischem Ersatz, während andere die Reimplantation des Speichenköpfchens befürworten. Madlener und Wienert haben nachgewiesen, daß es nach vollkommener Lösung des Speichenköpfchens aus allen Weichteilverbindungen wieder zu Revaskularisation des Speichenköpfchens ohne wesentliche Formveränderung kommen kann.

Zusammenfassung

1. Speichenköpfchenbrüche ohne Verschiebung heilen durch Ruhigstellung in einem Oberarmgipsverband für 3 Wochen meist mit guten funktionellen Ergebnissen aus.

2. Kleine Abbrüche aus dem Speichenköpfchen, die nicht mit der Elle artikulieren, können mit guten Ergebnissen entfernt werden.

3. Abbrüche des Speichenköpfchens mit Verschiebung sollen durch eine Osteosynthese versorgt werden. Bei entsprechend guter Technik ist ein gutes Ergebnis zu erwarten.

4. Trümmerbrüche des Speichenköpfchens werden durch die Exstirpation des Speichenköpfchens behandelt. Die Ruhigstellung mit einem Oberarmgipsverband in Ulnarduktion für 3 Wochen erübrigt eine Interposition eines Ersatzspeichenköpfchens aus Vitallium, Acryl oder Silastic. Die Ergebnisse mit diesen Interponaten sind kaum besser.

5. Speichenhalsbrüche ohne Verschiebung haben bei konservativer Behandlung eine gute Prognose.

6. Speichenhalsbrüche mit Verschiebung können konservativ mit der Methode nach Oppolzer oder J. Böhler behandelt werden. Gelingt ihre Einrichtung nicht, so sollen sie offen eingerichtet werden. Knochenspäne, schräg einge-

führte Kirschnerdrähte oder die Transfixation des Ellbogens nach Witt können zur Stabilisierung verwendet werden.

7. Bei Brüchen des Speichenhalses mit Lösung aus allen Verbindungen und damit aus der Gefäßversorgung dürfte die Entfernung des Speichenköpfchens besonders bei älteren Leuten zu vertreten sein, während bei jüngeren eine Reimplantation versucht werden kann.

A. Titze, Graz

Speichenköpfchenbrüche — Ersatz durch Vitalliumendoprothese

1950 wurde im Arbeitsunfallkrankenhaus Graz der Vorschlag von Kellog Speed aufgegriffen und Speichenköpfchenbrüche durch *Vitalliumendoprothesen* ersetzt. 1955 konnte ich in der Monatsschrift für Unfallheilkunde über Frühergebnisse nach unseren ersten Fällen berichten. Acrylprothesen, wie sie Cherry angegeben hat, wurden in unserem Krankenhaus nicht verwendet.

In den Jahren 1950 bis 1960 wurden 15 Vitalliumendoprothesen als Ersatz für das Speichenköpfchen eingesetzt. Sie ersehen aus dieser relativ geringen Zahl bereits unsere vorsichtige und verantwortungsbewußte Indikationsstellung.

Diese 15 Patienten wurden 1972 zur Nachuntersuchung vorgeladen. Es erschienen 10 ehemalige Verletzte. Außerdem liegen die Nachuntersuchungsergebnisse von 2 weiteren Operierten 2 Jahre und 11 Jahre nach der Operation vor. Von den restlichen 3 Fällen liegen nur die Abschlußbefunde nach Abschluß der ambulatorischen Behandlung auf.

Aufgrund unserer Nachuntersuchungsergebnisse kommen wir zu folgenden Schlüssen:

1. Kinder sollen auf alle Fälle ausgeschlossen werden. Bei ihnen soll man das Speichenköpfchen unbedingt erhalten, geschlossen oder offen reponieren und eventuell mit einem Drahtstift fixieren.

2. Ebenso sollte man Verletzte im höheren Lebensalter ausschließen, da bei ihnen die Resektion des Speichenköpfchens entschieden vorzuziehen ist.

3. Im jüngeren und mittleren Lebensalter erscheint uns die Indikation bei strenger Prüfung aller Gegebenheiten indiziert, bei Trümmerbrüchen ohne weitere zusätzliche Verletzung des Ellbogengelenkes. Nicht günstig erscheint uns der Ersatz durch ein Vitalliumköpfchen z.B. bei gleichzeitiger Ellbogenverrenkung mit Trümmerbruch des Speichenköpfchens. Hier erscheint uns die Exstirpation vorzuziehen und zielführender zu sein. Ebenso erscheint die Exstirpation günstiger bei gleichzeitigem Bruch des Oberarmköpfchens oder bei Abbrüchen von der Trochlea, also bei weiteren intraartikulären Begleitverletzungen des Ellbogens.

4. Die Nachuntersuchungsergebnisse haben gezeigt, daß in fast allen Fällen eine mehr oder weniger ausgeprägte Arthrose bei entsprechend langer Nachuntersuchungsfrist aufgetreten war, die aber doch in den meisten Fällen keine wesentlichen Beschwerden verursacht hatte und auch einer relativ guten Be-

weglichkeit nicht im Wege stand. Man ersieht daraus wieder den großen Unterschied der nicht belasteten Gelenke gegenüber jenen, die statisch belastet werden.

5. Zur *Operationstechnik* ganz kurz: Wir operierten entweder sofort am ersten oder zweiten Tag oder haben die reaktiven Veränderungen und das Abklingen des Ödems abgewartet und erst nach 3 Wochen operiert. Radialseitiger Zugang nach Kocher, Speichenköpfchen wurde glatt abgetrennt, wobei sämtliche Periostreste entfernt wurden. Prothese wurde fest eingepaßt und eventuell mit 1–2 kleinen Schrauben fixiert. Das Lig. annulare wurde ganz locker wieder hergestellt. Zwischen Oberarmköpfchen und Vitalliumprothese soll nur ein ganz lockerer Kontakt bestehen, eventuell sogar eine Diastase von 2–3 mm. Röntgenkontrollen während der Operation erscheinen notwendig, um bei Beugung und Streckung festzustellen, ob eine Subluxation auftritt. Post op. Fixierung in Oberarmgipsverband durch 3 Wochen. Nachbehandlung nur durch aktive Übungen.

6. Als *Indikation* erscheint uns rückblickend der isolierte Trümmerbruch des Speichenköpfchens, bei dem eine Reposition und eventuelle Osteosynthese nicht aussichtsreich erscheint und als Alternative nur die Exstirpation des Speichenköpfchens in Frage kommt, bei jüngeren bis mittelalterlichen Verletzten, die in Zukunft keinen schweren manuellen Beruf werden ausüben müssen.

J. Pallesen, Bochum

Wir sind in der Behandlung der Brüche des Speichenköpfchens weitgehend konservativ eingestellt, dabei vertreten wir eine *frühe funktionelle Therapie*. Am Unfalltage legen wir eine Oberarmgipsschiene an, die nur bis zu 1 Woche liegen bleiben soll. Nach Abklingen von Schmerzen und Schwellungen beginnen wir mit der aktiven Übungsbehandlung für das Ellenbogengelenk und die Unterarmdrehgelenke, verbunden mit Bewegungsbädern.

Dieses Verfahren wenden wir bei den einfachen Meißelbrüchen ohne Verschiebung an, sowie bei den Fissuren im Speichenhals. Bei Abbrüchen vom Speichenköpfchen, die bis zu einem Drittel der Gelenkfläche ausmachen, verfahren wir in gleicher Weise.

Wir halten dieses konservative Vorgehen für gerechtfertigt, da wir hierdurch eine gute Beweglichkeit im Ellenbogengelenk und Unterarm erreichen können.

Andererseits erscheint uns eine Stufenbildung im äußeren Anteil der Speichenköpfchengelenkfläche als nicht schwerwiegend, da bei dem bekannten Unfallmechanismus der Speichenköpfchenbrüche (d.h. durch das Einstauchen des Oberarmköpfchens in das Speichenköpfchen) stets der Anteil betroffen ist, der nicht mit der Elle artikuliert. Vom Umfang des Speichenköpfchens artikulieren nur etwa ein Drittel bis zur Hälfte mit der Incisura radialis ulnae. Durch die frühzeitige Mobilisierung meinen wir auch wirksam die Brückencallusbildung verhindern zu können. Vermehrte Verkalkungen haben wir dabei nicht gesehen.

Eine Osteosynthese bei Abbrüchen des Speichenköpfchens nehmen wir nur in Ausnahmefällen vor, da wir nur selten Abbrüche vorgefunden haben, die eine stabile und anatomische Wiederherstellung erlaubt haben.

In diesem weiteren Fall haben wir das abgebrochene Stück vom Speichenköpfchen entfernt, da es bei der gleichzeitigen Ellenbogenverrenkung die Reposition verhinderte.

Beim Trümmerbruch des Speichenköpfchens entfernen wir das Speichenköpfchen vollständig, und zwar innerhalb der 6–8 Std-Grenze. Bei allen operativen Revisionen von Speichenköpfchenbrüchen haben wir im übrigen fast stets eine erheblich stärkere Zertrümmerung gesehen als das Röntgenbild zunächst vermuten ließ.

Anders bei Kindern, hier finden wir die Brüche hauptsächlich am Speichenhals. Wir nehmen bei Verschiebung eine offene Reposition vor und fixieren das Speichenköpfchen entweder mit gekreuzten Spickdrähten oder durch einen axialen Spickdraht, der durch die äußere Oberarmrolle geführt wird.

Selbst bei derartigen Fällen, die nach der Einteilung von Judet dem 4. Grad entsprechen, kommt es zu guten anatomischen und funktionellen Resultaten. Wegen der sonst zu erwartenden Wachstumsstörungen soll beim Kind die Behandlung grundsätzlich speichenköpfchenerhaltend sein.

Diskussion (Zusammenfassung)

U. Heim, Chur

Der Diskussionsredner gab einen Beitrag zur Technik der Verschraubung. Dabei betonte er, daß Trümmerbrüche nicht rekonstruiert werden. — Die Reposition erfolgt mit der Repositionszange, die vorläufige Fixierung mit Spickdrähten. Endgültig wird die Fraktur mit kleinen Schrauben versorgt. Dabei wurde festgestellt, daß die Spongiosaschrauben zu groß sind. An Stelle dieser werden Corticalis-Druckschrauben verwandt.

R. Blatter, St. Gallen

Die Folge von Radiusköpfchenresektion ist häufig Dauerschmerz, Bewegungseinschränkung oder schmerzhafte Beweglichkeit. In 50% der Fälle finden sich schlechte Ergebnisse. — Die Resektion muß auf Trümmerbrüche beschränkt bleiben. Bei Stauchungsbrüchen, auch wenn sie ein größeres Fragment betreffen, hat sich die Verschraubung bewährt. — Wir haben in 2 Fällen eine neue Operationsmethode angewandt:

Im Radiushals wird ein Bohrloch angelegt, durch welches die Imprimate angehoben und mit Eigenspongiosa unterfüttert werden. Eine Schraubenfixation ist danach nicht mehr notwendig. In beiden Fällen fanden wir sehr gute Ergebnisse. — Insgesamt gesehen verhalten wir uns bei den Radiusköpfchenfrakturen eher konservativ.

M. Jekić, Belgrad

Einteilung der Frakturen des oberen Radiusendes:

1. Rand- bzw. Meißelfrakturen. — 2. Trümmerfrakturen. — 3. Subcapitale Frakturen. — 4. Epiphysenlösungen. — Die Behandlung der in 17 Jahren behandelten 456 Radius-

köpfchenfrakturen war überwiegend konservativ. 33 subcapituläre Frakturen wurden operativ mit transartikulären Bohrdrähten nach der Reposition fixiert.

M. Kovac, J. Bauer, O. Brandebur, Kosice

Es wird über das Krankengut von 57 Radiusköpfchenfrakturen aus einem Zeitraum von 15 Jahren berichtet. — Fissuren und Frakturen werden immer konservativ behandelt. Bei Trümmerfrakturen mit Verschiebung ist die Entfernung des Radiusköpfchens angezeigt.

3. Veraltete Fälle

a) Fehlstellungen, Pseudarthrosen

E. Morscher, Basel

Posttraumatische Fehlstellungen und Pseudarthrosen am Ellbogen beim Erwachsenen

Fehlstellungen und Pseudarthrosen nach Frakturen im *Ellbogenbereich* beim Erwachsenen stehen in ihrer Problematik, gemessen an der Bedeutung der Gelenksteife, der Nerven- und Gefäßschädigungen und im Gegensatz zu den entsprechenden posttraumatischen Komplikationen an den unteren Extremitäten, etwas im Hintergrund.

1. Posttraumatische Fehlstellungen am Ellbogen

1.1. Klinische Bedeutung

Posttraumatische Fehlstellungen am Ellbogengelenk — wenn sie isoliert und nicht mit anderen Komplikationen vergesellschaftet sind — werden vom Patienten in der Regel nur kosmetisch als störend empfunden. Bisweilen wird über einen gewissen Kraftverlust geklagt. Zu einer Verminderung der Erwerbsfähigkeit führen sie kaum, gelegentlich können sie die Ausübung gewisser Sportarten — wie Geräteturnen usw. — beeinträchtigen.

Auch bei Kindern, bei denen der Cubitus varus als Folge der suprakondylären Humerusfraktur leider noch häufig zu beobachten ist, kommen die Eltern nicht zum Orthopäden, weil der kleine Patient irgendwie behindert wäre, sondern weil der Ellbogen „einfach komisch aussieht".

Auch die Gefahr der Arthrose ist — wiederum im Gegensatz zu den Verhältnissen an der unteren Extremität — nicht sehr ausgeprägt. Beim Cubitus varus ist die ulnare Seite des Gelenkes zwar mechanisch stärker beansprucht als die radiale, was die Abnützung des Humero-Ulnargelenkes begünstigt (Baumann, 1965), die Belastung ist quantitativ mit derjenigen, beispielsweise am Kniegelenk, aber nicht zu vergleichen.

1.2. Häufigkeit und Diagnose von Fehlstellungen am Ellbogengelenk

Fehlstellungen nach Frakturen im Ellbogenbereich, speziell Varusdeformitäten, sind, wie bereits erwähnt, vor allem nach suprakondylären Humerusfrakturen

Tabelle 1. *Häufigkeit der Varusdeformität nach suprakondylärer Humerusfraktur*

Autor	Jahr	Zahl	in %	Bemerkungen
Brewster u. Karp	1940	28	28	Verkleinerung des „carrying angle" zwischen 5 und 10
Hyer	1952		50	reduzierte Valgus
Mann	1963	23	35	15 Deformationen, davon 8 Cubitus varus
D'Ambrosia	1972	67	25	17 Fälle mit Varus

im Kindesalter sehr häufig. Die Angaben schwanken ziemlich stark (Tabelle 1). Entsprechende Zahlen bei Erwachsenen fehlen.

Valgusfehlstellungen sind sehr viel seltener aber auch gefährlicher als Varusdeformitäten, da sie das Risiko der *progressiven Ulnarisparese* beinhalten.

Da die operative Korrektur einer Fehlstellung am Ellbogen fast immer und vorwiegend aus kosmetischen Gründen erwogen wird, haftet auch der Beurteilung viel Subjektives an.

Auf die Erörterung einer exakten Analyse der Achsenverhältnisse, wie sie beispielsweise am Kniegelenk Voraussetzung für den Erfolg einer Achsenkorrektur ist, darf deshalb auch wohl verzichtet werden. Im übrigen sei auf die Ausführungen im Kapitel über die Anatomie und Biomechanik (Groh u. Schenk) verwiesen.

1.3. Indikation zur Korrektur von Fehlstellungen

In den Fällen, in denen eine isolierte Achsenfehlstellung als Folge einer Ellbogenverletzung zurückbleibt, geht der Wunsch zu einer operativen Sanierung meistens vom Patienten selbst aus. Die Indikation ist damit natürlich einmal abhängig von der Schwere der Deformität. Gleichzeitig bestehende Einschränkungen der Gelenksbeweglichkeit erleichtern in vielen Fällen den Entschluß zur *Korrektur-Osteotomie.* Die *Indikation* kann als absolut bezeichnet werden, wenn eine *Valgusfehlstellung* mit einer *progressiven Ulnarisparese verbunden* ist.

Andererseits birgt jede Operation im Ellbogenbereich aber auch die Gefahr einer zusätzlichen Funktionseinschränkung, sei es durch Narbenbildungen oder durch übermäßige Callusbildung in sich.

1.4. Klassifikation der Fehlstellungen

Wie die Frakturen des Ellbogenbereichs selbst, können auch die Fehlstellungen nach dem Ort ihrer Entstehung bzw. ihrer Ursache eingeteilt werden.

1. Distaler Humerus

1.1. Suprakondyläre Frakturen
1.2. Transkondyläre Frakturen (T- und Y-Frakturen)

1.3. Trümmerfrakturen der distalen Gelenkfläche

1.4. Kondylenfrakturen

Die Epikondylenfrakturen des distalen Humerusendes haben, da sie weder beim Kind am Längenwachstum des Oberarmes Anteil haben noch beim Erwachsenen die Achsenverhältnisse zu beeinflussen vermögen, keine Fehlstellungen zur Folge. Hingegen resultieren aus ihnen nicht selten Pseudarthrosen.

2. Proximaler Radius

2.1. Radiusköpfchenfrakturen

2.2. Olecranonfrakturen

2.3. Monteggia-Frakturen

1.5. Entstehung von Fehlstellungen

Gemäß der Dislokation des distalen Fragmentes bei der *suprakondylären Humerusfraktur* können wir grundsätzlich 3 Typen unterscheiden:

1. Dorsaldislokation mit oder ohne Angulation, Rotation und Lateralverschiebung,
2. Varus- oder Valgusdeformität mit oder ohne Rotation,
3. Ventraldislokation mit oder ohne Angulation und/oder Rotation.

„*Exostosen*", die bei der Dislokation des distalen Fragmentes nach dorsal infolge Prominenz des proximalen Fragmentes „entstehen", sind beim Kind belanglos, da sie sich mit dem weiteren Wachstum vom Gelenk entfernen und dann nicht mehr stören. Beim Erwachsenen hingegen ist mit deren Abtragung Vorsicht geboten, da sie gerne rezidivieren, weshalb man grundsätzlich mit deren Abtragung etwa 1 Jahr zuwarten sollte. In schweren Fällen mag eine Korrektur-Osteotomie indiziert sein.

Varus- oder Valgusdeformitäten stören die Beweglichkeit des Ellbogengelenkes im allgemeinen nicht. Vor allem die recht häufige Varusfehlstellung nach kindlichen Humerusfrakturen hat zu einer ganzen Reihe von Erklärungen ihrer Entstehung Anlaß gegeben. Diese Problematik berührt uns hier nur am Rande, gilt aber „cum grano salis" auch für den Erwachsenen.

Sicher handelt es sich praktisch nie um eine posttraumatische Wachstumsstörung, wie Brewster u. Karp (1940) noch annahmen, da ja keine Verschlimmerung der Deformität mit dem Wachstum erfolgt. Baumann (1965) und Siris (1939) sahen in der Dislokation des distalen Fragmentes nach medial den Hauptgrund für die Entstehung der Varusfehlstellung. Smith (1960) bewies jedoch eindeutig, daß eine solche Verschiebung den Ellbogenwinkel nicht zu verändern vermag. Am meisten vertreten wurde die Ansicht, daß die Varusfehlstellung durch eine unvollständige Korrektur der Innenrotation entstehe (French, 1959; Madsen, 1956; Lawrence, 1956, u.a.). Auch diese Theorie ist vor allem durch Smith (1960) widerlegt worden, der nachweisen konnte, daß eine Rotationsfehlstellung wohl zur Varusabknickung disponiert, diese an sich und alleine aber nicht verursachen kann! Dahingegen zeigte D'Ambrosia (1972) anhand klinischer Beobachtungen und anatomischer Studien, daß eine in Supination und Flexion fixierte suprakondyläre Humerusfraktur durch Muskel- und Bänderzug zu einer lateralen Diastase der Fragmente und damit zur Konsolidierung der Fraktur in Varusfehlstellung führt.

Bei der suprakondylären Humerusfraktur handelt es sich in der weitaus überwiegenden Mehrzahl der Fälle um den sog. Extensionstypus. Dieser kann entsprechend der primären Dislokationsrichtung der Fragmente zur Konsolidierung der Fraktur in *Antekurvation* führen. Resultiert daraus ein zu starkes Flexionsdefizit oder eine störende Hyperextension des Ellbogengelenkes, so ist die Korrektur-Osteotomie indiziert.

Transkondyläre und vor allem intraartikuläre Trümmerfrakturen können natürlich, vor allem, wenn sie konservativ behandelt und primäre Fehlstellungen nicht korrigiert werden, zu definitiven Deformitäten des Ellbogengelenkes führen. Diese Frakturen gehören beim Erwachsenen auch zu den häufigsten. Nach Wickstrom u. Meyer (1967) ist bei Erwachsenen in 95% der Fälle die distale Gelenkfläche des Humerus betroffen. Sie sind eine Indikation zu operativem Vorgehen. Ihre Problematik ist groß, sie liegt aber nicht auf dem Gebiet der Fehlstellung sondern vielmehr auf demjenigen der eingeschränkten Beweglichkeit.

Die an sich eher seltenen *Frakturen des medialen Condylus* können — wenn schlecht reponiert — zur Varusfehlstellung führen.

Die *Frakturen des lateralen Condylus* bzw. des Capitulum humeri, können eine *Valgus*fehlstellung zur Folge haben. Die hier ansetzende Muskulatur hat in der Regel erhebliche Dislokationen zur Folge. Pseudarthrosen sind bei konservativer Therapie nicht selten, und die Valgisation des Ellbogengelenkes kann zu einer Ulnarislähmung Anlaß geben. Therapeutisch kommt, wenn eine Rekonstruktion nicht mehr möglich ist, die Entfernung des Fragmentes, eventuell die zusätzliche Exstirpation des Radiusköpfchens in Frage. Die Resultate sind im allgemeinen aber unbefriedigend (Smith, 1971).

Bei der Korrektur-Osteotomie des Cubitus valgus soll nach dem Vorschlag von Milch (1956) das distale Fragment zur Vermeidung einer unschönen medialen Vorwölbung des lateralen Kondylenbereiches nach lateral verschoben werden (Abb. 1).

In Fehlstellung verheilte Radiusköpfchenfrakturen können eine erhebliche Behinderung der Ellbogenfunktion zur Folge haben. Die Therapie der Wahl ist in solchen Fällen beim Erwachsenen bekanntlich die *Exstirpation*, welche — was bekannt sein dürfte — *beim Kind* jedoch *kontraindiziert* ist. Auch bei schweren Fehlstellungen darf dieses wegen der Gefahr des Fehlwachstums des Radius mit konsekutiver Valgusdeformität nie entfernt werden. Vielmehr empfiehlt sich die Korrektur-Osteotomie, wobei auch in bereits desperat erscheinenden Fällen das Längenwachstum des Radius noch normal vonstatten gehen kann. Eine diesbezüglich optimistische Einstellung wird auch von anderen Autoren geteilt (Key, 1949; Baumann, 1965). Aber auch beim Erwachsenen kann sich als Folge der Radiusköpfchenexstirpation eine gewisse Valgusdeformität einstellen. In 50% der Fälle konstatierten Taylor u. O'Connard (1964) funktionelle Beschwerden (Kraftverlust usw.). Da außerdem gerne eine Proximalverschiebung des Radius eintritt, können durch Inkongruenz im Handgelenk Beschwerden hinzukommen.

Eine *Fehlstellung am Olecranon* sollte nicht durch eine Korrektur-Osteotomie behandelt werden, da damit die Gefahr einer Verstärkung der Funktions-

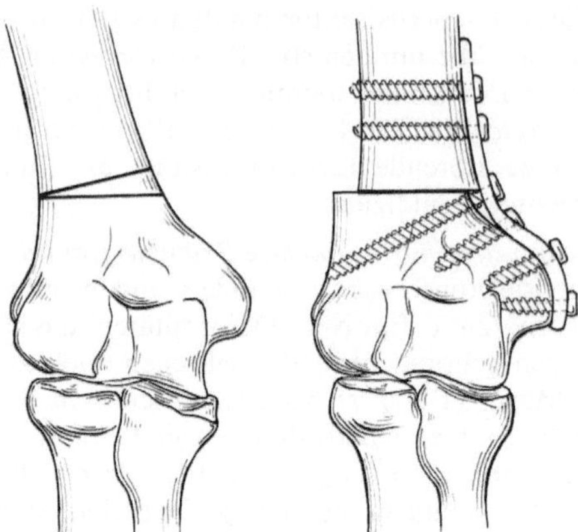

Abb. 1. Suprakondyläre Humerusosteotomie bei Cubitus valgus. Zur Vermeidung einer kosmetisch stark störenden medialen Vorwölbung des Ellbogens soll das distale Fragment nach der Osteotomie nach lateral verschoben werden. Bei der Plattenosteosynthese der Osteotomie ist auch darauf zu achten, daß die Schrauben die fossa olecrani nicht durchqueren, da dies zu einer Bewegungsbehinderung führen könnte

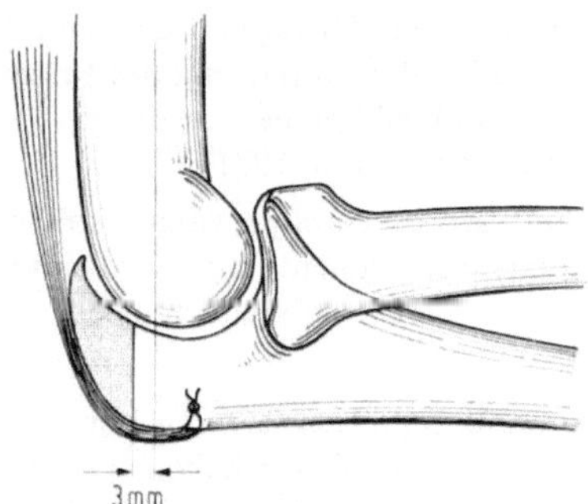

Abb. 2. Resektion des Olecranon (Erklärung s. Text)

einschränkung nur noch erhöht wird. Vielmehr empfiehlt sich die partielle Resektion des Olecranon bzw. der vorstehenden und störenden Knochenbildungen. Nach dem Vorschlag von Smith (1971) kann ein recht großes Stück des Olecranons reseziert werden, ohne daß die Gefahr einer vorderen Luxation der Ulna provoziert wird.

In der *Planung der Operation* und um eine solche Luxation zu verhindern, wird prae op. auf einem, in Rechtwinkelstellung des Ellbogengelenkes aufgenommenen, seitlichen Röntgenbild eine Linie in der Mitte der Humerusachse gelegt. 3 mm ($^1/_8$ inch) dorsal von dieser Linie darf das Olecranon reseziert werden. Die Tricepssehne ist dann am proximalen Ulnaende wieder fest zu verankern (Abb. 2).

Die *veraltete Monteggia-Fraktur*, d.h. die in Fehlstellung verheilte Ulnafraktur mit Radiusköpfchenluxation, bedingt in der Regel eine derart starke Behinderung und Funktionseinschränkung, daß sich jeder Versuch einer Verbesserung der Situation auf operativem Weg lohnt. Mit dem bewährten Zugang nach Boyd kann bekanntlich sowohl die im allgemeinen im proximalen Drittel gelegene Fehlstellung der Ulna korrigiert als auch das Radiusköpfchen exstirpiert werden (Boyd u. Boals, 1969).

2. *Pseudarthrosen*

Das Grundproblem aller intraartikulären und gelenknahen Frakturen ist es, einerseits zwischen der Skylla der Pseudarthrose, andererseits zwischen der Charybdis der Gelenkversteifung „durchzukommen". Dies heißt praktisch gesehen entweder den am sichersten zur Konsolidierung führenden, aber die Gefahr der Ankylose beinhaltenden Weg der mehrwöchigen Ruhigstellung, oder nach Durchführung einer wirklich bewegungsstabilen Osteosynthese denjenigen der Frühmobilisierung zu wählen.

Der schlechteste Weg ist ganz ohne Zweifel der Kompromiß, wenn z.B. eine Osteosynthese, der man nicht richtig traut, für 4 Wochen ruhiggestellt und dann mit — wenn möglich noch passiven — Bewegungsübungen begonnen wird. Es wird dann mobilisiert, bevor die Fraktur *sicher* fest ist. Da sich Gelenksadhäsionen aber bereits gebildet haben, kommt es zu Bewegungen im Frakturgebiet anstatt im Gelenk. Der Weg zur Entwicklung einer Pseudarthrose ist gebahnt. Es kann deshalb auch nicht verwundern, daß praktisch sämtliche Pseudarthrosen mit einer Contractur des Ellbogengelenkes vergesellschaftet sind. Wir haben hier eine Problematik vor uns, wie sie auch bei der suprakondylären Femurfraktur bestens bekannt ist. Der gleiche Behandlungsfehler, der bei der frischen Fraktur zur Entwicklung der Pseudarthrose führt, wird aber sehr oft auch bei der Sanierung der Pseudarthrose selbst begangen.

2.1. Therapie der Ellbogen-Pseudarthrosen

2.1.1. Osteosynthese und Spongiosaplastik. Da die Behandlung einer Ellbogen-Pseudarthrose somit immer auch das Problem der Gelenkcontractur mit einschließt, ergeben sich für deren Sanierung grundsätzlich 2 Möglichkeiten: Es wird entweder in einer ersten Sitzung die Pseudarthrose saniert und dann in einer zweiten die Adhäsiolyse durchgeführt oder, was u.a. auch von Merle d'Aubigné (1965) bevorzugt wird, man bewerkstelligt in einer einzigen Sitzung Osteosynthese mit Spongiosaplastik *und* Lösung der Ankylose und beginnt danach gleich mit der Mobilisation des Gelenkes. Voraussetzung für die Frühmobilisation ist natürlich die *bewegungsstabile Osteosynthese*, *die bei ellbogennahen Pseudarthrosen praktisch nur mit der Plattenosteosynthese* erreicht werden kann (Abb. 3).

2.1.2. Palliativoperationen. Wenn eine Sanierung der Pseudarthrose aussichtslos erscheint und man sich mit dem aktuellen Zustand nicht abfinden kann, muß zu einer Palliativoperation Zuflucht genommen werden. Grundsätzlich in Frage kommen:

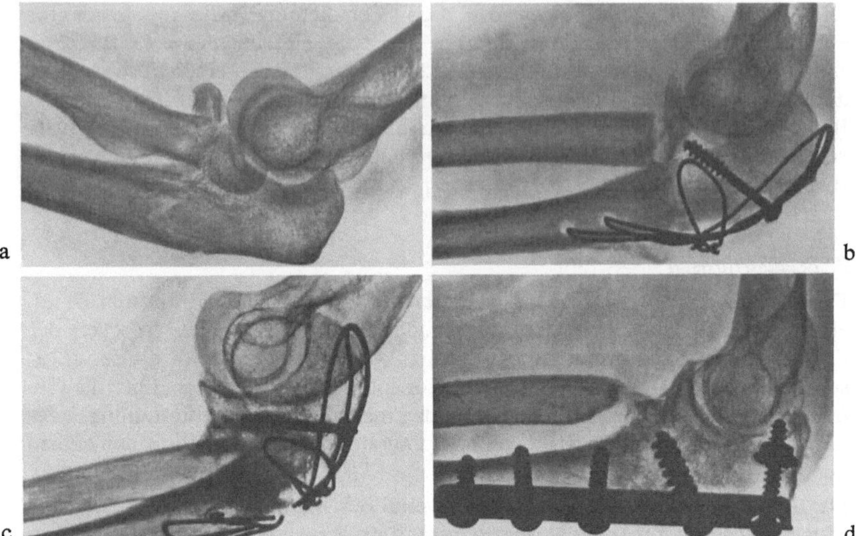

Abb. 3a—d. Therapie der Ellbogen-Pseudarthrosen. a F. P., 69jährige Patientin mit Radiusköpfchen-Trümmer- und Ulnafraktur. b Resektion des Radiusköpfchens und Osteosynthese der Ulnafraktur mittels Schrauben- und Zuggurtungsdrahtosteosynthese. c Fehlstellung und Pseudarthrose der Ulna 21 Monate nach dem Unfall, bzw. nach der Osteosynthese. d Zustand nach Entfernung des Osteosynthesematerials (Schraube und Zuggurtungsdraht) und Osteosynthese mit 5-Loch-Halbrohrplatte und Spongiosaplastik. Gutes anatomisches und funktionelles Resultat

1. Die Entfernung des Fragmentes.
2. Die Arthrodese des Ellbogengelenkes.
3. Die Arthroplastik.

1. Die Entfernung des Fragmentes. Die Excision des Fragmentes kommt bei folgenden Pseudarthrosen in Frage:

a) am Epicondylus humeri medialis,
b) am Epicondylus humeri lateralis,
c) am Olecranon.

Die Fraktur des *Epicondylus humeri medialis* entsteht durch Zug des medialen Kollateralbandes und der Beugermuskulatur. Eine Diastase des Bruchstückes, das sich gelegentlich sogar ins Gelenk einschlägt, ist bei konservativer Therapie die Regel und gibt gerne zu pseudarthrotischer „Heilung“ Anlaß. Selbst die operative Sanierung durch Anfrischung und Verschraubung kann mißglücken.

Die Exstirpation des pseudarthrotischen Fragmentes ist immer dann zu empfehlen, wenn es unter der Haut stört, Schmerzen oder eine Funktionshemmung verursacht (Abb. 4). Besondere Beachtung ist dabei dem N. ulnaris zu schenken, der mit Vorteil gleichzeitig nach ventral verlagert wird.

Olecranonpseudarthrosen werden ebenfalls, sofern das Fragment nicht zu groß ist und aus dessen Excision keine Instabilität bzw. vordere Luxation resultieren

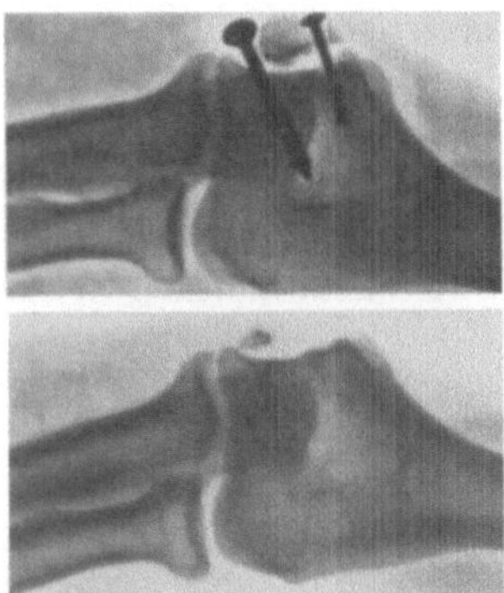

Abb. 4a u. b. Fragmentresektion bei Pseudarthrose des Epicondylus humeri medialis. a M. R., 16jähriger Jüngling mit erfolglos durch anfrischen und Schraubenosteosynthese versorgter Pseudarthrose des Epicondylus humeri medialis. b Wegen Persistierens der Pseudarthrose und Schmerzen wurden die Osteosyntheseschrauben entfernt und der Epicondylus humeri medialis excidiert

Tabelle 2. *Kasuistik von Ellbogenarthroplastiken*

Autor	Jahr	Zahl	Indikation	Resultat
Mellen u. Phalen	1947	4	3 Pseudarthosen 1 posttraumatischer Infekt	gut in allen 4 Fällen
Venable	1952	1	frische Trümmerfraktur	gut
MacAusland	1954	4	2 Pseudarthrosen 1 frische Trümmerfraktur, 1. St. nach Fascienplastik	3 gut 1 mäßig
Barr u. Eaton	1965	1	Pseudarthrose	mäßig
Wilson	1967	15	4 PCP 112 posttraumatisch	9 erfolgreich 7 Mißerfolge

würde, am besten durch Exstirpation des Fragmentes behandelt (s. Kapitel 1.5.). Bei größeren Fragmenten drängt sich eine *Kompressionsosteosynthese* mit Platte auf, während die bei frischen Frakturen sonst bewährte Zuggurtung meistens versagt.

2. Die Arthrodese des Ellbogengelenkes. Die Arthrodese des Ellbogengelenkes kommt in der Behandlung posttraumatischer Zustände kaum mehr in Frage. Sie hat vor allem noch ihre Berechtigung bei Tuberkulosen und Osteomyelitiden (Koch u. Lipscomb, 1967).

3. Arthroplastik des Ellbogengelenkes. Eine erhebliche Instabilität und Schmerzhaftigkeit des Ellbogengelenkes bei Pseudarthrose und Bewegungseinschränkung läßt heute doch viel eher an eine *Arthroplastik* denken.

Die Erfahrungen mit Arthroplastiken des Ellbogengelenkes stehen hinter denjenigen an der Hüfte und auch des Kniegelenkes aber weit zurück. Aktuell ist sie vor allem bei der primär chronischen Polyarthritis, bei der auch an die Belastbarkeit des Gelenkes weniger hohe Anforderungen gestellt werden, als bei einem Patienten, dessen Muskulatur und übrige Gelenke intakt sind.

In der Literatur finden sich nur vereinzelte Mitteilungen über Ellbogengelenkplastiken bei posttraumatischen Zuständen. (Mellen u. Phalen, 1947; Venable, 1952; MacAusland, 1954; Barr u. Eaton, 1965; Unander-Scharin u. Karlholm, 1965; Silva, 1967; Dunn, 1971.)

Die Resultate sind noch bescheiden (Tabelle 2).

Literatur

Barr, J. S., Eaton, R. G.: Elbow reconstruction with a new prosthesis to replace the distal end of the humerus. J. Bone Jt Surg. **47A**, 1408 (1965). — Baumann, E.: Ellbogen, Bd. II/1. Spezielle Frakturen- und Luxationslehre. Hrsg. H. Nigst. Stuttgart: G. Thieme 1965. — Boyd, H. B., Boals, J. C.: The Monteggia lesion. A review of 159 cases. Clin. Orthop. **66**, 94 (1969). — Brewster, A. H., Karp. M.: Fractures in the region of the elbow in children. An end result study. Surg. Gynec. Obstet. **71**, 643 (1940). — D'Ambrosia, R. J.: Supracondylar fractures of humerus-prevention of Cubitus varus. J. Bone Jt Surg. **54A**, 60 (1972). — Decoulx, P., Ducloux, M., Hespeel, J., Decoulx, J.: Les fractures de l'extremité inférieure de l'humérus chez l'adulte. Rev. Chir. orthop. **50**, 263 (1964). — Dunn, A. W.: A distal humeral prosthesis. Clin. Orthop. **77**, 199 (1971). — French, P. R.: Varus deformity of the elbow, following supracondylar fractures of the humerus in children. Lancet **2**, 439 (1959). — Høyer, A.: Treatment of supracondylar fracture of the humerus by skeletal traction in an abduction splnti. J. Bone Jt Surg. **34A**, 623 (1952). — Key, J. A.: Survival and growth of an epiphysis after removal and replacement. J. Bone Jt Surg. **31A**, 152 (1949). — Koch, M., Lipscomb, P. R.: Arthrodesis of the elbow. Clin. Orthop. **50**, 151 (1967.) — Langenskiöld, A., Kivilaakso, R.: Varus and valgus deformity of the elbow following supracondylar fractures of the humerus. Acta orthop. scand. **38**, 313 (1967). — Laurence, W.: Supracondylar fractures of the humerus in children. A review of 100 cases. Brit. J. Surg. **44**, 143 (1956). — MacAusland, W. R.: Replacement of the lower end of the humerus with a prosthesis. West. J. Surg. **62**, 557 (1954). — Madsen, E.: Supracondylar fractures of the humerus in children. J. Bone Jt Surg. **37B**, 241 (1955). — Mann, T. S.: Prognosis in supracondylar fractures. J. Bone Jt Surg. **45B**, 516 (1963). — Mellen, R. H., Phahlen, G. S.: Arthroplasty of the elbow by replacement of the distal portion of the humerus with an acrylic prosthesis. J. Bone Jt Surg. **29**, 348 (1947). — Merle d'Aubigné, R.: Treatment of juxta-articular nonunion associated with joint stiffness. Clin. Orthop. **43**, 149 (1965). — Milch, H.: Fractures of the external humeral condyl. J. Amer. med. Ass. **160**, 641 (1956). — Smith, L.: Deformity following supracondylar fractures of the humerus. J. Bone Jt Surg. **42A**, 235 (1960). — Silva, J. F.: Arthroplasty of the elbow. Singapore med. J. **8**, 222 (1967). — Siris, I. E.: Supracondylar fracture of the humerus. An analysis of 330 cases. Surg. Gynec. Obstet. **68**, 201 (1939). — Smith, H.: Malunited fractures. In: Campbell's Orthopedic Surgery. 5th ed. Mosby 1971. — Taylor, T. K. F., O'Connord, B. T.: The effect upon the inferior radioulnar joint of excision of the head of the radius in adults. J. Bone Jt Surg. **46B**, 83 (1964). — Unander-Scharin, L., Karlholm, St.: Experience of arthroplasty of the elbow. Acta orthop. scand. **36**, 54 (1965). — Venable, C. S.: An elbow and an elbow prosthesis. Amer. J. Surg. **83**, 271 (1952). — Wickstrom, J., Meyer, P. R.: Fractures of the distal humerus in adults. Clin. Orthop. **50**, 43 (1967).

I. Schneider, Bochum

Nach dem erschöpfenden und exakt gegliederten Hauptreferat ist es nicht leicht, noch etwas Wesentliches, etwa nicht Gesagtes, zur Diskussion beizutragen. Es ist eine weitgehende Übereinstimmung in der Beurteilung der Bedeutung und der Korrekturmöglichkeiten der Fehlstellung und Pseudarthrosen am Ellenbogengelenk des Erwachsenen festzustellen.

Fehlstellungen treten gegenüber den Pseudarthrosen in ihrer Bedeutung — zumindest beim Erwachsenen — weit zurück. Umstellungsosteotomien im Ellenbogengelenkbereich gehören zu den Seltenheiten.

Bei der Indikationsstellung zur Beseitigung einer länger bestehenden, in die Gelenkfläche reichenden Pseudarthrose ist die starke sekundäre Deformierung zu berücksichtigen, der das abgesprengte Fragment und das ehemalige Lager unterliegen. Trotz Arthrolyse ist nach Reposition und Fixation des Pseudarthrosefragmentes eine Bewegungsverbesserung wegen der nun bestehenden Inkongruenz der Gelenkflächen oft nicht möglich. Erscheint eine gleichzeitige arthroplastische Zurichtung nicht sinnvoll, dann bleibt die Entfernung des Fragmentes, wenn es klein ist und keinen Stabilitätsverlust bedeutet, als beste Lösung.

Die Ellenhakenpseudarthrose sehen wir in unserem Einzugsgebiet nicht so selten. Die einfache Zuggurtungsosteosynthese, wie sie heute morgen erläutert wurde, ist durchaus noch nicht überall bekannt und in Verwendung. In der Regel wurde vorher konservativ behandelt oder eine unzureichende Osteosynthese, vor allem „Markfixation“, durchgeführt. Das Ellenhakenfragment ist nach unseren Erfahrungen selten so klein, daß es ohne Gefahren der Luxation des Ellenbogengelenkes entfernt werden könnte. Andererseits ist infolge der Osteoporose die Anwendung einer Platte, wie im Hauptreferat vorgeschlagen, sehr schwierig und nur bei großen Fragmenten möglich. Wir haben als „Verlegenheitslösung“ auch hier die Zuggurtungsosteosynthese mit gleichzeitiger Spongiosaanlagerung und vorübergehender Gipsfixierung mit Erfolg angewandt. Der Problematik hinsichtlich der Mechanik der Zuggurtung bei der Ellenhakenpseudarthrose sind wir uns dabei durchaus bewußt.

Unter den Palliativoperationen bei Pseudarthrosen nimmt neben den Fragmententfernungen die *Gelenkplastik* in der Tat den größten Raum ein. Wir pflegen nach Zurichtung der Gelenkflächen einen *Cutislappen* zu interponieren, wie dies Lexer und E. Rehn vorgeschlagen haben. Es handelt sich dabei um eine vorwiegend die Bewegungsfunktion verbessernde Operation, die Kraft des Armes bleibt jedoch im Vergleich mit dem gesunden Arm deutlich vermindert. Diese Tatsache macht diese Operation nicht für alle berufliche Tätigkeiten geeignet.

Auch der alloarthroplastische Ersatz, mit dem wir noch keine Erfahrungen haben, ist bei schlechten Weichteilverhältnissen und Muskelkontrakturen nicht empfehlenswert. Aus diesen Gründen möchten wir die Anwendung der *Arthrodese* bei posttraumatischen Zuständen positiver beurteilen als der Hauptreferent. Zwei Arthrodesen, eine nach auswärtiger vollständiger Gelenkresektion, haben wir mit einer dorsal anmodellierten, schmalen AO-Platte und einer Spongiosaplastik durchgeführt; eine Arthrodese im Jahre 1963 wurde durch

Aufsplitterung, Spongiosaanlagerung und Gipsfixierung erreicht. Die Arthrodese des Ellenbogengelenkes ist auch bei nicht zu erzielender Schmerzfreiheit oder bei gleichzeitigen Nervenausfällen dem Tragen eines lästigen Hülsenapparates vorzuziehen.

Ich möchte die im Hauptreferat angeführte Grundproblematik zur Vermeidung der intraartikulären und gelenknahen Pseudarthrosen hier noch einmal aufgreifen. Es ist festzustellen, daß Pseudarthrosen im Ellenbogengelenkbereich sicher ebenso häufig nach sogenannter operativer Behandlung auftreten wie nach konservativer Behandlung. Es ist den meisten Chirurgen zwar bekannt, daß Gelenkfrakturen bei Erwachsenen, operativ behandelt, in der Regel bessere Funktionsergebnisse erbringen als konservativ behandelt, es werden aber noch zu häufig unzureichende Fixationsmethoden angewandt.

Es wird, das haben die Vorträge über die Ellenbogengelenkfrakturen gezeigt, unter dem Begriff „operative Behandlung" bzw. „Osteosynthese" oft ganz Unterschiedliches verstanden. Das fängt schon bei der Zielsetzung vor der Operation an. Während zum Teil primär eine übungsstabile Osteosynthese angestrebt wird, wird von anderen Osteosynthesematerial verwendet, das von vorneherein die zusätzliche Fixierung mit Gips verlangt, also keine Übungsstabilität anstrebt. Man kann dann selbstverständlich keine Schlüsse auf Vor- und Nachteile einer Behandlungsmethode ziehen, die auf die Formeln „konservativ" und „operativ" reduziert ist.

Genau so wichtig wie die Entscheidung, ob ich konservativ oder operativ behandeln will, ist doch die Frage, *wie* ich konservativ und wie ich operativ vorgehe. Es kann unseres Erachtens keiner Diskussion mehr bedürfen, daß, wenn operiert wird, auch die übungsstabile Osteosynthese am Ellenbogengelenk angestrebt werden sollte. Ausnahmefälle hiervon wird und muß es selbstverständlich immer geben.

J. Probst, Murnau (Obb.)

Posttraumatische Fehlstellungen und Pseudarthrosen am Ellbogen beim Erwachsenen

Die Problematik der Fehlstellungen und Pseudarthrosen des Ellbogenbereiches unter dem Gesichtswinkel der Wiederherstellung bestmöglicher funktioneller Nutzbarkeit legt — unabhängig von der im gegebenen Fall immer notwendigen individuellen Beurteilung — eine gewisse Vereinfachung der vielfältigen primären Verletzungszustände nahe, um die Wiederherstellungsmaßnahmen planen zu können. Dazu müssen *3 Grundfragen* vorab geklärt werden:

a) Wie ist die Gesamtverfassung des Patienten unter Berücksichtigung von Alter, Ausbildung (Beruf), Anpassungsfähigkeit und Einsicht beschaffen?

b) Wie stellt sich — unter Berücksichtigung der Antworten zu a) — jetzt der Gebrauchswert der *Hand*, der auch vom Zustand ihrer bis zum Oberarm reichenden morphologischen und funktionellen Basis mitbestimmt wird, dar?

c) Kann der jetzige Gebrauchswert der Hand verbessert werden?

Um diese Fragen im Hinblick auf die Verschiedenartigkeit der Verletzungsfolgezustände beantworten zu können, empfiehlt sich die Einteilung in folgende Abschnitte:

Distaler Bereich

1. Fehlstellungen nach Monteggia- oder nach Radiusköpfchen-Fraktur.
2. Fehlformen oder Pseudarthrosen des Olecranon.

Medialer Bereich

3. Bewegungshindernde Fehlformen der Oberarmrolle.
4. Fehlstellungen der Oberarmrolle.
5. Callöse Bewegungshindernisse.

Proximaler Bereich

6. Trümmerzustände der Oberarmrolle mit Bandschäden.
7. Suprakondyläre Fehlstellungen und Pseudarthrosen.

1. Da die Folgen der *Monteggia-Fraktur* in aller Regel eine mehrsinnige Bewegungshinderung verursachen, sind stets, d.h. ohne Rücksicht auf Alter, Beruf und psychische Verfassung,

a) die tragfähige und formgerechte Wiederherstellung der Elle und — durch Speichenköpfchenresektion —

b) die Wiederherstellung der Drehfähigkeit des Unterarmes anzustreben.

Bei der isolierten *Radiusköpfchen-Fraktur* läßt sich ebenfalls mit Hilfe der Resektion in den meisten Fällen ein besseres, vor allem der Beweglichkeit zugute kommendes funktionelles Ergebnis erzielen. Bei beiden Verletzungsfolgen ist für Handarbeiter trotz guter Bewegungsfunktion eine Leistungsminderung nicht vermeidbar.

2. Fehlformen und Pseudarthrosen des Olecranon erfordern die Resektion oder die Osteotomie bzw. die Osteosynthese nur, wenn Bewegungshemmungen oder Reizzustände bestehen. Gradmesser jeden Eingriffs sind die Beweglichkeit und in gewissem Umfang die Streckkraft sowie die Fähigkeit zum Tragen in rechtwinkliger Beugestellung des Ellbogengelenkes. Im allgemeinen kann man auch bei Schwerarbeitern die Resektion ohne Gefahr einer seitlichen Instabilität bis etwa zur Mitte des Olecranon anwenden. Peripherwärts ist die übungsstabile Osteosynthese angezeigt.

3. Fehlformen der Oberarmrolle erscheinen nur dann operationswürdig, wenn eine Bewegungshemmung vorliegt. Ihre Beseitigung ist nach arthroplastischen Grundsätzen unter strikter Schonung der band- und knochenmäßigen Gelenkführung vorzunehmen. Die *postoperative Übungsbehandlung* ist ein entscheidender Faktor des Therapieplanes und setzt die verständige Mitarbeit des Patienten voraus. Eine operativ nicht zu verbessernde Fehlform kann die Aufgabe schwerer Arbeit erfordern.

4. Fehlstellungen der Oberarmrolle können Anlaß einer beträchtlichen Kraftminderung und auch einer Bewegungsstörung sein.

Die Stellungsverbesserung ist im allgemeinen – dann aber auch bei Schwerarbeitern – lohnend bei jüngeren Personen; sie ist wertvoll, weil sie nicht nur die Vollkraft, sondern auch die Vollbeweglichkeit wiederherzustellen verspricht.

5. Callöse Bewegungshindernisse auf der Beugeseite – für Kapselverknöcherungen nach Distorsionen gilt dies sinngemäß – sollen bei jedem Lebensalter und jeder Beanspruchung beseitigt werden, sofern gesicherte Durchblutungsverhältnisse vorliegen und störungsfreie Wundheilung vorausgesetzt werden kann. Das Ergebnis der Übungsbehandlung bei diesem meist intraartikulären Eingriff ist von der bewußten Mitarbeit des Patienten abhängig. Für in die Ellenbeuge vorragende Schaftfragmente gilt das Entsprechende. Volle Wiederherstellung jeglicher Berufstätigkeit kann erreicht werden.

6. Die Folgen von *Trümmerbrüchen der Oberarmrolle*, häufig verbunden mit suprakondylären Frakturen, stellen die eigentlichen Problemfälle der Wiederherstellung dar, zumal es sich meist um Patienten handelt, die mitten im Erwerbsleben stehen. In der Regel muß man davon ausgehen, daß die Bänder zerstört sind, so daß in bestimmten Stellungen, vor allem bei Beugung, Kipp-Instabilität gegeben ist. Nur wenige Fälle werden sich für eine Bandplastik eignen, nur wenige für eine Arthrorise, so daß zur Erhaltung der Gebrauchsfähigkeit der Hand die Arthrodese angeraten werden muß; dieser Entschluß mag um so leichter fallen, als damit oft auch die unmöglich gewordene Unterarmdrehung wiedergewonnen werden kann.

Ist die seitliche Stabilität noch erhalten, besteht meist auch noch eine mehr oder minder gute Unterarmdrehbeweglichkeit. In solchen Fällen lohnt es sich, die Einschränkung der Beugefähigkeit in Kauf zu nehmen, da eine Rekonstruktion zwar die Beugemöglichkeit verbessern, zugleich aber die Seitenstabilität zerstören könnte. Schwerarbeiter sind, sofern nicht die operative Gelenkversteifung in Betracht kommt, mit einer ungelenkigen Armhülse in Funktionsstellung, andere Patienten mit einem Stützapparat mit Ellbogengelenk zu versorgen. Bei beruflich unumgänglich notwendiger voller Beugefähigkeit muß unter voller Aufklärung des Patienten die Flexionsmöglichkeit u. U. mit der Kipp-Instabilität erkauft werden; ein Stützapparat ist dann nicht zu umgehen.

7. Suprakondyläre Pseudarthrosen sind mit den modernen Osteosynthesemitteln gut wiederherzustellen. Das operative Wagnis soll bei arbeitenden Personen zuversichtlich eingegangen werden, da die suprakondyläre Pseudarthrose keine Seitenfestigkeit besitzt und daher die Arbeitsgebrauchsfähigkeit der Hand erheblich beeinträchtigt wird. Die oft bestehende kapsuläre Gelenkfixation muß gegebenenfalls in einem zweiten Behandlungsgang zu bessern versucht werden. Gute Ergebnisse sind bei gehöriger Übungsbehandlung möglich; daher ist auch für Handarbeiter diese operative Wiederherstellung angezeigt.

Bei nichtarbeitenden Personen sowie im vorgerückten Alter kann man sich dagegen der „guten“ Beweglichkeit in der Pseudarthrose bedienen, zumal, wenn die Wiederbeweglichmachung des Gelenkes nicht mehr aussichtsreich scheint.

Zusammenfassend ist festzuhalten, daß allen rekonstruktiven Eingriffen im Ellbogenbereich eine eingehende Würdigung der vorhandenen Funktionen und eine Abwägung der Besserungsaussichten unter Bezugnahme auf die *Hand* vorauszugehen hat. Denn „ein technisches ist nicht immer ein biologisches Meisterwerk" (E. Baumann).

Diskussion (Zusammenfassung)

F. Freuler, St. Gallen

In der Behandlung von Pseudarthrosen im Ellenbogenbereich sind zwei Punkte von Bedeutung:

1. Anatomische Rekonstruktion. 2. Stabilität. Die Methode der Wahl bei der Pseudarthrosenbehandlung ist die Plattenosteosynthese. Dabei wird eine Spongiosaplastik nur dann angewandt, wenn es sich nicht um eine Infektpseudarthrose handelt und der Knochen vital ist.

F. Magerl, St. Gallen

Es wurden 16 Korrekturosteosynthesen durchgeführt. Die Komplikationen bestanden in:

Verzögerter Heilung — Ulnarisparese — Pseudarthrose — Radialislähmung — Rest-Varus.

Die möglichen Methoden der Behandlung:

1. Nur Schrauben und Gips, 2. Zuggurtungsplatte, 3. Schrauben und 2 Platten.

G. Leitz, Stuttgart

Pseudarthrosen im distalen Oberarmbereich sind schmerzhaft. Eine Resektion kommt nicht in Frage. Die Verschraubung mit nur einer Schraube ist nicht ausreichend.

Bei der Olecranonpseudarthrose wird der Radius der Mulde verändert. Es wird eine Horizontalresektion des Olecranon empfohlen.

S. Weller, Tübingen

Es wird über die Behandlung von 36 Oberarmpseudarthrosen berichtet. 18 davon traten nach suprakondylärer Fraktur nach unsachgemäßer Osteosynthese mit intramedullärer Fixation auf. Die ideale Osteosynthese ist die Druckplatte.

Es wird zu viel devitalisiert und zuwenig stabilisiert.

Auch bei Pseudarthrosen ist die Methode der Wahl die Druckplatte.

R. Albersmeyer, G. Schmidt

Es wird über eine Methode der Untersuchung von Röntgendichten des Knochens mit einem „Agfa-Contur-Film" berichtet. Äquidensiten lassen sich mit diesem Material einfachst auflösen und reproduzieren.

Die chromogene Entwicklung ermöglicht zusätzlich die Überführung der reproduzierten Äquidensiten in 11 Farbtöne. Die Dichtelinien lassen sich quantitativ erfassen.

Durch diese Methode lassen sich Aussagen machen über den Verlauf, die Belastbarkeit, den Einbau von Spongiosaplastiken, die Ausheilung von Infekten und über den Zeitpunkt der Entfernung von Osteosynthesematerial.

E. Trojan, Wien

Ein Patient trug wegen eines Schußbruches des Oberarmes aus dem letzten Krieg und nachfolgender Pseudarthrose einen Schienenhülsenapparat. Die Amputation wurde vom Patienten abgelehnt. Da seit 24 Jahren ein Infekt bestand, wurden äußere Spanner ohne Spongiosaplastik angelegt. Nach 6 Monaten wurden die Spanner entfernt. Die Pseudarthrose war fest ausgeheilt. Ein Rezidiv des Infektes trat nicht auf.

b) Gelenksteifen, Rekonstruktion

A. N. Witt und M. Jäger, München

Die wohl kürzeste Definition der verschiedenen Ausprägungsgrade der Gelenkzteifen stammt von E. Payr: Ein Gelenk kann steif sein auf Zeit, für immer, sum Teil und auch vollständig.

Das Erkennen der Art und der Ausprägung der *posttraumatischen Gelenksteife* ist ausschlaggebend für unser therapeutisches Vorgehen. Aus praktischen Überlegungen heraus ist zwischen intra- und extraartikulären Steifen zu unterscheiden.

Eine *intraartikuläre Steife* kann *fibrös* sein. Sie kann eintreten aufgrund langer Inaktivität, also als *Ruhesteife*, sie kann jedoch auch auftreten nach Ausbildung eines starken *Hämarthros* mit konsekutiven Verklebungen der Gelenkflächen. Eine weitere Ursache können periartikuläre entzündliche Prozesse sein, bei denen das Gelenk mit einem Reizerguß reagiert und durch längere Ruhigstellung — also durch die Therapie — Verklebungen der Gelenkflächen eintreten. Die *fibröse Gelenksteife* wird neben dem Kniegelenk am häufigsten am *Ellenbogengelenk* beobachtet.

Eine weitere Ursache intraartikulärer Gelenksteife ist die *Gelenksperre*. Wir finden sie nach *Frakturen*, seltener nach traumatischen *Osteochondritiden*. Hingegen ist die Gelenksperre nicht selten durch eine in Fehlstellung verheilte dia- oder suprakondyläre Fraktur bedingt.

Eine *Unterarm-Umdreh-Einschränkung*, also eine Teilsteife des Ellenbogengelenkes, kann durch eine in Fehlstellung verheilte *Radiusköpfchenfraktur*, Brückencallusbildung der paarigen Unterarmknochen, in Fehlstellung verheilte Unterarmfraktur mit Schrumpfung der Membrana interossea sowie durch traumatische Schädigungen des distalen und proximalen Radioulnargelenkes, hervorgerufen werden. Vorsprungsbildungen posttraumatischer arthrotischer Osteophyten können ebenfalls zu Gelenksperren führen.

Die *posttraumatische knöcherne Ankylose* kann sowohl die Folge schwerer Traumen bei offenen Frakturen als auch die Folge eines *Empyems* sein. In der antibiotischen Ära ist es häufiger, daß durch *schleichende Entzündungen* eine knöcherne Ankylose entsteht. Auch *penetrierende Entzündungen*, insbesondere nach Verbrennungen, können zur entzündlichen Mitreaktion des Gelenkes und zur konsekutiven knöchernen Versteifung führen.

Bei den *extraartikulären Ursachen der Gelenksteifen* sind die *Contracturen* an erster Stelle zu nennen. Sie können sowohl durch *lokale* Veränderungen wie Kapsel-Band-Schrumpfungen, Entzündungen im Bereich des Gleitlagers als auch durch posttraumatische Veränderungen der Haut, Muskeln und Sehnen ihre Ursache haben.

Contracturen können jedoch auch durch *fern dem Ellenbogengelenk eingetretene traumatische Veränderungen* entstehen.

Es soll hier nur an die ausgedehnten *Schädelhirntraumen* und *traumatischen Nervenläsionen*, in deren Folge es zu schlaffen oder spastischen Lähmungen kommen kann, erinnert werden. Folge wiederum der Lähmungen ist bei ungenügender Behandlung die Contractur des Gelenkes. Ab und zu wird auch noch bei vegetativen Entgleisungen, also beim sog. Sudeck-Syndrom, die konsekutive Contractur beobachtet mit Befall nicht nur eines Gelenkes, sondern mehrerer Gelenke. Man spricht dann von den *Seriensteifen* (Dupuytren, Volkmann).

Eine weitere Möglichkeit der teilweisen oder totalen Gelenksteife kann die posttraumatische *Myositis ossificans* sein. Sie kann entweder wie z.B. beim *Apallischen Syndrom fernbedingt* oder auch durch *direkte Traumatisierung* der das Gelenk bewegenden *Muskeln* ausgelöst sein.

Die einzelnen Formen der Gelenksteife verlangen verschiedene therapeutische Maßnahmen.

Die wohl wichtigste Maßnahme ist die *Prophylaxe*. Es ist häufig nicht zu vermeiden, daß ein traumatisiertes Gelenk ruhiggestellt wird, insbesondere dann, wenn es bei offenen Frakturen auch zur lokalen Infektion gekommen ist. Die Ruhigstellung muß aber auf die kürzeste Zeit bemessen werden. Es ist darauf zu achten, daß auch bei liegendem, ruhigstellenden Gipsverband isometrische Anspannungsübungen durchgeführt werden und die nicht ruhiggestellten angrenzenden Gelenke systematisch in Eigenübungsbehandlung durchbewegt werden. Durch richtige, konsequent durchgeführte Behandlung ist es jedoch meist möglich, die teilweise oder totale Gelenksteife zu verhindern.

Trotz richtiger Behandlung und konsequenter Nachbehandlung und auch trotz oder wegen primärer operativer Maßnahmen ist es nicht immer zu verhindern, daß Steifen verschiedener Schwere eintreten.

Als *konservative Maßnahmen* stehen uns in erster Linie die *krankengymnastischen Übungsbehandlungen* zur Verfügung, die sich weitgehend auf die Anleitung zur aktiven Eigenübungsbehandlung beschränken sollen. In seltenen Fällen und nur unter Führung einer erfahrenen Krankengymnastin können auch passive Übungen eingesetzt werden. Werden diese jedoch zu forciert vorgenommen, kann der Zustand noch verschlechtert werden. Passive Dauerzüge mit geringem, jedoch permanent einwirkendem Gewicht, die keine Schmerzen verursachen dürfen, können ebenfalls zur Dehnung der Weichteile eingesetzt werden.

Besser jedoch hat sich bei uns der Thorax-Arm-Quengelgipsverband, der alternierende Quengelungen im Sinne der Beugung und Streckung mehrmals täglich zuläßt, bewährt.

Die genannten konservativen Maßnahmen können allein für sich wie auch in Kombination mit operativen Maßnahmen notwendig werden. Das günstigste Lebensalter für die Wiederherstellung des versteiften Ellenbogengelenkes liegt zwischen dem 20. und 50. Lebensjahr. Bei Kindern und Jugendlichen kann der Erfolg der operativen Behandlung durch unzureichende Mitarbeit und überschießende Regenerationsvorgänge in Frage gestellt sein. Weiter ist für die Festlegung des Operationszeitpunktes wichtig, daß eine genügend lange Zeit zwischen einer eventuell stattgehabten Infektion und dem operativen Eingriff verstrichen ist (mindestens 1 Jahr). Bei Unklarheit sind entzündungsprovozierende Maßnahmen vor dem operativen Eingriff durchzuführen.

Für die *Myositis ossificans* gilt, daß ihre Entstehung und Ausbildung vollkommen abgeschlossen sein muß, um durch den operativen Eingriff nicht eine Exacerbation hervorzurufen.

Als *operativer Zugang* bei Ellenbogengelenkssteifen hat sich ein dorsaler, längsgestellter, leicht bogenförmiger Schnitt, der etwa 10 cm oberhalb des Gelenkspaltes beginnt, und 5—10 cm unterhalb auf der Dorsalseite des Unterarmes endet, bewährt. Bei größeren Eingriffen ist der Nervus ulnaris im Sulcus aufzusuchen, freizupräparieren und anzuschlingen, um post op. meist ventralseitig verlagert zu werden.

Weichteileingriffe

Bei ungünstigen Hautverhältnissen, z.B. nach Verbrennungen, muß vor den operativen Maßnahmen durch entsprechende Lappenplastiken für eine *einwandfreie Hautdeckung* gesorgt werden.

Weitere Weichteileingriffe sind insbesondere bei den extraartikulären Ursachen der Gelenksteifen vorzunehmen. So ist bei Strecksteifen des Ellenbogengelenkes bei röntgenologisch gut erhaltenem Gelenk ohne fibröse Steife desselben die z-förmige Verlängerung oder zungenförmige Tenotomie der Tricepssehne, eventuell auch die Einkerbung der Kapsel durchzuführen.

In einem Fall bei einem 8jährigen Jungen fanden wir nach einem nicht mehr exakt definierbaren Unfallereignis eine Periostitis traumatica im Röntgenbild. Bei der Operation fanden wir eine Unterblutung und konsekutiven Bindegewebspannus, der die Fossa olecrani ausfüllte und bis ins distale Humerusdrittel reichte. Wahrscheinlich hatte es sich um eine temporäre Ellenbogengelenksluxation gehandelt. Nach operativer Ausräumung machte erwartungsgemäß die Mobilisation nur langsame, jedoch stetige Fortschritte.

Knochenoperationen sind vor allem bei intra- oder extraartikulären *knöchernen Anschlagsperren* durchzuführen. Die vorspringenden und sperrenden Knochennasen müssen entfernt werden. Besteht die knöcherne Anschlagsperre über längere Zeit, ist auch meist bei diesen Eingriffen eine Arthrolyse anzuschließen. Posttraumatisch entstandene Osteochondritiden machen die Entfernung sperrender Corpora libera notwendig.

Ein wesentlicher Faktor bei Ellenbogengelenkteilsteifen sind die *stellungsverbessernden Osteotomien*, meist durchzuführen im Bereich des distalen Humerusabschnittes. Häufig handelte es sich hier um in der Kindheit erlittene suprakondyläre Frakturen, die in Streckstellung des Humerus-Epiphysenwinkels ausgeheilt sind und deshalb ein konsekutives Beugedefizit aufweisen. Hier ist die Entnahme eines beugeseitigen Keiles sowie die nachfolgende Fixation entweder mit Kirschnerdrähten oder bei entsprechender Größe des distalen Humerusendes auch die Fixation mit einer Kinderhüftplatte des AO-Instrumentariums vozunehmen.

Bei der *Unterarmumdrehsteife* kann, wenn hierfür eine in Fehlstellung verheilte Radiusköpfchenfraktur verantwortlich ist, die *Resektion des Radiusköpfchens* eine wesentliche funktionelle Besserung herbeiführen. Der Eingriff ist frühestmöglich durchzuführen, um eine Schrumpfung der Membrana interossea zu verhindern. Negative Auswirkungen der Resektion des Radiusköpfchens haben wir an Hand eines großen Nachuntersuchungsmaterials sowohl der Berliner als der Münchener Orthopädischen Klinik im wesentlichen nicht feststellen können (Walcher, Keyl). Insbesondere wurde die Verschiebung im distalen Radioulnargelenk, die post op. eintreten kann, nicht als schmerzhaft oder funktionell störend von den Patienten empfunden.

Die *Arthrolyse* ist erforderlich bei flächenhaften, totalen oder weitgehenden Verklebungen der Gelenkflächen, also bei der fibrösen Steife. Der bindegewebige Pannus muß entfernt werden. Häufig sehen wir dann unter diesem Pannus hyalinen Knorpel. In diesem Falle genügt es, den Pannus zu entfernen, nachdem vorher fast immer ein z-förmige Tenotomie der Tricepssehne durchgeführt worden war. Die Erfolgsaussichten der Arthrolyse bei fibröser Steife sind im allgemeinen als gut zu bezeichnen. Eine intensive Nachbehandlung ist angezeigt. Uns hat sich dabei die Verwendung eines Übungsbrettes, das nur Beugung und Streckung unter teilweiser Aufhebung der Schwerkraft zuläßt, bewährt.

Stellt man jedoch nach Eröffnung des Gelenkes fest, daß die Gelenkflächen selbst stark zerstört sind, so hat die *Interpositionsarthroplastik* zu erfolgen. Als Interponat kann sowohl autologe Fascie oder Cutis sowie Fett im Fascienlappen dienen, wie auch die Verwendung homologer Bindegewebstexturen als Interponat erfolgreich sein kann (Kallio, Schreiber, V. Wehrburg u. a.). Bei der Interpositionsarthroplastik wird eine der beiden Gelenkflächen, entweder die Fossa semilunaris oder die distale Humerusgelenkfläche mit dem Interponat überkleidet und dieses mit subperiostalen Einzelknopfnähten verankert. Das Radiusköpfchen ist meist mitzuresezieren, und die Tricepssehne wird fast immer z-förmig tenotomiert.

Der Erfolg der Interpositionsarthroplastik hängt im wesentlichen von einer gekonnten Nachbehandlung und der Mitarbeit des Patienten ab. Die Nachbehandlung ist in gleicher Weise wie bei der Arthrolyse durchzuführen. Lediglich die Dauer der Nachbehandlung ist wesentlich länger.

Die Erfahrungen mit der *Alloarthro*plastik des versteiften Ellenbogengelenken sind bisher gering. Wir haben sie bei länger bestehenden knöchernen Ankylosen in den letzten Jahren vereinzelt durchgeführt. Die Ergebnisse waren als gut bis sehr gut zu bezeichnen. Zurückhaltung legen wir uns deshalb auf, weil eine leichte Verletzlichkeit der direkt unter dem Hautmuskelmantel liegenden Prothese gegeben ist, außerdem unsere Erfahrungen noch gering sind.

Es werden eine größere Anzahl von Ganzmetallprothesen angeboten. Für die Auswahl erscheint uns wichtig, daß das Gelenkimplantat nicht zu groß ist, um eine einwandfreie Deckung zu gewährleisten. Außerdem ist es dann möglich, bei eventuellen Komplikationen, in Form von Infektionen, das Implantat zu entnehmen und später dann eine Interpositionsarthroplastik durchzuführen.

Mit den Gelenkimplantaten war es uns möglich, selbst 20 Jahre nach Schußbruch versteifte Gelenke wieder funktionsfähig zu bekommen. Voraussetzung für den Eingriff ist die vorherige Prüfung der Muskelfunktionen. Die Nachbehandlung gestaltet sich nach unserer Erfahrung wesentlich problemloser als bei der Interpositionsplastik.

Zum Schluß sei noch kurz auf die *Arthrodese* bei teilweiser Gelenksteife des Ellenbogengelenkes eingegangen. Sie erscheint uns als der ungünstigste Eingriff zur Beherrschung schmerzhafter teilweiser Gelenksteifen.

Die obere Extremität, die keinen statischen Belastungen ausgesetzt ist, hat besonders günstige Voraussetzungen für arthroplastische Maßnahmen. Die Arthrodese sollte deshalb nur eventuell bei Lähmungen oder chronisch-schmerzhaften Entzündungen noch erwogen werden.

Bei beidseitigem Befall der Ellenbogengelenke kann, nachdem das eine Gelenk durch arthroplastische Maßnahmen versorgt wurde, das andere Gelenk in funktionsgünstiger Stellung versteift werden. Insbesondere dann, wenn Haut und Muskelverhältnis eine Alloarthroplastik als zu komplikationsreich erscheinen lassen.

A. Boitzy, Bern

Die Problematik der Ellbogensteifen ist von den Fällen mit hochgradiger Funktionseinbuße gebildet. Zwei Funktionen, nämlich *Pro/Supination* und *Flexion/Extension* müssen unterschieden werden.

Bei einer eingeschränkten *Pro/Supination* bringt die *Resektion des Radiusköpfchens* in der Regel befriedigende Resultate, eine geringe Krafteinbuße wird in Kauf genommen.

Wesentlich schwieriger anzugehen sind die Beeinträchtigungen von *Flexion/Extensionsbewegungen.* Es stehen zwei klassische operative Methoden zur Verfügung: die *Arthrolyse* und die *Resektionsarthroplastik.*

Die bei erhaltener Form des Gelenkes angezeigte *Arthrolyse* bringt zunächst bei der intraoperativen Prüfung der Beweglichkeit eine deutliche Funktionsverbesserung. Dem gegenüber sind die Spätergebnisse nicht selten eher bescheiden. Eine vollständige Funktionsrückkehr wird nur in einigen günstigen Fällen erreicht werden können.

Bei der *Resektionsarthroplastik* sind die Ergebnisse unterschiedlich. Fälle mit recht guten funktionellen Endresultaten stehen solche mit schlechter Beweglichkeit gegenüber. Zusätzlich bringt dieser Eingriff eine erhebliche Krafteinbuße mit sich.

Mit Arthrolyse und Resektionsarthroplastik sind wir heute also im Besitz von unvollkommenen Methoden, weil sie lediglich Teilerfolge in der Behandlung der Ellbogensteife erlauben. Es bleibt abzuwarten, ob sich mit der Weiterentwicklung der Allo-Arthroplastik neue Gesichtspunkte ergeben.

Wichtigste Maßnahme gegen die Ellbogensteife ist die Prophylaxe, welche vorwiegend in sofortiger und korrekter Versorgung der Frakturen und subtiler Operationstechnik besteht. Resultierende Funktionsausfälle geringen Grades ergeben nur in seltenen Fällen eine Berechtigung für einen erneuten Eingriff.

J. Ender, Steyr

Manuskript ist nicht zur Veröffentlichung eingegangen

Diskussion (Zusammenfassung)

G. Chapchal, Lausanne

Referat ist ausgefallen

W. Spier, Murnau (Obb.)

Die Ellbogenarthrodese ist selten indiziert. — Die Interpositionsarthroplastik ist nicht immer günstig. Schwerarbeitern ist oft mit einem in 90° versteiften Ellbogengelenk besser gedient. — Die Erfahrungen mit der Alloarthroplastik sind noch gering. Die Methode ist noch nicht ausgereift. — Zur Technik der Arthrodese: Das angefrischte Humeroulnargelenk wird in 90° Stellung fixiert und ist in 6—8 Wochen durchgebaut. Die Drehbeweglichkeit soll erhalten bleiben. Aus diesem Grunde Resektion des Radiusköpfchens.

M. Weigert, Berlin

In den letzten $4^1/_2$ Jahren wurden 21 Arthrolysen nach posttraumatischen Versteifungen, insbesondere nach Trümmerbrüchen des Oberarmes, durchgeführt. — Es wird eine V-Y-Plastik der Tricepssehne angelegt. Die Biceps- und Brachialissehne wird Z-förmig tenotomiert. Die Fossae olecrani et coronoides werden vom Pannus befreit. Beschädigte Kollateralbänder werden durch Lyo-Dura verstärkt. Die Ruhigstellung erfolgt in einem Scharniergips. Der N. ulnaris wird ventral verlagert und das Radiusköpfchen ausreichend reseziert. — Bei der Nachuntersuchung von 15 Fällen fand sich eine Beweglichkeit von ca. 60° im Ellenbogengelenk.

Z. Mikic, Novi Sad (Jugoslawien)

Referat ist ausgefallen

c) Nervenschäden

M. Mumenthaler, Bern

Nervenschädigungen bei veralteten Ellenbogenfrakturen

> „La paralysie qui vient d'abord est l'effet de la compression violente que les nerfs ont soufferte dans la chute ou dans le coup, et celle qui n'arrive que dans la suite dépend des dépôts qui se font sur la route des nerfs."
>
> J. L. Petit, Traité des maladies des os, 1736.

Nervenverletzungen nach Ellenbogenfrakturen sind keineswegs eine Seltenheit. Um so erstaunlicher ist es, wie selten sie in den letzten Jahren in der neurologischen, in der chirurgischen und orthopädischen Fachliteratur veröffentlicht wurden.

So gelang es uns trotz des Einsatzes von MEDLARS und EXCERPTA MEDICA durch Vermittlung des Dokumentationsdienstes der Schweizerischen Akademie der Medizinischen Wissenschaften lediglich, sechs einschlägige Arbeiten aus den letzten $3^1/_2$ Jahren zu eruieren. Diese Publikationen bezogen sich übrigens ausschließlich auf Frühparesen und sekundäre Lähmungen [2, 3, 4, 5, 11, 14] und erwähnen die Spätparesen, die hier interessieren, überhaupt nicht. Wohl oder übel müssen wir uns auf die ältere Literatur und auf die eigenen Erfahrungen stützen, welche seinerzeit in einer Monographie niedergelegt wurden [9].

Unter *Frühparese* versteht man die unmittelbar zugleich mit dem Trauma entstandenen Lähmungen. Sie sind bei schweren Ellenbogenfrakturen recht häufig und dürften je nach Krankengut in 10–20% der Fälle auftreten. Ihre Prognose ist in der Regel gut.

Als *sekundäre Lähmungen* werden jene bezeichnet, die einige Wochen bis wenige Monate nach dem Trauma auftreten. Gelegentlich ist das Zeitintervall allerdings so lang, daß eine Zuordnung zu den sekundären Lähmungen bzw. zu den Spätparesen ein wenig Ermessenssache ist. Eine sekundäre Lähmung ist auf eine Schädigung des Nerven durch eine Weichteilnarbe oder einen Callus zurückzuführen. Hier stehen Radialis- und Medianusparesen an der Spitze, während Ulnarislähmungen wesentlich seltener sind.

Platt fand unmittelbar posttraumatische Paresen bei 9 von 252 Frakturen des unteren Humerusendes, also in 3,7% seiner Fälle. 8 davon waren Frakturen des Condylus internus und in 1 Fall lag eine suprakondyläre Fraktur vor. Von diesen 9 Fällen heilten 7 spontan. Immerhin sind die primären Ulnarisläsionen bei Ellenbogenverletzungen wesentlich seltener als andere primäre Nervenschädigungen bei Frakturen überhaupt. Unter den 60 Fällen von Nervenverletzung bei Frakturen, die von Lewis und Miller beschrieben wurden, waren nur 5 Ulnarislähmungen, während z.B. 44 Radialisparesen bei Oberarmbruch vorlagen. Scharpff verfolgte 57 operativ behandelte Ellenbogenfrakturen bei Kindern nach 2–11 Jahren katamnestisch. Unter den diakondylären Frakturen lagen 5 direkt traumatische Radialis- und 3 Ulnarisparesen vor, unter den Frakturen des Condylus medialis fanden sich 3 Ulnarislähmungen. In keinem der Fälle mußte operativ eingegriffen werden und dennoch heilten alle nach 1–6 Monaten.

Seddon erwähnt in einem Bericht über die Nervenläsionen des Oxford Peripheral Nerv Injury Centers lediglich, daß nach geschlossenen Ellenbogenverletzungen die begleitenden Nervenläsionen alle außer in einem Fall von Medianusparese spontan vollständig heilten. Auch unter den sekundären Lähmungen steht übrigens der Ulnaris an letzter Stelle, so daß beispielsweise von den 99 sekundären Paresen, die von Lewis und Miller beschrieben wurden, nur 7 sich auf den Ulnarnerven bezogen.

Nachfolgend sollen lediglich die sog. *Spätparesen* bei veralteten Ellenbogenfrakturen besprochen werden, die viele Monate oder Jahre nach der ursprünglichen Verletzung auftreten, bzw. eine sekundäre nennenswerte Progredienz aufweisen. Der *Ulnarnerv* steht hier ganz im Vordergrund. Von den 52 Spätparesen, die Lewis und Miller unter ihren 252 Nervenläsionen nach Frakturen beschrieben, waren 59, d.h. 84% derselben Ulnarisläsionen. 2 betrafen den Nervus medianus und eine den Ulnaris und den Medianus gemeinsam.

Die *Symptomatologie der Medianusspätparesen* ist die einer langsam fortschreitenden, gemischt motorisch-sensiblen Medianuslähmung mit Beteiligung der von diesem Nerven versorgten langen Flexoren von Hand und Finger. Motorisch entsteht das typische Bild der Schwurhand, wobei der Ausfall des Musculus abductor pollicis brevis an der Hand zum „positiven Flaschenzeichen“ führt. Parästhesien und Sensibilitätsausfälle im Medianusgebiet der Hand, d.h. vor allem volar an den $3^1/_2$ radialen Fingern ergänzen die Symptomatologie. Eine Klopfdolenz des Nervenstammes volar in der Ellenbeuge, oft mit ausstrahlenden Sensationen in die radialen Finger verbunden, zeigt den Ort der Läsion an. Dieser kann durch eine Erregungsleitungsverzögerung im Nervenstamm an dieser Stelle bei der elektromyographischen Untersuchung bestätigt werden. Derartige Medianusspätparesen sind äußerst selten (s. oben). Etwas häufiger sind sekundäre Paresen, die aber nach Wochen oder Monaten einen weiteren progredienten Verlauf aufweisen und deshalb erst mit der für Spätlähmungen typischen Latenz den Patienten zum Arzt führen. Der Nerv ist hierbei entweder nach einer Luxation des Gelenkes zwischen Humerus und Ulna einbezogen [7, 17] oder durch einen Knochencallus bedrängt [17].

Die Symptomatologie einer *Radialis-Spätparese*— die wir allerdings weder im eigenen Krankengut noch in der Literatur als eigentliche Spätlähmung nach Ellenbogenverletzung fanden — müßte die einer Fallhand mit Beteiligung der langen Hand- und Fingerstrecker sein, wobei der Musculus supinator mitbetroffen wäre. Der Musculus brachioradialis und selbstverständlich der Musculus triceps brachii aber wären ausgespart. Auch der oberflächliche sensible Radialisast dürfte wahrscheinlich intakt bleiben.

Die ganz wesentlich häufigere *Ulnarisspätparese nach Ellenbogenfraktur* wurde schon 1898 von Mouchet beschrieben. Sie kann viele Jahre nach dem Trauma — im eigenen Krankengut bis zu 57 Jahren — in Erscheinung treten. Tendenzmäßig ist das Intervall um so länger, je jünger das Individuum im Zeitpunkt der Fraktur war. Dort, wo auch später Rückschlüsse auf die Art der ursprünglichen Fraktur möglich sind, findet sich die Ulnarisspätparese am häufigsten nach einer alten Fraktur des Condylus radialis humeri. Fast immer melden sich die Patienten wegen einer Kraftabnahme der Hand oder wegen einer zufällig eventuell sogar von Drittpersonen beobachteten Abmagerung der Hand beim Arzt.

Sensibilitätsstörungen und Mißempfindungen im Ulnarisgebiete oder gar Schmerzen stehen kaum je im Vordergrund und nicht selten fehlen sie ganz. Die Untersuchung deckt die typische Parese und Atrophie der ulnarisinnervierten kleinen Handmuskeln auf. Dadurch kommt es zur sog. *Krallenhand* mit hyperextendierten Langfingern im Grundgelenk und leicht abstehendem Kleinfinger.

Ein auch bei diskreter Lähmung meist positives Symptom beruht auf der Lähmung des Musculus adductor pollicis. Um diese zu kompensieren flektiert der Patient beim Festhalten eines Gegenstandes zwischen Daumen und erstem Strahl das Endglied des Daumens, wodurch es zum sog. positiven Fromentschen Zeichen kommt.

Der Befall der zwei ulnarisinnervierten Vorderarmmuskeln ist nicht selten diskret und schwer objektivierbar. Eine Sensibilitätsstörung liegt zwar immer vor, ist aber besonders zu Beginn unvollständig und muß gezielt gesucht werden. Typisch ist die Abgrenzung in der Mitte des Ringfingers. Subjektiv hat sie der Patient oft nicht bemerkt gehabt. Wichtig ist der Nachweis der meist, aber nicht immer vorhandenen Ellenbogendeformität, bzw. einer Bewegungsbehinderung dieses Gelenkes. In etwa der Hälfte der Fälle liegt ein Cubitus valgus vor. Ein Röntgenbild bestätigt entweder die Art der früher erlittenen Fraktur, oder es ergibt lediglich das Bild einer Deformierung und Arthrose des Gelenks.

Entscheidend ist die *sorgfältige Palpation des Nervus ulnaris* im Sulcus: Dieser ist immer von der Umgebung schlecht abgrenzbar, erscheint abnorm fixiert, verdickt und ist gelegentlich druck- oder klopfempfindlich. Auch hier kann das *Elektromyogramm* die Bestätigung der klinischen Diagnose liefern bzw. in Zweifelsfällen sogar entscheidend sein.

Die *Natur der früher durchgemachten Verletzung* ist — da oft viele Jahre seit dem ursprünglichen Trauma vergangen sind — nicht immer präzisierbar. Im eigenen Krankengut von Ulnarisspätparesen konnten sogar nur 43 der 70 Patienten, die früher ein Ellenbogentrauma durchgemacht hatten, präzisieren, daß tatsächlich bei ihnen eine Fraktur vorgelegen hatte. Von diesen 43 ließ sich nur bei 17 durch das Röntgenbild die Art der erlittenen Fraktur eruieren und bei 9 weiteren war dies auf Grund der Anamnese oder früherer Unterlagen möglich. In 14 dieser insgesamt 26 Fälle lag eine alte Fraktur des Condylus lateralis vor, wobei sich das nach oben verlagerte und pseudarthrotisch geheilte Fragment im Röntgenbild nachweisen ließ.

Pathogenetisch spielt nach unserer Ansicht der in etwa der Hälfte der Fälle vorhandene *Cubitus valgus* („Dehnung" des Nerven) keine entscheidende Rolle. Vielmehr sind die perineuralen narbigen Veränderungen der Weichteile, die wegen der Fixierung geringeren Ausweichmöglichkeiten des Nerven bei Bewegungen, sowie die stärkere Auswirkung des Druckes von außen wegen der starren umgebenden Gewebe für die Symptomentstehung verantwortlich.

Im eigenen Krankengut [9] von 53 Ulnarisspätparesen nach Ellenbogenfraktur handelte es sich um 36 Männer und 7 Frauen im Alter zwischen 30 und 67 Jahren. Die Spätparese war bei 24 Patienten rechts und bei 19 links aufgetreten. In den meisten Fällen ging die Fraktur auf die Kindheit zurück, in einzelnen Fällen bis zum Alter von 2 Jahren. 27 Patienten waren im Augenblick der Ellenbogenverletzung 10jährig oder jünger. Im Durchschnitt betrug das Alter der Patienten zum Zeitpunkt des Unfalls 13,7 Jahre.

Das *Alter der Patienten beim Auftreten der ersten Ulnarissymptome* schwankte zwischen 23 und 61 Jahren und betrug im Durchschnitt 39,2 Jahre. Das *freie Intervall* zwischen Ellenbogenverletzung und Lähmungserscheinungen betrug in 1 Fall nur $^{1}/_{2}$ Jahr bei den übrigen 42 Patienten schwankte es zwischen 1 und 56 Jahren. Im Durchschnitt betrug das Intervall 22,7 Jahre. Die Beziehung zwischen Alter beim Erleiden der Fraktur und dem freien Intervall bis zum Auftreten der Ulnarissymptome ist in Tabelle 3 dargestellt. Obwohl hieraus zunächst hervorzugehen scheint, daß bei Frakturen in höherem Lebensalter das freie Intervall eher verkürzt ist, dürfte diese Schlußfolgerung nicht zulässig sein. Es könnte sehr wohl auch sein, daß mancher Patient, der als Erwachsener oder im höheren Lebensalter erst eine Ellenbogenfraktur erleidet, zu früh stirbt, als daß er seine Spätparese noch erleben könnte.

Bei 13 unserer 43 Patienten wurden die Beschwerden anscheinend durch eine *besondere äußere Einwirkung ausgelöst.* Meistens handelte es sich um ein Ellenbogentrauma, manchmal auch um eine besondere Tätigkeit wie langdauernde Polierarbeit, intensive Gartenarbeit, anstrengendes Faustballspiel, langdauernde Arbeit am Schreibtisch, etc. In 1 Fall begannen die Beschwerden im linken Arm nach einem Elektrounfall mit Stromdurchtritt von der linken Hand zum rechten Bein.

Grundsätzlich ist die *Therapie der Spätparesen* eine operative. Beim Medianus wird sie sich auf die Neurolyse beschränken, beim Ulnarnerven hingegen wird dieser nach volar in ein gesundes Bett zu verlagern sein [1, 9, 10]. So gut wie immer findet sich am Nerven im Sulcus ein Pseudoneurom.

29 unserer Patienten wurden operativ behandelt. Bei diesen waren in 10 Fällen zwischen Beginn der Beschwerden und der Operation 6 Monate oder weniger verstrichen, bei 17 Fällen 1 oder mehrere Jahre, bei 2 sogar 10, bzw. 13 Jahre. Auch im eigenen Krankengut scheint die tiefe Volarverlagerung unter den Ursprung der ulnaren Vorderarmbeuger die besten Resultate zu ergeben.

Die *Prognose des Eingriffes* ist vom Zeitintervall zwischen Fraktur und Symptomenbeginn unabhängig. Wohl hängt sie aber ab von der Dauer der neurologischen Symptomatologie. Der Eingriff erscheint sinnlos, wenn die Parese vollständig ist und in diesem Ausmaß schon seit 2 oder mehr Jahren bestanden hat.

Der Rückgang der Symptome nach dem Eingriff kann sehr verschieden lang dauern. Während in einzelnen Fällen die sensiblen Störungen nach wenigen Wochen und die motorische Parese nach wenigen Monaten sich zurückgebildet haben, konnte es in anderen mehr als 1 Jahr dauern, bis die ersten Anzeichen einer Besserung zu sehen waren.

Auch nach einem schweren Ellenbogentrauma ohne sichere Fraktur, z.B. nach Ellenbogenluxation, kann ein identisches Lähmungsbild mit Latenz von Jahren auftreten. Hierbei spielen pathogenetisch offenbar die gleichen perineuralen narbigen Weichteilveränderungen die entscheidende Rolle. Hierfür sprechen in unserem eigenen Krankengute die praktisch identischen zeitlichen Verhältnisse. Diese Fälle sowie auch die Ulnarissymptome bei postinfektiöser oder degenerativer Arthrose des Ellenbogengelenkes unterliegen der gleichen absoluten Operationsindikation wie die eigentlichen Ulnarisspätparesen nach Fraktur.

Zusammengefaßt seien *folgende Merksätze formuliert:*

1. Spätparesen nach Ellenbogenverletzungen betreffen so gut wie ausschließlich den Nervus ulnaris.

2. Sie rufen nach einer so bald als möglich durchzuführenden operativen Therapie.

3. Diese Indikation ist auch bei sehr langem Intervall zwischen Fraktur und Beginn der neurologischen Ausfälle gegeben.

4. Der Eingriff der Wahl ist die tiefe Volarverlagerung unter den Ursprung der ulnaren Vorderarmbeuger.

5. Ist die Parese seit mehr als 2 Jahren klinisch vollständig, so hat der Eingriff keine Aussicht auf Erfolg mehr.

Zusammenfassung

Es werden kurz die Frühparesen und die sekundären Lähmungen nach Ellenbogenverletzungen erwähnt. Vor allem aber werden die Spätparesen beschrieben, in erster Linie die weitaus häufigsten Ulnarisspätparesen. Auf Grund von 70 eigenen Beobachtungen ergeben sich folgende Aussagen: Bei 43 gesicherten Frakturen konnte nur 26mal die genaue Natur derselben eruiert werden, wobei 14mal eine Fraktur des Condylus lateralis vorlag. Nach Ansicht des Autors spielt pathogenetisch nicht eine „Dehnung" bei Cubitus valgus, sondern die narbige Veränderung der unmittelbaren Umgebung des Nerven die entscheidende Rolle. 24 Patienten hatten die Fraktur rechts, 19 links erlitten. 27 der 43 Patienten waren im Augenblick der Ellenbogenverletzung 10jährig oder jünger. Das freie Intervall schwankte zwischen 1 und 56 Jahren. Die Therapie der Wahl ist die tiefe Volarverlagerung des Ulnarnerven unter den Ursprung der ulnaren Vorderarmbeuger. Die Prognose des Eingriffes ist gut, wobei allerdings das Bestehen einer vollständigen Lähmung während länger als 2 Jahren keine Restitution mehr erhoffen läßt. Hingegen spielt das freie Intervall zwischen Fraktur und Auftreten der Ulnarissymptome prognostisch keine Rolle und auch das Bestehen partieller Ausfälle über längere Zeit ist mit einer nützlichen Restitution vereinbar.

Literatur

1. Baumann, E.: Nervenverletzungen am Ellbogengelenk. Aus: Nigst, H.: Spezielle Frakturen- und Luxationslehre. Ein kurzes Handbuch in fünf Bänden. Bd. II, T. 1. Ellbogen. Stuttgart: G. Thieme 1965. — 2. Freundlich, B. D., Spinner, M.: Nerve compression syndrome in derangements of the proximal and distal radial ulnar joints. Bull. Hosp. Jt Dis. **29**, 38 (1968). — 3. Guerrini, A. F.: Paralisis posttraumatica de la rama profunda del nervio radial. Bol. Soc. argent. Ortop. Traum. **34**, 264 (1969). — 4. Hordegen, K. M.: Neurologic complications of supracondylar humeral fractures in children. (Course and therapeutic guidance.) Arch. orthop. Unfall-Chir. **68**, 294 (1970). — 5. Levine, J., Spinner, M.: Neurolysis in elderly patients. Clin. Orthop. **80**, 13 (1971). — 6. Lewis, D., Miller, E. M.: Peripheral nerve injuries associated with fractures. Trans. Amer. surg. Ass. **40**, 489 (1922). — 7. Mannerfeldt, L.: Median nerve entrapment after dislocation of the elbow. J. Bone Jt Surg. B. **50**, 152 (1968). — 8. Mouchet, A.: Fractures de l'extremité inférieure de l'humérus avec radiographies. Thèse méd. Paris (1898). — 9. Mumenthaler, M.: Die Ulnarisparesen. Stuttgart:

G. Thieme 1961. — 10. Nigst, H.: Die traumatische Neuritis des Nervus ulnaris. Eine Analyse von 73 operierten Fällen. Helv. chir. Acta **26**, 37 (1953). — 11. Otto, E.: Problematik der Behandlung der kindlichen Ellenbogenfraktur mit Nervenschädigung. Zbl. Neurochir. **30**, 313 (1969). — 12. Platt, H.: Nerve complications in fracture of the elbow. Proc. Mayo Clin. **3**, 141 (1928). — 13. Platt, H.: On the peripheral nerve complications of certain fractures. J. Bone Jt Surg. **10**, 403, (1928). — 14. Pollock, W. J., Parkes, J. C.: Early reconstruction of the elbow following severe trauma. J. Trauma **10**, 839 (1970). — 15. Scharpff, R.: Über die operative Behandlung der Frakturen des distalen Humerusendes im Kindesalter. Helv. Chir. Acta **20**, 459 (1953). — 16. Seddon, H. J.: Nerve lesions complicating certain closed bone injuries. — 17 Steiger, R. N., Larrick, R. B., Meyer, T. L.: Median nerve entrapment following elbow dislocation in children. J. Bone Jt Surg. **52**, 381 (1969).

E. Scherzer, Wien

Nervenschädigungen bei Ellbogenbrüchen — statistisch betrachtet

Die in der einschlägigen Literatur zu findenden Prozentsätze peripherer Nervenschädigungen bei Ellbogenfrakturen sind sehr unterschiedlich und rangieren von wenigen Prozenten bis zu etwa 20%. Die Ursache hierfür liegt unseres Erachtens darin, daß das untersuchte Krankengut in seiner Zusammensetzung oft stark differiert. Die höchsten Prozentsätze finden sich in Arbeiten, welche aus neurologischen Abteilungen stammen. Gerade diese verfügen über ein sehr ausgelesenes Beobachtungsgut, welches keineswegs mehr einen repräsentativen Querschnitt darstellt.

Wir haben, um die tatsächliche Häufigkeit peripherer Nervenschädigungen im Rahmen von Ellbogenfrakturen zu bestimmen, ein sehr großes unfallchirurgisches Krankengut herangezogen und dieses sodann statistisch ausgewertet.

Die statistische Aufgliederung der Ellbogenfrakturen unseres Krankengutes (51,7% Erwachsene, 48,3% Kinder und Jugendliche) in bezug auf die *Verursachung* ergab ein wesentliches Überwiegen außerberuflicher Unfälle. In 76,4% handelte es sich um Verletzungen während der Freizeit, wogegen nur 23,6% der Traumen mit der Berufstätigkeit im Zusammenhang standen. Verkehrsunfälle kamen seltener (5,5%) als Sportunfälle (8,7%) vor. Wie zu erwarten erwies sich der Skilauf weniger gefährlich als das Fußballspiel. Bezüglich der Verkehrsunfälle überwogen jene, die nicht im Zusammenhang mit der Berufsausübung standen (3,5%) über solche auf dem Wege zur oder von der Arbeitsstätte (2,0%). Sog. „Privatunfälle" machten den Großteil aller Traumen aus, die zu Ellbogenfrakturen führten. Darunter einzureihen sind Unfälle zu Hause, im Garten, beim Spiel usw. Über die Hälfte der Fälle dieser Gruppe betraf Verletzungen im Kindesalter (hier wieder vorzugsweise Frakturen des distalen Humerus).

Die in den folgenden Tabellen aufgezeigten Fälle entstammen einem gesamten Krankengut von 964223 Patienten, welche innerhalb von 5 Jahren (1967—1971) in den 6 Arbeitsunfallkrankenhäusern Österreichs stationär oder ambulant behandelt wurden. Obzwar sich das eigentliche Thema der Tagung auf Ellbogenfrakturen des Erwachsenen beschränkt, werden zum Zwecke des Vergleiches jeweils in Klammern die Fallzahlen der Altersgruppe 0—19 Jahre (Kinder und Jugendliche) hinzugefügt.

Tabelle 1. *Ellbogenfrakturen bei Erwachsenen (Kindern und Jugendlichen), aufgegliedert nach Nervenverletzungen. Aus einem Gesamtkrankengut von 964223 Fällen (6 Arbeitsunfallkrankenhäuser, 1967—1971)*

Unfallchirurgische Diagnose	Fallzahl	davon mit Nervenverletzung		M	R	U	M+R	M+U	R+U	M+R+U
Frakturen des dilstalen Humerus	893 (2054)	26 (83)	3% (4%)	1 (24)	11 (30)	12 (14)	1 (3)	— (5)	— (6)	1 (1)
Olecranonfrakturen	760 (214)	5 (—)	0,7% (0%)	— (—)	1 (—)	4 (—)	— (—)	— (—)	— (—)	— (—)
Luxationsfrakturen	434 (183)	19 (10)	4,4% (5,5%)	3 (2)	6 (5)	7 (2)	1 (—)	— (1)	— (—)	6 (—)
Radiusköpfchenfrakturen	2446 (1790)	2 (—)	0,1% (0%)	— (—)	2 (—)	— (—)	— (—)	— (—)	— (—)	— (—)
Insgesamt	4533 (4241)	52 (93)	1,1% (2,2%)	4 (26)	20 (35)	23 (16)	2 (3)	— (6)	— (6)	3 (1)

Tabelle 2. *Nervenoperation nach Ellbogenfrakturen bei Erwachsenen (Kindern und Jugendlichen)*

Unfallchirurgische Diagnosen	mit Nervenverletzung	Nervenoperation	davon								
			Nervennaht	M	R	U	M+U	Nervenrevision Neurolyse Verlagerung	M	R	U
Frakturen des distalen Humerus	26 (83)	6 (12)	2 (3)	— (—)	1 (2)	1 (—)	— (1)	4 (9)	— (1)	— (1)	4 (7)
Olecranonfrakturen	5 (—)	3 (—)	1 (—)	— (—)	— (—)	1 (—)	— (—)	2 (—)	— (—)	— (—)	2 (—)
Luxationsfrakturen	19 (10)	4 (—)	3 (—)	1 (—)	— (—)	2 (—)	— (—)	1 (—)	— (—)	— (—)	1 (—)
Radiusköpfchenfrakturen	2 (—)	— (—)	— (—)	— (—)	— (—)	— (—)	— (—)	— (—)	— (—)	— (—)	— (—)
Insgesamt	52 (93)	13 (12)	6 (3)	1 (—)	1 (2)	4 (—)	— (1)	7 (9)	— (1)	— (1)	7 (7)

Die unfallchirurgischen Diagnosen wurden in 4 Gruppen zusammengefaßt: Frakturen des distalen Humerus (d.h. suprakondyläre, kondyläre sowie supra- und diakondyläre Brüche), isolierte Olecranonfrakturen, Luxationsfrakturen des Ellbogengelenkes und isolierte Radiusköpfchenfrakturen.

Von den insgesamt 8774 Ellbogenbrüchen betrafen — wie Tabelle 1 zu entnehmen — 4533 Erwachsene sowie 4241 Kinder und Jugendliche. In 1,7%, nämlich bei 145 Fällen, lag eine Kombination mit einer peripheren Nervenverletzung vor. Kinder und Jugendliche zeigten begleitende Nervenschädigungen signifikant häufiger (2,2%) als Erwachsene (1,1%). Diesen Umstand möchten wir auf die große Anzahl von Frakturen des distalen Humerus im Kindesalter zurückführen.

Was die neurologischen Ausfälle anlangt, wurden die betroffenen Nerven in Tabelle 1 aufgeschlüsselt bzw. auch Kombinationen von Nervenschädigungen angeführt. Hingegen wurde in unseren beiden Tabellen keine Unterscheidung in primäre, sekundäre bzw. Spätparesen vorgenommen, um das Krankengut nicht allzusehr aufzusplittern. Der am *häufigsten* infolge Ellbogenfrakturen geschädigte Nerv war bei Erwachsenen der N. ulnaris, gefolgt vom N. radialis bei Kindern hingegen der N. radialis, gefolgt vom N. medianus. Diese unterschiedlichen Verteilungen von Nervenschädigungen bei Ellbogenfrakturen erklären sich gleichfalls aus der Tatsache, daß unter den kindlichen und jugendlichen Verletzten die Brüche des distalen Humerus mit begleitender Radialisläsion zahlenmäßig bei weitem überwiegen. Mehrfache periphere Nervenschädigungen fanden sich relativ selten, bei Kindern und Jugendlichen vergleichsweise deutlich häufiger als bei Erwachsenen (16 Fälle gegenüber 5 Fällen).

Der höchste Prozentsatz von Nervenschädigungen war in der Gruppe der Luxationsfrakturen festzustellen, sowohl im Erwachsenenalter (4,4%) als auch im Kindes- und Jugendlichenalter (5,5%). Am harmlosesten bezüglich neurogener Lähmungserscheinungen erwiesen sich die isolierten Radiusköpfchenfrakturen. Eine Läsion des Ramus profundus nervi radialis konnte bloß bei 2 Erwachsenen beobachtet werden (0,1%), obgleich diese Bruchart in unserem Krankengut eindeutig vorherrschte.

Tabelle 2 bringt eine Aufstellung über die Nervenoperationen, welche bei Ell bogenfrakturen notwendig waren. Sie stellt insofern eine Fortsetzung von Tabelle 1 dar, als die Untergliederung in die 4 genannten unfallchirurgischen Diagnosen beibehalten wurde. Von den insgesamt 145 Fällen (52 Erwachsene sowie 93 Kinder und Jugendliche) mußten sich 25 (13 Erwachsene, 12 Kinder und Jugendliche) einer operativen Behandlung wegen peripherer Nervenschädigung unterziehen. Eine Unterscheidung von primären, verzögerten primären und sekundären bzw. späten Nervenoperationen wurde nicht vorgenommen.

Chirurgische Eingriffe waren bei Kindern und Jugendlichen seltener (etwa jeder 8. Fall) notwendig als bei Erwachsenen (jeder 4. Fall). Nervennähte, bei denen die Kontinuitätsdurchtrennung vom Chirurgen tatsächlich im Verletzungsbereich gesehen wurde, überwogen bei den Erwachsenen prozentuell und absolut: 6 gegenüber 3 Fällen bei Kindern und Jugendlichen. Die letztgenannten Tatsachen können als Ausdruck der besseren Rückbildungsfähigkeit neurogener Schädigungen im früheren Lebensalter gelten. Nervenrevisionen, verbunden mit Neurolyse, oft auch mit Verlagerung des geschädigten Nervs, wurden häufiger durchgeführt als Nervennähte (16:9).

Ferner ist von Interesse, daß es sich bei den Verletzungen, welche eine Nervennaht erforderlich machten, fast ausschließlich um *offene* Brüche gehandelt hat. Unter den 9 Fällen mit dieser Behandlungsart befand sich bloß eine geschlossene Fraktur (scheint in Tabelle 2 als kombinierte Medianus- und Ulnariszerreißung auf).

Der am häufigsten operierte Nerv war der N. ulnaris, 19mal unter 25 Operationen. Insbesondere die Nervenrevision bei Erwachsenen betraf ausschließlich der N. ulnaris (7 Fälle).

Luxationsfrakturen bei Erwachsenen erwiesen sich bezüglich einer Nervenschädigung schwerer als gleichartige Verletzungen bei Kindern und Jugendlichen. Von den 19 Erwachsenen dieser Gruppe mußten sich 4 einer Nervenoperation unterziehen, wogegen die Luxationsfrakturen im Kindes- und Jugendlichenalter keine Operationen wegen neurogener Ausfälle erforderlich machten. Die Schwere der begleitenden Nervenverletzungen bei cubitalen Verrenkungsbrüchen läßt sich auch daran ermessen, daß hier im Gegensatz zu den anderen Diagnosengruppen Nervennähte öfter als -revisionen notwendig waren (3 Nervennähte gegenüber 1 Neurolyse mit Verlagerung).

Überraschend war die Tatsache, daß in der Gruppe der Olecranonfrakturen periphere Nervenverletzungen, welche an sich nur selten vorkamen (0,7% bei Erwachsenen, 0% bei Kindern und Jugendlichen), am häufigsten operativ behandelt werden mußten (3 Fälle von 5).

Die Radiusköpfchenfrakturen bewiesen auch in Tabelle 2 ihren harmlosen Charakter bezüglich einer zusätzlichen Nervenschädigung, zumal in keinem der beiden beobachteten Fälle ein operativer Eingriff wegen neurogener Ausfälle erforderlich war.

Zusammenfassung

Die vorliegende Arbeit hat es sich zum Ziel gesetzt, an Hand eines repräsentativen Querschnitts durch ein sehr großes unfallchirurgisches Krankengut aussagekräftige Angaben über die Häufigkeit von Nervenschädigungen bei den verschiedenen Typen der Ellbogenbrüche zu machen. Es zeigte sich dabei, daß der Prozentsatz peripherer neurogener Ausfälle bei Frakturen im cubitalen Bereich gering ist. Abschließend wurden noch einige allgemeine statistische Angaben über die Verursachung von Ellbogenbrüchen in dem untersuchten Krankengut gemacht.

H.W. Delank, Bochum

Unter den sekundären Lähmungen nach Ellenbogenfrakturen sind echte Spätparesen ein vergleichsweise seltener Befund und betreffen fast ausschließlich den N. ulnaris. So sahen wir in 10 Jahren an unserer Klinik nur bei 7 Patienten das ausgeprägte Bild einer traumatogenen Ulnaris-Spätparese.

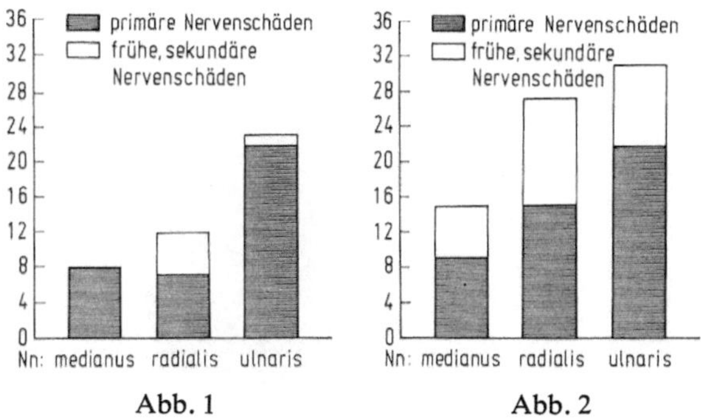

Abb. 1. Periphere Nervenschäden bei ellenbogengelenknahen Frakturen in den Jahren 1960/1965

Abb. 2. Periphere Nervenschäden bei ellenbogengelenknahen Frakturen in den Jahren 1966/1971

Anders verhält es sich mit den frühen sekundären Nervenschäden nach Ellbogenfrakturen. Hier hat sich für uns Neurologen in den letzten Jahren das klinische Bild gewandelt.

Abb. 1, die ich anhand von Archivunterlagen mit meinem Mitarbeiter Herrn Ulrich zusammengestellt habe, zeigt *die Häufigkeit der verschiedenen Nervenlähmungen*, die von uns in der ersten Hälfte des letzten Dezenniums bei Ellenbogenfrakturen beobachtet wurden.

Primäre, d.h. unmittelbar durch das Trauma entstandene Schäden konnten an allen drei großen Armnerven, am häufigsten am N. ulnaris gesehen werden (Abb. 2). Frühe, erst Tage oder Wochen nach dem Unfall in Erscheinung tretende sekundäre Lähmungen waren in diesem Beobachtungszeitraum noch relativ selten und zeigten sich nur beim N. radialis und N. ulnaris.

Eindrucksvoll hat sich nun dieses Verteilungsmuster der Nervenschäden geändert, wenn man die Ellenbogenfrakturen der zweiten Hälfte der 60er Jahre betrachtet. Im wesentlichen unverändert geblieben sind Häufigkeit und Verteilung der primären Schäden. Demgegenüber haben an allen Nerven, vor allem aber am N. radialis die frühen Sekundärschäden deutlich zugenommen.

Der Grund für diesen Wandel in unserem neurologischen Krankengut dürfte — aufgrund einer genaueren Fallanalyse — zweifelsohne in den veränderten chirurgischen Behandlungsverfahren zu suchen sein. Mit anderen Worten: *Mit Zunahme der Osteosynthesebehandlung der Ellenbogenfrakturen haben auch die frühen sekundären Nervenschäden, in Sonderheit die des N. radialis zugenommen.*

Diese Tatsache wird verständlich, wenn man sich die topographischen Gegebenheiten vor Augen hält und den gewöhnlichen operativen Zugangsweg von radial her berücksichtigt:

Narben- und Hämatombildungen gehören hier zu den unvermeidbaren Operationsfolgen und gefährden stets den N. radialis. Abb. 3 macht aber gleich-

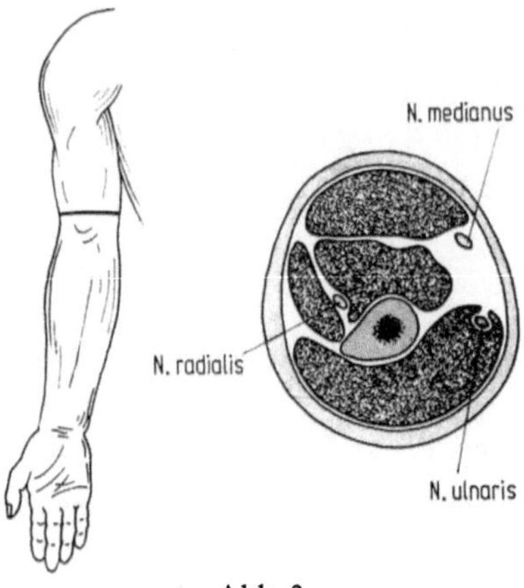

Abb. 3.

Tabelle 1. *Neurologische Erfordernisse bei Ellbogenfrakturen*

1. Frühzeitiger, exakter Neurostatus (möglichst vor operativem Eingriff)
2. EMG und NLG
3. Beachtung von Dislokationen
4. Übungsstabile Osteosynthese zur frühzeitigen aktiven Übungstherapie
5. Neurologische Verlaufsbeobachtung

zeitig auch deutlich, daß der radiale Zugangsweg bei der Operation aus neurologischer Sicht der schonendste ist, da von ulnar her sowohl der N. ulnaris als auch der N. medianus bedroht sind.

Lassen Sie mich — ausgehend von diesen Erfahrungen — noch kurz einige, wesentliche *neurologische Erfordernisse bei Ellenbogenfrakturen* zusammenstellen:

1. Bei Verdacht auf einen primären oder sekundären Nervenschaden nach Ellenbogenfrakturen lassen sich Bestehen und Ausmaß der neurologischen Komplikationen nur durch eine *exakte klinisch-neurologische Untersuchung* ermitteln. Wundschmerz und Schonhaltung der Hand täuschen im Anfang nicht selten eine Nervenläsion vor. Der Neurostatus *vor* der Operation schützt den Chirurgen in vielen Fällen vor dem Vorwurf einer iatrogenen Verursachung des Nervenschadens.

2. Eine wertvolle Ergänzung des Neurostatus ist das *Elektromyogramm* und vor allem die Bestimmung der *Nervenleitgeschwindigkeit.* Hiermit werden sowohl bei den frühen, als auch bei den späten Sekundärschäden Erstbefunde klinisch greifbar.

3. Dislozierte Frakturen können einen dauernden Spannungszustand verschiedener Nerven bedingen und somit zum Wegbereiter für alle Sekundärschäden werden. Auf die Bedeutung der Cubitus valgus-Stellung für die

Ulnaris-Spätlähmung hat bereits vor 40 Jahren E. Wexberg hingewiesen. Beim Cubitus varus sollte der Neurologe mögliche Dehnungsbelastung des N. radialis im Auge behalten.

4. *Aktive Übungstherapie*, unterstützt von frühzeitiger Elektrogymnastik *hat eine übungsstabile Osteosynthese zur Voraussetzung*, auf die daher neurologischerseits besonderer Wert zu legen ist.

5. Schließlich können nur von einer überwachenden Verlaufsbeobachtung das Ausmaß und die Regenerationsfähigkeit des Nervenschadens beurteilt werden und läßt sich die Indikation zu einer eventuell erforderlich werdenden Resektion mit Nervennaht stellen.

So ergibt sich, daß die Ellenbogenfraktur im Früh- und Spätstadium eine *enge Zusammenarbeit von Chirurgen und Neurologen* erforderlich macht.

Freie Vorträge

H. Wenzl, R. Thurmayr, München

Zentralisierte Dokumentation in der Unfallchirurgie

Als wir erfuhren, daß Computer in der medizinischen Dokumentation einsatzfähig seien, gerade zu einem Zeitpunkt, da die Flut der Daten schier unermeßlich schien, da vermeinten wir, daß wir mit einem Schlag all unserer Sorge ledig seien, wenn wir raschen und vollständigen Zugriff zu diesen Daten bekämen.

Inzwischen wissen wir, daß nach der Indienststellung dieser faszinierenden Geräte eine neue Schwierigkeit auftauchte: Man konnte die Krankengeschichte zwecks Datenspeicherung nicht einfach in einen Computerschlitz stecken, sondern es mußte erst eine geistige Vorarbeit geleistet, die Ärzte mußten zur Dokumentation erzogen und die Daten in eine, dem Elektronenrechner mundgerechte Form gebracht werden, um verfüttert werden zu können.

Es ist heute weniger schwierig, Zugang zu einer Computeranlage zu bekommen, *als vielmehr jemanden zu finden*, der sich bereit erklärt, sein medizinisches Fachwissen für den Aufbau eines Dokumentations- oder Diagnostikmodells mühevoll durchzuarbeiten, und der sich in der Hetze des Routinebetriebs dem Sachzwang unterwirft, den eine dokumentationsgerechte Weitergabe der Daten an den Computer von ihm fordert.

Die relevanten Daten eines chirurgischen Patienten sind im allgemeinen in zwei Schriftstücke zusammengefaßt, nämlich dem *Operationsbericht* und dem *Arztbrief*. Gelingt es, diese beiden Schriftstücke unmittelbar nach Erfassung der Daten über einen Computer automatisch ausdrucken zu lassen, so hätte man, gewissermaßen als Nebeneffekt der Berichterstattung, eine unschätzbar wertvolle Dokumentationsarbeit geleistet.

Ausgehend von dieser Überlegung hat Thurmayr in den Jahren 1969–1970 die ersten, mit Hilfe einer elektronischen Datenverarbeitungsanlage halbautomatisch erstellten Operationsberichte entwickelt.

Um die Datenerfassung und deren Normen möglichst nahe an den Arzt heranzubringen, wurden Fragebögen ausgearbeitet, die dem Benutzer nicht nur die Fragen, sondern auch die möglichen Antworten zur Auswahl vorlegen. Der Arzt kreuzt dann die zutreffenden Antworten an.

Die Markierungen des Fragebogens wurden anfangs auf *Lochkarten* übertragen.

Wird der Fragebogen *maschinenlesbar* gestaltet, so können die Markierungen des Beleges in einem Markierungsbelegleser ohne Zwischenschritte in die elektronische Datenverarbeitungsanlage eingelesen werden.

Es ist klar, daß sich für eine derartige Datenerfassung vorzüglich *standardisierte Operationen* eignen. Trotzdem kann ein derartiger Fragebogen niemals alle möglichen Ausprägungsmerkmale anführen. Es mußte also die Möglichkeit geschaffen werden, sich zusätzlich verbal zu äußern: Eine Antwort noch näher zu präzisieren oder auf eine Frage eine neue Antwort zu formulieren.

Diese zusätzlichen Bemerkungen bringen eine wünschenswerte Vervollkommnung des Operationsberichtes mit sich und müssen auf die Lochkarten bzw. in OCR-A-Schrift auf die Belegleserformulare eingetippt werden.

Da aufgrund der vorgegebenen Antworten bereits bekannt ist, welche Texte im Bericht vorkommen, kann man dem Operateur die Doppelarbeit des Markierens und Diktierens ersparen, indem man durch einen, im Computer gespeicherten Textvorrat (sog. Textkonserven) einen grammatikalisch vollständigen Operationsbericht oder Arztbrief durch die EDV ausdrucken läßt.

Tatsächlich ist es also so, daß der Operateur, der ja verpflichtet ist, einen Operationsbericht zu erstellen, durch diesen Trick gezwungen wird, echte wertvolle Dokumentationsarbeit zu leisten und dann als Nebenprodukt sozusagen als „Motivationsanreiz“ seinen Operationsbericht erhält. Das gleiche gilt für den Stationsarzt bei der Abfassung seines Arztbriefes.

Es steht hier der Dokumentationscharakter, d.h. die Richtigkeit, Vollzähligkeit und Vollständigkeit der Angaben im Vordergrund gegenüber dem Mittelungscharakter eines Berichtes, d.h. der eleganten Form der sprachlichen Mitteilung. Nachdem sich der praktische Einsatz derartiger halbautomatisch erstellter Operationsberichte in der Praxis für Appendix, weibliche Brust, Schilddrüse, Gallenblase und Gallenwege, Magen und Enddarm bewährt hatten, war die Versuchung natürlich groß, die Berichterstattung auf das Gebiet der Unfallchirurgie auszudehnen. Dank der klaren Richtlinien, die die AO für die operative Versorgung von Frakturen aufgestellt hat, waren die Voraussetzungen für eine derartige Erfassung wie von selbst gegeben.

Wie spielt sich nun die Erstellung eines halbautomatischen Operationsberichtes in der Praxis ab?

In der Pause zwischen zwei Operationen beantwortet der Operateur die Fragen der Dokumentationsassistentin über die vorangegangene Osteosynthese: Ein Bereich enthält 100 bis 250 Fragen mit 250 bis 500 vorgegebenen Antworten. Das bedeutet aber keineswegs, daß alle vorgegebenen Fragen tatsächlich in jedem Fall abgefragt werden müssen. Der Fragebogen enthält Anleitungen für Markierungskombinationen und Sprünge die über nicht zutreffende Folgefragen auszuführen sind.

Nach Ende des Interviews begibt sich die Dokumentationsassistentin in die Eingabestation der Klinik, die direkt mit der elektronischen Datenverarbeitung des Institutes verbunden ist, überträgt die Markierungen und gibt die Klartextbemerkungen ein. Je nach Schwierigkeit einer Operation sind durchschnittlich fünf solcher Bemerkungen pro Bericht notwendig. Aufgrund der Markierungen wählt die EDV die Textkonserven aus dem gespeicherten Textvorrat aus und setzt die Klartextbemerkungen ein. Der endgültige Bericht wird dann am Datenendgerät ausgedruckt.

Die eingegebenen Markierungen und Bemerkungen werden in einer Sonderdatenbank für Operationsberichte bzw. Arztbriefe gespeichert. Diese Sonderdatenbank ist mit der Basisdatenbank gekoppelt, so daß bei Anfragen über einen Patienten an die Basisdatenbank zugleich ein Verweis auf die Sonderdatenbank gegeben wird. Der Anfragende kann sich dann in der Endausbaustufe unseres Projekts den früheren Bericht am Bildschirm ausgeben lassen.

Des weiteren steht diese Sonderdatenbank dann zu statistischen Auswertungen bereit. Da das Auskunftsystem auch im Dialog arbeitet, kann die Auswahl der Patienten nach und nach immer detaillierter erfolgen. Selbstverständlich sind in einer Anfrage logische Verknüpfungen und Relationen von Merkmalen zugelassen. Damit erhöht sich die Anzahl der möglichen Auswahlkriterien pro Operationsgebiet von 250—500 auf ein Vielfaches.

Bei der Ausgabe der entsprechenden Daten druckt die EDV nicht nur die absoluten Zahlen des gesuchten Parameters aus, sondern gibt dem Anfrager gleichzeitig die Prozentzahlen gegenüber der Gesamtzahl an bzw. verarbeitet die Daten durch mathematisch-statistische Verfahren zu noch aussagekräftigeren Größen.

Durch den erst in jüngster Zeit bei uns entwickelten speziellen „Unfallarztbrief" werden die im Operationsbericht noch fehlenden, wesentlichen Angaben über den weiteren Verlauf des Patienten gespeichert: Wichtige Angaben über Anamnese, postoperativen Verlauf, postoperative Behandlung, verabreichte Medikamente, aufgetretene Komplikationen, histologischen und bakteriologischen Befunde, Vorschläge zur weiteren Behandlung und zur Arbeitsfähigkeit finden hier ihren Niederschlag.

Selbstverständlich können auch die gespeicherten Arztbrief-Daten zu Auskunftszwecken oder für statistische Arbeiten herangezogen werden.

Des weiteren wurde von Blomer ein Diagnostikmodell für maschinelle Entscheidungshilfe entwickelt. Es wird bei uns für die Fragestellung „Indikation zur Probelaparatomie stumpfer Bauchtraumen" eingesetzt und gibt die Wahrscheinlichkeiten für das Vorliegen einer Verletzung von Bauchorganen aufgrund der Symptomatik des Patienten an. Auf Details hier einzugehen, würde zu weit führen. Es sei nur soviel erwähnt, daß die Einzeldaten bei der Erfassung eines stumpfen Bauchtraumas ebenfalls über ein speziell entwickeltes Abfragesystem erfaßt werden, in eine Sonderdatei des Computers eingehen und abrufbar sind.

Da die Entwicklung, Programmierung und Indienststellung eines jeden derartigen Dokumentationssystems einen ganz erheblichen Arbeitsaufwand mit sich bringt, andererseits aber dann fast unbegrenzt anwendbar ist, haben wir uns überlegt, ob es nicht zweckmäßig wäre, unsere Anlage weiteren Benutzern zugänglich zu machen.

Ebenso wie wir ist Herr Prof. Überla in Ulm klinischer Partner des Instituts für Medizinische Statistik und Dokumentation, besitzt also in Ulm ein Terminal, einen Bildschirm und einen Schnelldrucker, die in direktem Kabelkontakt mit dem Computer Siemens 4004/46 in München stehen. Es bot sich also hiermit der Modellfall einer zentralisierten Dokumentation an, der sich zunächst auf das Gebiet der Unfallchirurgie beschränken sollte. Dank der spontanen Bereitwilligkeit von Herrn Prof. Dr. Burri, wurden zunächst die Operationsberichte der Malleolarfrakturen über das dortige Terminal eingegeben und über den Schnelldrucker in Ulm selbst wieder ausgedruckt. Eine Ausweitung dieser Zusammenarbeit auf die Operationsberichte der Unterschenkelfrakturen und auf Verlaufskontrollen mit jeweiliger Dokumentation der Eingabewerte ist vorgesehen.

Eine technische Entwicklung der jüngsten Zeit könnte eine derartige überregionale Zusammenarbeit verschiedener Kliniken mit einer zentralen Computerstation noch erheblich befruchten: In 3 Wochen wird bei uns voraussichtlich ein tragbares Terminal in der Größe einer Reiseschreibmaschine zum Einsatz kommen, das über Telefon mit der Computerstation verbunden werden kann. Damit lassen sich dann von jedem beliebigen Telefon über Wählleitung derartige Operationsberichte, Arztbriefe, das Diagnostikmodell stumpfer Bauchtraumen usw. in den zentralen Computer eingeben, speichern und die entsprechenden Schriftstücke auch wieder an der Eingabestelle ausdrucken.

Diskussion (Zusammenfassung)

W. Krösl, Wien

Die medizinische Dokumentation der Allgemeinen Unfallversicherungsanstalt in Österreich bearbeitet seit 5 Jahren sämtliche Unfallkrankenhäuser und 3 Rehabilitationszentren mit insgesamt 20000 Fällen pro Jahr. Es wurden bisher eine Million Fälle gespeichert. Derzeit handelt es sich um eine Falldokumentation, die Verlaufsdokumentation ist in Ausarbeitung. Eine Rationalisierung ist im Gange, so daß die Datenblätter direkt mit der Datenentstehung zusammenfallen werden. Zur Zeit besteht noch eine rechtlich bedingte Doppelgeleisigkeit, da die Originalkrankengeschichten und Röntgenbilder 10 Jahre lang aufbewahrt werden müssen. Es wird sich sicherlich ein Weg finden, daß die gespeicherte Krankengeschichte *allein* den rechtlichen Erfordernissen entspricht. Weiters soll versucht werden, eine Lösung bezüglich der vielen Bagatellfälle zu finden. Auf Grund der Datenverarbeitung sollen neue Wege für ein Krankenhausinformationssystem gefunden werden.

W. Zimmer, Hamburg

Referat ist ausgefallen

H. Wenzl, München

Im *Schlußwort* weist Wenzl darauf hin, daß die Erstellung von 97 Operationsbefunden in der im Vortrag dargestellten Form einen Arbeitsaufwand der Dokumentationsassistentin von 80,41 Std benötigt.

H. G. Ender, Steyr

Taluskörperfrakturen

In der Behandlung der Talusfrakturen ist in den letzten Jahren insofern eine Wandlung zu beobachten, als die für diese Gelenksfrakturen notwendige Reposition und Fixation der Bruchstücke oft nur operativ zu erreichen ist und daher operative Verfahren immer mehr zur Anwendung kommen.
So können die *Kompressionsfrakturen* in der dorsalen Hälfte der Talusrolle, die durch Stauchung des plantar flektierten Fußes entstehen, ähnlich den Impressionsfrakturen am Schienbeinkopf mit Erfolg operativ behandelt werden.

Demonstration (Dias)

Auf dem Ap-Bild ist die Impression an der Doppelkontur erkennbar. — Zur Freilegung des Imprimates ist es notwendig, den medialen Knöchel temporär abzuschlagen. — Die Stufe in der Gelenkfläche ist deutlich zu sehen. Mit einem breiten Meißel können dann die eingestauchten Bruchstücke gehoben und durch Einschlagen eines Knochenspanes unterfüttert und in guter Stellung zur Heilung gebracht werden. — Hier das Röntgenbild während der Operation. Der mediale Knöchel ist abgeschlagen. Zur Öffnung des oberen Sprunggelenkes wurde ein Zug am Fersenbeinnagel ausgeführt. Nach Spanunterfütterung gute Wiederherstellung der Form des Taluskörpers. Anschließend wird der mediale Knöchel mit einem Kirschnerdraht fixiert. — Bei der Nachuntersuchung 8 Jahre später ist das funktionelle Ergebnis ausgezeichnet: Freie Beweglichkeit im oberen und unteren Sprunggelenk, Muskelschwund am Unterschenkel von 1 cm und röntgenologisch keine Arthrose.

Leider läßt sich bei diesen Bruchtypen trotz guter Reposition die Sekundärarthrose nicht immer vermeiden.

Ich komme nun zu den *sagittalen Spaltbrüchen* des Taluskörpers, bei welchen das distale Schienbeinende den Taluskörper längsgespaltet und einen Teil der Talusrolle in den Taluskörper imprimiert hat.

Dias. In diesem Falle hält ein in der Tiefe des Bruchspaltes verklemmtes Imprimat den Bruchspalt klaffend, wie auf dem Schichtbild deutlich zu sehen ist, und verhindert die Reposition. — Der Bruchspalt wurde daher von einem vorderen Längsschnitt dargestellt, das imprimierte Bruchstück bis in die Höhe des Gelenkspaltes gehoben und dann die Hauptbruchstücke des Talus zusammengepreßt. — Die Fixation wurde mit 2 Kirschnerdrähten durchgeführt. Der abgespaltene laterale Anteil des distalen Schienbeinendes wurde ebenfalls reponiert und mit einer Schraube fixiert. 8 Jahre nach der Operation hat der Verletzte einen schmerzfreien Gang, betreibt Sport, und das obere Sprunggelenk ist nur gering behindert. Röntgenologisch besteht eine leichte Arthrose. — Es ist erstaunlich wie es konservativ gelingt, schwerst verschobene sagittale Spaltbrüche im Schraubenzugapparat nach Böhler zu reponieren und in guter Stellung zur Heilung zu bringen, so daß über längere Zeit ein durchaus befriedigendes funktionelles Ergebnis erreicht wird. — Leider kommt es meist dann doch noch zu arthrotischen Veränderungen, so daß nur die Arthrodese des oberen und unteren Sprunggelenkes zu einem schmerzfreien Gang verhilft. — Ist aber wie bei diesem offenen sagittalen Spaltbruch der Taluskörper in mehrere Bruchstücke zerbrochen und stark verschmutzt, dann bleibt letzten Endes keine andere Wahl als diese zu exstirpieren. — Hier wurde eine gute Fußform und ein relativ guter Gang durch die Arthrodese des unteren Schienbeinendes mit dem Fersenbein mittels eines hinteren Verschiebespanes erreicht. — Zum Schluß aus einer Serie von 5 Fällen der letzten Jahre noch 2 Verrenkungsbrüche,

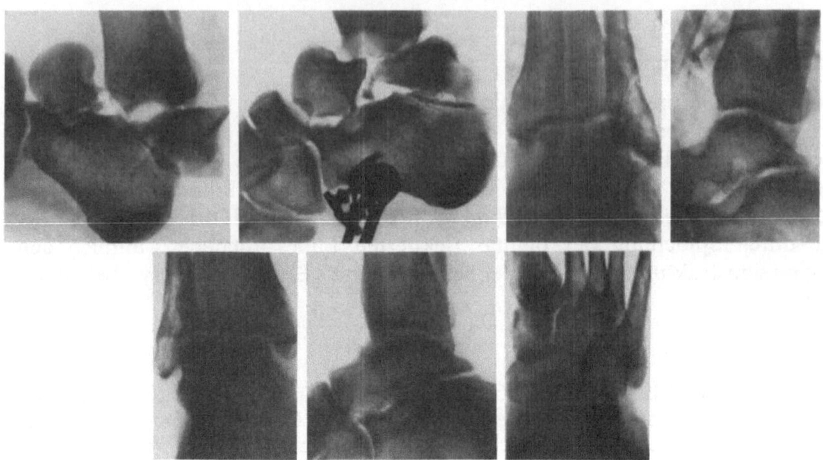

Abb. 1

bei denen es bei dorsal flektiertem Fuß zur Fraktur durch den Talushals, zur Luxation des Fußes nach vorne und Verschiebung des Taluskörpers nach hinten gekommen ist.

Während nach Pennal (1963) von 13 Fällen nur 3 ein funktionell zufriedenstellendes Resultat aufwiesen, hat Kannwright in letzter Zeit darauf hingewiesen, daß die Prognose dieser schweren Verrenkungsbrüche doch besser ist als allgemein angenommen wird.
Die Ursache der Mißerfolge sind die Entfernung des Taluskörpers oder ein schlechtes Repositionsergebnis, das Ausbleiben der knöchernen Heilung und die obligate Taluskörpernekrose, die nach Hawkins in 91% seiner 22 Fälle auftrat. Allerdings kam es nur einmal zum totalen Zusammenbruch des Taluskörpers.
Dieser schwere offene Bruch durch den Talushals mit Luxation des Fußes nach vorne und Verschiebung des Taluskörpers nach hinten entstand durch Sturz aus 20 m Höhe (Abb. 1).

Dias. Die Reposition gelang schwierig im Schraubenzugapparat nur unter Sicht durch mehrmalige Manipulationen. Nach Wundverschluß Fixation der gut reponierten Bruchstücke allein im Unterschenkelgipsverband durch 20 Wochen. Heilung in guter Stellung ohne Einbruch des Taluskörpers. — Bei der Nachuntersuchung 2 Jahre später schmerzfreier Gang, nur geringe Behinderung der Sprunggelenke.

Bei unseren 5 Fällen ist die Reposition dreimal sogar geschlossen im Schraubenzugapparat gelungen. Das Repositionsergebnis war so stabil, daß nur einmal die Bruchstücke mit gekreuzten Bohrdrähten fixiert werden mußten. Alle Brüche sind knöchern geheilt.

Wohl wurden bei der Nachuntersuchung leichte arthrotische Veränderungen sowie einmal eine Verschmälerung des Gelenksspaltes, aber nur einmal ein Einbruch der Talusrolle beobachtet.

Dia. Dieser schwere Verrenkungsbruch konnte konservativ im Schraubenzugapparat reponiert werden, heilte knöchern mit einem partiellen Einbruch der Talusrolle medial und bei der Nachuntersuchung 1 Jahr später hatte der Verletzte einen normalen Gang. Es bestanden fallweise Schmerzen und die Sprunggelenke waren gering behindert.

Bei allen unseren 5 Fällen war das funktionelle Ergebnis überraschend gut.

Diskussion

I. Matijasic, Pula

Referat ist ausgefallen

J. Böhler, Wien

Aseptische Operationsräume

Die postoperative Wundinfektion ist nach wie vor die Hauptkomplikation nach aseptischen Operationen. Die Angaben über ihre Häufigkeit schwanken zwischen 3 und 15%. Diese Infektionen können endogen oder exogen entstehen. Die exogene Infektion kann durch direkten Kontakt oder durch Luftkontamination entstehen. Ein weiterer, besonders wesentlicher Faktor ist der operierende Chirurg. Gewebeschonende Operationstechnik und ausreichende Erfahrung bei der Operation sind ausschlaggebend für eine einwandfreie Wundheilung.

Die Keime in der Luft sind an Staubteilchen als Träger gebunden. Die normale Luft einer Großstadt enthält 5 Mill. Teilchen pro m^3. In einem konventionellen Operationssaal finden sich 3 Mill. Teilchen pro m^3.

Im Operationssaal sind die anwesenden Personen die Hauptquelle von Teilchen und damit von Keimen. Im Sitzen gibt eine Person 10000—100000 Teilchen pro Minute ab. Bei Bewegungen steigt diese Zahl steil an; bei normalem Gehen werden etwa 7 Mill. Teilchen und beim Laufen 15—30 Mill. Teilchen abgegeben. Durch die übliche Operationskleidung kann die Zahl der abgegebenen Teilchen auf etwa ein Drittel vermindert werden. Eine wesentliche Verminderung ist dadurch zu erreichen, daß auch das weibliche Personal im Operationssaal Hosen trägt.

In einem konventionellen Operationssaal finden sich abgegebene Teilchen und damit auch Keime innerhalb weniger Minuten an weit entfernten Stellen des Raumes. Die Ursache dafür sind unkontrollierte turbulente Luftströmungen. Zur Reinhaltung der Luft wird deshalb schon seit langem durch Klimaanlagen filtrierte Luft eingeblasen. Seit etwa 15 Jahren gibt es HEPA (high efficiency particulate air) oder HOSCH (Hochleistungs-Schwebstoff)-Filter. Bei Filtern der Klasse 100 dürfen nicht mehr als 100 Partikel — größer als 0,3—0,5 Mikron — im Kubikfuß (28 Liter) Luft enthalten sein. Durch einen hohen Luftwechsel wurde versucht, alle abgegebenen Teilchen rasch abzutransportieren und damit eine weitgehend keimfreie Luft zu erhalten.

Charnley begann 1961 mit seinen Versuchen durch senkrechte, rasche Luftströmung den Operationssaal keimfrei zu halten. 1966 wurde dann sein Green-house installiert. In dieser kleinen Operationskabine wird von der Decke her 100% Frischluft mit einem 300—400fachen Luftwechsel pro Stunde eingebracht. Der Luftaustritt erfolgt am Boden und dadurch ergibt sich eine senkrechte Verdrängungsströmung. Die eingebrachte

Luft ist auch temperatur- und feuchtigkeitsreguliert. Die Luftströmung in diesem Green-house ist aber nicht turbulenzfrei, so daß Teilchen längere Zeit verbleiben können.

1961 wurde von den Sandia-Laboratorien in den USA ein neuer Weg beschritten und die sog. *Laminar-air-flow-Räume* entwickelt. Die HOSCH-Filter liegen direkt vor dem Eintritt der Luft in den Raum auf eine ganze Wandfläche verteilt. Die Luft wird in einem geschlossenen Raum mit einer einheitlichen Geschwindigkeit von etwa 0,45 m/sec und in *gleichgerichteter Strömung* bewegt. Es entsteht dadurch eine Stempelwirkung, die alle freiwerdenden Teilchen rasch aus dem Raum verdrängt.

Diese ideale Luftströmung besteht aber nur im Luv von Gegenständen oder Personen im Raum, im Lee bilden sich keilförmige Turbulenzen in der Länge der drei- bis vierfachen Breite des Objektes. Infolge der großen Luftmenge, die den Raum durchströmt, werden aber auch solche Stellen schnell wieder gereinigt.

Die *Vorteile* eines Laminar-air-flow Raumes sind daher:

1. niedrige Partikelzahlen,
2. rasche Reinigung,
3. wirksame Verhinderung von Kreuzkontaminationen.

Whitcomb hat mit der Sandia-Corporation 1966 den ersten Operationsraum mit echter lamellärer Vertikalströmung eingerichtet. 1971 wurde in Denver der erste Raum mit Horizontalströmung installiert. In Europa wurde der erste Reinraum-Operationssaal mit senkrechter Laminarströmung 1969 in Linz eingerichtet. Dann folgte 1970 St. Gallen, 1971 Bern und 1972 ein Raum mit Horizontalströmung in Göttingen. Ende 1971 gab es in den USA 110 Operationsräume mit Laminarströmung, 90 davon mit Horizontalsystemen.

Charnley und Weber verwenden zusätzlich noch Helme über den Köpfen des Personals mit Absaugung der Atemluft. Bei ihnen und auch bei Müller sind der Kopf des Patienten und der Anaesthesist außerhalb des Laminarstromraumes, da in diesen Operationssälen vor allem der prothetische Ersatz des Hüftgelenkes durchgeführt wird.

Die Laminarstromräume haben gegenüber dem Green-house von Charnley den Vorteil der turbulenzfreien Luftströmung, außerdem werden etwa 60—75% der Luft rezirkuliert, was eine erhebliche Minderung der Kosten bedeutet.

Der Laminarstromraum kann entweder als *ganzer Raum* oder als *Raum im Raum-System* ausgebildet sein. Das Raum im Raum-System braucht weniger Luftvolumen und Filterfläche, so daß die Kosten nur etwa die Hälfte eines ganzen Reinraum-Systemes betragen. Die Luft wird innerhalb des Raumes wieder den Ventilatoren zugeführt, so daß sich die äußeren Leerräume erübrigen.

Im Betrieb haben sich uns folgende *Probleme* ergeben:

Geräuschbelästigung,
Hitzebelästigung,
Beleuchtung,
Filterverlegung.

In unserem ersten Raum in Linz mit Vertikalströmung waren die Gebläsemotoren seitlich der Filter und der Reinluftkammern an der Decke angebracht und verursachten dadurch eine beträchtliche *Geräuschbelästigung*. Deshalb sind in Bern und auch im neuen Lorenz Böhler-Krankenhaus in Wien die Gebläsemotoren in einem Nebenraum und durch Schalldämpfer isoliert.

Die Wärmeabgabe der Gebläsemotoren ist beträchtlich, so daß eine störende *Hitzeentwicklung* entstand. Nach längerem Operationsbetrieb stieg die Raumtemperatur in Linz auf über 30° an, bei einem gleichbleibenden Luftfeuchtigkeitsgehalt von 55–60%. Es mußte deshalb zusätzlich ein Kühlaggregat eingebaut werden. Der Energieverbrauch der Gebläsemotoren und damit deren Wärmeabgabe steigt mit zunehmender Verlegung der Filter, so daß dieser Punkt besonders wichtig ist.

Beleuchtung. Im senkrechten, lamellären Luftstrom dürfen oberhalb des Operationsgebietes keine Gegenstände wie Operationsleuchten, Narkoseampeln, Röntgenapparate usw. angebracht sein, da unter ihnen Turbulenzen entstehen würden. Wir haben die Frage der Beleuchtung so gelöst, daß an den 4 Kanten der Filterdecke der Operationskabine ein Leuchtband angebracht ist, ein weiteres Leuchtband von 18 cm Breite verläuft in der Mitte der Filterdecke. Zusätzlich wird eine Stirnleuchte mit Fiberglaskabel verwendet, so daß der Operateur an der Stirn nur die Optik trägt und kaltes Licht ausgesendet wird.

Lebensdauer der Filter. Die Lebensdauer der teuren HOSCH-Filter wird mit 2–5 Jahren angenommen, vorausgesetzt, daß eine ausreichende Vorfilterung erfolgt. Die Vorfilter verlegen sich sehr rasch mit Textilfusseln und müssen in Abständen von 1–3 Monaten gewechselt werden. Die Verwendung von fusselarmem Gewebe für die Operationswäsche – und zwar ein Kunststoff-Baumwollgewebe oder Papier – ist dringend zu empfehlen.

An besonderer *Operationskleidung* tragen wir nur enganliegende Textilhauben, die bis auf die Schultern reichen, und eine engabschließende Gesichtsmaske, jedoch keine Kunststoffhelme mit Atemabsaugung.

Ob vertikale oder horizontale Luftströmung besser ist, ist noch nicht entschieden. Wahrscheinlich ist die Möglichkeit der Turbulenzbildung im Bereich des Operationsfeldes in der vertikalen Strömung etwas geringer, dafür können im Horizontalraum die verschiedenen, an der Decke suspendierten Geräte verwendet werden.

Partikel- und Keimzählungen in diesen Operationsräumen ergeben einheitlich minimale Werte von weniger als 1 Keim pro Kubikfuß (28 Liter Luft). Über die klinischen Ergebnisse bei einer ausreichend großen Zahl liegen erst wenige Angaben vor.

Charnley konnte seine Infektionsrate von 8,9% auf 1,3% bei 708 Fällen senken. Whitcomb gibt 0,79% Infektionen bei 3403 Operationen im Reinraum gegenüber 1,3% Infektionen bei 8253 Operationen im konventionellen Raum an. Diese Zahlen sind nicht signifikant.

1972 stellt ein Komitee des American College of Surgeons fest, daß derzeit noch keine schlüssigen Beweise vorliegen, daß mit Reinraumtechnik die Infektionsrate vermindert werden kann und daß daher weitere Untersuchungen notwendig sind, bevor ein endgültiges Urteil abgegeben werden kann. Deshalb müssen *alle anerkannten chirurgischen, technischen und hygienischen Methoden der Asepsis und der Antisepsis strikte eingehalten* werden, unabhängig von der Art der Belüftung des Operationssaales. Bei Neueinrichtungen soll die Verwendung von HOSCH-Filtern, die Art der Luftverteilung und die Häufigkeit des Luftwechsels berücksichtigt werden, wobei vorläufig noch nicht unbedingt ein Laminar-Raum-System gefordert werden muß.

Ruckelshausen berichtet über seine Erfahrungen mit Totalarthroplastiken des Hüftgelenkes ohne Verwendung eines Laminarstrom-Raumes, jedoch unter strikter Einhaltung von 22 Punkten der Antisepsis und Asepsis mit einer Infektionsrate 0 bei 400 Totalendoprothesen als Ersteingriff.

Durch den Laminarstrom-Raum kann eine wesentliche Ursache der postoperativen Wundinfektion, die Kontamination aus der Luft her beherrscht werden. Die Verwendung von HOSCH-Filtern unmittelbar vor dem Eintritt der Luft in den Operationssaal ist auch bei allen konventionellen Klimaanlagen zu empfehlen, da Fälle bekannt sind, wo durch die Klimaanlage pathogene Keime eingebracht wurden. Aus dem gleichen Grund empfiehlt sich eine laufende bakteriologische Kontrolle der Operationssäle.

Die Grundsätze der Asepsis und der Antisepsis und vor allem des gewebeschonenden Operierens haben aber nach wie vor volle Gültigkeit.

Diskussion (Zusammenfassung)

G. Leitz, Stuttgart

Leitz berichtet, daß er bei Einhaltung strikter anti- und aseptischer Maßnahmen in seinem konventionellen Operationssaal bei 700 Totalendoprothesen nur eine Infektion beobachtet hat. Bei den Infektionsquellen im Krankenhaus handelt es sich vor allem um die Inhalationsgeräte, die Krankenhausbetten, die Röntgenassistentinnen, die von den septischen in den reinen OP-Saal wechseln, sowie die Anaesthesisten. Der Operationssaal selbst wird zweimal täglich mit Incidin abgesprüht. Als wesentlichste Maßnahme zur Verhütung von Infektionen muß der Kontakt der aseptischen Fälle mit septischen Fällen ausgeschaltet werden.

Der Vorsitzende fragt, ob er die Zahlen richtig verstanden hat und ob Spätinfektionen mit berücksichtigt sind.

Herr Leitz bestätigt dies.

J. U. Baumann, Basel

1950 hat Colebrook vom Birmingham Accident Hospital über die guten Erfahrungen mit intensiver Luftdurchströmung des Operationsraumes seiner Verbrennungsstation berichtet. — Die Plage der Kreuzinfektionen konnte damit weitgehend gemeistert werden. — Weil es viele Klimaanlagen gibt, die mangelhaft gebaut wurden, hat die Verwendung von Operationsräumen mit steriler Luftdurchströmung auch nach 20 Jahren noch große Widerstände zu überwinden. — Unter Berücksichtigung aller Faktoren sind die Kosten erträglich. Die Anschaffungskosten einer Anlage mit laminären Strömung bei Neubauten betragen zur Zeit Fr. 150000—200000.—, Betriebskosten ca. Fr. 30.— pro Tag. Für Amortisation rechnet man mit Fr. 7000—10000.— pro Jahr. — Solche Operationsräume erlauben auch organisatorische Verbesserungen des Betriebes, welche die Unkosten wettmachen. So kann z.B. im gleichen Saal nach einer septischen Operation ohne Gefahr ein aseptischer Eingriff vorgenommen werden. Natürlich ist der Operateur damit nicht davon befreit, eine aseptische Disziplin einzuhalten.

G. Stühmer, St. Gallen

berichtet über Versuchsergebnisse die zeigen, daß es beim laminären senkrechten Luftstrom zu Turbulenzen über dem Operationsfeld durch den Kopf des Chirurgen und der Assistenten kommt. Ausatemluft kann daher das Operationsfeld kontaminieren, es soll deshalb ein Helm mit Absaugung der Atemluft getragen werden.

R. Dederich, Bonn

berichtet, daß im dortigen Krankenhaus der 5. ultrareine Operationssaal in Deutschland mit einem Kostenaufwand von DM 150 000 gebaut wird. Er wird horizontale, laminäre Luftströmung verwendet. Zur Lärmbekämpfung wurden die Gebläse ein Stockwerk höher untergebracht. Das Operationsteam stellt nach Meinung von Dederich die Hauptursache der Kontaminationen dar.

D. Tönnis, Dortmund

Sekundäre Radiusköpfchenluxation bei in Fehlstellung verheiltem Unterarmbruch im Kleinkinderalter

Im vergangenen Jahr wurde ein $2^1/_2$jähriges Kind wegen Radiusköpfchenluxation unklarer Genese in unserer Klinik vorgestellt. Ein Trauma war den Eltern nicht sicher bekannt. Allen Anzeichen nach war aber wohl doch eine Verletzung erfolgt, die nicht weiter beachtet wurde.

Im Röntgenbild zeigte sich eine Radiusköpfchenluxation, darüber hinaus fiel aber eine Achsenfehlstellung der Unterarmknochen auf, die auf eine alte Ellenfraktur, wenn nicht sogar Unterarmfraktur schließen ließ. Die Ulna zeigte an der distalen Drittelgrenze eine Abwinkelung nach beugewärts und speichenwärts, die den Gedanken nahelegt, daß bei der straffen Verbindung der Unterarmknochen im distalen Anteil die Abwinkelung der Elle den Radius mit in die Abwinkelung gezogen hat, wobei der proximale Radiusteil in die Luxationsstellung sozusagen sekundär überging.

Eine sichere Beseitigung der Radiusköpfchenluxation konnte dann auch nur gelingen, wenn man neben der Reposition des Radiusköpfchens die Achsenfehlstellung beglich. Die Diapositive lassen die Korrekturosteotomien erkennen. Die Fixation erfolgte beim Kleinkind nur mit Kirschnerdrähten. Die Verlaufskontrolle zeigt, daß das Radiusköpfchen im Gelenk blieb und nicht wieder luxierte.

Ein anderes Kind, das uns durch unsere Kinderchirurgische Klinik vorgestellt wurde (Chefarzt Dr. Würtenberger), war kurz nach der Geburt, noch in der Entbindungsklinik am Arm verletzt worden. Über die ersten Röntgenbilder läßt sich leider nichts sagen, da sie sich im Besitz der Staatsanwaltschaft befinden. Die hier gezeigten Aufnahmen lassen aber vermuten, daß eine Unterarmfraktur an der proximalen Drittelgrenze vorlag. Ob das Radiusköpfchen hier schon primär luxierte oder erst sekundär, ist schwer zu sagen. Die Ab-

winkelung des Radius verhindert aber sicherlich eine dauerhafte Einstellung des Radiusköpfchens. Daher muß auch in diesem Falle eine Korrekturosteotomie des Radius der Radiusköpfcheneinstellung vorausgehen.
Aus beiden Fällen ist zu folgern, daß der *Bandhalt des Radiusköpfchens am Ellbogengelenk gering ist und Achsenfehlstellungen des Unterarmes Radiusköpfchenluxationen nach sich ziehen können.* Diese Achsenabweichungen müssen beseitigt werden, wenn das Radiusköpfchen dauerhaft reponiert bleiben soll.

O. Raisch, Stuttgart

Radiusköpfchenfrakturen im Kindesalter

Referat ist ausgefallen

E. Engelbrecht, Hamburg

Alloplastischer Ersatz bei Ellengelenkszerstörungen

Traumafolgen und schwere Veränderungen im Ellengelenk bei der chronischen Polyarthritis stellen uns immer wieder vor die Frage nach dem geeigneten Behandlungsweg.

Die *Indikation zur Arthrodese* wird man heute auf wenige Fälle beschränken können, so z.B. bei gleichzeitigem Vorliegen ausgedehnter Weichteilverletzungen.

Die *Resektionsarthroplastik* ist erfahrungsgemäß besonders bei der chronischen Polyarthritis an der oberen Extremität erfolgreicher als an der belasteten unteren Extremität. Die häufig verbleibende Gelenkinstabilität und Restbeschwerden sind aber für die Patienten von Nachteil, die wegen der Miterkrankung anderer Gelenke auf Stockhilfe angewiesen sind.

Auf Grund der positiven Ergebnisse des alloplastischen Ersatzes an den großen Gelenken der unteren Extremität haben wir in den vergangenen 2 Jahren eine *Totalendoprothese* auch in der Behandlung schwerer *Ellengelenkzerstörungen* erprobt.

Bei der Entwicklung der Endoprothese haben wir besonders zwei Gesichtspunkte in den Vordergrund gestellt:

Erstens sollte das Prinzip der *„Low-Friction-Arthroplasty“* voll verwirklicht werden, um die bei allen Ganzmetallendoprothesen bekannten Metallosen von vorneherein zu vermeiden. Zweitens sollte das *Implantat möglichst weitgehend im Knochen verankert* werden, um durch eine bessere Gewebedeckung des Implantates die Möglichkeit der tiefen Infektion durch Weichteilfisteln über Prothesenkanten auf ein Minimum zu reduzieren.

Die Prothese besteht aus einem humeralen Oberteil aus Polyäthylen und einem ulnaren Teil aus Stahl. Die Laufachse wird mit dem Unterteil durch eine Madenschraube verblockt, so daß eine Reibung nur zwischen Metall und Polyäthylen gewährleistet ist.

Die Eröffnung des Gelenkes über den bogenförmigen Schnitt von dorsal her gewährt einen schonenden und übersichtlichen Zugang. Den N. ulnaris verlagern wir subcutan und durchtrennen die Tricepssehne kurz vor ihrem Ansatz. Die Kollateralbänder tragen wir tangential von den Epikondylen ab. Aus der Trochlea wird ein intraepikondylärer Block herausgeschnitten und von hier aus in die Markhöhle eingegangen. Das Radiusköpfchen und die Gelenkfläche des Ellenhakens mit einem Teil des Proc. coronideus werden reseziert. Die Laufachse wird von lateral her über ein Bohrloch durch den Epicondylus radialis eingeführt. Diese Resektionslinien gewährleisten nach unserer Erfahrung eine optimale Gewebedeckung des Implantates. Die Prothese wird mit Refobacin-Palacos einzementiert.

Wir haben bisher elf Endoprothesen implantiert und die erste Operation im Januar 1971 durchgeführt. Es handelte sich dabei in 7 Fällen um eine chronische Polyarthritis und in 4 Fällen um posttraumatische Folgezustände.

Die bisherigen Nachuntersuchungsergebnisse zeigen, daß mit der Endoprothese auch am Ellengelenk in einem hohen Prozentsatz schwere Schmerzzustände beseitigt werden können. 10 Patienten gaben keine oder nur noch geringe Narbenbeschwerden an.

In 9 Fällen konnte ein deutlicher Bewegungsgewinn, und zwar besonders hinsichtlich der Beugefähigkeit erzielt werden. Die geringste Beugefähigkeit betrug 115°, bei 7 Patienten lag sie zwischen 120° und 140°. Dagegen fand sich bei allen Patienten ein Streckdefizit zwischen 10° und 30°. Das durchschnittliche Bewegungsausmaß hinsichtlich Beugung/Streckung betrug 150°. 4mal war die Rotation des Unterarms völlig frei, in den übrigen Fällen, die ausschließlich cP-Patienten betraf, noch um $^1/_4$—$^1/_3$ eingeschränkt.

Als *Komplikation* beobachteten wir einmal ein postoperatives Hämatom und einmal eine späte Fadenfistel. Beide Fälle sind folgenlos zur Ausheilung gekommen. Tiefe Infektionen sind bisher nicht aufgetreten. Nach einer veralteten Luxationsfraktur war es einmal zu einer Sudeckschen Dystrophie gekommen, die unter entsprechender Behandlung ohne wesentliche Funktionseinbußen wieder abgeklungen ist. Nach einer schweren Gelenkluxation mit massiver perikapsulärer Verknöcherung hat das Einsetzen der Prothese keine Funktionsverbesserung erbracht, da es post op. erneut zu Verknöcherungen gekommen ist.

Die bisherigen kurzfristigen Erfahrungen zeigen, daß der künstliche Gelenkersatz auch am Ellengelenk erfolgreich eingesetzt werden kann. Schon jetzt zeigen sich die Vorteile gegenüber der Resektionsarthroplastik hinsichtlich Gelenkstabilität und Beschwerdebesserung.

Die Verwirklichung der Metall-Kunststoff-Kombination im Prothesenmodell zur Vermeidung von Metallosen und die möglichst weitgehende Versenkung des Implantates im Knochen als zusätzliche Maßnahme zur Verringerung der Gefahr der tiefen Infektion spielt für den erfolgreichen Einsatz der Endoprothese am Ellengelenk eine entscheidende Bedeutung.

R. Kirschner, Brünn

Brüche des oberen Drittels der Elle und Monteggia-Frakturen

In den letzten 6 Jahren haben wir im Traumatologischen Forschungsinstitut in Brünn 196 verletzte Vorderarme behandelt, davon haben wir 103 Fälle operiert. In der letzten Zeit operieren wir öfters wegen der Zunahme der komplizierten Brüche des oberen Vorderarmanteiles, die die Einrichtung und die konservativen Behandlungen schwierig gestalten.

Wir konnten aber feststellen, daß sich die Zeit der Heilung und der Arbeitsunfähigkeit verlängern und daß sich die Zahl der Kranken mit Funktionsbeschränkungen im Ellbogen vergrößert. Dazu kommt es meist dann, wenn wir die Operation wegen des schlechten Hautzustandes oder des schweren Zustandes des Kranken um einige Wochen verschieben müssen. Die folgenden Arthrosen pflegen die Ergebnisse der gewaltsamen Einführung des osteosynthetischen Materials oder seiner Beseitigung zu sein. Die sind auch durch die langdauernde Immobilisation bedingt, die die Adaptationsosteosynthesen verlangen. Fast immer sehen wir die Arthrosen als Begleiterscheinung der intraartikulären Brüche.

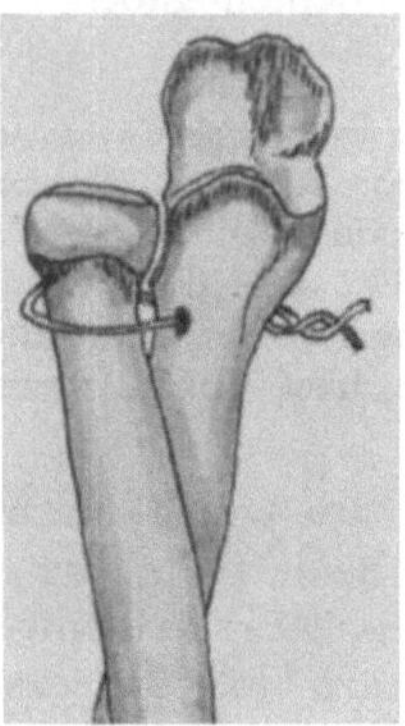

Abb. 1

Wir meinen damit kominutive Olecranonbrüche und kominutive Brüche des oberen Drittels der Elle. Splitterbrüche verlangen eine gleichzeitige Ausnützung der Vorteile einiger osteosynthetischen Hilfsmittel. Bei den oben genannten Brüchen verwendeten wir keine Platten und Schrauben der AO. Wir benützen in einigen diesen Fällen Küntschernägel und Kirschnerdrähte, mit denen wir eine feste Achse für die verschiedenen Fragmente bildeten.

Die größten Schwierigkeiten sehen wir darin, daß es nötig ist, zuerst die dislozierten Fragmente zu isolieren, um sie dann mosaikartig zusammenzustellen und durch Schlingen zu sichern. Schon dadurch sind ausgedehnte Präcipitationen und ossifizierende Myositiden, besonders an der Volarseite und im Bereich der Membrana interossea bedingt, und zwar an den Stellen, die auch bei der konservativen Behandlung betroffen sind.

Wir finden eine große Zahl der Provokationselemente. Dazu gehören: das zerrissene Lig. anulare, die zerrissene Membrana interossea, die Gelenkkapselruptur im größeren Umfang, die Verletzung der paraartikulären Gewebe, das zerrissene Periost und der erwähnte Bruch der Oberarmgelenkanteile der Speiche und der Elle.

Im höheren Grad gilt dasselbe bei den *Monteggia-Brüchen.* Das Speichenköpfchen verletzt in diesen Fällen unbedingt die Ellbogengelenkkapsel, und zwar nach der pathologischen Exkursion, die diese Verletzung bedingt.

In den letzten 3 Jahren gelang es uns nicht, 10 Monteggia-Frakturen befriedigend zu reponieren. Wir mußten operieren.

Nur einmal war das Lig. anulare zerrissen und die Reposition gelang, wenn die Elle mit der AO-Methode behandelt wurde. In 9 Fällen wurde das Lig. anulare wie ein verstärkendes Band der Gelenkkapsel zwischen dem Radiusköpfchen und dem Humerusköpfchen interponiert.

Bei erhaltenem Lig. anulare half uns nicht einmal die Schiene mit den Schrauben zur einwandfreien Reposition des Radiusköpfchens. Stets blieb eine Subluxation und die passive Beugung im Ellbogen war ebenfalls beschränkt.

In allen 9 Fällen mußten wir das Lig. anulare durchtrennen. Nach der Reposition des Radiusköpfchens nähten wir das Lig. anulare wieder zusammen und sicherten die obere radioulnare Artikulation mit einer Drahtschlinge für 6 Wochen. Die Schlinge führen wir um den Speichenhals und durch die Elle (Abb. 1). Zur Ruhigstellung genügt ein Dreieckstuch.

In einem Fall, wo wir das Radiusköpfchen entfernen mußten, entstand eine Unstabilität des Gelenkes, die wir durch eine Drahtschlinge behoben. Wir führten die Drahtschlinge quer durch die untere Epiphyse des Humerus und um die Ulna, durch die Humerusrolle und Humerusköpfchen. Die Operation wurde durch einen Gipsverband für 6 Wochen ergänzt.

Schwere Verletzungen im Gebiet des Ellbogengelenkes verursachen oft Bewegungseinschränkungen und verlangen eine Sekundäroperation. Dadurch wird die Bewegung im Ellbogen so wirkungsvoll verbessert, daß nicht nur die Verletzten, sondern auch die operierenden Ärzte zufrieden sind.

II. Pyocyaneusinfektion

a) Prophylaxe und Therapie

G. Linzenmeier, Essen

Die Bedeutung von Bacterium pyocyaneum (Ps. aeruginosa) aus bakteriologischer Sicht

Ein *Panorama-Wechsel* in der Bakteriologie der für entzündliche Erkrankungen verantwortlichen Erreger ist in den letzten Jahren vielfach beschrieben worden [7, 34]. Gramnegative Keime werden zunehmend beobachtet bei Eiterungen, Verbrennungen und der sich oft anschließenden Sepsis, unter ihnen *Pseudomonas aeruginosa*, wie Bacterium pyocyaneum heute wissenschaftlich exakt genannt wird. Nach vielen Berichten [7, 38–40] liegt der Anteil an Ps. aeruginosa um 5–8% des Untersuchungsmaterials.

Das Interesse an einer Verbesserung der bakteriologischen Diagnostik gramnegativer Stäbchen ist in den letzten Jahren allgemein gewachsen. Dies gilt für die lang bekannten Keime aus der Familie der Enterobakterien, wie E. coli, Proteus, Klebsiella, Enterobakter (früher Aerobakter), aber auch Salmonellen und Shigellen ebenso wie für die nicht fermentierenden, gramnegativen Keime aus der Familie der Achromobakterien und Pseudomonaden.

Ihre *Differenzierung* ist noch nicht so bekannt, wie die der Enterobakterien, viele Keime werden übersehen oder verkannt [12]. Die Abgrenzung von Ps. aeruginosa von anderen Keimen der Pseudomonas-Gruppe ist nicht immer ganz leicht; die Züchtung aus Mischkulturen mit anderen Keimen ist dadurch erschwert, daß die oft nur in geringer Zahl vorhandenen Pseudomonas-Kolonien übersehen werden, weil ihr Wachstum nach 24 Std nicht immer so voll ausgeprägt sein muß, wie etwa bei den schneller wachsenden Keimen der Coli-Gruppe u. a.

Aus diesem Grund sind zahlreiche Selektiv-Medien beschrieben worden [1, 4, 5, 20, 23, 24], auf die hier im einzelnen nicht eingegangen werden kann. Ihre Anwendung wird sich aber bei hygienischen Untersuchungen, wie der Infektionsquellenforschung sehr empfehlen.

Nach den Arbeiten von Pulverer und Kort [30] und Jan Philips [28] gibt es sechs verschiedene *Kolonie*formen, von denen eine typisch und allgemein bekannt ist, die übrigen immerhin für ein Viertel aller Fälle verantwortlich sind, also leicht verwechselt oder übersehen werden können. Auch darum ist der Hinweis für die zunehmend beliebte „home made bacteriology" oder „Bakteriologie im Eigenbau" wichtig, da viele Ärzte mit Hilfe mehr oder minder einfacher Medien versuchen, bakteriologische Diagnosen selbst durchzuführen. Wenn dann Bacterium pyocyaneum, dessen Kolonien so leicht verwechselt werden können, übersehen wird, dürfte sich hier nicht selten eine falsche Diagnose ergeben mit entsprechenden Folgen für den Patienten, die auch durch eine mehr oder minder dilettantisch durchgeführte Resistenzbestimmung nicht ausgeglichen werden kann.

Die genaue Bestimmung von Ps. aeruginosa bedarf einer Reihe biochemischer Verfahren [6, 7, 28, 30, 33] zur Abgrenzung von Pseudomonas fluorescens, einem Trinkwasserkeim und Pseudomonas putida, dessen pathogene Bedeutung gering ist [12].

Die *pathogene Fähigkeit* von Ps. aeruginosa beruht auf einer Reihe von Eigenschaften, die neuerdings bekannt geworden sind. Früher sah man diesen Keim mehr als Saprophyten mit gelegentlicher Bedeutung für die Erzeugung des blauen Eiters an [14, 38, 39]. Zahlreiche fermentative Leistungen von Ps. aeruginosa weisen ihn aber als einen zwar oft opportunistisch pathogenen Keim aus, der aber absolut in der Lage ist, dann seine delitären Fähigkeiten vorzuführen.

An *Fermenten* sind zu nennen: Die Fähigkeit zur Proteolyse (Gelatinasen Milchpeptonisierung), die Fähigkeit zum Oxydieren (Cytochromoxydase gilt außerdem seit langem als besonderes diagnostisches Merkmal), ferner Katalasen und Peroxydasen sowie eine Depolymeridase zur Dekapsulation der Hyaluronsäure. Auch Lipasen sind zu finden, die sich z.B. auf Eigelb auswirken [30]. Wichtig ist ein Fibrinolysin, das gegen Menschenplasma stark wirksam ist, während das Ferment Coagulase, das uns von Staphylococcus aureus so gut bekannt ist, hier mehr auf Tier- als auf Menschenplasma einwirkt.

Im Tierexperiment gelingt es bei geeigneter Versuchsanordnung, die Pathogenität dieses Keimes für die weiße Maus zu beweisen [6].

Neuerdings hat Pawlowsky [27] ein Exotoxin nachgewiesen, dessen Effekt auf die celluläre Atmung wie die Atmung der Mitochondrien unbezweifelbar ist und somit weitere Hinweise für die Pathogenität bzw. Virulenz dieses Keimes bietet. Die der meist tödlich endenden Sepsis bei Verbrennungen vorausgehende „Toxinämie“ mit zunächst fehlendem Bakteriennachweis findet hier möglicherweise eine Erklärung.

Für *epidemiologische Untersuchungen*, sei es zur Klärung der Infektionen am Patienten selbst (Autoinfektion, Reinfektion und der Superinfektion!), sei es zur Zusammenhangsaufklärung zwischen Stämmen, die bei anderen Patienten, in der Natur oder im Krankenhausmilieu gefunden werden [29, 33, 35, 37], sind genauere Bestimmungen der Pyocyaneus-Keime notwendig.

Die *Feindifferenzierung*, von Kritikern der Bakteriologie als Snobismus bezeichnet, hat sich hier, wie bei anderen Keimarten, als außerordentlich wertvoll erwiesen, wenn es gilt, Infektionswege zu erforschen.

Es bieten sich *folgende Methoden* an:

1. Wie bei vielen Keimen die *serologische Typisierung* [10, 16, 18, 37], die aber nur in wenigen Laboratorien geübt wird (vgl. dazu das Referat von Dr. Zeller mit dem Hinweis auf entsprechende Impfstoffherstellung).

Als 2. Methode ist etwas verbreiteter die *Pyocin-Typisierung*, die sich etwas leichter durchführen läßt und eine große Zahl abgrenzbarer Typen ergibt [11, 26, 37], ohne daß ihre Methodik schon so durchgearbeitet ist, daß sie vergleichbare Ergebnisse aus verschiedenen Laboratorien der Welt gibt.

Als 3. Methode der Fein-Typisierung ist das aus therapeutischen Gründen ohnehin angesetzte *Antibiogramm*, z.B. bei Staphylokokken oft recht günstig, versagt aber hier deswegen, weil Ps. aeruginosa gegen die meisten Antibiotica und Chemotherapeutika ohnehin resistent ist, ja, sogar die Empfindlichkeit gegen Tetracycline, Chloramphenicol, Neomycin oder Kanamycin den Verdacht auf einen anderen als auf einen Pyocyaneuskeim erwecken muß.

Es bleiben *drei Antibiotica* übrig, gegen die der Keim in der Regel empfindlich ist; dies sind *Polymyxin B-Colistin*, *Gentamycin* und *Carbenicillin*. Gegen diese Substanzen wird gelegentlich eine Resistenz beobachtet, insbesondere neuerdings gegen Carbenicillin [2, 8].

Der Synergismus zwischen Gentamycin und Carbenicillin [19, 25] ist zwar der Gegenstand von Diskussionen gewesen, scheint aber therapeutisch wie im Reagenzglas bedeutsam zu sein. Nach diesen Beobachtungen kommt das Antibiogramm für eine Feintypisierung zu epidemiologischen Zwecken leider nicht in Frage.

Die *biologischen Fähigkeiten* von Pseudomonas-Bakterien erlauben ihnen unter einfachen oder gar schlechten Bedingungen zu leben oder zu überleben [3, 36]. Der Keim kann sich sogar im Staub und nicht nur — wie es länger bekannt ist — im feuchten Milieu besonders lange erhalten.

Der Vermehrungsfaktor in Wasser, Seifenlösungen, Spülbecken, redestilliertem Aqua dest., Handwaschwasser, Ausgußwasser ist beachtlich und experimentell nachgeahmt worden [3]. Verunreinigungen mit Spuren organischer Substanzen scheinen eine ausreichende Nährstoffquelle darzustellen, wie etwa 2 mg/l organischen Kohlenstoffs in destilliertem Wasser. Dies ist bei größerem Hospitalismus-Vorkommen von Pyocyaneus, Keimen bei Wundinfektionen wie auch auf Verbrennungsstationen wiederholt gezeigt worden [9, 14, 17, 31].

Auf die Möglichkeit, daß wenige Pseudomonaden im Leitungswasser [34] zur Keimvermehrung führen können, hat Grün kürzlich hingewiesen. Keime, die in der Gesamtkeimzahl trinkbarer Wässer keine Rolle spielen, könnten hier gelegentlich einmal von Bedeutung sein; es sei denn, die Typisierung zeigt, daß diese Pseudomonaden selten aus Wasserleitungen stammen, wie es nach den Untersuchungen von Zeller den Anschein hat.

Die *Verbreitungswege* über den Ausguß, Seife, Handtuch, Hand des Patienten, Hand des Pflegepersonals liegen offen; Nachweise dieses Keims in Seifenlösungen, Wasserhähnen, Schwämmen, Urinflaschen, Bettkannen und allen Materialien, die aus Gummi hergestellt sind, sind lange bekannt. Auch aus Arzneimitteln, Augentropfen, Lumbalanaesthetica, gewissen Desinfektionsmitteln, besonders aus der Reihe der quartären Ammoniumbasen oder Hexachlorophen ist Ps. aeruginosa nicht selten gezüchtet worden. Offene Desinfektionsmittelbecken mit diesen dafür nicht geeigneten Chemikalien sind direkt eine Freude für diesen Keim, darin wachsen zu dürfen.

Auch der Mensch ist nicht selten Ausscheider von Ps. aeruginosa im Stuhl [32, 32a]. Dies offenbar um so häufiger, wenn er die Keime im Krankenhausmilieu erworben hat.

Eine *Abhilfe* gegen Ps. aeruginosa ist in der immer technisierter werdenden Medizin außerordentlich schwer. Organisationspläne des Krankenhauses sind gründlich durchzudenken [13, 15, 21]. Maßnahmen der Desinfektion und Sterilisation müssen gerade im Zeitalter der Antibiotica gründlicher denn je geführt werden, Einweg-Material erleichtert diese Maßnahmen. Intensivpflegestationen sind ebenso wie Verbrennungsstationen (nach Marget das „Mekka" der Mikroben) der Ort, wo sich die meisten unangenehmen Keime, nicht zuletzt Pseudomonas aeruginosa aufzuhalten pflegen.

Literatur

1. Abdou, M. A. F.: Vergleichsuntersuchungen von 10 Selektivmedien zum Nachweis von Pseudomonas aeruginosa. Zbl. Bakt., Hyg. I. Abt. A **221**, 182 (1972). — 2. Adler, J. L., Finland, M.: Susceptibility of recent isolates of Pseudomonas aeruginosa to gentamicin, polymyxin, and five penicillins, with observations on the pyocin and immunotypes of the strain. Appl. Microbiol. **22**, 870 (1971). — 3. Botzenhart, K., Röpke, S.: Lebensfähigkeit und Vermehrung von Pseudomonas aeruginosa in anorganischen Salzlösungen. Arch. Hyg. **154**, 509 (1971). — 4. Brown, V. I., Lowbury, E. J. L.: Use of an improved cetrimide agar medium and other culture methods for Pseudomonas aeruginosa. J. clin. Path. **18**, 752 (1965). — 5. Brown, M. R. W., Scott Foster, J. H.: A simple diagnostic milk medium for Pseudomonas aeruginosa. J. clin. Path. **23**, 172 (1970). — 6. Bühlmann, X., Vischer, W. A., Bruhin, H.: Die Identifizierung nicht Pyocyaninbildender Stämme von Pseudomonas aeruginosa. Zbl. Bakt. I. Abt. Orig. **183**, 368 (1961). — 7. Caselitz, F. H.: Pseudomonas-Aeromonas und ihre humanmedizinische Bedeutung. Jena: G. Fischer 1966. — 8. Datta, N., Hedges, R. W., Shaw, E. J.: Properties of an R factor from Pseudomonas aeruginosa. Bacterial plasmids and antibiotic resistance. Int. Symposium Smolenice 1971. Berlin-Heidelberg-New York: Springer 1972. — 9. Dexter, F.: Pseudomonas aeruginosa in a regional burns centre. J. Hyg. **69**, 179 (1971). — 10. Diaz, F., Neter, E.: Pseudomonas aeruginosa: Serogroups and antibody response in patients with neoplastic diseases. Amer. J. med. Sci. **259**, 340 (1970). — 11. Govan, J. R. W., Gillies, R. R.: Further studies in the pyocine typing of Pseudomonas pyocyanea. J. Med. Mcirobiol. **2**, 17 (1969). — 12. Graevenitz, A. von, Weinstein, J.: Pathogenic significance of pseudomonas fluorescens and pseudomonas putida. Yale J. Biol. Med. **44**, 265 (1971). — 13. Gröschel, D.: Erfahrungen mit der Kontrolle und Verhütung des Hospitalismus in einem amerikanischen Universitätskrankenhaus. Gynäk. Rdsch. **5**, 1 (1968). — 14. Jones, R. J., Lowbury, E. J. L.: Susceptibility of man to Pseudomonas aeruginosa. Lancet **II**, 623 (1965). — 15. Kanz, E.: Desinfektion im Rahmen moderner Krankenhaushygiene. Gesundheitsw. Desinf. **62**, 129 (1970). — 16. Kleinmaier, H., Quincke, G.: Über das Vorkommen der Serotypen von Pseudomonas aeruginosa. Arch. Hyg. **134**, 125 (1959). — 17. Koch, H., Riessner, D.: Infektionsquellen der meist tödlich verlaufenden Pseudomonas-Sepsis und des Pseudomonas-Hospitalismus. Med. Welt **19**, 486 (1968). — 18. Köhler, W.: Zur Serologie der Pseudomonas aeruginosa. Z. Immun.-Forsch. **114**, 282 (1957). — 19. Koníčková, Prát, V.: Effect of carbenicillin, gentamicin, and their combination on experimental Pseudomonas aeruginosa urinary tract infection. J. clin. Path. **24**, 113 (1971). — 20. Linde, K., Koch, H., Funk, G.: Experimentelle Ermittlung der optimalen Detergent-Selenit-Konzentration eines Selektivnährbodens für Pseudomonas aeruginosa (B. pyocyaneum). Arch. Hyg. **150**, 737 (1967). — 21. Linzenmeier, G.: Infektion und Desinfektion im Hospital. Österr. Krankenh. Z. **6**, 3 (1965). — 22. Linzenmeier, G.: Bakteriologie der Verbrennung. Verbrennungskrankheit. Fortschritte in Klinik und Forschung. Int. Symposium für Verbrennung, Bochum 1968. Stuttgart: F. K. Schattauer 1969. — 23. Martineau, B., Forget, A.: Routine use of sabouraud maltose agar for the rapid detection of the bluish-green pigment of Pseudomonas aeruginosa. J. Bact. **76**, 118 (1958). — 24. Mossel, D. A. A., Indacochea, L.: A new cetrimide medium for the detection of Pseudomonas aeruginosa. J. Med. Microbiol. **4**, 380 (1971). — 25. Neussel, H.: Kombinationswirkung von Carbenicillin und Gentamycin auf Bacterium pyocyaneum. Int. Z. klin. Pharmakol. Ther. Toxikol. **273**, (1969). — 26. Neussel, H.: Die Bedeutung der Pyocin-Typisierung bei

Kontrollen des Verlaufes von Harnweginfektionen mit Pseudomonas aeruginosa. Arzneimittel-Forsch. **21**, 333 (1971). — 27. Pavlovskis, O. R.: Pseudomonas aeruginosa exotoxin: Effect on cellular and mitochondrial respiration. J. infect. Dis. **126**, 48 (1972). — 28. Phillips, I.: Identification of Pseudomonas aeruginosa in the clinical laboratory. J. Med. Microbiol. **2**, 9 (1969). — 29. Phillips, I., Spencer, G.: Pseudomonas aeruginosa cross-infection. Lancet **II**, 1325 (1965). — 30. Pulverer, G., Korth, H.: Zur Biochemie und Fermentstruktur von Pseudomonas aeruginosa. Zbl. Bakt., Hyg. I. Abt. A **186**, 36 (1962). — 31. Schiek, W.: Hospitalismus durch Pseudomonas aeruginosa. Med. Mschr. **22**, 163 (1968). — 32a). Shooter, R. A., Walker, K. A., Williams, Veronica R., Horgan, G. M., Parker, M. T., Asheshov, Elizabeth H., Bullimore, Juliet F.: Faecal carriage of Pseudomonas aeruginosa in hospital patients. Lancet **II**, 1331 (1966). — 32b). Stoodley, B. J., Thom, B. T.: Observations on the intestinal carriage of Pseudomonas aeruginosa. J. Med. Microbiol. **3**, 367 (1970). — 33. Sutter, Vera, L.: Identification of Pseudomonas species isolated from hospital environment and human sources. Appl. Microbiol. **16**, 1532 (1968). — 34. Thomas, M. E. M., Piper, E., Maurer, I. M.: Contamination of an operating theatre by gram-negative bacteria. Examination of water supplies, cleaning methods and wound infections. J. Hyg., **70**, 63 (1972). — 35. Tinne, J. E., Gordon, A. M., Bain, W. H., Mackey, W. A.: Cross-infection by Pseudomonas aeruginosa as a hazard of intensive surgery. Brit. Med. J. **4**, 313 (1967). — 36. Wahba, A. H.: Überlebensdauer von Pseudomonas aeruginosa im Staub. Arch. Hyg. **149**, 187 (1965). — 37. Wahba, A. H.: Hospital infection with Pseudomonas pyocyanea: An investigation by a combined pyocine and serological typing method. Brit. med. J. **1**, 86 (1965). — 38. Wöckel, W.: Die Infektion mit Pseudomonas aeruginosa (Bacterium pyocyaneum). Ergebn. Path. **48**, 102 (1967).— 39. Wöckel, W.: Zur Infektion mit Pseudomonas aeruginosa (B. pyocyaneum). Dtsch. med. Wschr. **92**, 1876 (1967). — 40. Woratz, H., Wohlrab, R.: Die Zunahme von Pseudomonas aeruginosa (Bacterium pyocyaneum) im Einsendematerial des Medizinaluntersuchungsamtes Hannover. Gesundheitsw. Desinf. **55**, 1 (1963).

F. Tanner, Lausanne

Die Vorbeugung der Pyocyaneusinfekte

Die aktivste Phase im Kampf gegen die Pyocyaneusinfekte ist ohne Zweifel die *Vorbeugung dieser Infekte.*

Im Laufe einer Behandlung mit Antibiotica wird der Bacillus Pyocyaneus, welcher immer weniger empfindlich ist als die anderen Elemente der menschlichen Flora, selektioniert und vermehrt sich sodann im Darmlumen auf hemmungslose Weise. Von den Abwässern steigt er in den Syphons der Lavabos aufwärts (aufsteigende Infekte!); vom Bett des mit Antibiotica behandelten Patienten aus verbreitet er sich in der Luft, vor allem gelangt er aber auf die Hände der Krankenschwestern, auf ihre Schürze, in die Krankenhausräumlichkeiten, wo er sich an allen feuchten Stellen vermehrt: Feuchte Urinflaschen, Waschbecken, Putzeimer, Blumenvasen.

Im Spital muß man den Bacillus Pyocyaneus zur Zeit als ubiquitären Keim betrachten. Die Vorbeugung der durch diesen Keim verursachten Infekte ist infolgedessen vor allem Sache der allgemeinen *Spitalhygiene:* Wesentlich ist das Studium der Keimreservoire, der Übertragungswege, sowie der Schranken, die man diesen setzen kann.

Die *Reservoire* der Pyocyaneusbacillen sind:

1. Die Körperhöhlen sowie die Haut des unter Antibiotica stehenden Patienten.
2. Die feuchten Orte und Stellen des Krankenhauses.

Die Luft, welche so häufig erwähnt wird, spielt nur eine Rolle als Vehikel der tragenden Partikel, speziell der Textilteilchen, welche in Kontakt mit dem Patienten waren und mit menschlicher Flora beladen sind. Wenn diese Quelle ausgeschaltet ist, spielt die Luft überhaupt keine Rolle in der Übertragung der Pyocyaneusbacillen.

Die alleinige Reinigung der Luft, auch wenn sie sehr weit getrieben wird (Laminar Flow), verhindert ohne Anwendung anderer hygienischer Maßnahmen niemals das Risiko eines Pyocyaneusinfektes. Diese Luftreinigung soll also im Kampf gegen den Pyocyaneusinfekt nur als Zusatz zu anderen Maßnahmen durchgeführt werden.

Die *Kontaktinfektion* über feuchte Gegenstände, vor allem die manuelle Übertragung spielt eine wichtige Rolle.

Indem man gezielte Maßnahmen der Spitalhygiene anwendet, wird man, ohne spezielle Einrichtungen, die Gefahr von Pyocyaneusinfekten wesentlich vermindern können.

Hier ein Check-list-Versuch dieser Maßnahmen:

A. Kontrolle des Patienten

Unerläßlich. Waschen oder Desinfizieren der Haut mit einem Mittel, das folgende Eigenschaften besitzen muß:

Sauberkeit (keine Seifen auf das Lavabo stellen).

Wirksamkeit gegen Pyocyaneusbacillen (kein Hexachlorophen allein, keine quaternären Ammoniumbasen).

Wenn Bürsten nötig, dann sterile Bürsten, beim Abtrocknen saubere Tücher verwenden.

Wünschenswert. Bakteriologische Stuhluntersuchung, Suche nach Pyocyaneusbacillen, Typisierung, Resistenzprüfung (falls der Patient notfallmäßig aufgenommen wird, Abstrich der Ampulla recti).

Im Falle eines späteren Infektes wird man dank dieser Untersuchung herausfinden können, ob es sich um eine Selbstinfektion handelt und welches Antibioticum wirksam ist.

B. Kontrolle des ärztlichen Materiales

Unerläßlich. Kontrolle des Sterilisationsverfahrens.

Wünschenswert. Bakteriologische Kontrolle jedes zehnten Autoklavierungsvorganges.

Kontrolle der Packungen.

Kontrolle der Verteilung.

Kurz, ein sicher steriles Material ist unerläßlich. Das gebrauchte Material muß mit einem wirksamen Desinfektionsmittel entkeimt werden: Keine flüchtigen Mittel wie z.B., Aldehyde verwenden, keine quaternären Ammoniumbasen.

C. Kontrolle der Krankenhausräumlichkeiten

Operationssaal

Unerläßlich. 1. Waschen der Hände mit einem sterilen Produkt.

2. Jede sanitäre Einrichtung ist als ein potentielles Keimreservoir für Pyocyaneusbacillen zu betrachten. – Kein Pflegematerial dort vorbereiten.

Beim Händewaschen nicht damit in Berührung kommen.

Keine sauberen Gegenstände, vor allem keine Wäsche darauf abstellen.

3. Feuchte Wäsche möglichst rasch wegtun, Handtücher sind zu bannen.

4. Gewaschene Gegenstände (Urinflaschen, Waschbecken, etc.) mit Papier abtrocknen, so daß sie nicht selbst zu Keimreservoiren werden.

5. Regelmäßige Desinfizierung und bakteriologische Kontrolle der Luftbefeuchter.

6. Regelmäßiger Wäschewechsel: Blusen und Leintücher.

7. Das wichtigste: Das Waschen der Hände hat mit einem sauberen Mittel zu erfolgen, niemals mit einer auf dem Lavabo liegenden Seife, mit einem Hexachlorophen allein (selektive Wirkung!) oder mit einer quaternären Ammoniumbase.

Die Hände müssen mit Papier getrocknet werden.

Die Disziplin in der Beachtung dieser Maßnahmen wird der entscheidende Faktor in der Vorbeugung der Pyocyaneusinfekte sein.

H. Schäfer, München

Über eine Zunahme von Pseudomonas aeruginosa als Hospitalismuskeim wurde in den letzten Jahren vermehrt berichtet. So sind nach den Untersuchungen der Chirurgischen Universitätsklinik Heidelberg von 1959–1970 die Infektionen mit Staphylococcus pyogenes aureus von 50 auf 27% zurückgegangen, während sich der Anteil von Pseudomonas aeruginosa und Aerobacter/Klebsiella im gleichen Zeitraum von 20 auf 40% erhöht hat (Abb. 1).

An unserer Klinik haben wir von 1967 bis 30. 9. 1972 bei 145 posttraumatischen Osteomyelitiden der Extremitäten 36mal (= 24,8%) den Keim bakteriologisch nachweisen können (Abb. 2) mit einer deutlichen Zunahme ab 1970, 15mal handelte es sich um Pseudomonas in Reinkultur, 21mal um Mischinfektionen (Abb. 3).

Als *Ursachen dieser Infektion* sind anzusehen:

1. Die Zunahme des Antibioticaverbrauchs, die zur Vernichtung vorwiegend grampositiver Keime führt.

2. Die Verwendung hexachlorophenhaltiger Waschmittel zu Desinfektions- und Reinigungszwecken. Sie wirken zwar ausgezeichnet auf Staphylokokken und

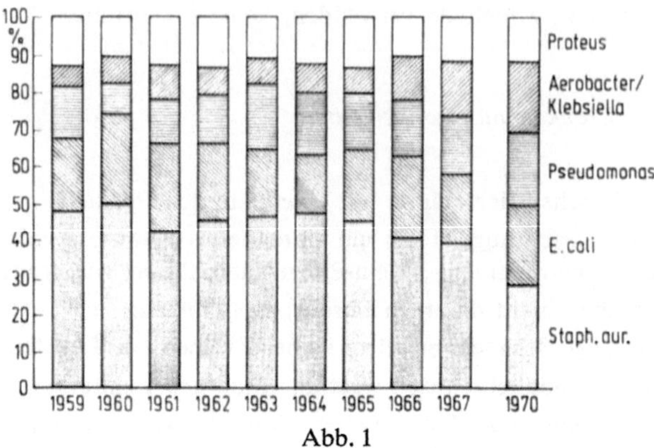

Abb. 1

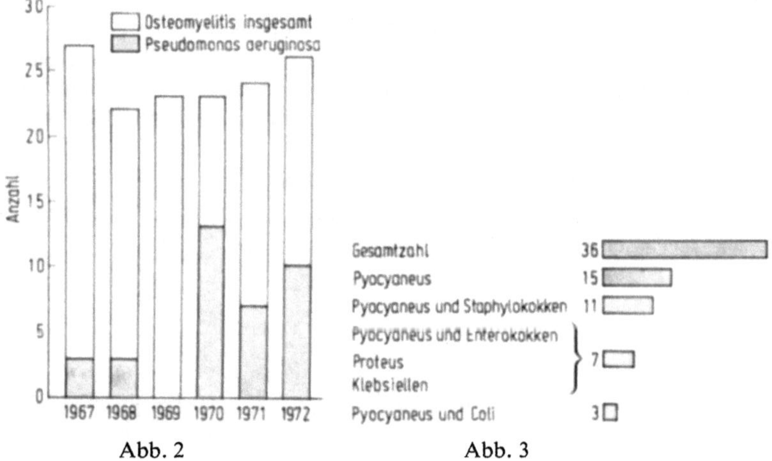

Abb. 2 Abb. 3

Abb. 2. Posttraumatische Osteomyelitis (Extremitäten)

Abb. 3. Pyocyaneusinfektionen 1967—1972

grampositive Keime, sparen aber den gramnegativen Pseudomonas-Erreger aus.

3. Die optimale Vermehrungsfähigkeit in feuchter Umgebung bei Temperaturen um 34—38° C.

Wir konnten anhand unserer Untersuchungen feststellen, daß von den 15 Patienten mit der Monoinfektion sieben den Keim bereits bei der Aufnahme zeigten, die übrigen hatten ihn in der Klinik in der 3.—14. Woche ihres Aufenthaltes erworben (Abb. 4).

Über ähnliche Untersuchungsergebnisse berichtete Koch.

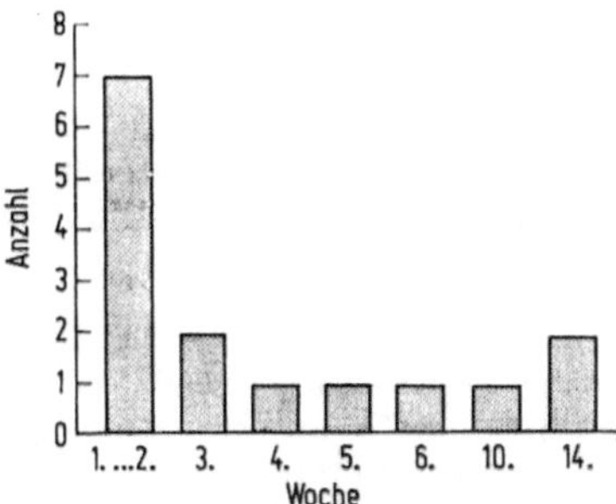

Abb. 4. Reine Pyocyaneusinfektionen (Zeitpunkt des Erregernachweises)

Bei der Suche nach den möglichen *Infektionsquellen* wurden durch Abklatschpräparate folgende Keimträger ermittelt: Hände, Arbeitskittel, Kopfhaare des *Pflegepersonals*, Türklinken des Krankenzimmers, sämtliche Betteile (Laken, Überzüge, Gummi-Unterlagen, Schienenmaterial), Gemeinschaftshandtuch, Sitzbadewannen, Wärmeflaschen, Saugpumpen.

Die geforderte und sicher sinnvolle Unterbringung der Keimträger in einem Einzelzimmer scheitert häufig an der Überbelegung der Abteilung. Es sind daher immer wieder *Superinfektionen* durch benachbarte, noch nicht pyocyaneusfreie Kranke trotz bestmöglicher Desinfektionsmaßnahmen möglich. Durch laufende Unterweisung des Pflegepersonals und vermehrten Einsatz von *Einwegartikeln* wie Handtücher, Handschuhe, Schürzen, Arztkittel, Schuhüberzüge, Katheter, Nierenschalen konnten wir bislang ein weiteres Ansteigen der Erkrankungsfälle verhindern.

Besondere Beachtung verdient die *Desinfektion der Hände* mit 80%igem Äthylalkohol oder 60%igem Isopropylalkohol. Für die regelmäßige Desinfektion der Geräte, der Gebrauchsgegenstände, der Badewannen und Ausgüsse sowie die Flächendesinfektion sind formalinhaltige Präparate geeignet (Buraton 0,5–3%, Incidin), wobei die vorgeschriebene Konzentration und die Einwirkungsdauer besonders sorgfältig beachtet werden müssen. Die in Einwegschalen (Preis ca. DM 0,09) abgelegten und – wie die Einwegartikel – dann in Plastiksäcken verstauten Verbände sind zweimal täglich von den Stationen zur Vernichtung abzuholen. Hier ergeben sich besonders an den Wochenenden durch Personalmangel häufig Schwierigkeiten. Das Reinigen und Beziehen der Betten in eigenen Räumen vermindert weiter die Infektionsgefahr auf den Stationen, wie eine genaue Überwachung der Besuchszeiten.

Die bei uns gefundenen Keime zeigten sämtlich eine *Empfindlichkeit* gegenüber Gentamycinsulfat, Carbenicillin, Polymyxin B und Neomycin. Eine *Resistenzzunahme* ist in dem Beobachtungszeitraum *nicht eingetreten.*

Durch eine Spüldrainage mit Ringerlösung und Zusatz eines dieser bactericiden Antibiotica gelingt es in der Regel, in 3–4 Wochen den Keim zum Verschwinden zu bringen. Die gleichzeitige parenterale Therapie mit Gentamycin (80–120 mg täglich) bzw. Carbenicillin (8–30 g täglich nach Schwere des

Krankheitsfalles) ist sinnvoll. Es werden damit noch ernährte Weichteil- und Knochenpartien erreicht. Die Schranke zum nekrotischen Gewebe wird aber nicht durchbrochen.

Der *Prophylaxe auf der Station* wird daher in Zukunft erhöhte Bedeutung zukommen, die Gabe eines Antibioticums sollte nicht kritiklos erfolgen.

Literatur

1. Botzenhart, K., Thofern, E.: Pseudomonas aeruginosa am ärztlichen Instrumentarium. Chirurg **40**, 1 (1969). — 2. Greuer, W.: Antibiotica-Therapie. München-Berlin-Wien: Urban & Schwarzenberg 1970. — 3. Koch, H.: Keimwandel der Osteomyelitis durch Spüldrainage. In: Die posttraumatische Osteomyelitis, S. 233. Stuttgart-New York: F. K. Schattauer 1970. — 4. Willenegger, H., Ledermann, M., Wahl, H. G., Plaass, U.: Über das Wesen der Spüldrainage. In: Die posttraumatische Osteomyelitis, S. 79. Stuttgart-New York: F. K. Schattauer 1970. — 5. Wysocki, S.: Infektionserreger in der Chirurgie. Erregerwechsel und Resistenz 1959—1970. Langenbecks Arch. klin. Chir. Suppl. Forum 1972. S. 187.

Diskussion (Zusammenfassung)

M. Jekić, Belgrad

Die ökologischen Verhältnisse in der Mikroflora der Spitäler verschieben sich zugunsten der gramnegativen Keime. Proteus und Pseudomonas nehmen an Häufigkeit zu. — Die primäre Invasionskraft des Pseudomonas ist gering, sie erfolgt sekundär und beim Vorliegen prädisponierender Faktoren. — Die Übertragung erfolgt durch Sekundärinfektionen.

Prophylaktische Maßnahmen:

1. Verhütung der Antibiotica-Resistenz.
2. Feststellung der Infektionsquellen.
3. Unterbindung des Übertragungsweges durch Asepsis, Antisepsis und Desinfektion.
4. Organisatorische und bauliche Maßnahmen.

Häufigkeit der Pseudomonasinfektionen: 0,5—1,54%.

Offene Wunden	43 Fälle
Osteomyelitis	21 Fälle
Combustio	26 Fälle
Ulcus cruris	32 Fälle
Insgesamt	122 Fälle

Männer sind häufiger betroffen.

Die Beteiligung von Pseudomonas aeruginosa an einer Infektion bietet erhebliche therapeutische Schwierigkeiten. Häufig nur ein Ansprechen auf Polymyxin/Polymyxin B und Colistin/Polymyxin E. Da die Diffusionsverhältnisse oft ungenügend sind, ist eine zusätzliche lokale Applikation anzustreben.

J. Andrašina, Kosice

Bei der Pyocyaneusinfektion betrifft die Krankheit den ganzen Organismus und die Heilung ist ein Problem der Gesamtabwehr. Bei erfolgreich behandelten Pyocyaneus-, Pyocyaneus-Staphylokokken- und reinen Staphylokokkeninfektionen wurde im Bereich der beta- und gamma-Globuline eine Immunoglobulin-Fraktion zwischen Ig M und Ig D gefunden. Die gezielte Applikation dieser Immunoglobulin-Fraktion beeinflußt den Verlauf einer Pyocyaneusinfektion günstig.

b) Therapie der Pyocyaneusinfektion bei Verbrennungen

N. Ganzoni, Zürich

Zur Prophylaxe der Wundkontamination

Die Behandlung der Pseudomonasinfektion beginnt mit der *Prophylaxe.* Der Kontamination der Wunde durch körpereigene Keime — darunter auch Pyocyaneus — läßt sich selbst mit hochentwickelten Isoliersystemen nicht begegnen, doch erlauben bauliche, ventilationstechnische, organisatorische und betriebliche Maßnahmen der Hygiene, die Kreuzinfektion zu verhindern oder hinauszuzögern. Die tatsächliche Verbreitung von Ps. aeruginosa in einem Verbrennungszentrum hängt von zahlreichen Faktoren ab, von denen die Disziplin von Schwester und Arzt quantitativ nicht leicht zu fassen ist (Abb. 2).

Als *Verbreitungsweg* spielen die Luftkeime eine relativ geringe, der Kontakt und damit *die Hand eine überragende Rolle.*

Jedes Verbrennungszentrum hat in bezug auf die Präsenz von Pseudomonas ein eigenes Gesicht. Die Größe des Zentrums, die bauliche Anordnung, die Anzahl von Schwestern je Patient, die Art des Patientengutes (Dominanz der Sofortüberweisung gegenüber Späthospitalisation), die Art der Behandlung und der Nachdruck, mit dem nach Ps. aeruginosa gesucht wird, formen dieses individuelle Bild.

Ein im Alltag wesentlicher Gesichtspunkt sei herausgegriffen: Die Praxis nämlich, alle Patienten in regelmäßigen, kurzen Intervallen im gleichen Badetank zu behandeln.

Das Prinzip der Isolierung ist hier in grober Weise durchbrochen, und die Gefahr der Kreuzkontamination ist allein damit zu rechtfertigen, daß eine durch das Bad ermöglichte, durchgreifende Reinigung der Wunden und des Patienten Vorteile bringt, die erheblicher ins Gewicht fallen als die Nachteile.

Zur Lokalbehandlung

Rasche Wundheilung — sei es durch spontane Epithelisierung, sei es durch freie Transplantation — ist das Ziel der Lokalbehandlung. Der Weg zu diesem Ziel ist durch die Probleme der offenen Wunde gekennzeichnet: Zusätzlicher Gewebsuntergang, Eiweißverluste, Wasserverlust, metabolische Alteration gehören dazu.

Über allen Bedrohungen und mit sämtlichen genannten Störungen wechselseitig und sich fördernd verknüpft steht die *Gefahr der Infektion.* Lokalbehandlung heißt, gleichermaßen diese Hindernisse und Gefahren des Weges wie das Erreichen des Zieles im Auge zu behalten.

Das therapeutische Arsenal, das sich zur Wahl anbietet, ist vielgestaltig. Der Einsatz dieser Mittel ist seit je ein Feld erheblicher Kontroversen. Wesentlich ist: wie die Wahl auch fällt — die einzelnen Glieder des Therapieplanes werden zu einem folgerichtigen Behandlungssystem zusammengeschlossen. Wenn in der Folge von lokaler Chemotherapie die Rede ist, so haben wir uns dessen zu erinnern: Sulfamylon-, $AgNO_3$-, oder Gentamicinbehandlung bedeutet nicht eine Methode der Lokalbehandlung schlechthin, sondern herausgelöstes Element aus einem Behandlungssystem, das im übrigen eine recht verschiedene Gestalt annehmen kann.

Die drei genannten Verfahren der lokalen Chemotherapie wurden vor rund 7 Jahren gleichzeitig der Klinik zugänglich. Ihr Zweck ist es, eine bakterielle Colonisierung der Wunde zu verhindern oder zumindest die Keimvermehrung an der Wundoberfläche bzw. im Schorf quantitativ zu kontrollieren. Alle drei Methoden verfügen über ein breites antibakterielles Spektrum. Ihre Einführung fiel auf einen Zeitabschnitt, in welchem das Pseudomonasproblem nahezu dramatische Ausmaße angenommen hatte. Damit wurde die Wirksamkeit gegen Pyocyaneus zum Maßstab für den Wert der neuen Verfahren.

Der Nutzen der drei Methoden ist heute — wenn auch nicht ganz unwidersprochen — besonders für Silbernitrat und Sulfamylon belegt: Sowohl die Häufigkeit der Wundbesiedlung mit Ps. aeruginosa wie auch die eigentliche Infektion mit diesem Keim lassen sich in signifikanter Weise reduzieren, und eine allgemeine Verbesserung der Überlebenserwartung schwererer Verbrennungsfälle ist in vielen Zentren unmittelbar mit der Verwendung von Sulfamylon, Silbernitrat oder Gentamicin verknüpft.

Silbernitrattherapie. Moyer berichtete 1965 über die Anwendung von 0,5%iger $AgNO_3$-Lösung im feuchten Verband. Die Wunde wird mit 20—30 Lagen Gaze bedeckt; der Verband wird in 2stündigem Intervall mit der Lösung durchtränkt und täglich 1—2mal gewechselt. Die Behandlung wird fortgesetzt, bis Heilung eingetreten ist oder die Wunden transplantationsbereit sind. Das Verfahren hat drei erwähnenswerte Nachteile:

Erstens ist die Wirkung auf die Wundoberfläche begrenzt. Besteht bei Behandlungsbeginn bereits eine Kolonisierung der ganzen Schorftiefe, so ist kein oder nur beschränkter Nutzen zu erwarten.

Zweitens werden dem Organismus durch die hypotone Lösung Ionen — in erster Linie Na, Cl, K — entzogen und gleichzeitig freies Wasser zugeführt. Die Salzsubstitution erfordert genaueste Beachtung. Bei Kindern sind bedrohliche Abweichungen, die sich innerhalb von Stunden einstellen, möglich. Der in der Regel oralen Ersatztherapie sind durch limitierte Verträglichkeit oder gleichzeitige Störungen des Magen-Darmtraktes Grenzen gesetzt.

Drittens verfärbt Silbernitrat alles, was damit in Kontakt gelangt. Zunächst ist davon die Haut des Patienten betroffen. Zur Unterscheidung von verletzter und unverletzter Haut und zur Beurteilung des Heilungsverlaufes sind andere, durch Erfahrung allerdings rasch erworbene Kriterien notwendig; lästiger fällt die Schwarzfärbung von Wäsche, Geräten, Böden etc. ins Gewicht.

Sulfamylonbehandlung. Mafenid wurde im zweiten Weltkrieg als Marfanilpuder zur lokalen Gasbrandprophylaxe verwendet. In der Nachkriegszeit geriet es zunächst in Vergessenheit. Nach ausgedehnten experimentellen Vorarbeiten wurde es 1964 als Sulfamylon®[1] in die Lokalbehandlung der Verbrennungen eingeführt (Lindberg, 1965). Die Anwendung erfolgt als Marfanil-Acetat in 11,2%iger Creme. Sulfamylon wird in ca. 3 mm dicker Schicht auf die Wunde aufgetragen. Die Applikation wird alle 12 Std erneuert. Einmal täglich werden eingetrocknete Cremereste im Bad entfernt. Die Substanz dringt rasch in die Tiefe und ist in der ganzen Ausdehnung des Schorfes wirksam. Sulfamylon wird vollständig aus der Creme resorbiert und in der Folge derart rasch im Urin ausgeschieden, daß eine systemische Wirksamkeit ausbleibt. Auch bei der Sulfamylontherapie sind verschiedene *Nebenwirkungen* zu beachten:

Erstens führt sie zur Acidose. Die Grundsubstanz und ihre Metaboliten sind sauer und gleichzeitig als Karboanhydrasehemmer wirksam. Damit ist eine renale Kompensation ausgeschlossen und der Ausgleich nur respiratorisch möglich. Sulfamylonbehandelte Patienten mit ausgedehnten Verbrennungen zeigen deshalb eine charakteristische Hyperventilation. Bei eingeschränkter Atmung droht die dekompensierte Acidose. Patienten mit vorbestehendem Emphysem sind deshalb für die Sulfamylonbehandlung wenig geeignet, und pulmonale Komplikationen — Pneumonie im Vordergrund — zwingen zum Unterbruch oder Abbruch dieser Therapie.

Zweitens ist die Anwendung von Sulfamylon auf der Wunde schmerzhaft. Besonders bei ausgedehnten zweitgradigen Verbrennungen ist die subjektiv verschiedene Toleranzgrenze gelegentlich ein Grund, die Sulfamylonbehandlung abzubrechen.

Drittens führt Sulfamylon in Einzelfällen zu Reizerscheinungen auf der ungeschädigten Haut. Antihistaminica erlauben meist trotzdem die Fortsetzung der Behandlung.

Behandlung mit Gentamicinsalbe (Stone, 1965). 0,1%ige Gentamicinsalbe wird in dünner Schicht täglich ein- bis zweimal auf die Wunde gebracht. Die Anwendung ist schmerzlos. Gentamicin wird resorbiert und bei ausgedehnten Verbrennungen mit entsprechender Resorptionsfläche können — besonders wenn gleichzeitig eine Niereninsuffizienz vorliegt — auch parenteral wirksame Blutspiegelwerte erreicht werden, die ihrerseits nephrotoxisch sind. Andere einschneidende Nachteile oder Nebenwirkungen sind nicht zu erwarten. Gentamicin ist neben Carbenicillin das einzige Antibioticum, das bei einer Allgemeininfektion mit Ps. aeruginosa in parenteraler Anwendung eine Wirkung erwarten lassen kann. Die Zweckmäßigkeit des lokalen Gebrauchs unterliegt deshalb Zweifeln, obwohl gentamicinresistente Pseudomonasstämme bisher nur in sehr geringem Umfange beobachtet worden sind.

Den drei erwähnten Verfahren der Lokalbehandlung stehen eine Anzahl weniger gut dokumentierter Methoden zur Seite, auf die hier nicht eingegangen werden kann (Sulfadiazin-Creme, lokale Antibioticainfiltration etc.). Besonderer Erwähnung bedarf jedoch die

offene Behandlung. In bezug auf die Infektabwehr besteht das Prinzip darin, den kontaminierenden Keimen im ausgetrockneten Schorf ein zur Vermehrung schlecht geeignetes Milieu anzubieten. Indem der Pyocyaneus nur in feuchter

1 In Deutschland und der Schweiz ist Sulfamylon unter der Bezeichnung Napaltan® im Handel.

Umgebung gedeiht, ist die Expositionsmethode zur Eindämmung des lokalen Pseudomonas-Wachstums – zumindest theoretisch – gut geeignet. Ohne Zweifel stellt die offene Behandlung eine echte, gangbare Zweimöglichkeit zu den bewährten Methoden der lokalen Chemotherapie dar. Die Anforderungen an den pflegerischen Standard sind dabei besonders hoch. Hinzu kommt neuerdings in einzelnen Zentren auch ein besonderer apparativer Aufwand: In Spezialbetten wird der Patient einem dauernden Strom warmer und trockener Luft exponiert – eine Methode, die primär den speziellen metabolischen Bedürfnissen des Verbrennungspatienten angepaßt wurde (Matter, 1971).

Unsere Übersicht hat eine Stelle erreicht, wo ein kurzer Blick auf die persönlich gesammelte Erfahrung geboten erscheint.

Die optisch unangenehmen Nebenwirkungen des Silbernitrates stellen die Hauptursache dafür dar, daß wir diese Behandlungsmethode nach dreijähriger, routinemäßiger Verwendung bei 82 Patienten vor 2 Jahren allmählich verließen und durch die Sulfamylontherapie ersetzten. Alternativbehandlung ist bei zweitgradigen Verbrennungen und beim Eintritt pulmonaler Komplikationen die äußerliche Anwendung von Gentamicin.

In jedem Falle wird die medikamentöse Behandlung mit dem täglichen, minutiösen Debridement der Wunde kombiniert. Die antibakterielle Lokalbehandlung verzögert die Ablösung des Schorfes beträchtlich. Die allmählich zu Tage tretenden, gereinigten Granulationsflächen werden sukzessive Homografts gedeckt. Der definitive Wundverschluß erfolgt – zumeist in einer einzigen Sitzung – dann, wenn sämtliche Wundflächen provisorisch mit Fremdhaut gedeckt sind, und die Vascularisation dieser Transplantate Gewähr dafür bietet, daß auch die als mesh-grafts übertragene, patienteneigene Haut vom Wundbett akzeptiert wird. Der operative Wundverschluß drittgradiger Verbrennungen fällt durchschnittlich auf den 34. Tag nach dem Unfall.

Allgemeinbehandlung der Pseudomonasinfektion

Irrig wäre die Vermutung, die Lokalbehandlung hätte das Problem der Allgemeininfektion zum Verschwinden gebracht. Nach wie vor stellt die *Infektion die häufigste unmittelbare Todesursache* dar.

Als *Eintrittspforten* spielen neben der Wunde die *Atemwege* und die *Punktionsstellen von Venenkathetern* eine bedeutsame Rolle. Eine Präferenz bestimmter Keime – z.B. von Ps. aeruginosa – für eine bestimmte Eintrittspforte ist nicht festzustellen.

Lowbury (1971) hat alle Maßnahmen der Isolierung und der Lokalbehandlung unter dem Titel der ersten Abwehrlinie zusammengefaßt und dieser eine zweite Abwehrlinie gegenübergestellt, welche nicht die Kolonisation der Wunde, sondern die bakterielle Invasion des Organismus verhindern soll. Die systematische Anwendung von Antibiotica und die Immunotherapie gehören dazu.

Zu den *Antibiotica.* Eine routinemäßige prophylaktische Anwendung verspricht wenig Nutzen. Der avasculäre Schorf wird vom Wirkstoff nicht erreicht. Statt eines Vorteils sind Resistenzentwicklung und Selektion hochpathogener Keime zu erwarten. Die *Antibiotica gezielt* und wirksam erst *bei drohender oder beginnender Allgemeininfektion* gegen einen bekannten Gegner

— z.B. Ps. aeruginosa — einzusetzen, lautet eine billige Forderung, welcher zu genügen aber tägliches Bestreben sein muß. Unermüdlichen Hinweis verdient auch die Mahnung, daß Fieber als solches keinen Grund für eine Antibioticatherapie darstellt.

Zur *Immunotherapie*. Der Prophylaxe und Therapie der Pseudomonasinfektion hat sich hier in den letzten Jahren eine neue Türe, wenigstens spaltweise, geöffnet. Neben einer passiven Immunisierung mit menschlichem Hyperimmunserum steht die *aktive Vaccinierung* mittels polyvalenter Impfstoffe im Vordergrund (Feller, 1968; Jones, 1970; O'Neill, 1971).

Die Immunabwehr des schweren Verbrennungspatienten ist beeinträchtigt. Neben spezifischen Störungen der humoralen und vor allem der cellulären Abwehr spielt der Ernährungszustand als Resistenzfaktor eine Rolle, die kaum hoch genug veranschlagt werden kann. Chronischer Eiweiß- und Kalorienmangel sind die Wegbereiter einer letalen bakteriellen Überschwemmung des Organismus. Indem eine perorale Ernährung — selbst mittels Sonde oder Gastrostomie — in vielen Fällen nicht ausreichend gelingt, gewinnt eine ergänzende parenterale Ernährung als Infektionsprophylaxe unmittelbar an Bedeutung.

Die Pseudomonassepsis

Ohne Zweifel ist die Therapie der etablierten Allgemeininfektion mit Pyocyaneus — der Pseudomonas-Sepsis — weniger kontrovers als die Technik der Lokalbehandlung. Im Mittelpunkt stehen die parenteral wirksamen Antibiotica *Gentamicin* und *Carbenicillin*. Sinnvoll ist ihre kombinierte Verwendung. Unentbehrliche ergänzende Maßnahmen haben im Wesen symptomatischen Charakter und gelten der beeinträchtigten Funktion von Kreislauf, Nieren, Lungen, Gerinnungssystem.

Von entschiedener Bedeutung ist die Erfahrung, daß die Prognose der Pseudomonaseinfektion wesentlich durch eine *frühzeitige Diagnose* festgelegt wird. Keinesfalls darf das positive Resultat einer Blutkultur abgewartet werden. Es scheint, daß die Blutkultur selbst bei tödlich ausgehender Pseudomonas-Exotoxinämie definitiv negativ bleiben kann.

Verdächtig auf die Entwicklung einer Allgemeininfektion ist grundsätzlich jede Änderung im Allgemeinzustand des Patienten: Verwirrung oder Bewußtseinstrübung, Änderung des Fiebertypus, wachsende Atemfrequenz, Pulsanstieg, schließlich Blutdruckabfall und Rückgang der Diurese sind einige klinische Merkpunkte.

Wichtige Daten werden durch das Labor beigesteuert: Annähernd pathognomonisch für das Bild der gramnegativen Sepsis — mit der sich die Klinik der Pseudomonas-Sepsis deckt — ist der *sekundäre Abfall der Thrombocyten*. Die Glucosurie als Ausdruck einer verminderten Glucosetoleranz stellt einen einfachen, wertvollen Hinweis dar. Das Verhalten der Leukocyten ist uneinheitlich. Ihre tägliche Kontrolle bei gefährdeten Patienten läßt Schwankungen erkennen, die — nach oben oder unten — stutzig werden lassen.

Die Aussichten, eine durch positive Blutkultur gesicherte Pseudomonas-Sepsis zu überleben, sind ungünstig geblieben.

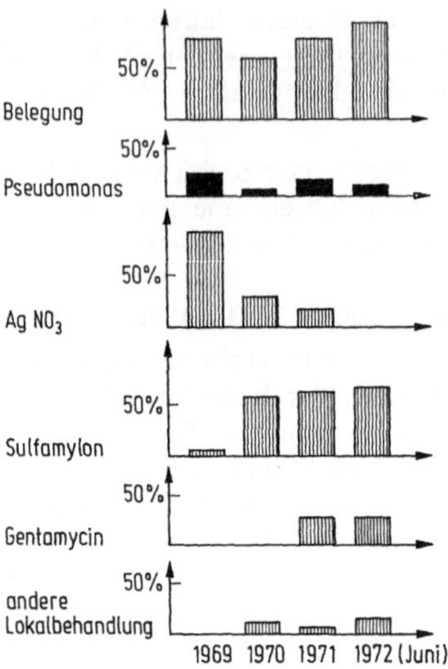

Abb. 1. Nachweis von Ps. aeruginosa in den Wundabstrichen von Verbrennungspatienten. Grundlage sind die wöchentlich zweimal vorgenommenen Wundabstriche aller repräsentativen Wundflächen. Die Resultate sind mit der Belegungsdichte der Station und der in den einzelnen Jahren vornehmlich geübten Lokalbehandlung in Zusammenhang gebracht

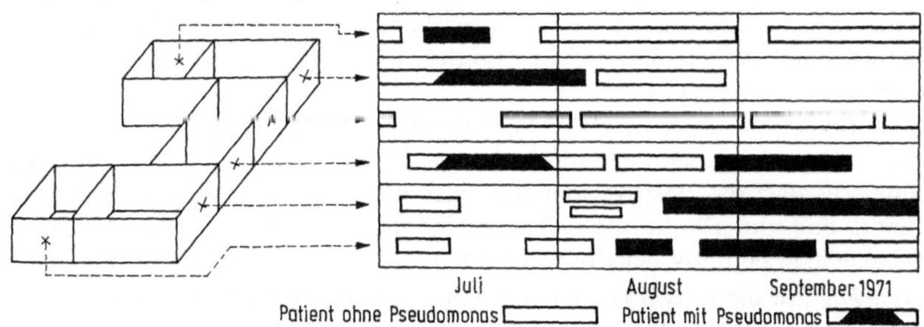

Abb. 2. Die Wundkontamination mit Pseudomonas aeruginosa in der Behandlungsstation für Verbrennungen des Kantonsspitals Zürich. Links in der Abbildung Darstellung der Patientenzimmer, rechts in der Abbildung der Nachweis von Ps. aeruginosa in den einzelnen Räumen bzw. auf den Wundflächen während je einer Dreimonatsperiode der Jahre 1971/1972

Zur aktuellen Bedeutung der Pseudomonasinfektion — eigene Erfahrungen

In den vergangenen $3^1/_2$ Jahren zeigten 10—25% aller Wundabstriche Pseudomonaswachstum. Die erheblichen Schwankungen der Jahresdurchschnittswerte lassen dabei keinen Zusammenhang mit der wechselnden Belegungsdichte der Station oder dem Wandel der vornehmlich geübten Lokalbehandlung erkennen (Abb. 1).

Tabelle 1. *Blutbakteriologie bei 36 Sepsisfällen 1970—Juni 1972*

	24 Sterbefälle	12 Überlebende
St. aureus	7	7
St. albus	4	2
haemolysierende Streptokokken der Gruppe A	1	1
andere Streptokokken	1	
Enterokokken	2	
Ps. aeruginosa	9	2
E. coli	4	1
Proteus	1	1
Klebsiellen	1	1
Candida albicans	2	1
andere Erreger	1	3

Den Ergebnissen liegen 364 Blutkulturuntersuchungen bei 64 Patienten zugrunde. Mehrfach wurden beim gleichen Patienten simultan oder sukzessive verschiedene Keime nachgewiesen.

Tabelle 2. *Mortalitätswahrscheinlichkeit bei positiver Blutkultur*

	Zürich 1970—Juni 1972	Brooke[a] 1971
St. aureus	40%	44%
Ps. aeruginosa	85%	85%
Providentia	—	87%
Klebsiella	—	77%

[a] Annual research progress report. U.S. Army Institute of surgical research. Brooke Army Medical Center, Fort sam, Houston, Texas, 1972.

Abb. 2 vermittelt Einblick in die Kontaminationsverhältnisse gleichzeitig hospitalisierter Patienten. Es wird daraus deutlich, daß eine uniforme Pseudomonasbesiedlung aller Kranken nicht erwartet werden muß. Unter Behandlungsbedingungen, die eine weitgehende Isolierung des Patienten gestatten, bewahrt die Wunde teilweise ihr individuelles Kontaminationsmuster.

Von 109 erwachsenen Verbrennungspatienten, die zwischen Januar 1970 und Juli 1972 behandelt worden sind, starben 35. 24 Patienten erlagen einer durch positive Blutkultur gesicherten Sepsis. Bei 12 weiteren, überlebenden Patienten wurde eine Bakteriämie nachgewiesen. Die bakteriologischen Befunde sind in Tabelle 1 zusammengestellt. Bei den Sterbefällen steht Ps. aeruginosa mit neunmaligem Nachweis an der Spitze, gefolgt von St. aureus mit siebenfachem Nachweis. Demgegenüber wurde in der Gruppe der Überlebenden siebenmal St. aureus und zweimal Pseudomonas nachgewiesen. Der positive Pseudomonas-Nachweis im Blut trübt die Prognose bedeutend mehr als das Wachstum von St. aureus — ein Zusammenhang, der in Tabelle 2 verdeutlicht wird.

Eine Anzahl Daten der mit Pseudomonas-Sepsis verstorbenen Patienten sind in Tabelle 3 zusammengestellt. Ungenannt bleiben kommitierende und kon-

Tabelle 3. *Todesfälle mit Pseudomonas-Sepsis 1970—Juni 1972*

	Alter (Jahre)	Verbrennungsfläche 2. und 3. Grades in %	Sterbetag nach Unfall	Lokalbehandlung[a]	Bemerkungen
1970	76	18	25	A	
	18	50	38	S/A	
	36	56	23	S/A	
	51	36	38	S/A	
	29	70	29		Überweisung am 27. Tag
1971/1972	32	80	8	S	
	14	55	98	S/G	Überweisung am 52. Tag
	14	81	80	S/G	
	59	68	12	S	

[a] A = $AgNO_3$, S = Sulfamylon®, G = Gentamicin.

kurrierende Todesursachen, die erfahrungsgemäß mitbeteiligt sein können und je nach Standpunkt des Autors verschieden beurteilt werden. Hier sei einzig darauf hingewiesen, daß sich mit Einführung der sog. hypercalorischen parenteralen Ernährung zu Anfang 1971 die Sepsisquote ebenso wie die globale Mortalität gesenkt haben.

Literatur

Feller, J., Pierson, C.: Pseudomonas vaccine und hyperimmune plasma for burned patients. Arch. Surg. **97**, 225 (1968). — Jones, R. J.: Passive immunisation against gram-negative bacilli in burns. Brit. J. exp. Path. **51**, 53 (1970). — Lindberg, R. B., Moncrief, J. A., Switzer, W. E., Order, S. E., Mills, W.: The successful control of burn wound sepsis. J. Trauma **5**, 601 (1965). — Lowbury, E. J. L.: Control of infection with gram-negative bacteria in patients at special risk. Proc. roy. Soc. Med. **64**, 986 (1971). — Matter, P., Barcley, T. L., Konickova, Z. (ed.): Research in burn. Bern: H. Huber 1971. — Moyer, C. A., Brentano, L., Gravens, D. L., Margraf, H. W., Monafo, W. W.: Treatment of large human burns with 0,5% silver nitrate solution. Arch. Surg. **90**, 812 (1965). — O'Neill, J. A., Nance, F. C., Fisher, M. W.: Heptavalent pseudomonas vaccination in seriously burned children. J. pediat. Surg. **6**, 547 (1971). — Stone, H. H., Martin, J. D., Huger, W. E., Kolb, J.: Gentamycin sulfate in the treatment of pseudomonas sepsis in burns. Surg. Gynec. Obstet. **120**, 351 (1965).

R. Zellner, Ludwigshafen-Oggersheim

Infektionsbekämpfung auf der Brandwunde

Die Vielzahl der bei der Versorgung der Brandwunde zur Anwendung gelangenden Oberflächenbehandlungsmittel sind ein Beweis für die ungelöste Problematik und die zum Teil unbefriedigten Resultate bei der Infektionsbekämpfung. Auch die Antibiotica gehen, so weit man es im Bereich einer

Brandverletztenstation beobachten kann, in ihrer Wirksamkeit gegenüber gramnegativen Erreger zurück.

Es ist daher naheliegend, nach anderen Wegen der Infektionsbekämpfung zu suchen, wobei die *Immunisierung* eine Möglichkeit ist, die vor Jahren erstmals in Amerika erprobt wurde. Um diese Therapie ebenfalls beschreiten zu können, wurden in der Abteilung für Verbrennungen, plastische und Handchirurgie der Berufsgenossenschaftlichen Unfallklinik Ludwigshafen-Oggersheim in den letzten Jahren eingehende *endemische Studien* über das Auftreten der verschiedenen Pseudomonasgruppen eingeleitet, wobei die Erreger nach der *Methode von Lanyi* serologisch typisiert wurden. Diese Differenzierung erschien uns als eine absolute Voraussetzung zur Herstellung eines *polivalent-wirksamen Impfstoffes.*

Die an 2621 *Wundabstrichen* durchgeführte serologischen Typisierungen ergaben ein signifikant gehäuftes Auftreten der Nullgruppe 5 und 13 (Tabelle 1 und 2).

Tabelle 1. *Häufigkeit der Pseudomonas-Serotypen von 1248 Abstrichen, 1. Halbjahr 1971*

Serotyp	1	2	3	4	5	6	7
Prozent	3%	1%	10%	4%	30%	0,7%	8,5%
Serotyp	8	9	10	11	12	13	Polyaggl.
Prozent	0,6%	—	—	0,2%	—	32%	11%

Tabelle 2. *Häufigkeit der Pseudomonas-Serotypen von 1373 Abstrichen, 2. Halbjahr 1971*

Serotyp	1	2	3	4	5	6	7
Prozent	1,6%	—	4,2%	7,4%	47,2%	0,2%	5,7%

Serotyp	8	9	10	11	12	13	Polyaggl.
Prozent	—	—	0,8%	—	—	32,9%	—

An den *Gegenständen* und *im Wasser* traten die Gruppen 4 und 5 am häufigsten auf und somit ergibt sich eine auffallende Differenz zwischen der Keimflora der Wunde und den Pseudomonasgruppen von Zu- und Abfluß und räumlichen Milieu. Diese Untersuchungen, bei denen im Gegensatz zur Wunde in der Abwasserleitung ein hoher Prozentsatz der Nullgruppe 4 gefunden wurde, sprechen besonders gegen eine Infektion von dieser Seite.

Nach Herstellung eines Impfstoffes aus hauseigenen gramnegativen Keimen wurde eine Impfaktion eingeleitet, die zunächst an 50 Gesunden und 50 Patienten durchgeführt wurde.

Aufgrund der geringen Zahl ist selbstverständlich keine Aussage über eine Beeinflussung der Mortalität durch Septicämie möglich.

Die laufenden *Titerkontrollen* lassen jedoch eine Aussage über das Ausmaß der *Antikörperbildung* beim Verletzten und beim Gesunden zu. Es ist auffällig, daß bei den Brandverletzten nach einem zunächst steilen Antikörperanstieg in der 3. Woche eine Nivellierung oder sogar deutlich abfallende Tendenz gegenüber den Gesunden zu beobachten war. Bei den freiwilligen Versuchspersonen stieg der Antikörpertiter bei fortlaufenden Impfungen weiterhin an.

Diese Untersuchung zeigt zunächst einmal den fraglichen Wert der aktiven Immunisierung, da die Werte gerade in der 3. Woche zu einem Zeitpunkt, bei dem nicht selten Komplikationen durch Allgemeininfektion auftreten, absinken.

Es erscheint daher angebracht, der *passiven Immunisierung den Vorzug* zu geben um den Antikörperanstieg ohne zusätzliche Belastung des Brandgeschädigten Organismus positiv zu beeinflussen. Diese Versuche sind erst angelaufen, so daß sich noch keine Aussage machen läßt. Selbstverständlich muß der Impfstoff, der den freiwilligen Plasmaspendern verabreicht wird, ebenfalls den größten Teil der Pseudomonasnullgruppen erfassen.

Die von diesen klinischen Versuchen ausgehende Information deckt sich im Hinblick auf den Antikörperabfall mit den Ergebnissen der immunologischen Forschung, die eine deutliche immuno-suppressive Wirkung bei thermischen Brandverletzungen ergeben haben. Die verminderte Fähigkeit zur Antikörperbildung ist wahrscheinlich auf ein *Verbrennungstoxin* zurückzuführen, das von Schönberger zunächst experimentell isoliert wurde und eine deutliche Senkung der Infektionsabwehr hervorruft.

Im Hinblick auf die klinische Bedeutung dieser Ergebnisse wurde das Blut unserer Brandverletzten gepoolt und von der Abteilung für experimentelle Chirurgie der Universität Basel untersucht. Auch bei dieser Analyse konnte das gleiche, wie im tierexperimentell gefundene Toxin isoliert werden.

So kann man sagen, daß die wirksame Bekämpfung der Allgemeininfektion bei Brandverletzten in der Zukunft in erster Linie durch die Herstellung eines *Verbrennungsantitoxins* wesentlich beeinflußt werden könnte und die zur Zeit geübte lokale und systemische Bekämpfung der gram-positiven und gramnegativen Flora an Bedeutung verliert.

F. Müller, Ludwigshafen
Referat ist ausgefallen

Diskussion (Zusammenfassung)

S. Simko, Košice

Die *beste Prophylaxe* der Pyocyaneusinfektion bei Verbrennung ist

1. rasche Nekrektektomie;
2. sorgfältige Deckung des Defektes;
3. Anwendung von Hyperbaroxie mit 2 ATA.

Die Überdruckbehandlung hat sich ausgezeichnet bewährt bei der Behandlung von:
CO-Intoxikationen,
Gasbrand,
Osteomyelitis und anderen Infektionen.

Wir haben diese Methode bei tausend Verbrennungen angewandt und können sie empfehlen.

c) Osteomyelitis

H. Soeder, H. Willenegger, G. M. Lusser, M. Ledermann und H. Good,
Liestal

Einige *bakteriologische Daten* müssen vorausgeschickt werden, um die *Bedeutung* des *Pyocyaneus* bei der *pyogenen Knocheninfektion* richtig erfassen zu können. Der wichtigste Vertreter dieser gramnegativen Gruppe ist Pseudomonas aeruginosa.

Er ist ein ausgesprochener Abwasserkeim mit einer optimalen Wachstumstemperatur bei 35—38° C. Waschbecken-, Badewannen- und Abgußabflüsse mit den dazugehörigen Überläufen bilden die Hauptquelle des Pseudomonas-Hospitalismus. Im Rahmen dieses Hospitalismus findet man ihn in zahlreichen Einrichtungsgegenständen, auf der Haut und in den Nasen-Rachen-Abstrichen von Patienten.

Die *klinische Manifestation* zeigt sich vor allem bei offen heilenden Wunden und nicht selten bei Tracheotomien in Stationen für Intensivpflege. In zunehmendem Maße gilt die Beobachtung, daß der Pseudomonas-Hospitalismus den Staphylokokken-Hospitalismus abgelöst hat (Koch *et al.*, 1968). Dieselben Antibiotica und Desinfektionsmittel (z.B. Hexachlorophen), welche infolge ihrer vorwiegenden Wirkung auf grampositive Keime den Staphylokokken-Hospitalismus verdrängt haben, ließen den Pseudomonas-Hospitalismus hervortreten. Man kann bis zu einem gewissen Grade von einem Antagonismus zwischen Staphylokokken und Pyocyaneus sprechen.

Aus einem Zeitraum von 17 Jahren wurden an der Chirurgischen Abteilung Kantonsspital Liestal *203 Fälle* von *pyogener* bzw. *exogener Knocheninfektion* epikritisch zusammengestellt. Die Fälle betrafen ausschließlich *postoperative Wundinfektionen* nach Osteosynthesen, die zum größten Teil von auswärtigen Spitälern übernommen wurden.

Tabelle 1 vermittelt die *Kasuistik:* Von 203 Fällen mit pyogener Knocheninfektion waren 58 Fälle, das sind 28,8 % mit *Pyocyaneus* infiziert. Mit Ausnahme eines einzigen Falles handelte es sich um *Mischinfektionen*. Im Rahmen dieser Mischinfektionen standen die Staphylokokken bezüglich Häufigkeit obenan, insbesondere Staph. aur. haemolyt. Koag. pos., bei dem es sich in der Regel um den Erstkeim gehandelt hat. An zweiter Stelle folgten Pyocyaneus, dann Coli, Streptokokken, Proteus und Enterokokken. Bei dem einen Fall von *reiner Pyocyaneusinfektion* handelte es sich um eine erst 1—2 Wochen zurückliegende, frische Wundinfektion nach Plattenosteosynthese einer Unterschenkelfraktur.

Ein weiterer Fall von reiner Pyocyaneusinfektion betraf eine Arthritis purulenta des Kniegelenks. Sie entstand im Anschluß an eine Marknagelentfernung aus der Tibia

Tabelle 1. *203 Fälle von pyogenen Knocheninfektionen nach Osteosynthesen in 17 Jahren (1954–1970)*

	Pyocyaneusbeteiligung	
	Mischinfektion	reine Infektion
66 infizierte Marknagel-Osteosynthesen	21	0
137 infizierte Schrauben- und Platten-Osteosynthesen	36	1
203	57	1
	58 (28,8%)	

Staphylokokken (54,2%), Pyocyaneus (28,8%), Coli (6,1%), Streptokokken (3,9%), Proteus (3,5%), Enterokokken (2,4%), übrige Keime (1,1%).

bei gleichzeitiger Gelenkeröffnung. Die Ursache war ein nachgewiesener Fehler in der Sterilisation. Da der Infekt nicht im Anschluß an eine Osteosynthese auftrat, ist der Fall nicht in Tabelle 1 aufgeführt. Er wurde bereits bei früherer Gelegenheit publiziert (Willenegger, 1970).

Mit ganz wenigen Ausnahmen muß man den Pyocyaneusbefall als eine *Superinfektion* betrachten, die sich im Rahmen des Hospitalismus entwickelt hat. Von einer Tendenz, die in einem Zurückdrängen des Staphylokokken-Hospitalismus durch Pyocyaneus besteht, können wir auf Grund unserer Zahlen nicht sprechen. Das ganze bakteriologische Bild unserer Fälle erlaubt keine weitergehende Interpretation als die, daß nach Erstinfektion durch Staphylokokken der Pyocyaneus im Rahmen des Hospitalismus *sekundär* hinzugekommen ist.

Anhand des bearbeiteten Krankengutes sollen einige *wesentliche Probleme* besprochen werden:

A. Zeigen *Charakter* und *Ablauf* der *exogenen Knocheninfektion* einen Unterschied, wenn *Pyocyaneus* an der Infektion *beteiligt* ist *oder nicht*?

Wir fanden keinen Unterschied. Weder das klinische und röntgenologische Bild, noch eine Reihe von pathologisch-anatomischen Untersuchungen des infizierten Knochens ergaben irgendwelche Abweichungen von den Fällen ohne Pyocyaneusbeteiligung. Die Überwucherung mit Pyocyaneus läßt sich bekanntlich schon am Geruch und an der Verfärbung des Wundsekretes erkennen. Solche Fälle haben immer eine gewisse Alarmstimmung zur Folge, weil sie uns einmal mehr mit der Existenz des Hospitalismus konfrontieren. Die betroffenen Patienten zeigten jedoch klinisch keine allgemeinen Entzündungserscheinungen, wenn der Abfluß durch ausreichend offene Wundbehandlung bzw. offene Dauerbespülung gewährleistet war. Ursache von lokalen und allgemeinen Entzündungserscheinungen war ausschließlich die Retention an irgendeiner Stelle des Infektionsherdes, ohne Unterschied, ob unter den beteiligten Keimen Pyocyaneus vorhanden war oder nicht.

B. Von Wichtigkeit ist eine weitere Frage: Ergaben sich *Unterschiede* für die *Behandlung* von pyocyaneusinfizierten und pyocyaneusfreien Fällen?

Tabelle 2. *58 pyocyaneusinfizierte Osteosynthesen*

	Spüldrainage und knochenplastische Eingriffe		Spüldrainage allein
21 mischinfizierte Marknagel-Osteosynthesen	7	(3 1×) (4 2×)	14
36 mischinfizierte Schrauben- und Platten-Osteosynthesen	11	(6 1×) (1 3×) (4 2×)	25
1 rein pyocyaneusinfizierte Platten-Osteosynthese	0		1
58	18 ~$^1/_3$		40 ~$^2/_3$
145 nicht pyocyaneusinfizierte Osteosynthesen	~$^1/_3$		~$^2/_3$

Von den 58 pyocyaneusinfizierten Fällen heilten 40 bzw. rund $^2/_3$ unter Spüldrainagenbehandlung allein aus, ohne daß knochenplastische Eingriffe erforderlich waren; selbstverständlich mußten demarkierte und nicht mehr regenerationsfähige Sequester im Laufe der Behandlung entfernt werden. Annähernd dieselbe Relation fand sich bei den 145 Fällen von infizierten Osteosynthesen *ohne* Pyocyaneusbefall (Tabelle 2).

Wie wir von den hämatogenen Osteomyelitiden her wissen, kann pyogen infizierter Knochen regenerieren und reossifizieren. Diese Fähigkeit besitzt exogen infizierter Knochen ebenfalls. Auch in dieser Hinsicht ergab sich nach unseren Erfahrungen kein Unterschied, ob Pyocyaneus vorhanden war oder nicht. Zur Illustration dieser Regenerationsfähigkeit wurden einige Fälle demonstriert; 2 davon sind bereits publiziert (Willenegger, 1970_1; Willenegger *et al.*, 1970_2). — Knochenplastische Eingriffe sind immer dann notwendig, wenn der infizierte Knochen nicht mehr regenerationsfähig ist. Einige Autoren sind in dieser Hinsicht aktiver; andere, zu denen auch wir uns zählen, sind im Zweifelsfalle zurückhaltender, weil wir immer wieder festgestellt haben, wie sehr infizierter Knochen regenerationsfähig sein kann. So mußten wir lediglich in $^1/_3$ der Fälle Knochenplastiken durchführen (vgl. Tabelle 2). Als Material steht die *frische autologe Spongiosa* absolut im Vordergrund.

Bei den pyocyaneusinfizierten Osteosynthesen haben wir den knochenplastischen Eingriff immer erst dann durchgeführt, wenn *Pyocyaneus nicht mehr nachweisbar war*. Die Vorbereitung der Herde erfolgte *mit einer Spüldrainage*.

Als Spüllösung haben wir ursprünglich physiologische Kochsalzlösung mit Chloramphenicol, meist als kurzfristigem Zusatz zu Beginn der Behandlung und nach irgendwelchen Eingriffen benützt. Chloramphenicol erwies sich aber bei den Resistenzproben gegenüber Pyocyaneus fast immer als unwirksam und hat damit die Anwesenheit des Pyocyaneus und nicht zuletzt auch den Hospitalismus gefördert. Versuche mit 3%iger Borsäure wurden rasch wieder aufgegeben, da sie, wie wir anhand von Biopsien nachweisen konnten, gewebetoxisch ist.

Wir benützten dann als Zusätze zur Spüllösung nicht resorbierbare, baktericid wirkende Antibiotica, wie sie in den Handelspräparaten Nebacetin (Neomycin/Bacitracin), Citomyxin und Polybactrin (Neomycin/Bacitracin/Polymyxin) enthalten sind. Gleichzeitig sind wir auf *Ringerlösung* übergegangen, weil sie im Gegensatz zur physiologischen Kochsalzlösung gewebeatoxisch ist. Das gleiche gilt für die obenerwähnten Antibiotica (Kallenberger *et al.*, 1970).

Bis jetzt war Pyocyaneus immer auf die eine oder andere der 3 Komponenten empfindlich. Wir verwenden sie als Zusatz zur Spüllösung nur kurzfristig, d.h. wenige Tage bis zu 1 Woche, selten länger. Gelegentlich haben wir gesehen, daß Pyocyaneus bei gleicher Perfusionstechnik unter Spülbehandlung mit Ringerlösung allein verschwand. Dies zeigt, daß das *mechanische Spülmoment* im Vordergrund steht, wobei allerdings eine ausgiebige, unbehinderte und nicht zur Retention führende Berieselung Voraussetzung ist. Seit dieser Ära der vorbereitenden Spüldrainage konnte der Pyocyaneusbefall in der Regel nach wenigen Tagen beseitigt werden.

Im Hinblick auf diese grundsätzlich durchgeführte Vorbehandlung aller pyocyaneusinfizierten Herde können wir nicht sagen, in wieweit autologe Spongiosa auch bei Anwesenheit von Pyocyaneus eingeheilt wäre. Bei unserem Vorgehen hat sich jedenfalls kein Unterschied gegenüber den Spongiosaplastiken bei pyocyaneusfreien Knochenherden ergeben. Zur Illustration wurden einige Fälle von solchen Eingriffen demonstriert; 1 Fall davon wurde bereits früher publiziert (Willenegger *et al.*, 1970_3).

C. Die Indikation zur *antibiotischen Allgemein-Behandlung* stellen wir grundsätzlich nur dann, wenn sich der Infekt durch eine phlegmonöse Begleitentzündung manifestiert oder durch irgendwelche Eingriffe eine neue Situation geschaffen wird, z.B. durch völlige Erneuerung des Spülsystems, Entfernung von Metall oder totem Gewebe, Einsetzen von autologer Spongiosa, d.h. bei Irritation des Infektherdes sowie bei Exacerbation.

D. Die *Spätkontrollen* des Kollektivs von 203 Fällen sind zur Zeit noch nicht ganz abgeschlossen. Man darf aber schon jetzt mit genügender Sicherheit hervorheben, daß die *definitiven Heilresultate* keinen Unterschied zwischen den Fällen mit und ohne Pyocyaneusbeteiligung aufweisen. Auch bezüglich der Behandlungsdauer ergaben sich keine signifikanten Unterschiede. So war z.B. die durchschnittliche Hospitalisationsdauer bei den frisch infizierten Marknagelosteosynthesen von 6—7 Monaten mit und ohne Pyocyaneusbefall gleich lang. Auch bei den knochenplastischen Eingriffen ergaben sich keine Unterschiede. Ob dabei die Tatsache mitspielt, daß wir erst bei pyocyaneusfreien Herden knochenplastische Eingriffe durchführten, können wir nicht sicher sagen. Jedenfalls haben wir keinen Grund, diese Taktik zu ändern.

E. Am Schluß sei noch auf ein wesentliches Problem *endemischer* Art hingewiesen: Jeder zugewiesene Fall einer pyogenen Knocheninfektion mit Pyocyaneusbeteiligung bildet eine Quelle dieser für den Hospitalismus so gefährlichen Keime. Darum sollten *alle pyocyaneusinfizierten Patienten isoliert* werden, und zwar im Einbettzimmer. Liegen mehrere Pyocyaneus-Fälle nebeneinander, so zeigen sich die größten Schwierigkeiten, sämtliche Fälle pyocyaneusfrei zu bekommen. Sobald in einen Fall die Beseitigung gelingt, kommt es leicht zur Reinfektion durch die benachbarten, noch nicht pyocyaneusfreien Patienten.

So bedingt die Versorgung dieser Fälle auch besondere organisatorische Maßnahmen, die bei der Raumknappheit der Spitäler große Schwierigkeiten verursachen können. Die strenge Isolierung ist nicht nur aus der Sicht einer erfolgreichen Behandlung, sondern ebensosehr aus der Sicht einer Verbreitung des Hospitalismus von größter Wichtigkeit.

Zusammenfassung

Eine Epikrise von 203 infizierten Osteosynthesen ergab in 28,8 % Pyocyaneusbefall. Nur in einem einzigen Fall war Pyocyaneus allein beteiligt, sonst war er immer im Rahmen einer Mischinfektion vorhanden. $^{2}/_{3}$ der Fälle heilten allein unter Spüldrainagenbehandlung bzw. durch spontane Reossifikation aus, wobei nicht regenerationsfähige Sequester selbstverständlich entfernt werden mußten. In $^{1}/_{3}$ der Fälle waren knochenplastische Eingriffe, ausschließlich mit autologer Spongiosa erforderlich. Die definitiven Heilresultate und die Behandlungsdauer zeigten zwischen den Fällen mit und ohne Pyocyaneusbeteiligung keine signifikanten Unterschiede. Auch nach unseren Erfahrungen ist die Pyocyaneusbeteiligung ein Zeichen für bestehenden Hospitalismus. Quelle und Bedeutung der Pyocyaneusinfektion sind in erster Linie hier zu suchen.

Literatur

1. Kallenberger, A., Ledermann, M., Roth, W.: Experimentelle und bakteriologische Untersuchungen zur Wahl des Spülmittels für die antibakterielle Spüldrainage. In: Die posttraumatische Osteomyelitis, S. 256. Stuttgart-New York: Schattauer 1970. — 2. Koch, H., Riessner, D.: Infektionsquellen der meist tödlich verlaufenden Pseudomonas-Sepsis und des Pseudomonas-Hospitalismus. Med. Welt **19**, 486 (1968). — 3. Willenegger, H.: Klinik und Therapie der pyogenen Knocheninfektion. Chirurg **41** 215 (1970_1) Fall-Nr. 95/69 und 739/64. — 4. Willenegger, H., Ledermann, M.: Die operative Therapie der Infektion nach Osteosynthese. H. Unfallheilk. **102**, 41 (1970_2) Abb. 3. — 5. Willenegger, H., Ledermann, M., Wahl, H. G., Plaass, U.: Über das Wesen der Spüldrainage. In: Die posttraumatische Osteomyelitis, S. 80. Stuttgart-New York: Schattauer 1970_3.

H. Buchner, Stolzalpe

Wir behandeln im Jahresdurchschnitt ungefähr 90—100 Osteomyelitiden auf unserer septischen Station. In den letzten Jahren hat der Anteil an posttraumatischen Knocheninfekten zugenommen. Er betrug im letzten Jahr ungefähr 40 %.

In der Regel handelt es sich bei diesen Patienten um schwerste mischinfizierte Infekte, meistens mit größeren Haut- und Knochendefekten.

Eine Übersicht über 820 bakteriologische Untersuchungen auf der septischen Abteilung ergab immer noch ein Vorherrschen der Infekte durch Staph. aur., obwohl allgemein im Vergleich zu den früheren Jahren ein deutlicher Rückgang erkennbar ist. Während wir früher in 80—90 % der Osteomyelitiden einen Staph. aur.-Infekt feststellen konnten, beträgt die Rate heute trotz allem 27,5 %.

An zweiter Stelle der Erreger steht das Bakt. coli mit 19%, an dritter Stelle Mikrokokken mit 13%, an vierter Stelle Enterokokken mit 10,5% und erst an fünfter Stelle findet sich bei uns die Pyocyaneusinfektion mit 4,3%.

Wir liegen mit diesen Zahlen praktisch gleich wie Albrecht und Hertl von der Orthop. Univ.-Klinik in München, welche bei 31,3% ihrer Fälle eine Monoinfektion mit Staphylokokken und bei 69% Mischinfektionen mit grammpositiven und grammnegativen Erregern gefunden haben. Unser besonderes Problem ist daher heute die *Mischinfektion.*

Der reine Pyocyaneusinfekt bei der Osteomyelitis spielt daher in unserem Krankengut eine relativ geringe Rolle. Obwohl wir besonders bei Trägern von Gipsverbänden häufig oberflächliche Pyocyaneusbesiedlungen feststellen, so haben wir unter 140 Osteomyelitiden der letzten 2 Jahre nur eine einzige Pyocyaneussepsis beobachtet, die aber auf Carpenicillin sehr gut angesprochen hat und innerhalb einer normalen Frist zur Ausheilung gebracht werden konnte. Auffallend ist bei unseren Fällen immer wieder, daß wir den tiefen Pyocyaneusinfekt fast immer nur dort erlebten, wo eine Marknagelung durchgeführt wurde und wo längere Saug-Spüldrainagen liegen blieben.

Wir sind daher in letzter Zeit dazu übergegangen, schwere Knocheninfekte möglichst zu isolieren, vor allem aber jene Fälle in Einzelzimmer unterzubringen, die mischinfiziert von auswärts überwiesen werden. Der Organisation auf der septischen Abteilung kommt überhaupt eine besondere zentrale Bedeutung zu.

In allen Fällen ist unser erstes Ziel, eine allgemein roborierende Behandlung durchzuführen, welche bei uns mit viel Luft und Sonne leicht möglich ist. Ich verweise in diesem Zusammenhang auf die Aussagen führender Chemotherapeuten, welche immer wieder betonen, daß die Verabreichung von Antibiotica *nur dann sinnvoll* ist, wenn der Körper bereits über eine gewisse eigene Abwehr verfügt. Eine Lokalbehandlung mit Antibiotica führen wir nie durch, außer es liegen ganz besonders zwingende Umstände vor. Auch bei der oberflächlichen Pyocyaneusinfektion gelingt es fast immer zusammen mit einer offenen Wundbehandlung mit 3% Borlösung, oder Borpuder den Keim rasch zum Verschwinden zu bringen. In der Regel haben wir die Erfahrung gemacht, daß nach einer allgemein roborierenden Behandlung die möglichst frühzeitige operative Behandlung infizierter Knochenwunden besonders nach Metallosteosynthesen am günstigsten ist. Die Ausräumung des Herdes mit Beseitigung aller nekrotischen Gewebe, die Schaffung guter Durchblutungsverhältnisse, exakte Hautdeckung, die Auffüllung von Knochendefekten mit Eigenspongiosa, die Stabilisierung des Herdes mittels exakter Metallosteosynthese, sind die beste Voraussetzung für den Erfolg, besonders dann, wenn sie von einer gezielten und ausreichenden, allgemeinen antibiotischen Therapie begleitet werden.

Im Falle der Pyocyaneussepsis haben wir mit Carpenicillin die besten Erfahrungen gemacht. Eine besondere Verzögerung der Heilung auch bei Vorliegen eines Pyocyaneusinfektes fanden wir in unserem Krankengut nicht, möchten aber besonders darauf hinweisen, daß es sich bei jeder Osteomyelitis um eine chronische Erkrankung handelt, welche sowohl einer Langzeitbehandlung als auch einer Langzeitkontrolle bedarf.

G. Hierholzer, Duisburg-Buchholz

Autoantikörpernachweis bei der posttraumatischen Osteomyelitis

Die nachfolgenden Ausführungen beziehen sich auf Untersuchungen, die wir an der Chirurgischen Klinik „Bergmannsheil" in Bochum (Chefarzt Prof. Dr. J. Rehn) durchgeführt haben. Für die posttraumatische Osteomyelitis, die mit einem Nachweis von Pyocyaneus einhergeht, ist die chronische Verlaufsform typisch. Wir verfügen leider über eine relativ große Erfahrung über solche Fälle, da in Bochum wie auch in Duisburg an der Klinik auf einer speziellen Station solche Patienten mit einer chronischen Verlaufsform vermehrt zur Aufnahme kommen.

Im Gegensatz zu anderen Autoren sind wir der Auffassung, daß die Probleme der Osteomyelitis mit Pyocyaneus-Nachweis bisher keineswegs ausreichend gelöst sind. Wir müssen deshalb mehr die Grundlagenfragen beantworten. Es ist bekannt, daß chronische Erkrankungen mit Störungen der immunologisch wirksamen Zellen und Organe einhergehen, z.B. bei Erkrankungen des Bindegewebes, bei hämatologischen Erkrankungen, Erkrankungen parenchymatöser Organe und des Nervensystems. Wir haben deshalb zunächst nachgesehen, ob bei der mit Pyocyaneusnachweis einhergehenden chronischen Osteomyelitis gegen Zellkernsubstanzen gerichteten Antikörper, also Autoantikörper nachzuweisen sind. Tatsächlich findet man in etwa 30% der Fälle einen sicher positiven Befund. Zum Nachweis der gegen die DNS der körpereigenen Zellen gerichteten Antikörper verwendeten wir die indirekte Immunofluorescenztechnik nach Fischer. Einfache positive Reaktionen sind bei dem Ausmaß der positiven Befunde nicht berücksichtigt.

Mit dem Nachweis der Autoantikörper bei der chronisch posttraumatischen Osteomyelitis ist allerdings noch keine Aussage über die Frage der pathogenen Bedeutung verbunden. Da die Bildung derartiger Antikörper jedoch dem Vorgang entspricht, bei dem Antigene zur Allergie vom verzögerten Typ führen, können die erhobenen Befunde durchaus einen Hinweis geben auf eine gestörte Immunantwort bei diesen Patienten. Es sind also weitere Untersuchungen erforderlich, um diese Frage abzuklären. Insbesondere ist zu prüfen, ob eine jeweils positive Nachweisreaktion einem bestimmten klinischen Verlauf entspricht.

Bei einem Teil der Patienten haben wir Verlaufskontrollen durchgeführt. Dabei zeigte sich, daß in etwa 50% der Fälle die Titer gleich bleiben und jeweils in 25% anstiegen oder abfielen. Insbesondere erwarten wir durch derartige Untersuchungen Hinweise zu der Frage, warum bei vergleichbaren klinischen Befunden die operativen und medikamentösen Maßnahmen zu auffallend unterschiedlichen Ergebnissen führen können.

Diskussion (Zusammenfassung)

A. Alho, Helsinki
Referat ist ausgefallen

E. V. S. Koskinen, Helsinki
Referat ist ausgefallen

R. Bedacht, München
Zweifelsfrei gilt die autologe Spongiosaübertragung in die operativ ausgeräumte oder mit Spül-Saugdrainagen keimarm gemachte Knochendefekthöhle als die Methode der Wahl. — Auf Grund tierexperimenteller Untersuchungsergebnisse haben wir seit einigen Jahren das heterologe, hochporöse Kollagen-Antibioticum-Implantat zur Anwendung gebracht, mit welchem ausgeräumte und gespülte Knochendefekthöhlen formschlüssig ausgefüllt werden. — Von 20 Patienten, bei denen das Kollagen-Antibioticum-Implantat angewandt wurde, sind 16 Patienten seit 4 Jahren rezidiv- und fistelfrei. Nur in 2 Fällen kam es zur Ausbildung einer Recidivfistel.

Freie Vorträge

H. Good, Muraldo

Prävention und Therapie der Osteomyelitis

Im heutigen Zeitalter der massiven Zunahme von Unfällen auf den Straßen, Sportplätzen und Sportarten sowie in der Industrie, hat die operative Behandlung am Knochen enorm zugenommen. Das gilt auch für die Prothetik, die bei Arthrose des Hüftgelenkes eine immer größere Rolle spielt, wobei besonders die AO-Methoden sich in massivem Fortschritt befinden. Neben den oft lebensrettenden Maßnahmen der Schockbekämpfung, der operativen Versorgung von polytraumatischen Verletzungen, spielt insbesondere beim Eingriff am Knochen die Verhütung des Infektes wohl eine der entscheidensten Rollen. Eine Infektion bei einer Osteosynthese oder einer prothetischen Operation mit nachfolgender Osteomyelitis ist in jedem Falle eine schwerwiegende Komplikation. Sie kann zu langdauernden Krankenhausaufenthalten, multiplen Nachoperationen und sogar zu Invalidität führen.

Die Patienten kommen von außen über den oft langwierigen Transport in Krankenhäuser, die oft bis zu 100%ige oder zumindest massive Verseuchung aufweisen. Bei Testungen findet man in diesen Krankenhäusern oft bis zu 50% der Keime als polyresistent gegen die Chemotherapie. Kommen diese Keime an die Haut der Patienten oder befinden sie sich an den Händen der Operateure und an den Haaren sowie Nasen-Rachenräumen derselben, so ist die manifeste Gefahr des Infektes beim operativen Eingriff gegeben. Die Infektverhütung kann, kurz gefaßt, in 3 Punkten zusammengefaßt werden:

1. Atraumatisches operieren mit Verhinderung von Hämatomen durch Absaugung post-op.

2. Eine intensive Umgebungsdesinfektion mit remanenten und langdauernden Substanzen und

3. völlige Abschirmung der massiven Keimträger (Operateure) vom Operationsfeld durch Desinfektion der Hände, Imprägnation der Wäsche und vor allem

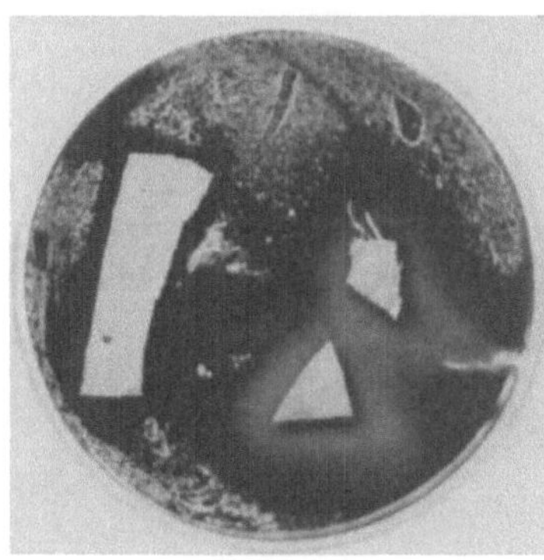

Abb. 1

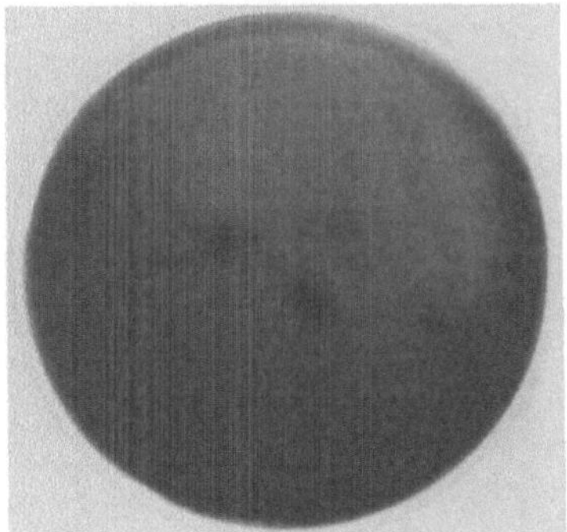

Abb. 2

Tragen von suffizienten Masken, die keinerlei Keime von seiten des Operateurs in das Wundgebiet gelangen lassen.

Diese Forderungen, die heute erfüllt werden können, sollen Ihnen in einer kurzen Demonstration demonstriert werden, wobei über die operative Technik sicher im Laufe dieser Vorträge schon genügend ausgeführt worden ist. In bezug auf die Umgebungsdesinfektion zeige ich Ihnen 2 Bilder, die eindrücklich zeigen, wie die Keimreduktion durch remanente Mittel erfolgen kann. Es handelt sich um 2 Abklatsche vom Boden in Operationssälen, in denen Knochenoperationen durchgeführt wurden. Das weitere Bild zeigt Ihnen Teste von hautschonenden Händedesinfektionsmitteln, die bei massiven gramnegativen und grampositiven Milliarden-Impfungen innerhalb von 30 sec bis zu 2 min volle Sterilität gewährleisten mit gleichzeitiger Applikation von remanent wirkenden Cremen statt Anwendung von Puder für das Anziehen der Handschuhe. Eine Kurzdemonstration von der Wirkungsweise der Pantasept-Gruppe als Desinfektionsmittel bestätigt die außerordentlich rasche Wirkung von riesigen Keimmengen, bis zu 40 Milliarden in 2 min bei 0,5%iger Anwendung und eine sehr intensive Wirkung vor allem bei gramnegativen Keimen bis zu sehr hohen Verdünnungen. Eine weitere Abbildung zeigt Ihnen die Imprägnation der Operationsstoffe (Abb. 1), die bis zu 4 Wochen keimfrei bleiben trotz Gebrauch bei infizierten Patienten und in der Testung einen großen Hemmhof auf Reinkulturen ergeben, und zwar bei gramnegativen und -positiven Keimen (Abb. 2). Ein Abklatsch eines solchen getragenen Operationshemdes zeigt die völlige Sterilität nach experimentellem Tragen während 4–5 Tagen. Von besonderer Bedeutung ist aber nun die Abschirmung der Operationswunde vom Keimträger – Operateur – welche heute am besten mit einer total geschlossenen Maske durchgeführt werden kann, die von uns in gemeinsamer Arbeit mit der Firma Mathys entwickelt werden konnte. (Demonstration der Abbildungen und der Testungen mit dem Keimzähler sowie Demonstration der Kurve mit den Partikelmessungen, die die absolute Suffizienz sowohl der Abdichtung der Maske und der Filter zeigen.) Es ist gelungen, anhand einer Aufstellung von über 10000 Operationen die Infektionsrate, die sonst bis zu 7 und 10% angegeben wird, auf 0,1% zu reduzieren (Abb. 3–6).

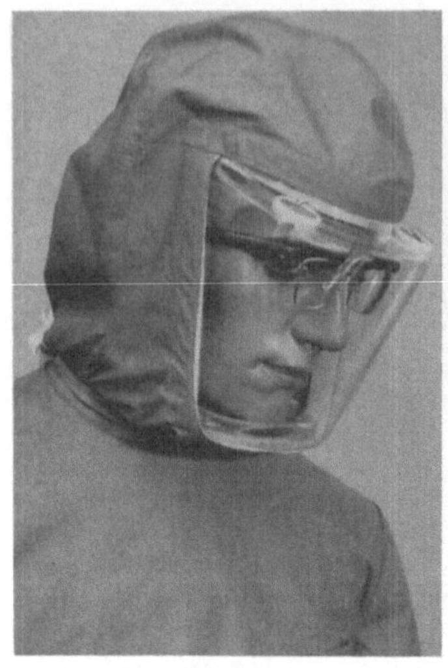

Abb. 3

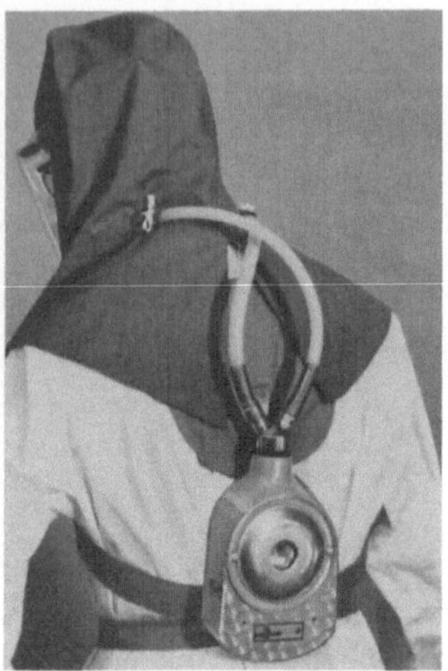

Abb. 4

Abb. 3. Geschlossene Maske

Abb. 4. Absauggerät am Rücken

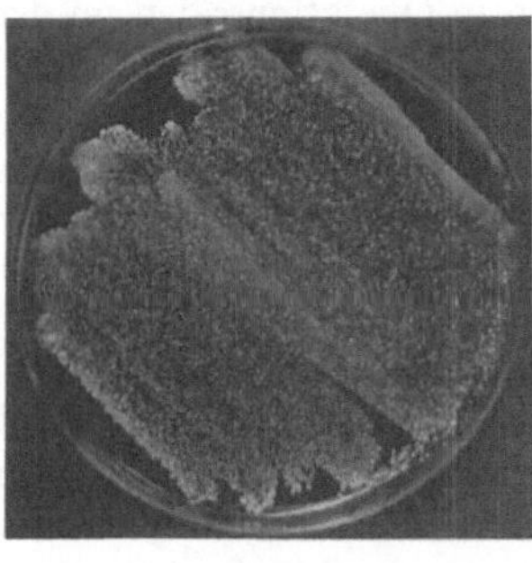

Abb. 5

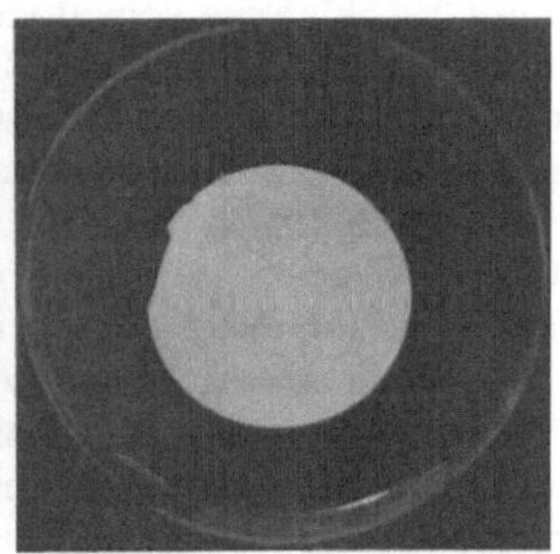

Abb. 6

Abb. 5. Keimträger Nase, Operateur massenhaft Keime

Abb. 6. Keimzahltest aus Absaugfilter, sterile Luft

Ein kurzes Wort sei noch gesagt über die Therapie von Osteomyelitis und Wundinfektion, die schon von Herrn Willenegger eingehend geschildert wurde. Zur Abkürzung der Therapie werden neue Wege eingeschlagen, wie dies in einem Diapositiv gezeigt wird. Nicht-antibiotische Substanzen, die keine Resistenz erzeugen können, ermöglichen uns durch Spüldrainage eine sehr rasche und wirksame Sanierung des Infektes, wobei ich besonders erwähnen möchte, daß bei 3 schweren Infekten, die wir gesehen haben, durch solche Spülungen, die wesentlich höher waren als die zellbiologischen Testungen gezeigt haben, eine totale Sanierung des Infektes ermöglichten, indem sogar eine Gasbrandinfektion schwerster Natur bei einer Hüftprothese so saniert werden konnte, daß die Osteomyelitis verschwand und die Prothese voll erhalten werden konnte bei absoluter totaler Wundabheilung.

H.-P. Linden, Garmisch-Partenkirchen

Experimentelle Untersuchungen über das Verhalten von Pyocyaneuskulturen unter Einwirkung elektrischer und magnetischer Felder

Referat ist ausgefallen

D. Havemann und H. Raig, Kiel

Luxationsfrakturen des Sprungbeines — Diagnose, Therapie und Prognose

Brüche und Verrenkungen des Sprungbeines sind trotz allgemein gestiegener Unfallzahlen *seltene Verletzungen* geblieben: Nach Eberle und Preiss beträgt ihr Anteil am unfallchirurgischen Krankengut kaum 0,5%, nach Coltart 0,6% und nach eigenen Ermittlungen gut 0,8%. Selbst an größeren Behandlungszentren sind aus diesem Grund nur beschränkte individuelle Erfahrungen in der Therapie und Prognose dieser Verletzungen vorhanden.

Die Besonderheiten bei Stellung der Diagnose, Einleitung der Therapie und Beurteilung der Prognose von Verletzungen des Sprungbeines ergeben sich aus der Form, Funktion und aus der Anatomie der Gefäßversorgung.

Luxationsfrakturen des Talus führen stets zur *Mitverletzung* des *oberen und unteren Sprunggelenkes*. Diese durch anatomische Konfiguration gegebene Tatsache muß bei prognostischen Überlegungen hinsichtlich der zu erwartenden posttraumatischen degenerativen Schäden ebenso berücksichtigt werden wie die Gefäßversorgung des Sprungbeines im Hinblick auf Ernährungsstörungen.

Nach Gefäßverlaufsuntersuchungen von Lexer, Sneed, Watson-Jones, Wildenauer, Coltart, Mulfinger und Trueta kann festgestellt werden, daß die Versorgung über 3 Arteriengruppen erfolgt:

1. durch ein *Rete periostale*,
2. durch die *A. sinus tarsi* aus der A. tibialis ant. bzw. A. dorsalis pedis und
3. durch die *A. canalis tarsi* aus der A. tibialis post. über das Lig. deltoideum (Abb. 1).

Verletzungen am Sprungbein, die zwei der genannten Gefäßsysteme unterbrechen, stellen die ausreichende Versorgung in Frage. Talushalsluxationsfrakturen sind von dieser anatomischen Situation her ebenso wie die totalen Luxationen von vornherein als prädisponiert für eine *avasculäre Nekrose* anzusehen.

Die *Klassifikation der Talusverletzungen* nach rein anatomischen Gesichtspunkten, nach Art und Grad der bestehenden Luxation oder nach rein unfall-

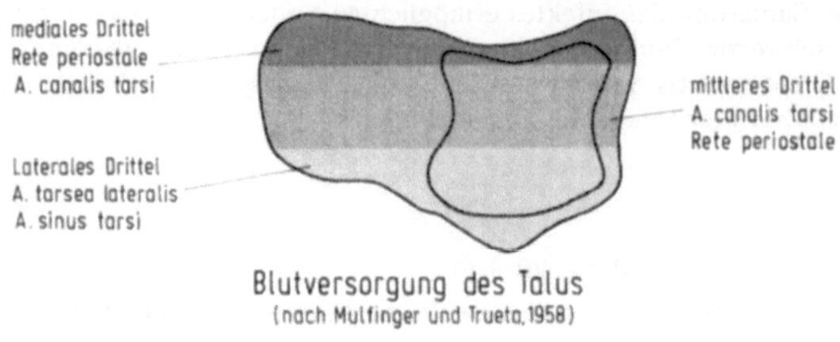

Abb. 1

Tabelle 1. *Schweregradklassifikation der Talusverletzung (in Anlehnung an Böhler. Coltart, Kenwright und Taylor)*

1	Dorsale und laterale Talusfortsatz-Fraktur Keine Nekrosegefahr!
2	Luxationsfraktur und Fraktur des Talushalses, -kopfes oder -körpers Nekrose möglich!
3	Totale Luxation des Talus Nekrose wahrscheinlich!

mechanischen Prinzipien schließt praktisch bedeutsame prognostische Erwägungen nicht immer ein. Für klinische Zwecke haben wir daher die gebräuchlichen Klassifikationen wie sie von Böhler und Coltart in die Unfallchirurgie eingeführt wurden, modifiziert und Sprungbeinverletzungen in eine *Schweregradskala* eingeordnet (Tabelle 1).

Danach erfaßt der *Schweregrad 1* Frakturen des dorsalen und lateralen Talusfortsatzes. Es sind dies die Abrißfrakturen durch das Lig. deltoideum, das Lig. fibulotalare ant. und post. und die Abscherungsbrüche des Proc. post. tali. Eine Nekrosegefahr besteht nicht (Tabelle 1).

Der *Schweregrad 2* mit fakultativ drohender Nekrose des proximalen Talusfragmentes erfaßt die Frakturen und Luxationen des Taluskopfes, -halses oder -körpers.

Schließlich werden mit dem *Schweregrad 3* die totalen Luxationen des Sprungbeines, bei denen eine Nekrose wahrscheinlich eintritt, erfaßt.

Dieser Einteilung liegt eine Untersuchung von insgesamt 20 Talusverletzungen bei 19 Verletzten über einen Zeitraum von 8 Jahren zugrunde. Bei der Bewertung der Nachuntersuchungsergebnisse wurde die von Hawkins aufgestellte Punkteskala zur Bewertung funktioneller Ergebnisse verwendet, die die Vergleichbarkeit der Resultate untereinander gestattet.

Die *Indikation* zur operativen Behandlung der Verletzungen des Schweregrades 2 wurde in dem Bestreben, eine anatomisch korrekte Wiederherstellung und frühe Mobilisation zu erreichen und damit die Voraussetzung für eine optimale Funktion zu schaffen, oft gestellt: Bei 16 der 20 Verletzungen war dies der Fall, von denen allein 16 Frakturen des Talushalses mit und ohne Dislokation des Taluskopfes, 3 totale Luxationen und 1 kombinierte Fraktur des dorsalen und lateralen Fortsatzes waren.

Die *Nachuntersuchung* der Verletzungen vom Schweregrad 2 dokumentierte die Zunahme von typischen Komplikationen bei Luxationsfrakturen im Vergleich mit Talushalsfrakturen, die *keine* Dislokation zeigten: Von 5 Verletzungen dieser Gruppe wiesen 3 ein gutes und 2 ein sehr gutes funktionelles Spätresultat auf, dem auch ein morphologisch gutes Ergebnis entsprach. Die Tendenz wird trotz naturgemäß kleiner Zahlen deutlich sichtbar: bei fehlender Dislokation und primärer Druckosteosynthese wurde kein unbefriedigendes Ergebnis gefunden. Avasculäre Nekrosen wurden nicht beobachtet.

Luxationen eines frakturierten Talusanteiles verursachten jedoch in 5 Fällen, in denen lediglich mit offener oder geschlossener Reposition behandelt wurde, durchweg schlechte Ergebnisse: 4 Talusnekrosen und eine später sich ausbildende Nekrose mit Talushalspseudarthrose wurden gefunden. 6 primär als Notfalleingriff mit Zugschraubenosteosynthese und Kirschner-Draht-Fixation versorgte Luxationsfrakturen boten sehr gute bis befriedigende Ergebnisse.

Ohne Ausnahme wurden röntgenologisch Sklerosierungen im Taluskopffragment als Ausdruck angiogener trophischer Störungen beobachtet. Das Knochenszintigramm mit Sr^{85} konnte keine Auskunft über die Wahrscheinlichkeit des definitiven Auftretens einer Talusnekrose geben (Becher und Havermann).

Um eine mögliche Revascularisation durch Elimination mechanischer Störfaktoren zu begünstigen, wurden die Verletzten mit entlastenden Schienenhülsenapparaten für 6—12 Monate versorgt. In 2 Fällen wurde eine Revascularisation beobachtet.

2 kasuistische Beispiele sollen Therapie und Verlauf zeigen.

Fall 1. Talushalsluxationsfraktur bei 16jähriger Patientin durch Sturz vom Pferd. Luxation des Taluskopffragmentes nach dorsalmedial, ausgedehnte Weichteilverletzung mit Eröffnung des oberen Sprunggelenkes.

Operative Versorgung mit Kirschner-Draht-Fixation, Zugschraubenosteosynthese der begleitenden Innenknöchelfraktur. Kontrolle ca. 2 Monate nach Unfall: Fraktur fest knöchern konsolidiert, Sklerose des Taluskopfes.

Kontrolle etwa 8 Monate nach Unfall: Osteosynthesematerial entfernt, starke Sklerose des Talus, freie Funktion des oberen und unteren Sprunggelenkes. Nekrose nicht sicher ausschließbar.

Fall 2. Luxation des Talus mit Ausbruch eines dorsalen Gelenkflächenfragmentes, Rotation des Talus um 90° in der Malleolengabel. Außerhalb geschlossener Repositionsversuch ohne Erfolg. Unfallart: Frontalzusammenstoß mit Personenkraftwagen.

Kontrolle etwa 1 Monat nach offener Reposition mit Osteotomie des Malleolus medialis, temporäre Kirschner-Draht-Fixation der dorsalen Gelenkflächenfragmente. Deutliche Sklerosierung des ventralen Taluskopfabschnittes.

8 Wochen nach Unfall erfolgte Entfernung des Drahtmaterials und der Spongiosaschraube. Das Kontrollbild ca. $6^1/_2$ Monate nach dem Unfall zeigt bei erheblicher Atrophie eindeutige Revascularisation bei ausgezeichneter Funktion des oberen und unteren Sprunggelenkes.

Die *Prognose* der Talusluxationsfrakturen wird im wesentlichen durch 2 pathogenetische Momente bestimmt: Das Sprungbein erleidet durch den Fraktur- und Luxationsvorgang in seinen 7 Gelenkverbindungen Knorpelknochenschäden, so daß auch bei exakter Wiederherstellung mit einer konsekutiven Arthrosis deformans gerechnet werden muß. Die Spätuntersuchungen haben diese Tatsache bestätigt. Ist die Zirkulation in 2 Versorgungsgebieten unterbrochen, wird eine *partielle oder totale Nekrose* des Talus die Folge sein.

Die operative primäre Sofortversorgung der Talusluxationsfrakturen kann die Ergebnisse jedoch auch die durch die Möglichkeit einer Revascularisation bessern.

Literatur

Becher, R., Havemann, D.: Act. traumatologie **2**, 181 (1972). — Böhler, L.: Die Technik der Knochenbruchbehandlung. Bd. 2/2, 12. und 13. Aufl. Wien: W. Maudrich 1957. — Coltart, W. D.: J. Bone Jt Surg. **34 B**, 545 (1952). — Eberle, H., Preiss, Th.: Praxis (Bern) **54**, 2, 1534 (1965). — Ehalt, W. H.: Mschr. Unfallheilk. **81**, 152 (1965). — Hawkins, L. G.: J. Bone Jt Surg. **52 A**, 5, 991 (1970). — Lexer, E., Kuliga, P.,Türk, W.: Untersuchungen über Knochenarterien mittelst Röntgenaufnahmen. Berlin: A. Hirschwald 1904. — Mulfinger, G. L., Trueta, J.: J. Bone Jt Surg. **40 A**, 1115 (1958). — Sneed, W. L.: J. Bone Jt Surg. **7**, 384 (1925). — Watson-Jones, R.: Fractures and other bone and joint injuries. Edinburgh: E. & S. Livingstone 1940. — Wildenauer, E.: Z. Anat. Entwickl.-Gesch. **115**, 32 (1950).

L. J. Lugger, Innsbruck

Die Auflösung des Röntgenbildes in Farbe (Äquidensiten) zur verfeinerten postoperativen Diagnostik im Komplikationsfall

Kurzfassung

Da das Auflösungsvermögen von Röntgenbildern durch eine Umwandlung stufenloser Schwärzungsunterschiede in ein spektrales Farbbild im allgemeinen nicht zunimmt, konnte sich die Farbröntgenologie bislang nicht durchsetzen.

Mit der Entwicklung des *Agfacontour-professional-films* steht nun neben einer Anzahl von elektronischen Kontrastverstärkungsmethoden ein rein photographisches Material zur Verfügung, das die Auflösung der kontinuierlichen Grauskala eines Röntgenbildes in einen Stufengraukeil und dessen Umwandlung in ein markantes Farbbild ermöglicht.

Diese in der Technik bereits vielfach verwertete Methode hat sich an der Unfallabteilung der Univ.-Klinik Innsbruck im Falle eines durch Knocheneiterung komplizierten, operativ versorgten Unterschenkelbruches als Frühdiagnostikum zur Beurteilung der Knochendichte bewährt. Bereits vor der Erfaßbarkeit im Schwarz-Weißröntgen erbrachte die gezielt gelegte Äquidensitenschar eine deutliche Aufhellung eines in seiner Einheilung gestörten intermediären Bruchfragmentes und ließ im Zusammenhang mit einer Fistel eine Osteolyse eines sich im weiteren primär im Farbröntgen demarkierenden Bezirkes erkennen.

Wir glauben, daß in Weichteil- und Knochenröntgenologie neben konservativer Röntgentechnik, neben Schichtaufnahme und nuclearmedizinischen Untersuchungsmethoden farbige Äquidensitenbilder in ausgewählten Fällen zusätzlich diagnostischen Wert erlangen.

Cl. E. Verdan, Lausanne

Chirurgische Wiederherstellungsmöglichkeiten von schwer verstümmelten Händen

Bei der Wiederherstellungschirurgie von schwer verstümmelten Händen sollten *zwei Grundfunktionen* erreicht werden: *Greifen* und *Fühlen*.

Das Ersetzen des amputierten Daumens durch Pollicisation eines anderen ebenfalls teilweise verstümmelten oder normalen Fingers ist heute wohl bekannt und wird von den meisten Handchirurgen durchgeführt.

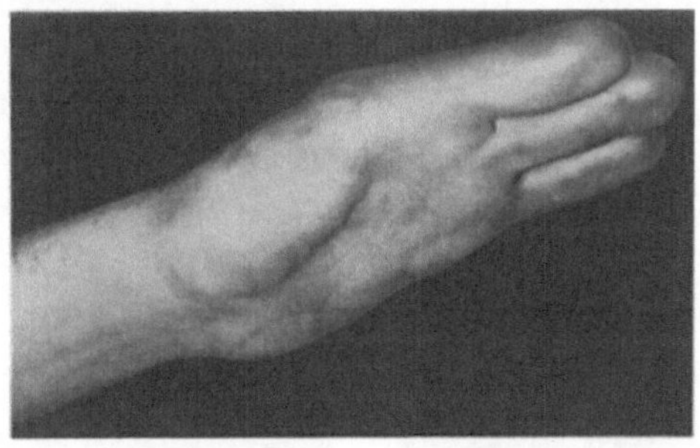

a

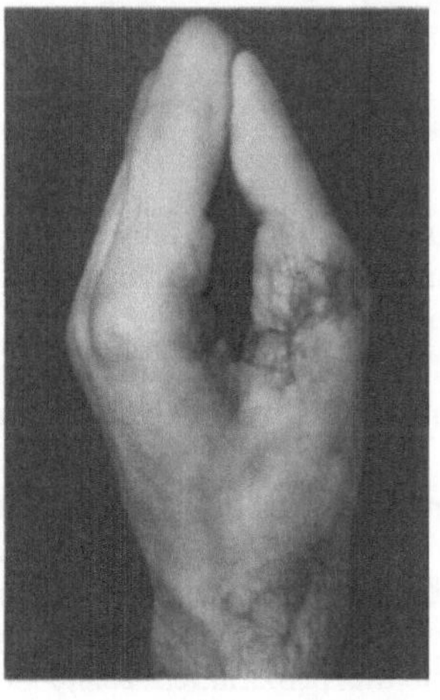

b

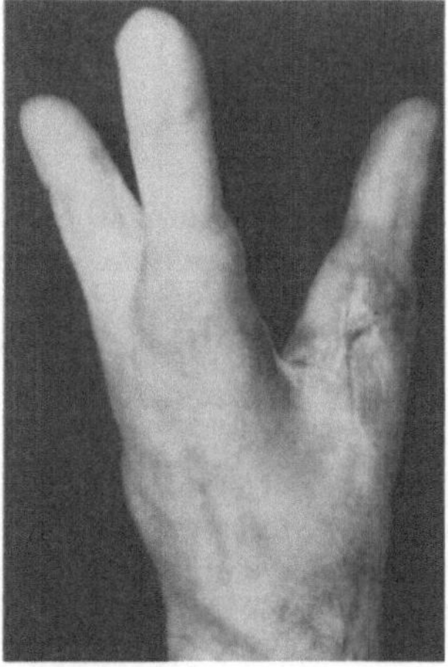

c

Abb. 1 a—c

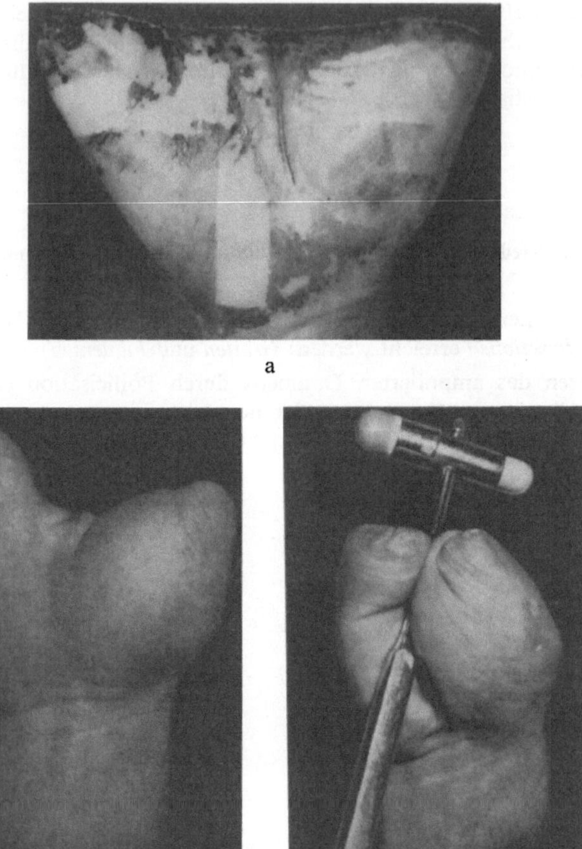

a

b c

Abb. 2a—c

Weniger geläufig sind die Verbesserungsmöglichkeiten schwerster Folgezustände, wo man an prothetische Versorgungen denkt, die aber im allgemeinen trotz der modernen Möglichkeiten enttäuschend bleiben.

Bei diesem 19jährigen Elektrikerlehrling (Abb. 1 a) ist der erste und fünfte Strahl und deren Metacarpale völlig verloren. Die drei bleibenden Finger sind teilweise amputiert.

Der zweite Strahl soll an das Multangulum majus transplantiert werden, so daß die Spitze seines Stumpfes mit den zwei übrigen Fingern opponieren kann. Die Opposition und Adduktion sollen durch die kombinierte Wiederherstellung der transplantierten ersten dorsalen und zweiten Interossei mit den Resten des Adductors erfolgen, die Abduktion durch die proximalen Reste der langen und kurzen Daumenextensoren. Eine wesentliche Verbesserung der Greiffunktion bei intakter Sensibilität konnte somit erreicht werden (Abb. 1 b und c).

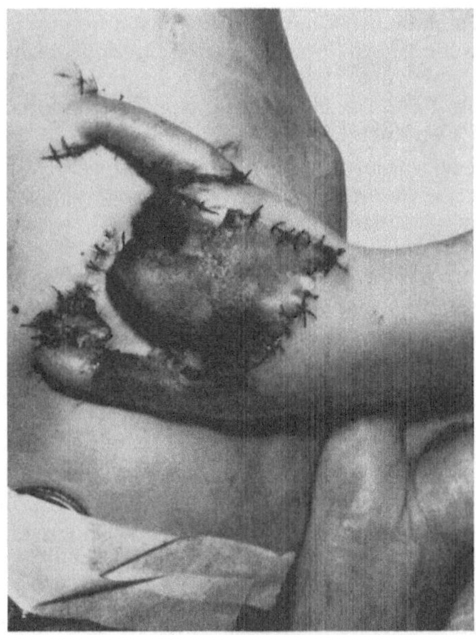

Abb. 3a

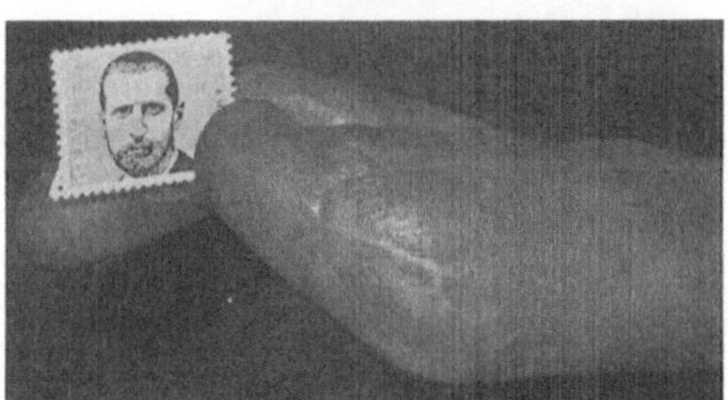

Abb. 3b

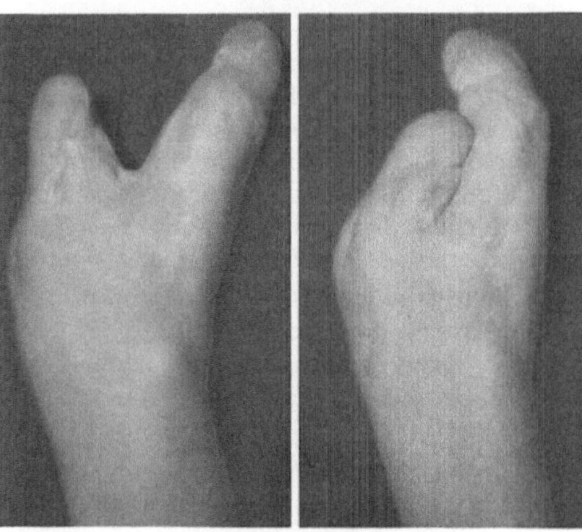

Abb. 3c

Bei einem 32jährigen, rumänischen Chauffeur, der seinen Beruf seit 2 Jahren aufgeben mußte, bestand nur noch eine Art Pfote, die keine Greifmöglichkeit erlaubte. Durch eine große Z-Plastik kombiniert mit subtotaler Resektion des zweiten Metacarpale konnte schon eine breite Falte erreicht werden; zugleich wurde der vierte Strahl exarticuliert und der fünfte verlängert.

Die sensible Stumpfhaut wurde distal verschoben und der Hautverlust mit einem Krause-Lappen gedeckt. Es konnte so eine breite Zange hergestellt werden, die es dem Patienten nun erlaubt, seinen Wagen zu steuern.

Ein ähnlicher (Abb. 2a), noch schwererer Fall ist hier durch diesen 22jährigen Schreiner veranschaulicht.

Wiederum wurden der zweite und der vierte Strahl reseziert und eine breite Z-Plastik sowie Verlängerungsosteotomien in zwei Sitzungen ausgeführt. Eine wertvolle Greiffunktion bei intakter Stumpfsensibilität konnte so erzeugt werden (Abb. 2b und c).

Zum Schluß sei hier noch diese scheinbar hoffnungslose Explosionszertrümmerung gezeigt, wobei primär zwei Rundstiellappen der Abdominalwand einige Fingerreste zu retten vermochten (Abb. 3a). Der Endzustand war sehr eindrucksvoll und enttäuschend. Jedoch zeigte sich nach 3 Jahren bei dem nun 10jährigen Knaben eine so gute Sensibilität, daß wir entschlossen, den dritten Strahl auf die Trapezium-Reste zu transplantieren und zugleich verschiedene Sehnen zu transferieren, so daß eine gute Greiffunktion doch noch erlangt werden konnte (Abb. 3b und c).

Vergessen wir also nicht, daß das Ende eines Elefantenrüssels eine wirkliche fundamentale Hand bedeutet und auch die erstaunlichsten Greifmöglichkeiten besitzt!

W. Stremmel und E. H. Kuner, Freiburg (Brsg.)

Der Einfluß knochenchirurgischer Operationen auf den Kohlenhydrat- und Fettstoffwechsel

Stoffwechseluntersuchungen bei traumatisierten Patienten sind in den letzten Jahren wiederholt durchgeführt worden zumeist zum Fragenkomplex der *Pathogenese der Fettembolie*. Die Untersuchungen von Huth, Zimmermann, Mörl und vielen anderen haben zwar die Pathogenese nicht aufklären können, sie weisen jedoch darauf hin, daß neben hämodynamischen Faktoren, die jahrelang als primäre Ursache betrachtet wurden, *metabolische Veränderungen* zunehmend in den Vordergrund des Interesses rücken.

Der Grund für das Wiederaufgreifen des Problems der posttraumatischen Stoffwechselstörungen waren die Erkenntnisse der letzten Jahre über die Wechselbeziehungen zwischen Kohlehydrat- und Fettstoffwechsel sowie die methodischen Fortschritte in der Bestimmung von freien Fettsäuren und Polypeptidhormonen (Insulin).

Es überrascht zu sehen, wie auch neuere Arbeiten, die sich mit den Fettstoffwechselstörungen bei Traumen beschäftigen, den Kohlenhydratstoffwechsel vollkommen unberücksichtigt lassen. So ist Insulin das einzige lipogene Hormon. Die freien Fettsäuren, das Lipolyseprodukt der Triglyceridspaltung, konkurrieren mit der Glucose als Substrat bei der Energieversorgung so lebenswichtiger Organe wie Herz und Skeletmuskel, Blutzellen, Leber und Niere.

Methode

Die Untersuchungen wurden an insgesamt 27 Patienten im Alter zwischen 16 und 52 Jahren durchgeführt. Die Patienten hatten eine Ober- oder Unterschenkelfraktur erlitten; als operativen Eingriff wählten wir die Marknagelung oder die Plattenosteosynthese. Bei 6 Patienten wurde im Nüchternblut, d.h. als Verlaufsbeobachtung das Verhalten von Blutglucose, Seruminsulin und freien Fettsäuren untersucht. Die Blutglucose steigt geringgradig an, das Seruminsulin bleibt intraoperativ unverändert, es steigt erst am 1. postoperativen Tag signifikant an. Die freien Fettsäuren sind bereits am Operationstag, d.h. vor Operationsbeginn erhöht, bleiben während der Operation erhöht und fallen post op. zum Ausgangswert ab. Das freie Glycerin steigt auch während der Operation an, die Triglyceride zeigen keine signifikanten Abweichungen vom Normbereich; es ist jedoch festzustellen, daß die Triglyceride in der späten postoperativen Phase (3. bis 6. postoperativer Tag) ansteigen.

Aufschluß über die glucosestimulierte Insulinsekretion und deren Beeinflussung durch das Operationstrauma sollte der intravenöse Glucosetoleranztest mit 0,33 g Glucose/kg KG geben.

Der präoperative Glucosetoleranztest, durchgeführt bei 9 Patienten, die 8 bis 10 Tage nach Extremitätenfraktur untersucht wurden und einer operativen Behandlung zugeführt werden sollten, zeigt das typische Verhalten eines initialen Anstiegs der Blutglucose nach intravenöser Injektion, demzufolge ein initialer Anstieg des Seruminsulins. Die freien Fettsäuren steigen kurzfristig nach der intravenösen Injektion für Minuten an, fallen jedoch dann auf den Ausgangswert wieder ab.

5 Patienten wurden 6—8 Std nach dem Unfallereignis untersucht (intravenös-Glucosebelastung). Es zeigt sich, daß die Insulinsekretion geringgradig eingeschränkt ist, vor allem ist der Anstieg nach 4 min niedriger. Die freien Fette säuren liegen höher. Sie fallen unter der Glucosebelastung ab.

11 Patienten wurden intraoperativ mit Glucose belastet. Die Patienten wurden in Halothannarkose operiert. Es zeigt sich, daß die Insulinsekretion gehemmt ist. Der Blutglucosespiegel geht von einem höheren 0-Wert aus und steigt nach 4 min höher an als prae op. Der Ausgangswert der freien Fettsäure ist erhöht. Die Insulinspiegel liegen niedriger als prae op. (signifikanter Unterschied). Das bedeutet, daß die Insulinsekretion intra op. gehemmt ist.

Die gleichen Patienten wurden am 3. postoperativen Tag nochmals in der entsprechenden Weise untersucht. Es zeigt sich, daß wieder eine normale Insulinsekretion nachweisbar ist. Patienten mit einem Übergewicht von + 20% des Normalgewichtes zeigen auch intra op. eine überschießende Insulinsekretion.

Zusammenfassend kann gesagt werden, daß durch das Operationstrauma ein *Anstieg der freien Fettsäuren* als Folge einer katecholamininduzierten Lipolysesteigerung erfolgt. Die Insulinsekretion ist intraoperativ gehemmt. Diese Hemmung beruht auf einer katecholamininduzierten Stimulation der alpha-Receptoren in den Betazellen des Pankreas. Ein Anstieg der freien Fettsäuren sowie eine Hemmung der Insulinsekretion führen zu einer Glucoseverwertungsstörung. Dadurch wird der Energiestoffwechsel in den Zellen, die auf einen intakten Glucosestoffwechsel angewiesen sind, gestört. Das freie Glycerin als zweites Lipolyseprodukt verhält sich gleichsinnig wie die freien Fettsäuren. Die Triglyceride zeigen keine signifikanten Veränderungen. Der Mittelwert steigt jedoch in der postoperativen Phase an.

Die Untersuchungsergebnisse erlauben eine Aussage über die möglichen Ursachen der von anderen Autoren wiederholt nachgewiesenen posttraumatischen Hypertriglyceridämie. Einerseits ist die endogene Triglyceridsynthese in der Leber als Folge erhöhter Insulinspiegel gesteigert. Andererseits ist der Abtransport der Triglyceride aus dem Blut als Folge einer gehemmten Lipoproteidlipaseaktivität vermindert. Sowohl für die erhöhten Insulinspiegel als auch die Hemmung der Lipoproteidlipaseaktivität sind Insulinantagonisten wie die freien Fettsäuren und die diabetogenen Hormone von entscheidender Bedeutung. Unter diesen pathogenetischen Gesichtspunkten ergeben sich neue Indikationen für die Heparintherapie.

P. Klein, Marburg

Die chronische Hautwunde

Eine neue Methode ihrer Behandlung

Das hier zu besprechende Verfahren der Züchtung von Haut auf Wunden ist seit ca. 1 Jahr sowohl in der Chirurgischen wie Dermatologischen Klinik der Universität Marburg in der klinischen Anwendung, seit einigen Wochen auch in der Dermatologischen Univ.-Klinik Tübingen.

Über die wissenschaftlichen Grundlagen konnte ich beim diesjährigen Deutschen Chirurgenkongreß berichten: Nach Transplantation autologer Epithelzellen auf eine Wunde kommt es unter kontinuierlicher Befeuchtung mit einer Nährlösung, die aus der Gewebezüchtung stammt (Tabelle 1), zu inselartigem Wachstum des Epithels auf der Wunde. Gleichzeitig erfolgt echtes Wachstum des Epithels vom Rande, nicht nur eine Ausbreitung durch Migration. Diese Befunde konnten durch Autohistoradiographien im Experiment bewiesen werden.

Die überraschenden Erfolge bei chronischen Wunden, d.h. bei solchen, die wegen schlechter Durchblutungsverhältnisse des Wundgrundes und der deswegen gleichzeitig bestehenden Infektion teilweise jahrelang vorbehandelt worden waren, führen wir auf zwei Fakten zurück: Einmal auf das geschilderte Verhalten des Epithels, den Rand wie das Explantat betreffend. Zum anderen scheinen noch laufende Untersuchungen zu beweisen, daß die genannte Lösung auf das Capillarendothel des Granulationsgewebes eine vergleichbare proliferative Wirkung hat wie auf das Epithel der Haut. Der Wundgrund wird dadurch rasch soweit besser durchblutet, daß es zu einer, für die Epithelzelle ausreichenden Diffusionsernährung kommt und gleichzeitig die bestehende

Tabelle 1. *Z 16-Lösung (pH 6.9) (nach M. Parshley und H. Simms, 1950)*

	Molekulargewicht	g/Liter	mM/Liter
NaCl	58,5	6,80	116,4
kCl	74,5	0,17	2,3
$MgCl_2 \cdot 6\,H_2O$	203	0,173	0,85
Na_2HPO_4	142	1,28	9,0
Dextrose	180	0,85	4,7
Asparaginsäure	133	3,0	22,5
NaOH	40	0,77	19,2
Sulfamethazin	214	0,75	3,5
Phenolrot	354	0,075	0,21

Infektion beherrschbar wird. Wir behandeln deshalb vor der Hautübertragung auch einige Tage die Wunde mit der Nährlösung vor und sehen bald frische Granulationen.

In praxi gehen wir folgendermaßen vor: Gewinnung des autologen Epithels durch Abschaben mit dem Skalpell in Lokalanaesthesie. Dabei sollten die dem Stratum corneum entsprechenden Hautschuppen verworfen werden. Wir schaben bis zum Auftreten punktförmiger Blutungen und streifen den so gewonnenen Brei direkt auf der Wunde ab. Zwischen den dicken, die Nährlösung speichernden Verband und die Wundfläche wird Fuzidin-Gaze gelegt, um ein Abreißen des übertragenen Epithels beim ersten Verbandswechsel nach 3 Tagen zu verhindern.

Entscheidend ist das kontinuierliche Feuchthalten der Wunde mit der Nährlösung, das durch ca. fünfmaliges Befeuchten des Verbandes pro Tag mit dieser erreicht wird. Durch das inselartige Wachstum des Epithels auf der Wunde und die gleichzeitige Ausbreitung vom Rand her, kommt es schließlich zum Defektverschluß.

Auf zwei Tatsachen möchte ich besonders hinweisen: Durch die Epidermistransplantation wird die physiologische Wundkontraktion nicht gestoppt, im Gegensatz zu allen Spalthautplastiken. Ein Umstand, der uns bei unseren Tierexperimenten bereits aufgefallen war und auf den Billingham und Reynolds bereits vor Jahren hingewiesen hatten, d.h. nicht nur während, sondern auch nach Verschluß der Wunde mit dem als Narbenhaut zu bezeichnenden Epithel kommt es zur Verkleinerung eben dieses Narbenhautareals. Letztlich erscheint wichtig, daß an den Entnahmestellen des Epithels nach der Abheilung keinerlei Narben zurückbleiben.

W. Arct, Opole

Flexions-Übungen als Hilfsmittel in der Behandlung der Kreuzschmerzen

Referat ist ausgefallen

III. Claviculafrakturen

a) Klinik und Behandlung der frischen Fraktur

H. Eberle, Zürich

Claviculafrakturen gehören zu den häufigsten Knochenbrüchen. Seit 1962 kamen an der chirurgischen Klinik B, Zürich, mehr als 1100 Fälle zur Behandlung. Nach der Literatur wird die Häufigkeit der Schlüsselbeinbrüche auf 10—16% aller Frakturen geschätzt. In den letzten Jahren ist eine deutliche Zunahme jener Claviculafrakturen zu verzeichnen, welche als Folge schwerer Verkehrsunfälle mit ernsten, teils lebensbedrohlichen anderweitigen Verletzungen kombiniert sind.

Klinik

Die Auswertung von 422 Krankengeschichten der Jahre 1963—1967 ergibt folgendes Bild:

Geschlecht. 73% männliche, 27% weibliche Patienten.

Alter. Über die Hälfte aller Patienten waren 10—40 Jahre alt, wobei die 3. Lebensdekade mit fast 30% vorherrscht. Eine leichte Häufung findet sich ferner bei 60—70jährigen, hingegen sind Claviculafrakturen bei über 70jährigen selten. Die Altersverteilung in unserem Krankengut wird dadurch etwas verfälscht, als Kinder, insbesondere unter 10 Jahren, auf unserer Klinik selten behandelt werden.

Unfallursache. 2 Unfallkategorien stehen im Vordergrund: 44% Verkehrsunfälle.

23% Sportunfälle (davon entfallen ca. $^1/_3$ auf Judo, ca. $^1/_6$ auf Fußballsport). Der Rest verteilt sich auf vielfältige Ursachen, z.B. Arbeits-, Haushaltsunfälle usw.

Unfallmechanismus. Die Beurteilung, ob es sich um ein indirektes oder direktes Trauma gehandelt hat, kann im Einzelfall Schwierigkeiten verursachen, wenn die Aufzeichnungen in der Krankengeschichte ungenau sind oder der Patient auf Befragen den genauen Unfallhergang nicht schildern kann. Unzweifelhaft steht aber das *indirekte Trauma* weitaus im Vordergrund mit Sturz auf den gestreckten Arm, auf Ellbogen oder Schulter. Bei den Verkehrsunfällen liegt häufiger ein direktes Trauma vor, insbesondere wenn die Claviculafraktur mit multiplen Rippenbrüchen kombiniert ist. Offene Claviculafrakturen sind nach der Literatur selten (Böhler: 1 auf 1100 Schlüsselbeinbrüche). Wir haben in den betreffenden Jahrgängen keinen solchen Fall zu verzeichnen.

Nach unserem Krankengut liegt als Unfallmechanismus in 83% ein indirektes und in 13% ein direktes Trauma vor, in den restlichen 4% ist der Unfallhergang nicht eruierbar.

Begleitverletzungen. Primäre *Verletzungen der A. und V. subclavia* haben wir nicht beobachtet. Diese Begleitverletzungen werden in allen Arbeiten immer wieder erwähnt, haben aber zahlenmäßig keine Bedeutung, da es sich – abgesehen von Schußverletzungen im Krieg – um Seltenheiten handelt.

Leichte primäre *Verletzungen des Plexus brachialis* sind etwas häufiger.

Ein Patient klagte nach einer Claviculafraktur über ein vorübergehendes Schwächegefühl im betreffenden Arm, wobei nach dem Unfallmechanismus ursächlich eine leichte Zerrung wahrscheinlich erscheint. Ein weiterer Patient erlitt bei einem Autozusammenstoß eine Claviculafraktur durch die Sicherheitsgurte, wobei es gleichzeitig zu einer Quetschung der supraclaviculären Weichteile und in der Folge zu starken Schmerzirradiationen in den Arm ohne neurologische Ausfälle kam. Die Beschwerden besserten sich erst nach einer Neurolyse. Bei einem 3. Fall kam es während der Rucksackverbandbehandlung zu einer partiellen Parese des Plexus brachialis, wahrscheinlich durch Druck des zentralen Fragmentes. Operative Behandlung mit Dreikantnagel führte in kurzer Zeit zu völliger restitutio ad integrum der neurologischen Symptome.

Primäre direkte Verletzungen des Plexus brachialis mit nervösen Ausfällen durch die Hauptfragmente, resp. kleine Knochensplitter (z.B. durch Anspießen) haben wir nicht beobachtet, so daß wir aus unserer Erfahrung auch Verletzungen des Plexus brachialis bei Claviculafrakturen als selten bezeichnen müssen. Es handelt sich meistens um Traktionsschäden, besonders bei Motorrad- oder Mopedunfällen.

Bei den schweren, zumeist durch Verkehrsunfälle verursachten direkten Traumen war die Claviculafraktur in ca. 10% mit *Rippenserienbrüchen kombiniert*, wobei in den meisten Fällen interessanterweise die 1. Rippe nicht gebrochen war. Eine *solitäre Fraktur der 1. Rippe* in Verbindung mit einer Claviculafraktur fand sich in unserem Krankengut nur in 1,5%. Die Rippenfraktur wurde primär meist übersehen und ist erst bei der jetzigen Kontrolle der Röntgenbilder diagnostiziert worden. Auf Grund der eigenen Untersuchung, spielt der Unfallmechanismus, wobei die 1. Rippe als Hypomochlion für die Clavicula im Sinne eines Biegungsbruches dienen und gleichzeitig mitbrechen soll, eine sehr fragliche, jedenfalls eine untergeordnete Rolle, um so mehr als in diesen Fällen weder eine Gefäß- noch eine Plexusschädigung beobachtet wurde.

Röntgenbefunde auf Grund von 314 Röntgenbildanalysen:

Lage der Claviculafrakturen

laterales Drittel	16%
mittleres Drittel	81%
mediales Drittel	3%

In der Literatur werden ähnliche Werte gefunden. Die *Prädilektion des mittleren Drittels* dürfte einerseits mit der anatomischen Form der Clavicula – Übergang der lateralen Konkavität in die mediale Konvexität – und andererseits mit der Querschnittsform des Schlüsselbeins zusammenhängen. Im Gegensatz zu anderen Autoren (z.B. Karitzky) überwiegt aber nicht der Übergang des mittleren in das distale Drittel. Von 255 Frakturen des mittleren Drittels liegen nur 97, also knapp $^1/_3$ in dieser als „klassisch" bezeichneten Bruchregion.

Frakturart. Die Frakturart – abgesehen von den in unserem Krankengut seltenen kindlichen Grünholzfrakturen – spielt weder in therapeutischer, noch in prognostischer Hinsicht eine wesentliche Rolle.

Von den 255 Frakturen des *mittleren Drittels* entfallen

54% auf Querbrüche,

40% auf Schrägbrüche, wobei es sich zumeist um relativ kurze Schrägbrüche handelt. Lange Schrägbrüche sind selten,

6% auf ausgesprochene Trümmerfrakturen.

Auffallend ist die Tatsache, daß sich in über 50% aller Frakturen des mittleren Drittels ein oder mehrere, teils kleine, teils größere Fragmente finden. Mehrfach wiederholte sich ein interessanter Frakturtyp, wobei ein mittleres Fragment von 2–3 cm in sich parallel gespalten zwischen zentralem und peripherem Hauptfragment steht. Die Ursache der häufigen Fragmentausbrüche liegt einmal im Umstand, daß es sich in der Mehrzahl um indirekte Biegungsbrüche handelt und zweitens im anatomischen Bau der Clavicula, welche einen auffallend dicken und harten Corticalismantel bei enger Spongiosahöhle aufweist. Diese Tatsache ist jedem Operateur bekannt, der Claviculafrakturen mit irgendeiner Markraumschienung behandelt hat.

In ca. 20% der Fälle stehen einzelne Knochensplitter quer zwischen zentralem und peripherem Fragment und können durch Sperrwirkung die Ursache sein, daß sich eine Fraktur konservativ nicht reponieren läßt. Ausnahmsweise haben solche spitze Knochenfragmente die Tendenz, durch die Haut durchzuspießen.

Von 51 Frakturen des *lateralen Claviculadrittels* war bei 40 Fällen die Fragmentdislokation gering, oder fehlte ganz. Die Fraktur liegt röntgenologisch sehr peripher, im Bereich des Ansatzes des Lig. coracoclaviculare am Schlüsselbein. Eine direkte Beteiligung des AC-Gelenkes (= Acromeoclaviculargelenk) wurde nur einmal beobachtet. Da es sich bei den peripheren Frakturen mehrheitlich durch direktes Trauma verursachte Brüche handelt, ist anzunehmen, daß der Bandapparat zwischen Proc. coracoides und Clavicula weitgehend intakt blieb und deshalb eine stärkere Dislokation verhindert wurde.

Andererseits fanden sich 11 Fälle mit starker Dislokation und analogen Symptomen wie bei der AC-Luxation (Klaviertastenphänomen). Die Differentialdiagnose läßt sich oft nur durch das Röntgenbild stellen. Bei diesen Fällen liegt entweder die Fraktur röntgenologisch zentral der Tuberositas coracoidea oder bei peripherem Verlauf besteht eine totale Zerreißung des Lig. coracoclaviculare. Auf den Unfallbildern läßt sich die Bandruptur aus Frakturlage und starker Dislokation nur vermuten, durch die Nachkontrollen konnte diese Annahme bestätigt werden, indem diese Bänder Verkalkungen aufweisen analog des Stieda-Pellegrini-Schattens am Knie.

In 8 Fällen lag die Fraktur im *zentralen Drittel*, zumeist 1–3 cm vom StC-Gelenk (= Sternoclaviculargelenk) entfernt. Je in einem Fall war das Gelenk selber betroffen bzw. eine starke Dislokation vorhanden. Bei den restlichen scheint auch an diesem Claviculaende der Bandapparat (Lig. costoclaviculare) eine stärkere Dislokation zu verhindern. Die zentralen Frakturen sind auch im Röntgenbild leicht zu übersehen, sofern nicht die klinische Symptomatologie darauf hinweist.

Frakturdislokation. Eine genaue Beurteilung der Frakturdislokation ist röntgenologisch deshalb nicht möglich, da zumeist nur eine ap-Aufnahme oder günstigenfalls eine Schultergürtelaufnahme angefertigt wird. Diese Aufnahmen genügen zwar vollständig für die klinische Diagnose, erlauben aber die Fragmentverschiebung nur in der Frontalebene, nicht aber in der Horizontalebene zu werten. Mit dieser Einschränkung ergab sich bei der Analyse der Röntgenbilder der Frakturen des mittleren Drittels folgende Verteilung:

38% typische Dislokation mit starker Fragmentverschiebung und ohne Berührung der Fragmentenden (zentrales Fragment schräg nach hinten-oben, peripheres Fragment nach vorne-unten oder praktisch parallelstehend mit Dislocatio ad latus um mehr als Claviculabreite).

52% geringe oder fehlende Fragmentdislokation mit Kontakt der Fragmentenden (excl. Grünholzfrakturen).

5% Frakturen mit ausgesprochener Verkürzung, wobei die Fragmente oft parallel liegen oder ein langer Schrügbruch vorliegt.

5% Trümmerfrakturen, Grünholzfrakturen und solche die sich nicht klassifizieren lassen.

Frakturen des mittleren Drittels können in Ausnahmefällen mit Luxation im AC- und als Rarität auch mit einer Luxation oder Subluxation im StC-Gelenk kombiniert sein. Häufig wird diese Kombinationsverletzung zu wenig beachtet oder übersehen. Sie spielt bei der Entstehung der Pseudarthrose eine Rolle.

Behandlung

Für die *Behandlung* von Claviculafrakturen stehen einerseits konservative Maßnahmen (mannigfache Verbandtechniken, insbesondere Rucksackverbände und Heftpflasterverbände) und andererseits verschiedene Operationen (Markraumschienung mit Kirschnerdraht, Küntschernagel, Rush-Pin; Cerclage; Plattenosteosynthese, eventuell kombiniert mit autologer Spongiosatransplantation) zur Verfügung.

Auf die Technik der einzelnen operativen Verfahren, deren Vor- und Nachteile wird hier nicht näher eingetreten. Es sei einzig vermerkt, daß, abgesehen von der percutanen, also geschlossenen Markraumschienung mit Kirschnerdraht, welche wegen der Form des Schlüsselbeins allgemein als schwierig bezeichnet wird, bei allen anderen Operationen die Fraktur mehr oder weniger breit freigelegt werden muß. Damit wird ausgedrückt, daß man neben operativtechnischen Mißerfolgen, welche nach den uns von auswärts zugewiesenen Fällen recht häufig sind, mit verzögerter Frakturheilung, Pseudarthrose, Infektionen, schmerzhaften und kosmetisch störenden Narben rechnen muß.

Die Fortschritte der operativen Knochenbruchbehandlung der letzten 10 bis 15 Jahre haben einzelne extreme Befürworter irgendeiner der erwähnten operativen Techniken hervorgebracht. Diese Ära scheint aber heute bereits wieder überwunden. Die meisten Autoren vertreten eine strenge und sehr restriktive Operationseinstellung, so z.B. auch die AO in ihrem Manual der Osteosynthese (1969).

Die *Indikation* zur primären operativen Behandlung einer Claviculafraktur beschränkt sich nach unserer Erfahrung auf folgende seltene Fälle:

Extrem dislozierte Fraktur, wobei sich trotz sorgfältiger konservativer Maßnahmen in 1—2 Wochen noch keine zufriedenstellende Reposition mit annäherndem Kontakt der Fragmente erzielen läßt, insbesondere auch bei Frakturen am peripheren Claviculaende. Ein querliegendes, scheinbar sperrendes Fragment oder ein Trümmerbruch ist für uns keine Operationsindikation.

Claviculafrakturen mit gleichzeitiger Luxation im AC- oder StC-Gelenk.

Drohendes Durchspießen von Knochensplittern. Diese lassen sich durch eine kleine Hautincision extrahieren. Wir haben aber danach oft eine eindeutig verzögerte Frakturheilung gesehen (Periostschädigung, fehlender Fragmentkontakt). Es scheint uns deshalb besser, das kleine Fragment durch die Stichincision mit einer Klemme oder digital, ohne es herauszulösen, umzulagern und zu belassen.

Primäre Verletzungen des Gefäßnervenstranges, was aber — wie wir gesehen haben — nur sehr selten vorkommt.

Offene Frakturen.

Unsere *extrem konservative Einstellung* kommt auch darin zum Ausdruck, daß wir bei den über 1100 Claviculafrakturen der letzten 10 Jahre nur in 12 Fällen eine primäre Operation (zumeist Markraumschienung mit Kirschnerdraht, Dreikantnagel oder Rush-Pin, oft bei gleichzeitiger Entfernung eines drohend perforierenden oder scheinbar sperrenden Knochenfragmentes) durchführten.

Im gleichen Zeitraum haben wir 15 Clavicula*pseudarthrosen* behandelt, wobei es sich bei $^2/_3$ der Fälle um auswärts primär Operierte handelte. Nach unserer Ansicht sind operative Eingriffe als Sekundärmaßnahmen bei den relativ seltenen konservativen Mißerfolgen indiziert: Bei den Pseudarthrosen des mittleren Drittels die Plattenosteosynthese kombiniert mit Spongiosaplastik; am lateralen Claviculaende Bandnaht oder -plastik, Spickdrahtfixation oder zur Repositon des stark dislozierten Frakturendes Retention desselben durch Verlagerung der Coracoidspitze mit den Muskelursprüngen auf die Clavicula nach Dewar und Barrington.

Eine *primäre Operationsindikation aus kosmetischen Gründen* lehnen wir ab Auch bei sekundären, frakturbedingten Deformationen und Verkürzungen pflegen wir eine außerordentliche Zurückhaltung, da uns vom kosmetischen Standpunkt aus eine kleine Stufe, ein etwas prominenter Frakturcallus, ein Knick im Schlüsselbein und selbst eine mäßig verkürzte Schulterpartie weitaus als das kleinere Übel erscheint als eine häßliche, breite Narbe, welche den Blick von weitem auf sich zieht. Nur ganz ausnahmsweise muß einmal ein Knochenvorsprung abgemeißelt werden, in erster Linie aber deswegen, weil er beim Tragen stört.

Konservative Behandlungsmaßnahmen

Mittleres Drittel. Rucksackverband mit wattegepolsterten Trikotschläuchen. Wesentlich ist, die Verbandanordnung so zu gestalten, daß der Rucksackverband bei Bewegungen nicht auf den Nacken ausweichen kann, weil dann der Repositionseffekt verloren geht (Abb. 1). Eine weitere Voraussetzung für ein günstiges Heilresultat ist eine sorgfältige und regelmäßige Verbandkontrolle und Nachziehen (evtl. bei Gefäßstauung, Lockerung) des Verbandes während der ersten beiden Wochen täglich, mindestens aber alle 2 Tage. Dauer der Fixation bei Kindern 3 Wochen, bei Erwachsenen 4—6 Wochen.

Laterales Drittel. Klebverband nach Hartung. Durch die Verbandanordnung wird mittels einer Filzpelotte das periphere Fragment retiniert (Abb. 2). Voraussetzung auch bei diesem Verband regelmäßige Kontrollen und bei Lockerung Verbanderneuerung. Dauer der Fixation 4—6 Wochen. Nachteil: Der Klebverband wird zum Teil schlecht ertragen. Der Rucksackverband ist für laterale Claviculafrakturen wenig geeignet und führt häufig zu Mißerfolgen.

Zentrales Drittel. Es gibt keine Verbandtechnik, welche die zentralen Frakturen fixiert. Eine Therapie ist kaum je notwendig.

Nachuntersuchungen

Da ein Großteil der Claviculafrakturen in hausärztliche Behandlung geht kann nur eine umfassende, persönliche Nachkontrolle über die Ergebnisse eines Behandlungsverfahrens, in unserem Fall über die *konservative Behandlung*, Auskunft geben. Wegen der heutigen starken Bevölkerungsmigration bestehen dabei große Schwierigkeiten. Trotzdem ist es uns gelungen, 1972 *116 Patienten* der Behandlungsjahrgänge 1963—1967 klinisch und röntgenologisch nachzuuntersuchen, wobei gleichzeitig auch das kosmetische Resultat photographisch festgehalten wurde. Die Nachkontrollen ergeben zusammengefaßt folgendes Bild:

a) Subjektive Angaben der Patienten

Beschwerden. 86% der Patienten erklärten sich völlig beschwerdefrei. 14% gab leichte Beschwerden an wie Wetterfühligkeit, vermehrte Ermüdbarkeit im entsprechenden Arm, leichte Schmerzen bei besonderen Anstrengungen, Tragen schwerer Gegenstände oder bei forciertem Sport.

Arbeitsfähigkeit. 99% voll arbeitsfähig in Beruf oder Haushalt.
1%, d.h. 1. Patient ist teilarbeitsfähig und erhält eine 15%ige Rente wegen Claviculapseudarthrose nach Knochenspornabmeißelung.

Gesamtbeurteilung des Behandlungsresultates durch den Patienten. 114 der 116 nachkontrollierten Patienten, d.h. 98% sind mit dem Behandlungsergebnis zufrieden. 2 Patienten, d.h. 2% erklärten sich mit dem Behandlungsresultat unzufrieden, darunter eine Patientin wegen kosmetisch störender Narbenbildung nach sekundärer Callusabmeißelung.

Das Resultat der subjektiven Beurteilung durch den Patienten ist insofern interessant, als der Prozentsatz objektiv störender Veränderungen oder schlechter röntgenologischer

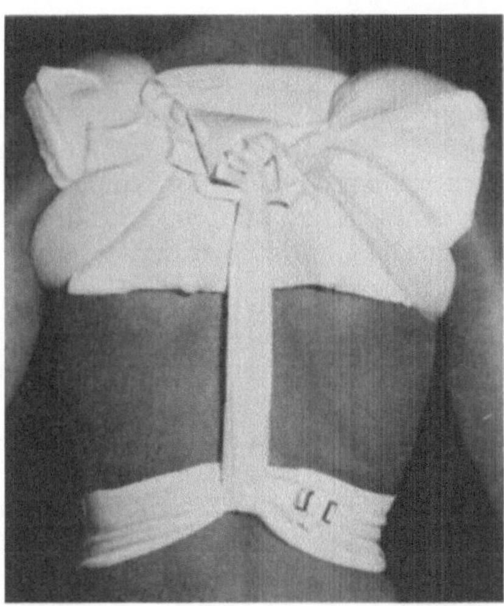

Abb. 1. Rucksackverband. Die dargestellte Verbandanordnung am Rücken verhindert ein Ausweichen des Rucksackverbandes auf den Nacken, wodurch der Repositionseffekt verloren gehen würde

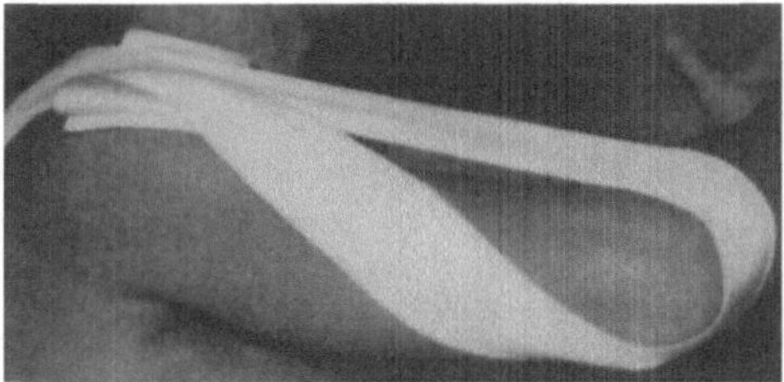

Abb. 2. Sog. Hartung-Verband. Filzpelotte über lateraler Frakturregion. Anlegen der Verbandtour am horizontal angehobenen Oberarm (Klebeverband). Durch Senken des Armes wird die Filzpelotte unter Druck gesetzt. Die dargestellte Verbandtour muß zusätzlich noch mit Heftpflaster am Rücken und spiralförmig am Oberarm weiter fixiert werden

Verhältnisse wesentlich höher ausfällt (s. u.), was bestätigt, daß die Patienten im allgemeinen ein Behandlungsergebnis persönlich günstiger bewerten als der kritisch nachkontrollierende Arzt. Diese Tatsache unterstreicht einmal mehr die Fragwürdigkeit von sog. „Nachkontrollen durch versandte Fragebogen".

b) Objektiv klinisches Resultat

Schulterbeweglichkeit. Bei 97% der Patienten bestand eine volle, seitengleiche Schulterfunktion. In 3% war die Schulterbeweglichkeit auf der Frakturseite deutlich eingeschränkt.

Kosmetischer Eindruck. 81% der Patienten zeigten eine unauffällig schöne und symmetrische Schulterform.

19% ließen sichtbare, störende Veränderungen erkennen: Deutliche Deformation der Schlüsselbeinform durch Knick- oder Buckelbildung, teils durch Fehlstellung, teils durch hypertrophischen Callus bedingt. In 6% bestand eine augenfällige Verkürzung der Schulterpartie, ein Befund, welcher den Patienten selber allerdings nicht oder kaum aufgefallen war.

Röntgenologisches Resultat. Schlüsselbeinform und Konsolidation wurden bei allen nachkontrollierten Patienten in 2 Ebenen untersucht. Durch die Schultergürtelaufnahme können Seitenunterschiede bezüglich Formabweichungen in der Frontalebene, Verkürzung und Veränderungen im AC-Gelenk beurteilt werden. Die Deformation der Clavicula in der horizontaler Ebene läßt sich aber häufig erst in der zusätzlichen Tangentialaufnahme der frakturierten Seite erkennen und in ihrem Ausmaß werten. Insbesondere kommen Pseudarthrosen und hypertrophische Callusbildung in dieser Projektion oft besser zur Darstellung als in der ap-Aufnahme. Das röntgenologische Resultat unterteilen wir in ideal, gut und schlecht.

52% ideale Verhältnisse: Fraktur nicht oder kaum mehr erkennbar, physiologische Form, keine Verkürzung.

32% gute Verhältnisse: Fraktur mit leichter Formabweichung und/oder mit mäßiger Callusbildung konsolidiert. Keine oder geringe Verkürzung.

16% schlechte Verhältnisse: Claviculapseudarthrose (7%; 8 Patienten). Starke Deformation kombiniert mit Verkürzung ($1^1/_2$ – 2 cm) und/oder ausgeprägter Callusbildung (9%; 10 Patienten) (Abb. 3 und 4).

Auffallend ist, daß nur einer der 8 Patienten mit Claviculapseudarthrose von der Frakturheilungsstörung Kenntnis hatte (Patient mit 15%iger Invalidenrente). Bei den übrigen 7 Patienten handelte es sich um einen Zufallsbefund anläßlich der röntgenologischen Nachkontrolle. Von diesen machte nur einer stärkere Beschwerden geltend und war mit dem Behandlungsresultat unzufrieden.

Unter den 116 röntgenologischen Nachkontrollen fanden sich als weitere Unfallfolgen 1 Luxation und 3 Subluxationen im Acromioclavicular-Gelenk. Bei 6 Patienten entwickelte sich 9–5 Jahre nach der Claviculafraktur eine posttraumatische Arthrose im AC-Gelenk, ohne nennenswerte Beschwerden zu verursachen. Bei 3 lateralen Schlüsselbeinbrüchen ließen sich als Zeichen einer gleichzeitigen Bandläsion Verkalkungen im Lig. coracoclaviculare nachweisen.

Gesamtschweizerische Übersicht

Die nachfolgende Aufstellung gibt die Behandlungstendenz in der Schweiz wieder. Der an 24 große Spitäler versandte Fragebogen wurde von 20 Kliniken beantwortet[1]. Diese repräsentieren ca. 1400 frische Claviculafrakturen der Jahre 1970/1971.

1 Den Herren Kollegen, welche die Fragebogen, z.T. sehr ausführlich und mit freundlichen Hinweisen versehen, beantwortet haben, möchte ich an dieser Stelle für ihre Mitarbeit herzlich danken.

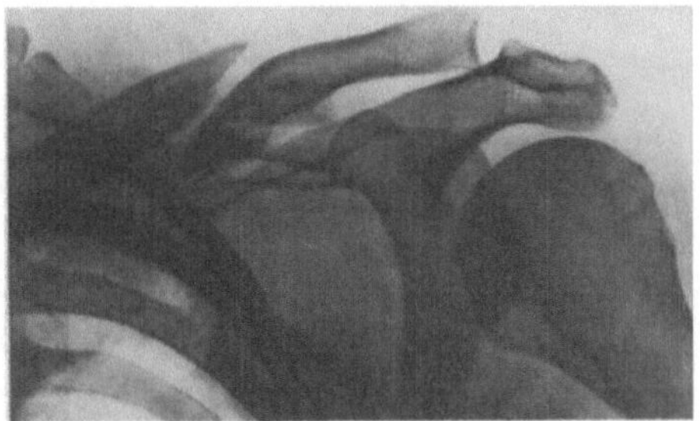

a

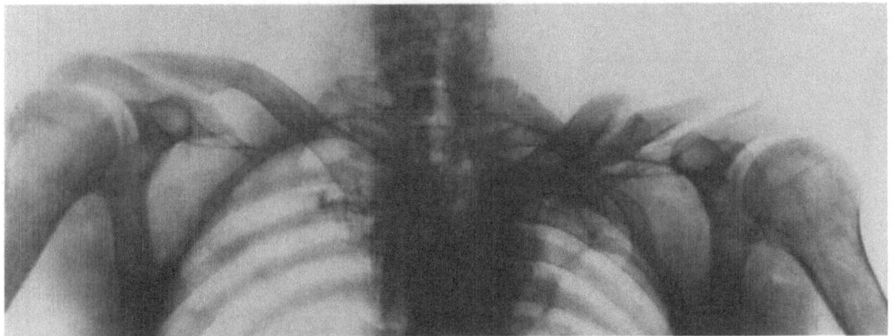

b

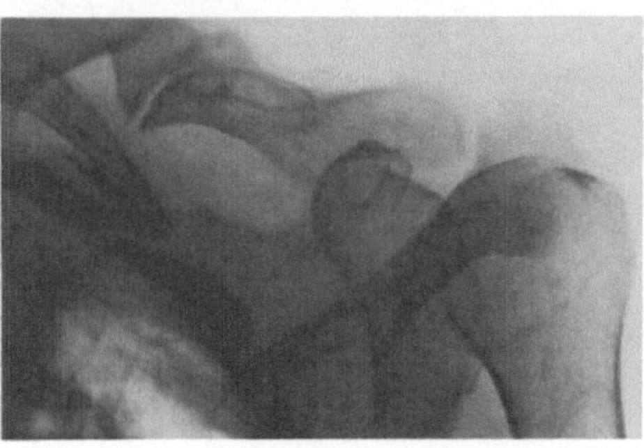

c

Abb. 3a—c. Pat. Sch. E., ♂, 1911. Motorradunfall. Hypertrophe Pseudarthose links. a Unfallbild 1962. Linksseitige Claviculafraktur im mittleren Drittel. Konservative Therapie. b Schultergürtelaufnahme 1972. c Tangentielle Aufnahme: Hypertrophe Pseudarthrose und Claviculadeformation besser erkennbar als auf der a.p.-Aufnahme

Konservative Behandlung: 93% der Fälle (75—100%)

Behandlungsart: Rucksackverband (20)[1], Heftpflasterverband (6).

Ruhigstellung: 4 Wochen (2—6 Wochen).

1 Anzahl Spitäler.

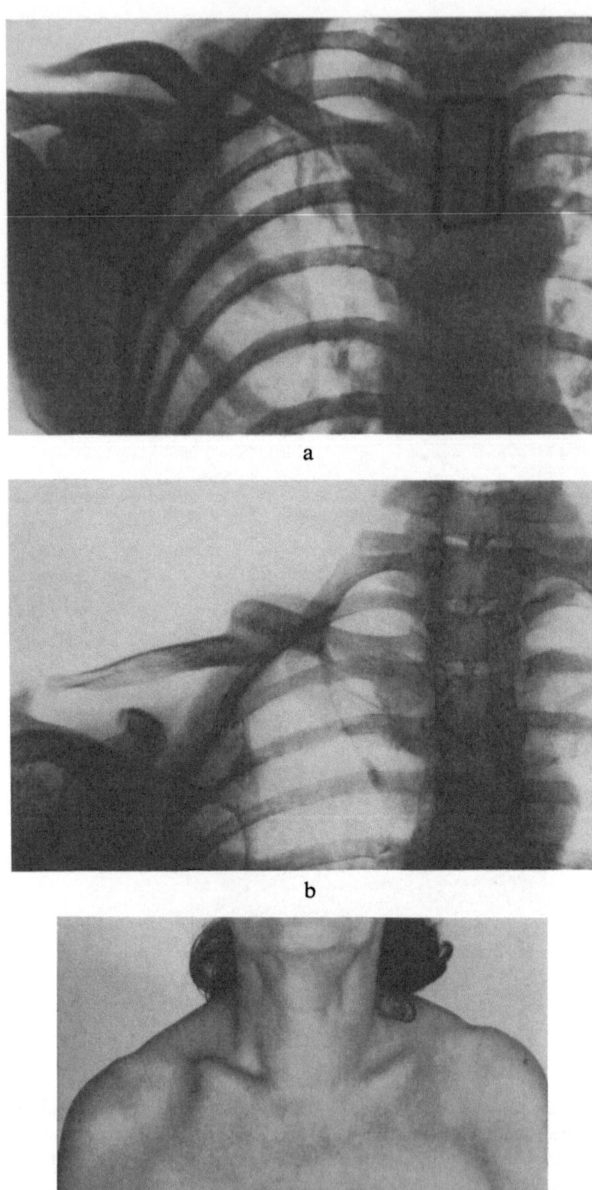

Abb. 4a—c. Pat. K. J., ♀, 1916. Rechtsseitige Claviculafraktur mit kosmetisch schlechtem Resultat. a Unfallbild 1967. Ungenügende Reposition durch Rucksackverband. b Konsolidation mit starker Claviculadeformation, ausgeprägter Callusbildung und deutlicher Verkürzung (1972). c Schlechtes kosmetisches Resultat (1972)

Bevorzugte operative Behandlung:
1. Platte (20)
2. Markraumschienung (10)
3. Cerclage (3), Zuggurtung (3)

Hauptindikationen:

Starke Dislokation, Mißerfolg kons. Th.
Laterale Fraktur
Kombination mit AC-Luxation
Offene Fraktur
Plexus- und Gefäßläsion

Zusammenfassung

Der frische Schlüsselbeinbruch ist keine Problemfraktur. Die Behandlung bietet im allgemeinen keine Schwierigkeiten und gehört in die Domäne des praktischen Arztes. Aus diesem Grunde sind die Spätresultate eines großen Krankengutes zumeist unbekannt. Eine Standortbestimmung in therapeutischer Sicht ist daher von Zeit zu Zeit notwendig.

Der vorliegende Artikel befaßt sich auf Grund eines Krankengutes von 422 Fällen mit der Klinik und an Hand von 314 Röntgenbildanalysen mit den röntgenologischen Befunden. Die Behandlung, insbesondere die konservative, wird dargestellt. Im Speziellen werden die seltenen Indikationen zur primären operativen Behandlung umrissen. Eine primäre Operationsindikation aus kosmetischen Gründen wird wegen der Gefahr häßlicher Narbenbildung abgelehnt.

An der chirurgischen Klinik B in Zürich herrscht bei der Behandlung der frischen Claviculafraktur eine extrem konservative Haltung. Die Nachkontrollen von 116 Patienten der Behandlungsjahrgänge von 1963—1967 hinsichtlich klinischem, röntgenologischem und kosmetischem Resultat bestätigen die Richtigkeit dieser Einstellung. Subjektiv sind 86% beschwerdefrei, 99% vollarbeitsfähig und 98% mit dem Behandlungsresultat zufrieden. Objektiv ist die Schulterfunktion in 97% frei, der kosmetische Eindruck in 81% ausgezeichnet, das röntgenologische Resultat in 52% ideal und in 32% gut. Das Röntgenbild allein ist kein zwingendes Kriterium zur Beurteilung des Behandlungserfolges.

Auf die schlechten Behandlungsergebnisse wird besonders eingetreten, da sie die Anzeige zur operativen Behandlung abgeben. Eine gesamtschweizerische Umfrage bestätigt die Behandlungsrichtlinien an unserer Klinik. In 93% der Fälle ist die *konservative Behandlung die Methode der Wahl.* Bei der selten notwendigen Osteosynthese wird die Platte bevorzugt.

H. Meves, Kiel

Im Zusammenhang mit dem Vortrag von Herrn Eberle will ich mich auf 2 Probleme beschränken, nämlich die *Indikation* und *Technik* der Osteosynthese von Claviculaschaftfrakturen.

Während die Operationsindikation bei verzögert heilenden Schaftfrakturen und schmerzhaften Pseudarthrosen offensichtlich ist, bestehen bei frischen Frakturen noch sehr unterschiedliche Auffassungen. Wie Herr Eberle bereits ausführte, liegen die Ursachen hierfür zum Teil in den bisher recht unbefriedigenden Operationsergebnissen.

Unbestritten ist, daß weitaus die meisten Claviculafrakturen auf konservativem Wege zur Ausheilung kommen. Daneben gibt es aber Schaftfrakturen, die zur verzögerten Bruchheilung neigen und daher ein aktives Vorgehen erfordern. Ich meine, die Schrägbrüche im Bereich des mittleren Drittels, die eine konservativ nicht behebbare Verkürzung von mehr als 1 cm und eine Seitverschiebung von mehr als Schaftbreite aufweisen.

Sie sehen hier einen solchen Bruch, der allen Versuchen der unblutigen Reposition trotzte und nach 3 Wochen noch keinerlei Callusbildung aufwies. Wir haben uns daher zur blutigen Reposition entschlossen und die Fixation mit einer neuen Kompressionsplatte vorgenommen, auf die ich noch näher eingehen werde.

Die Mängel der bisher gebräuchlichen Operationsverfahren beruhen auf der ungenügenden Berücksichtigung der *anatomisch-funktionellen Situation der Clavicula.* Bedingt durch die Kreiselung der Clavicula, die jede Schwenkbewegung des Schulterblattes begleitet, wirken erhebliche Rotationskräfte auf die Bruchstücke ein. Die intramedulläre Fixation durch Kirschner-Drahtung, Rush-Pinnung oder Küntscher-Nagelung vermag diese Rotationskräfte nicht zu stabilisieren und erfordert daher eine zusätzliche Ruhigstellung des Schultergelenkes oder führt über die Instabilität zur Pseudarthrose.

Zunächst schien uns die AO-Halbrohrplatte als geeignete Methode, eine übungsstabile Fixation zu erreichen. Anhand von 20 operierten Fällen zeigte sich jedoch, daß durch die Inkongruenz zwischen Platte und Clavicula erhebliche technische Schwierigkeiten auftreten müssen.

Da sich die gerade Platte durch Schränkung nicht der Clavicula-Krümmung anpassen läßt, besteht die intraoperative Tendenz, die Inkongruenz zwischen Platte und Clavicula-Krümmung durch eine „Begradigung" der Clavicula auszugleichen. Dadurch muß der Bruchspalt zwangsläufig zum Klaffen kommen.

Sollte dennoch eine knöcherne Konsolidierung eintreten, so wird sie mit dem Verlust der physiologisch sinnvollen Krümmung der Clavicula als Anpassung an die Thoraxwölbung erkauft. Nach Plattenentfernung wird diese Begradigung offensichtlich.

Weitere Fehler bei der Osteosynthese mit der Halbrohrplatte treten unter anderem durch den Versuch auf, ein überstehendes Plattenende zu verschrauben. Die entstehenden Scherkräfte führen zur neuerlichen Dislokation der Bruchstücke.

Aus diesen Erkenntnissen heraus haben wir in Linz eine neue Kompressionsplatte entwickelt, die durch ihre symmetrische Vorkrümmung an den Enden eine anatomische Reposition und Fixation erlaubt. Die Verschiebung auf dem planen acromialen Ende der Clavicula ermöglicht die Anpassung an jeden beliebigen Krümmungsradius. Mit der neuen Platte gelingt im Gegensatz zu den anderen Osteosyntheseverfahren die volle Wiederherstellung der funktionell bedeutungsvollen Claviculakrümmung.

Die vier mit der neuen Platte operierten Frakturen bzw. Pseudarthrosen haben zudem gezeigt, daß durch die Anpassung an die anatomischen Gegebenheiten der Eingriff wesentlich einfacher und zeitsparender wird.

Zum Abschluß darf ich Ihnen noch den Operationssitus zu der anfangs im Röntgenbild gezeigten Osteosynthese vorstellen.

H. Scholze, München

Mißerfolge bei der Behandlung einer Claviculafraktur sind geeignet, Fehler der Indikationsstellung und operationstechnische Mängel aufzuzeigen.

Wir suchten daher bei 9 Claviculapseudarthrosen, die in unsere Behandlung kamen, nach den Ursachen ihrer Entstehung. In allen 9 Fällen handelte es sich primär um geschlossene Frakturen ohne Begleitverletzung. Alle waren im medialen Drittel oder am Übergang vom medialen zum lateralen Drittel gelegen.

Bei 1 und 2 entwickelte sich aus Querfrakturen nach konservativer Behandlung mit dem Rucksackverband eine hypertrophische Pseudarthrose. Es war nicht gelungen, durch konservative Maßnahmen einen annähernden Kontakt der Fragmentenden herbeizuführen.

Bei 3–9 entstanden atrophische Pseudarthrosen nach Osteosynthesen oder Osteosyntheseversuchen. In allen Fällen waren die Frakturen operativ freigelegt worden.

Das Auffädeln der Fragmente mit Kirschner- oder Claviculadraht ist deshalb problematisch, da es gehäuft zur *Weichteilinfektion* am peripheren Ende des Bohrdrahtes kommt. Dadurch kann eine vorzeitige Metallenfernung notwendig werden.

Die Fixation der Fraktur mit Drittelrohrplatten hält häufig der starken mechanischen Beanspruchung nicht stand. Es kann zu Plattenverbiegungen und zum Plattenbruch kommen.

Die sekundär wie primär instabile Osteosynthese aber begünstigt das Angehen einer Infektion. Diese ist in unserer Aufstellung in 4 Fällen an der Ausbildung einer atrophischen Pseudarthrose beteiligt.

Bei der *konservativen* Behandlung der geschlossenen Claivculafrakturen können wir die weitaus besten Ergebnisse erwarten.

Die *Indikation zur Osteosynthese* ist nur gegeben, wenn es Weichteilinterpositionen zu verhindern, einen annähernden Kontakt der Fragmentenden herzustellen gilt.

Wir werden weiterhin dann operieren, wenn direkte Gewalteinwirkungen auf die Clavicula zu einer offenen Fraktur geführt haben und wenn es zu einer Mitverletzung von Nerven und Gefäßen gekommen ist. Diese Verletzungsform ist in unserem Krankengut nicht so selten. Wir behandelten in den letzten 3 Jahren 3 begleitende Plexusverletzungen und 6 Verletzungen der A. subclavia.

Bei einem 27jährigen Patienten z.B. kam es zu einer offenen Claviculafraktur und zu einer Intima — Media-Zerreißung der rechten A. subclavia auf einer Länge von 6 cm. Es wurde eine Rekonstruktion der Arterie durch ein 8 cm langes Vena-saphena-magna-

Interponat erreicht und eine Osteosynthese der Clavicula mit einer AO-Platte durchgeführt.

Bei der intraoperativen Durchtrennung der Clavicula mit der oscillierenden Säge erfolgt ebenfalls die Plattenosteosynthese.

Eine *Trümmerfraktur* der Clavicula ist meines Erachtens nicht nur keine Indikation zur Operation, sondern *eine Gegenindikation*, da die hierbei freigelegten kleinen Fragmente zur Nekrose neigen und dadurch selbst lange Platten gelockert werden.

Eine Osteosynthese der Clavicula muß funktionsstabil sein und sollte es bis zur knöchernen Durchbauung bleiben. Wir erreichen dies am ehesten mit einer genügend langen Halbrohrplatte, noch besser mit einer schmalen Platte. Diese legen wir von vorn-caudal an die Clavicula an, so daß Platte und Schraubenköpfe unter die Pars clavicularis des M. pectoralis zu liegen kommen, sobald es die Lokalisation der Fraktur erlaubt.

Eine Sonderstellung in der Behandlung nehmen die Frakturen des lateralen Claviculaendes ein. Bei Luxationsfrakturen im Acromioclaviculargelenk und bei gelenknahen Frakturen entschließen wir uns dann eher zur Operation, wenn eine *Zerreißung des Lig. coracoclaviculare* besteht. Analog der Behandlung der Luxationen im Acromioclaviculargelenk wird die Clavicula mit einem geflochtenen Supramidzopf, der in Form einer 8 auf kürzestem Weg Clavicula und Coracoid umschlingt, in ihrer ursprünglichen Lage gehalten. Größere Fragmente werden zusätzlich durch eine Zuggurtung fixiert. Das Schultereckgelenk selbst wird dabei durch kein Osteosynthesemetall überbrückt.

Diskussion (Zusammenfassung)

F. Jonasch, Wien

berichtet über 773 kindliche und jugendliche Claviculafrakturen, die in den letzten 20 Jahren im Unfallkrankenhaus Wien XX zur Behandlung kamen. Die Behandlung erfolgte immer konservativ. 100 Fälle wurden nachuntersucht, bei denen bei der Entlassung aus der Behandlung eine stärkere Achsenknickung, eine größere Parallelverschiebung oder Verkürzung bestanden hatte. Die Nachuntersuchung zeigte, daß sich sämtliche Achsenknickungen, Parallelverschiebungen und Verkürzungen restlos ausgeglichen haben, alle Frakturen waren knöchern geheilt, das Schultergelenk war immer frei beweglich. Er kommt zum Schluß, daß eine Reposition kindlicher Schlüsselbeinbrüche nur aus psychologischen Gründen notwendig ist.

G. Mandl, Steyr

berichtet über 512 Claviculafrakturen bei Kindern und Jugendlichen, die von 1960—1970 zur Behandlung kamen. Bei 129 bestand bei Abschluß der Behandlung eine stärkere Seitenverschiebung oder Achsenknickung. 91 Verletzte wurden 2—10 Jahre nach dem Unfall nachuntersucht. Bei Kindern unter 10 Jahren gleichen sich Achsenknickungen und Seitenverschiebungen vollkommen aus, bei 10—14jährigen werden sie in der Regel noch ausgeglichen, meist bleibt aber eine Verplumpung oder ein vermehrter Schwung des Schlüsselbeines bestehen. Beim Alter von 15—16 Jahren bleiben Verkürzung und Seitenverschiebung der Bruchstücke unverändert bestehen. Etwa die Hälfte aller Frakturen sind mit einer geringen Verkürzung geheilt, in einigen Fällen war auch eine Verlängerung des Schlüsselbeines nachweisbar, ohne daß ein Zusammenhang zwischen Lebensalter oder Bruchform gefunden werden konnte. Die verbliebenen Fehlstellungen bzw. die Verdickung des Schlüsselbeines war in kosmetischer Hinsicht belanglos, die Funktion des Schultergelenkes war immer einwandfrei.

G. Florié-Albrecht, Ruit

berichtet über eine geschlossene Claviculafraktur im zentralen Drittel mit Rippenserienbrüchen 1—3 und einer Zerreißung der A. und V. subclavia bei einem schwer Mehrfachverletzten. Mit Rücksicht auf den schlechten Allgemeinzustand wurde nur das Gefäßnervenbündel freigelegt, die V. subclavia unterbunden und die Arterie wurde wegen eines ausreichenden peripheren Rückstromes zunächst nicht wiederhergestellt. Wegen zunehmender Verschlechterung der Durchblutung des rechten Armes wurde nach Spaltung des Sternums die A. subclavia freigelegt und nach Unterbindung der A. vertebralis und des Truncus thyreocervicalis eine Kunststoffendoprothese eingesetzt. Der Radialispuls kehrte zurück. $1^1/_2$ Jahre später ist der Arm voll funktionsfähig. Entsprechende Arteriogramme wurden demonstriert.

M. Jekić, Zemun-Beograd

berichtet über Indikation und Technik der primären und sekundären operativen Behandlung von Claviculafrakturen. Am häufigsten wurde die offene Markdrahtung verwendet. Dabei ergab sich bei 150 Fällen 5mal ein unbefriedigendes Ergebnis, außerdem brach 4mal der Draht, 2mal lag der Draht außerhalb des Schlüsselbeines mit neurologischen Ausfällen am Arm, 2mal wurde ein Rushpin, einmal ein Küntscher-Nagel verwendet, 2mal eine A0-Platte. Die operative Behandlung brachte keine Verkürzung der Arbeitsunfähigkeit, die nach konservativer und operativer Behandlung 46 Tage betrug. Aufgrund ihrer Erfahrungen empfehlen sie bei frischen Schräg- und Querbrüchen den Markdraht, bei Trümmerbrüchen und Pseudarthrosen die AO-Platte.

J. Böhler, Wien, weist darauf hin, daß der Rucksack oder Desaultverband keine reponierende Wirkung bei einem Schlüsselbeinbruch hat. Dies ist nur mit der Schlüsselbeinschiene nach L. Böhler möglich, die geschildert wird.

H. U. Buff, Zürich

Schlußwort. Die konservative Therapie führt in den meisten Fällen zu guten Ergebnissen, auch bei röntgenologisch bestehender Pseudarthrose sind die Verletzten meistens beschwerdefrei. Es muß festgestellt werden, ob bei einem unbefriedigenden Ergebnis eine andere Behandlung besser gewesen wäre oder ob schon primär eine schlechte Prognose bestanden hat. Fälle, die konservativ ein schlechtes Ergebnis zeigen, eignen sich meist auch nicht für die Operation, z.B. Trümmerfrakturen. Es soll nur sekundär operiert werden, wenn alle konservativen Behandlungsarten erschöpft sind, da es auch bei der operativen Behandlung schlechte Ergebnisse gibt. Für die Schweiz ist die Frage von Bedeutung, ob der Chirurg im Spital oder der praktische Arzt einen Schlüsselbeinbruch behandeln soll. Nach Meinung des Referenten ist für den Schlüsselbeinbruch der praktische Arzt zuständig.

b) Gefäß- und Nervenstörungen nach Claviculafrakturen

J. Poigenfürst, Wien

Häufigkeit und Art der Begleitverletzungen

Schädigungen von Gefäßen und Nerven durch Bruchstücke des Schlüsselbeines kommen äußerst selten vor. Im Jahre 1970 wurden unter 1847 Schlüsselbeinbrüchen in den 6 österreichischen Unfallkrankenhäusern *keine* Begleitverletzungen festgestellt. Der Autor hat selbst nur 2 gesehen, und zwar eine Thrombose der V. subclavia im AUKH Wien XX (1956, damals L. Böhler) und eine Kombination von latenter Plexusläsion und Commotio cordis (1972).

Trotz dieser Seltenheit oder gerade deswegen erscheinen schon seit 1837 in ziemlich regelmäßigen zeitlichen Abständen Sammelreferate über dieses Thema, die meist an Hand einer oder mehrerer Eigenbeobachtungen die Einzelmitteilungen der Literatur zusammenfassen. Es wurden Begleitverletzungen folgender Gebilde beschrieben: A. carotis, A. supraclavicularis, A. subclavia, V. iugularis interna, V. subclavia, Ductus thoracicus und Plexus brachialis. Dazu kommen noch Fälle mit zweifelhaftem Zusammenhang, wie z.B. Pleuraverletzungen bei Serienrippenbrüchen und Schlüsselbeinbruch oder Verletzungen des Halssympathicus bei Bruch der ersten Rippe und des Schlüsselbeines.

Seit 1900 sind in der mir bekannten Literatur 70 Begleitverletzungen beschrieben (Tabelle 1). Bei 32 davon und bei den beiden eigenen Fällen sind die klinischen Angaben vollständig, so daß 34 Fälle für eine vergleichende Auswertung in Frage kommen. Zum Vergleich wurden 100 Schlüsselbeinbrüche bei Erwachsenen herangezogen, die innerhalb von 2 Jahren im AUKH Wien XX in aufeinanderfolgender Reihe behandelt worden waren.

Entstehung der Schlüsselbeinbrüche und Bruchformen

Unfallhergang. In der Literatur wird festgestellt, daß etwa die Hälfte der komplizierten Schlüsselbeinbrüche durch direkte Gewalt entstünde und daß es sich oft um Stückbrüche handle (Penn, 1964). Häufig bestünden auch gleichzeitig Brüche der ersten Rippe (Taylor, 1903).

Das bearbeitete Material enthält zwar Angaben über den Unfallshergang, nicht aber über den effektiven Bruchmechanismus. Daraus können aber Schlüsse auf die Wucht der einwirkenden Gewalt gezogen werden. Bei erster Betrachtung scheint sowohl bei den komplizierten Brüchen als auch beim Vergleichsmaterial die Verteilung ähnlich zu sein: Etwa $^1/_3$ der Brüche entstanden durch Schlag oder Sturz auf ebener Erde oder andere geringere Gewalten und etwa $^2/_3$ durch größere Wucht, etwa durch Stürze aus Höhe von 1 m und mehr. Sturz aus horizontaler Beschleunigung, nicht näher definierte Autounfälle usw. Erst wenn man die 8 durch Schlag entstandenen komplizierten Brüche näher analysiert, zeigt sich, daß auch sie durch extrem grobe Gewalten entstanden waren, z.B. durch den Schlag eines Kranes, durch Auffallen von Rohren und ähnlich schweren Gegenständen. Es wurden also von 34 Verletzungen 30 durch große Wucht verursacht und darin unterscheiden sich die komplizierten Brüche eindeutig vom Vergleichsmaterial.

Tabelle 1. *Verletzungsarten (Literatur seit 1900)*

Verletztes Gebilde	Anzahl	Davon Kompression	Zerreißung	Thrombose	Aneurysma	A-V-Fistel
A. carotis	1	1	—	—	—	— } — 1
A. subclavia	14	2	—	3	8	*D* }
V. subclavia	12	4	1	7	—	*D*
Ductus thoracicus	2	—	2?	—	—	
Plexus brachialis	41	41	—	—	—	
Insgesamt	70	48	3	10	8	1

Lokalisation und Form der Brüche. Bruchlokalisation und Häufigkeit von Stückbrüchen zeigen keine wesentlichen Unterschiede zwischen den komplizerten Brüchen und dem Vergleichsmaterial. Bei einer Aufschlüsselung der komplizierten Brüche nach dem Alter der Fraktur beim Auftreten der Komplikation fällt auf, daß sich fast alle Brüche im distalen Drittel unter den Pseudarthrosen finden.

Es ist nach meiner Meinung sicher, daß es Bruchformen gibt, die zu Begleitverletzungen neigen oder häufiger zu Pseudarthrosen führen. Ihre Erkennung wird allerdings erst dann möglich sein, wenn man auch vom Schlüsselbein — sowie von jedem anderen Knochen — nicht nur eine, sondern Röntgenaufnahmen in 2 Ebenen anfertigt.

Entstehung der Begleitverletzungen und Entwicklung der Symptomatik

Voraussetzung für das Entstehen einer Begleitverletzung ist die gewaltsame Einengung des kosto-clavicularen Raumes. Nach Berkheiser wird er caudal von der 1. und 2. Rippe mit den Intercostalmuskeln, dem M. subscapularis und dem M. serratus lateralis begrenzt, lateral durch den Winkel zwischen Schlüsselbein und oberem Rand des M. pectoralis maior und medial durch die tiefen Fascienblätter.

Eine Einengung dieses Raumes kann primär-traumatisch oder sekundär-traumatisch entstehen. Vier Mechanismen sind möglich:

1. *Primär* traumatisch:

a) Schlüsselbeinbruch durch direkte Gewalt von oben oder von vorne, wodurch die Fragmente nach hinten-unten geschlagen werden.

b) Schlüsselbeinbruch durch indirekte Gewalt von der Seite, wodurch das laterale Fragment weit nach medial gestaucht wird.

2. *Sekundär* traumatisch:

a) Callusmassen bei Heilung mit starker Verschiebung oder bei Pseudarthrosen.

b) Raumverdrängende Veränderungen an Gebilden des kostoclavicularen Raumes selbst.

Tabelle 2. *Intervall zwischen Unfall und ersten Symptomen (34 Fälle)*

Intervall	Arterien	Vene	Ductus	Plexus	Summe
0	—	2	—	5	7
2—15 Tage	1	1	—	—	2
3—8 Wochen	2	2	1	2	7
3—12 Monate	1	1	—	4	6
über 1 Jahr	4	4	—	4	12
Insgesamt	8	10	1	15	34

Von den 34 Begleitverletzungen sind 15 primär traumatisch und 19 sekundär traumatisch entstanden. Das Verhältnis verschiebt sich noch weiter zur chronischen Seite, wenn man die Intervalle zwischen Unfall und Einsetzen der Symptomatik betrachtet (Tabelle 2).

Symptomatik. Die Ausfallserscheinungen können sich akut und subakut entwickeln oder bei chronischer Schädigung erst nach Jahren auftreten.

Akuter Verlauf

Arterien. Im bearbeiteten Material finden sich *keine* Arterienverletzungen mit akuter Symptomatik. Ein derartiger Fall wurde überhaupt nur einmal und zwar von Bowlby (1891) beschrieben. Es handelte sich um einen 60 Jahre alten Mann, der überfahren worden war und sich einen Schlüsselbeinbruch und Rippenbrüche zuzog. Es bestand sofort eine Ischämie der ganzen oberen Extremität auf der Seite der Fraktur. Der Mann verstarb am nächsten Tag. Die Obduktion ergab einen zirkulären Intimariß der A. subclavia mit Einstülpung des abgelösten Zylinders und Thrombosierung des Gefäßes. Das Schlüsselbein war in Schaftmitte gebrochen. Alle anderen akuten Subclaviaverletzungen der Literatur gehen auf penetrierende Traumen zurück.

Venen. Bei den beiden Venenverletzungen mit akuter Symptomatik handelte es sich einmal um eine massive Blutung bei einem offenen Stückbruch des Schlüsselbeines und um eine sofort aufgetretene Venenkompression bei einer Grünholzfraktur mit cranial offenem Winkel.

Nerven. Als akute Nervenläsionen sind Teilschädigungen des Plexus brachialis aufzufassen, die sofort nach dem Unfall bestehen. In der Mehrzahl betreffen sie die Verteilungsgebiete der Wurzeln C 8 und Th 1, also Ulnaris und Medianus.

Der in den Lehrbüchern beschriebene Mechanismus des Abquetschens der Faszikel zwischen 1. Rippe und Schlüsselbein wurde nur einmal von Gibson (nach Taylor, 1903) beobachtet. Bei einem Stückbruch des Schlüsselbeines waren die Fragmente unter die erste Rippe, in den Thorax hineingetrieben worden. Es bestand eine sofortige, komplette Plexuslähmung. Andere primäre Plexuslähmungen entpuppen sich meist als Traktionsschäden durch das gleiche Trauma, wie im Fall von Felten (1959): bei einem Mann entstand durch Hineinziehen des ganzen Armes zwischen 2 Walzen eine Schlüsselbeinfraktur und eine Lähmung der Wurzeln C 5 bis Th 1 mit Hornerschem Symptomenkomplex. Die Exploration des Plexus zeigte, daß die Wurzeln ausgerissen waren.

Die möglichen Konsequenzen einer Begleitverletzung mit akuter Symptomatik beschrieb Sir Benjamin Brodie, der behandelnde Arzt von Sir Robert Peel, dem Begründer der Londoner Polizeitruppe. Sir Robert Peel war am 29. Juni 1850 im Hyde-Park vom Pferd gestürzt und hatte sich das linke Schlüsselbein gebrochen. Brodie schreibt: „Am nächsten Tag (30. Juni 1850) zeigte sich keine wesentliche Besserung. Die Vorwölbung unter dem Schlüsselbein hatte zugenommen und bildete eine Schwellung, die mit einer Hand kaum bedeckt werden konnte. Nach einiger Zeit konnte man sehen, daß die Schwellung nicht nur synchron mit den Herzaktionen pulsierte, sondern (bei sorgfältiger Inspektion) daß noch eine zweite Komponente bestand, die mit den Kontraktionen des Vorhofes zu korrespondieren schien, wie man es an den Halsvenen bei sehr mageren Personen sieht. Aus diesen Umständen ergab sich ausreichend Grund für die Annahme, daß zwischen dem Extravasat, das die Schwellung verursachte und einer großen Vene eine Kommunikation bestand, und daß die Blutung selbst eine Folge der Verletzung der V. subclavia durch die Splitter des gebrochenen Knochens war, während die Pulsation durch die Nachbarschaft des Herzens auf der einen und der A. subclavia und axillaris auf der anderen Seite verursacht wurde. Das Ausmaß der Schwellung zeigte an, daß ein beträchtlicher Blutaustritt bestand, der die Schwäche und den Kollaps ausreichend erklärte, der dem Unfall unmittelbar folgte und von dem sich später nur mehr eine teilweise Erholung einstellte. Die Ausdehnung der Blutung erklärte auch (durch den Druck den es auf die großen Nerven in der Achsel ausübte) die außerordentlichen Schmerzen in der unmittelbaren Nachbarschaft der Verletzung und zwei andere Symptome, die später beobachtet wurden, nämlich ein Gefühl der Taubheit und einen teilweisen Lähmungszustand der Muskeln der Hand und des Vorderarmes." Wie Brodie schreibt, stieg der Puls von 100 auf 180. Wegen des schlechten Allgemeinzustandes wagte man keinen Aderlaß. Während einer kurzdauernden Besserung wurden im Schwellungsbereich 15 Blutegel angesetzt. Aber auch dadurch kam es eher zu einer Verschlechterung. Man begnügte sich daher mit einer Quecksilbertherapie zur Hemmung der Entzündung. Der Bericht schließt mit dem Satz „am Morgen des Dienstag, des 2. Juli (dem 3. Tag nach dem Unfall) war eine gewisse Besserung festzustellen, die aber nur von kurzer Dauer war und am Abend dieses Tages verfiel Sir Robert Peel langsam und starb um 11 Uhr."

Subakuter Verlauf

Die Symptomatik besteht in einem langsamen Zunehmen von Erscheinungen, die für die geschädigten Gebilde typisch sind, nämlich:

Arterien. Rasch anwachsender, eventuell pulsierender Tumor im Schlüsselbeinbereich und Abschwächung des Radialispulses.

Venen. Schwellung der Hand und des Armes mit verstärkter Venenzeichnung.

Nerven. Sensibilitäts- oder Kraftverlust entsprechend dem unteren Plexusfaszikel oder auch der „Hand und des Armes".

Chronischer Verlauf

Je länger die Verletzung zurückliegt, um so besser sich der Kollateralkreislauf etablieren konnte, um so uncharakteristischer wird die Symptomatik. Durchblutungsstörungen sind oft nur bei bestimmten Armstellungen nachweisbar, für die Entwicklung von Thrombosen postuliert Steinberg (1961) sogar neben den knöchernen Veränderungen auch einen chronischen Reiz durch abnorme Armhaltung, wie etwa bei Zimmermalern durch langdauerndes Arbeiten mit erhobenen Armen. Die Nervenstörungen beginnen langsam als Parästhesien und führen zur zunehmenden Lähmung.

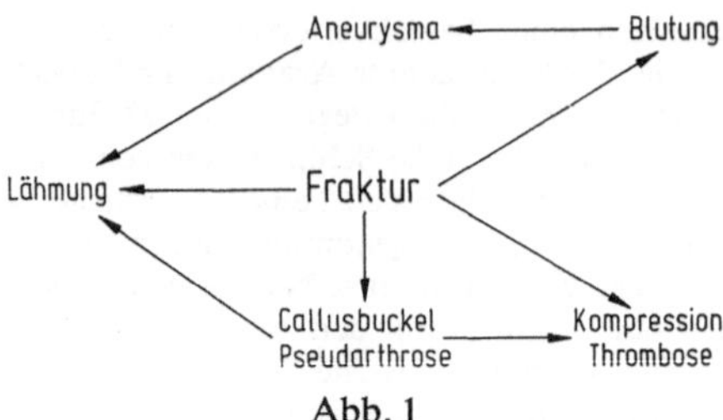

Abb. 1

Die typische Entwicklung dieser Symptomatik beschreiben Campbell u.a. (1949): Ein 36 Jahre alter Mann hatte einen Schlüsselbeinbruch erlitten (Entstehung und Form nicht angegeben). Er wurde nach einigen Tagen mit einem Velpeau-Verband versorgt. Trotzdem sich ein großer Knoten bildete, begann er bald wieder zu arbeiten. Mit 43 Jahren, also 7 Jahre später, „Einschlafen" des rechten Armes beim Tragen von Lasten auf der rechten Schulter. Mit 44 Jahren taubes Gefühl im Kleinfinger. Mit 45 Jahren Ausbreitung der Gefühlsstörung auf den 3. und 4. Finger und die angrenzenden Abschnitte des Handrückens und der Hohlhand. Im letzten Jahr vor der Operation entwickelte sich eine zunehmende Schwäche der rechten Hand mit Atrophie der Interossei und Verschwinden des Speichenpulses, wenn der Arm an den Körper angelegt wurde. Die Röntgenaufnahme ergab eine Pseudarthrose der Clavicula-Grenze mittleres-distales Drittel mit mächtigem Callus, Verkürzung und Verschiebung des distalen Fragmentes nach medial und caudal unter das proximale Fragment. Bei der Operation zeigte sich, daß der Callusbuckel direkt auf die A. subclavia und auf den unteren Plexusfaszikel drückte. Diese Kombination von Nerven- und Gefäßstörungen kommt bei älteren Verletzungen häufig vor. Die Beziehungen lassen sich durch ein Schema veranschaulichen (Abb. 1).

Therapie und Prognose

Gefäßverletzungen. Die Literatur spiegelt die Entwicklung der Gefäßchirurgie wider. Vor 1900 haben nur wenige Patienten überlebt. Noch zu Beginn dieses Jahrhunderts wurden Aneurysmen durch liegende Klemmen 12 Tage lang bei tamponierter Wunde abgeklemmt. Noch 1929 wurden bei einem Verletzten A. subclavia und carotis ligiert und erst in den letzten Jahren wird eine funktionsfähige Gefäßrekonstruktion angestrebt. Die Prognose ist im allgemeinen gut.

Nervenverletzungen. Günstig sind die Erfolge der Neurolyse, wenn das knöcherne Hindernis beseitigt wird. Berkheiser hat bei seinen Pseudarthrosen eine Spanverpflanzung durchgeführt. Eine große Zahl von Autoren bevorzugt aber die teilweise oder totale Resektion des Schlüsselbeines. Dash und Handler haben 1960 einen anderen Weg beschritten und haben ein Kompressionssyndrom der V. subclavia erfolgreich durch die Resektion der ersten Rippe von dorsal her behandelt.

Als *Zugang* wird im allgemeinen nach Osteotomie oder Teilresektion des Schlüsselbeines eine teilweise mediane Sternofissur empfohlen. Steenberg u.a. konnten die schwere Blutung der V. subclavia nur durch sofortige Thorakotomie im 3. ICR und Kompression der Vene von innen mit einem Operationstuch beherrschen. Erst dann wurde die Verletzungsstelle freigelegt und die Läsion versorgt. Auch dieser Patient konnte gerettet werden.

Fernschäden

Als tertiäre Komplikationen haben Brenner u.a. ein partielles Querschnittssyndrom durch Ernährungsstörung des Halsmarkes bei einem 50 Jahre alten Mann (17 Jahre nach der Verletzung) beschrieben. Angiographisch bestand ein 6 cm langer Verschluß der A. subclavia, 3 cm distal vom Abgang der A. vertebralis beginnend. Die Lähmung wird durch funktionellen Ausfall der caudalen cervicalen Arterienzuflüsse zum Halsmark erklärt. Yates und Guest haben eine Embolie der A. basilaris, ausgehend von einer Thrombose der V. subclavia gesehen.

Schlußfolgerungen

Begleitverletzungen von Schlüsselbeinbrüchen entstehen vorwiegend im Rahmen einer Gewalteinwirkung von großer Wucht, häufiger als bei unkomplizierten Fällen findet man auch Rippenbrüche. Trotzdem ist die Entwicklung einer akuten Symptomatik (Blutung, Ischämie, Lähmung) eher selten. Häufiger kommt es zur subakuten Ausbildung einer Venenthrombose oder eines Aneurysmas. Aneurysmen ihrerseits, Callusbuckel oder Pseudarthrosen können *noch nach Jahren* zu chronischen Venen- oder Nervenschädigungen führen, die dann ein sehr uncharakteristisches kombiniertes Bild zeigen. Es empfiehlt sich daher, bei Patienten mit Sensibilitätsstörungen in den Fingern nicht nur ein Röntgenbild der Halswirbelsäule anzufertigen, sondern auch noch eines der Clavicula zu verlangen. Bei frischen Frakturen können vielleicht gefährdete Fälle früher erkannt werden, wenn man auch bei Schlüsselbeinbrüchen routinemäßig Röntgenaufnahmen in 2 Ebenen anfertigen läßt. Die Therapie ist rein chirurgisch. Die Prognose ist heute gut. Anstelle der Resektion des Schlüsselbeines würde der Autor aber die Rekonstruktion und Verplattung empfehlen, wenn auch die Resultate der Resektion als gut bezeichnet werden.

J. Probst, Murnau (Obb.)

Die Vielzahl der lediglich durch ambulante Behandlung gehenden und ohne Komplikationen heilenden Schlüsselbeinbrüche läßt leicht vergessen, daß doch in einem kleineren Teil der Fälle örtliche und fortgeleitete Störungen entstehen, die überdies teils gar nicht erkannt, teils fehlgedeutet werden.

Um sogleich bei meinem Herrn Vorredner anzuknüpfen, möchte ich die *Röntgendiagnostik* der Clavicula nicht nur in 2 Richtungen, nämlich a.-p. und tangential, sondern in besonderen Fällen auch noch *in einer dritten Ebene*, transthorakal genannt, empfehlen. Diese *Aufnahmetechnik* läßt sich am besten am Stativ ausführen. Mit ihrer Hilfe sind verdeckte Pseudarthrosen sowie Knickungen in Richtung auf den Armplexus besser als mit einer Schichtserie zu erkennen. Diese Aufnahmetechnik gestattet auch die räumliche Vorstellung von der Lage von Fremdkörpern:

Bei einer mehrfach operierten Claviculapseudarthrose wurde die abgebrochene Kirschnerdrahtspitze in der Meinung, dieselbe liege vollständig im Knochen, liegen gelassen. Nach mehreren Begutachtungen ohne befriedigende Antwort auf die Frage nach der Ursache der bewegungsabhängigen, stichartigen Plexusreizungen erbrachte die transthorakale Aufnahme den Nachweis der weit aus dem Knochen herausragenden Drahtspitze. Nach Drahtentfernung waren die Beschwerden verschwunden.

Bei den von 1953—1971 stationär von uns behandelten 74 einschlägigen Frischverletzten fanden sich keine Komplikationen, dagegen beobachteten wir bei 95 Patienten mit Pseudarthrosen in 8 Fällen Nerven- und in 2 Fällen Gefäßschäden.

Die *Gefäßschäden* betrafen in beiden Fällen die V. subclavia, die in einem Fall von Frakturcallus, im anderen von einer, der Clavicula-Frakturstelle gegenüberliegenden Wulstbildung (Reizcallus?) der 1. Rippe eingeengt worden war. Im erstgenannten Fall erfolgte nach Venographie Freilegung und Callusabtragung, im zweiten Fall war die Operation altershalber (60 Jahre) nicht angezeigt, zumal ein guter Kollateralkreislauf sich bereits ausgebildet hatte; in diesem Fall konnte daher auch keine MdE mehr angenommen werden.

Das Bild der *Nervenstörungen* ist vielgestaltig. Vorherrschend ist der örtliche *Callusdruck* Ursache mehr oder weniger umschriebener Ausfälle oder auch nur subjektiver Beschwerden.

Die Ausfälle reichen von ausgedehnten Plexusschäden über Einzelnervenausfälle bis zu dissoziierten Sensibilitätsstörungen an einzelnen Fingern. Das Ausmaß der Nervenstörungen korreliert dabei nicht immer mit dem Röntgenbefund. Deswegen sollte stets vor einem Eingriff eine eingehende *neurologische Bestimmung* vorgenommen werden.

Therapeutisch kommt von Fall zu Fall die Auslösung in Betracht; wir haben sie in 4 von 8 Fällen vorgenommen, womit in 3 Fällen Besserung erzielt wurde. In einem Fall änderte sich dagegen nach der Operation zwar die Mißempfindung in der Hand, es verblieb aber immer noch eine leichte Ulnarisschädigung, als deren Ursache sich eine periphere Ulnariseinmauerung im Sulcus N. ulnaris herausstellte, verursacht durch eine Luxatio antebrachii. Auf Verlagerung des N. ulnaris trat Besserung auch dieses Befundes ein. Auf nicht aus dem claviculären Bereich kommende Nervenstörungen, z.B. auch von der Halswirbelsäulengegend ausgehende, ist zu achten!

Nervenstörungen können im übrigen auch die Folge stumpfer Verletzungen des subclaviculären Plexuslagers sein. Zwei einschlägige Fälle sind in unserem Krankengut zusätzlich enthalten: Durch eine Quetschung bzw. einen Kantholzschlag kam es zur Schädigung des Fasciculus posterior et lateralis mit eindrucksvollen Krankheitsbildern.

Zum Schluß sei noch ein Kuriosum erwähnt, das sich in der ophthalmologischen Literatur findet: Die Wanderung eines Kirschnerdrahtes aus der linken Clavicula in die rechte Orbita ein halbes Jahr nach der Schlüsselbeinversorgung. Klinisch bestand ein akuter Exophthalmus, der nach Drahtentfernung abklang, es blieb kein Schaden. Trotz dieses glücklichen Ausganges sollte man gelegentlich an die Wanderfreudigkeit der Fremdkörper denken!

A. Narakas, Lausanne

Manuskript ist nicht zur Veröffentlichung eingegangen

Diskussion (Zusammenfassung)

H.-L. Klammer, H. Bittscheidt und R. Albersmeyer, Bonn

weisen auf die Häufigkeit der Schlüsselbeinbrüche bei polytraumatisierten Patienten hin. Diskrete, neurovasculäre Symptome des Gefäßnervenbündels im Bereich des Schlüsselbeinbruches werden wegen der vitalen Probleme häufig nicht erkannt. Bericht über einen Polytraumatisierten mit Schlüsselbeinbruch, teilweisem Ausriß des Armplexus und kompletter Durchtrennung der A. subclavia, die operativ versorgt wurde. Als Komplikation der Markdrahtung von Schlüsselbeinbrüchen wird über einen in die rechte Lunge gewanderten Draht berichtet, der auch einen kompletten Verschluß der A. subclavia verursacht hatte. Dadurch kam es zu einem Subclavian-Steal-Syndrom mit im EEG nachweisbarer cerebraler Symptomatik. Bei drei weiteren Fällen waren die Markdrähte aus der Clavicula in den kontralateralen Lungenlappen und einmal in die Aorta ascendens gewandert mit Ausbildung eines Aortenaneurysmas. Markdrähte müssen deshalb unbedingt umgebogen werden. Bei einer hypertrophen Schlüsselbeinpseudarthrose wurde eine arterielle Durchblutungsstörung bei erhobenem Arm beobachtet. Es kam zu einer Kompression der A. subclavia zwischen 1. Rippe und Pseudarthrose. Schließlich wurden noch Äquidensiten gezeigt, aus denen Schlüsse auf die Heilung der Fraktur und den Zeitpunkt der Entfernung der Implantate gezogen werden können.

van Acker, Amsterdam

berichtet über eine frische Verletzung, bei der infolge eines Schlüsselbeinbruches ein massiver Hämatothorax und eine Ischämie des rechten Armes bestand. Von einer supraclaviculären Incision aus konnte die Blutung nicht beherrscht werden, es war die Thorakotomie und Kompression der A. subclavia notwendig. Dann wurde die Rupturstelle der Arterie freigelegt, 5 cm mußten reseziert werden, Wiederherstellung der Kontinuität mit einer Teflonprothese.

E. V. S. Koskinen, Helsinki
Referat ist ausgefallen

A. Alho, Helsinki
Referat ist ausgefallen

c) Therapie der Pseudarthrosen

K. Walcher, München

Die *Clavicula-Pseudarthrose* ist relativ selten, sie entsteht häufig nach vorangegangener operativer Behandlung der frischen Fraktur, wir beobachten sie besonders bei Mehrfachverletzten und als angeborene Form.

Hinsichtlich der *Klassifizierung* sind in Analogie zur Judetschen Einteilung *hypertrophe* und *atrophische* Formen zu beobachten, nach Infekten können Defekt-Pseudarthrosen auftreten.

Aus den Erfahrungen nach der Sichtung eines Krankenbestandes von 53 Clavicula-Pseudarthrosen kann folgendes abgeleitet werden: Die *Lokalisation* ist meist das mittlere Drittel der Clavicula, am acromealen und noch mehr am sternalen Ende sind Falschgelenke eine Rarität.

Der *Nachweis* bei straffen Pseudarthrosen kann schwierig sein, Röntgenaufnahmen in verschiedenen Ebenen helfen in solchen Fällen weiter. Noch liegendes Osteosynthesematerial kann eine Pseudarthrose auch bei der tangentialen oder transthorakalen Aufnahme so überdecken, daß nur die Tomographie oder die Freilegung anläßlich der Metallentfernung die Diagnose stellen läßt.

Die *Indikation* zur stets operativen Therapie ist gegeben bei Schmerzen, Instabilität besonders bei Belastung, Kraftminderung und Bewegungseinschränkung des Schultergelenkes. Eine absolute Indikation ergibt eine gleichzeitige Plexusirritation.

Selten werden *kosmetische Gesichtspunkte*, z.B. bei übermäßiger Callusbildung eine Anzeigestellung abgeben.

Es gibt *beschwerdearme*, *straffe Pseudarthrosen*, die besonders bei älteren Leuten eine Behandlung nicht erfordern.

Der *Lagerung* kommt bei Operationen an der Clavicula eine besondere Bedeutung zu. Der Patient wird in der Mittellinie unterstützt, so daß die Schulter frei schwebt und der Schultergürtel sich entfalten kann.

Die *Schnittführung* erfolgt leicht bogenförmig, der entstandene Hautweichteillappen wird nach oben geklappt; die Incision kommt so nicht auf die Clavicula zu liegen.

Muß in Höhe des Schultereckgelenkes operiert werden, kann der Zugang in Form eines vorderen oder hinteren Epaulettenschnittes erfolgen.

Die *operative Technik* ist nicht immer leicht, obwohl der deckende Weichteilmantel gering ist. Die vielfach bestehende Fehlstellung der Fragmente muß durch Lösen der Verwachsungen beseitigt werden, trotzdem dürfen die Fragmentenden nicht zu großzügig freigelegt und damit deperiostiert werden.

Bisweilen kommt man aber ohne Teilablösung kontrakter Muskeln nicht aus. Die Pseudarthrosenenden werden im allgemeinen angefrischt.

Die früher geübte *alleinige Resektion der Pseudarthrose* bei älteren Menschen lediglich zur Schmerzausschaltung wird heute wohl kaum mehr durchgeführt werden.

Der Judetschen Einteilung entsprechend führt bei *hypertropher Pseudarthrose* die alleinige stabile Osteosynthese zum knöchernen Durchbau.

Die *Art der Stabilisierung* paßt sich der anatomischen Situation entsprechend einer mehr oder weniger geschwungenen Clavicula an. Entscheidend ist die absolute Fixation, die A. N. Witt schon vor 20 Jahren gefordert hat.

Wir verwenden *schmale oder Halbrohrplatten* mit mindestens vier Löchern oder *Küntschernägel.* Auch *überstarke Kirschnerdrähte* von 4 mm Stärke haben sich bewährt.

Da die Plattenverschraubung wegen der *Porose* der vorgeschädigten Knochen bisweilen Schwierigkeiten machen kann, tut man gut daran, verschiedene Techniken und das entsprechende Instrumentarium insbesondere für die Nagelung bereit zu halten und auch zu beherrschen.

Wegen der spärlichen, harten Spongiosa kann auf ein *Aufbohren der Markhöhle*, wie sie Küntscher fordert, meist verzichtet werden. Ein Austreten des Nagels oder überstarken Kirschnerdrahtes aus der Markhöhle an einer oder zwei Stellen erhöht die Stabilität, soweit dies nicht zu nahe an der Pseudarthrose geschieht.

Ansonsten wird die Nageltechnik von der Lokalisation der Pseudarthrose bestimmt. Wird eine nur bedingt stabile Osteosynthese erreicht, sollen die Enden des Nagels oder Drahtes unbedingt umgebogen werden, um ein Wandern zu vermeiden.

In allen anderen Fällen, also der *atrophischen und Defektpseudarthrose* sollte zur Osteosynthese die zusätzliche Verankerung eines *autoplastischen, corticospongiösen Spans aus dem Beckenkamm* hinzutreten. In Kombination mit der Nagelung wird der Span den anatomischen Gegebenheiten entsprechend geformt und mit zwei oder meistens vier Cerklagen fixiert. Bei der Plattenverschraubung sollte der Span so eingelassen werden, daß er ohne zusätzliche Fixation stabil verankert ist.

Einige Beispiele: Atrophische Pseudarthrose, *Plattenverschraubung* und corticospongiöser Span. — Nochmals eine atrophische Pseudarthrose, *überstarker Kirschnerdraht* einschließlich corticospongiösem Span. — Hier eine dritte atrophische Pseudarthrose, behandelt mit *Küntschernagelung* und Spanplastik.

Bei besonders graziler Clavicula bei Frauen, enger Markhöhle und starker Schwingung sowie besonders bei mehrfacher Nachoperation kann eine erneute Osteosynthese problematisch oder technisch unmöglich werden. Hier kann ausnahmsweise die *alleinige Spanplastik* ohne zusätzliche Osteosynthese zur Anwendung kommen. Dann ist aber ganz besonderer Wert auf ein formschlüssiges Einfalzen des corticospongiösen Spanes zu legen. Auch mit diesem Verfahren kann aber durchaus eine ausreichende Stabilität erzielt werden.

Zu bemerken ist nochmals, daß wir prinzipiell autoplastisches Material verwendet haben. Nach Einpflanzung von Fremdspänen wird in der Literatur über Fehlergebnisse berichtet.

Problematisch kann die Behandlung von Pseudarthrosen am *acromialen Ende* der Clavicula werden.

Der von amerikanischen Autoren neuerdings angegebenen *Resektionsbehandlung* können wir uns aus Gründen der Stabilität nicht anschließen.

Ist am acromealen Ende der Clavicula das Schultereckgelenk nicht beteiligt, genügt die einfache Spanplastik und Drahtumschlingung.

Dieses Beispiel einer lateralen Clavicula-Pseudarthrose verdanke ich dem Herrn Vorsitzenden sowie Herrn Pühringer, Wien.

Ist das Schultereckgelenk mitbeteiligt und liegt eine Dislocation des proximalen Fragmentes oder eine Art Klaviertastenphänomen vor, muß das *Schultereckgelenk transartikulär* stabilisiert werden oder eine Schraubenfixation in das Coracoid erfolgen.

Bei der *Defektpseudarthrose* ist auf eine stabile Osteosynthese besonderer Wert zu legen. Der Span wird dem Defekt entsprechend T-förmig gestaltet und in die stufenförmig angefrischten Fragmentenden eingefalzt. Nach Möglichkeit soll die ursprüngliche Länge der Clavicula aus kosmetischen Gründen wiederhergestellt werden. Auch die Schulterbeweglichkeit leidet bei stärkeren Verkürzungen.

Die *angeborene Clavicula-Pseudarthrose* scheint eine bessere Verknöcherungstendenz aufzuweisen, als andere angeborene Pseudarthrosenformen. Ihre Behandlung entspricht der der erworbenen Formen.

Im Wiederholungsfall würden wir auch beim Kleinkind die Enden des Kirschnerdrahtes unbedingt umbiegen. Es sind deletäre Zwischenfälle durchwandernder Kirschnerdrähte bekannt geworden.

Bei der *infizierten Pseudarthrose* steht die Infektbeseitigung durch die Entfernung des Osteosynthesematerials und eventuell Sequestrotomie im Vordergrund. Erst in zweiter Sitzung, mindestens 1 Jahr nach Verschwinden der letzten entzündlichen Erscheinungen, sind rekonstruktive Maßnahmen möglich.

Nach jeder Wiederherstellungschirurgie an der Clavicula ist eine Ruhigstellung im Thoraxarmgips für — je nach Lage des Falles — 6—16 Wochen zu empfehlen. Nur bei sicherer primärer Stabilität ist von dieser Forderung abzugehen. Auch das beste Operationsergebnis kann durch unzureichende postoperative Verbandanordnung zunichte gemacht werden.

Unter den dargestellten Voraussetzungen ist bei allen operierten Patienten die knöcherne Überbrückung des Schlüsselbeinfalschgelenkes eingetreten.

O. Russe, Wien

Zur operativen Behandlung der Schlüsselbeinpseudarthrose

Während wir bei frischen Schlüsselbeinbrüchen nur selten operieren, ist uns die Plattenosteosynthese bei veralteten Brüchen und Pseudarthrosen des Schlüsselbeines ein sehr geschätztes und durchaus erfolgversprechendes Operationsverfahren.

Die Druckplatte wie auch die Halbrohrplatte aus dem Instrumentarium der AO hat sich uns bei 17 Pseudarthrosen und veralteten Brüchen des Schlüsselbeins immer sehr gut bewährt. Wir verwenden diese Methode seit 1961. In 5 Fällen lag der Unfall mehr als 1 Jahr zurück, ein Patient kam nach zweimal auswärts durchgeführter erfolgloser Operation $2^1/_2$ Jahre nach dem Unfall zur Operation und konnte mit Hilfe der Druckplatte zur Ausheilung gebracht werden.

Meist betrifft die Pseudarthrose das *mittlere* Drittel, dreimal operierten wir aber auch Pseudarthrosen am acromialen Ende. Einmal überbrückten wir dabei temporär das Acromioclaviculargelenk durch eine Druckplatte. Der Hautschnitt verläuft am besten caudal vom Schlüsselbein bogenförmig im Verlauf der Hautspaltlinien, also ungefähr parallel zum bekannten Kocherschen Kragenschnitt.

Die zur Operation gekommenen Pseudarthrosen waren entweder atrophisch oder hypertrophisch, sie zeigten zum Teil eine starke Verkürzung, zum Teil eine weite Diastase. Gewöhnlich haben wir die Bruchenden sparsam angefrischt, manchmal auch leicht v-förmig zugeformt, so daß die Enden unter Druck schlüssig ineinander gefalzt werden konnten. Bei den Bruchenden haben wir mit dem Pfriem oder dem 5 mm-Bohrer die sklerosierten Flächen durchstoßen und dadurch die Markräume der Bruchstücke eröffnet. Die dadurch erzielte bessere Durchblutung des Operationsgebietes trägt sicher wesentlich zur Beschleunigung der Knochenheilung bei. Kleine Chips, die im Operationsgebiet gewonnen werden, wurden beigelegt. Heterologe Späne oder antologe Späne von anderen Stellen des Körpers haben wir *nie* verwendet. Die postoperative Fixierung des Armes bestand oft nur aus einem Netz-Desault-Verband für 2—4 Wochen, nur bei unseren ersten Fällen verwendeten wir noch einen Gipsdesaultverband von gewöhnlich 4—8 Wochen.

Zum Schutz der unter dem Schlüsselbein liegenden Gefäße und Nerven ist es vorteilhaft, die Schrauben möglichst waagerecht einzubringen, das gelingt besonders bei Verwendung von Halbrohrplatten, die rein ventral angelegt werden.

Eine besondere Nachbehandlung war nie nötig. Die Patienten übten allein das Hochheben des Armes und den Nackengriff und Kreuzgriff. Immer wurde freie Beweglichkeit der Schulter erzielt. Die Entfernung der Platte erfolgte gewöhnlich 6—12 Monate nach der Operation.

Nie gab es Komplikationen wie Wundstörung, Bruch der Platte oder eine Refraktur.

Neben der üblichen Röntgenaufnahme im Stehen mit der ventral gehaltenen Kassette bei rein dorsal-ventralem Strahlengang, verwendeten wir gerne auch folgende Technik: Bauchlage des Patienten, die beiden Schlüsselbeine liegen auf einer 15×40 cm Kassette und kommen gemeinsam zur Darstellung, der Zentralstrahl verläuft schräg von cranial-dorsal nach caudal-ventral.

Zusammenfassung

Mit der Druckplatte und der Halbrohrplatte der AO erzielten wir in einer persönlich operierten Serie von 17 Patienten mit bis zu $2^1/_2$ Jahre alten Pseudarthrosen des Schlüsselbeins *immer* ideale knöcherne Heilung und stets freie Beweglichkeit der Schulter.

P. Wettstein, Bern
Manuskript ist nicht zur Veröffentlichung eingegangen

Diskussion (Zusammenfassung)

H. C. Nonnemann, Berlin

berichtet über die Federosteosynthese bei Claviculapseudarthrosen. 7 Pseudarthrosen konnten durch Anlagerung eines Spongiosaspanes vom Beckenkamm und Fixation mit Federkopfschrauben ausnahmslos ohne Komplikationen geheilt werden.

IV. Arbeitsmedizin

Reihenuntersuchungen bei Lärmarbeitern

K. Humperdinck, Oberaichen

Das Thema unserer Verhandlungen ist ausgesprochen praxis-bezogen. Wege sollen aufgezeigt werden, um das Gehör unter dem beachtlichen Risiko des „technischen Fortschrittes“ vor Schaden zu bewahren. Es ist, wie die Amerikaner sagen: "a hearing conservation program in industry in order to minimize hearing loss."

Das kann sich nicht auf Ärzte beschränken, bedarf der Mitwirkung des Ingenieurs und des Technikers, ist ein organisatorisches Problem und erstreckt sich nicht zuletzt auf den Exponierten, der aktiv bei der Prophylaxe mitwirken muß.

Gegenüber der Problematik der Beurteilungsmaßstäbe der Lärmschwerhörigkeit und ihrer Wertung ist die Diskussion der praktisch zu empfehlenden Wege der Lärmbekämpfung wesentlich einfacher, und es gibt hier sehr viele Gemeinsamkeiten.

A. Surböck, Wien

Die Allgemeine Unfallversicherungsanstalt ist auf Grund gesetzlicher Vorschriften unter anderem verpflichtet, Maßnahmen zur Bekämpfung von Berufskrankheiten zu ergreifen. Da in Österreich, wie in anderen europäischen Staaten die berufliche Lärmschwerhörigkeit zu den häufigsten Erkrankungen zählt, hat die Anstalt 1962 begonnen, eine Organisation für die Bekämpfung dieser Betriebsgefahr aufzubauen. Darüber wurde bereits wiederholt berichtet. So z.B. anläßlich der Kongresse der AICB in Paris vom 13.–16. 5. 1964, sowie in London vom 13.–18. 5. 1968 und anläßlich einer Tagung der British Acoustical Society in London/Teddington vom 23.–25. 3. 1970. In meinem heutigen Referat werde ich mich mit dem Durchführungssystem – man kann auch Strategie sagen – unserer Reihenuntersuchungen befassen.

Der äußere Anlaß für unsere Initiative war eine Änderung in den einschlägigen gesetzlichen Bestimmungen im Jahre 1962. Während bis 1961 eine berufliche Lärmschwerhörigkeit nur unter besonderen, einschränkenden Kriterien als Berufskrankheit im Sinne der sozialversicherungsrechtlichen Vorschriften anerkannt werden konnte, sind ab 1962 diese einschränkenden Kriterien weggefallen. Aus diesem Grund haben wir damals Überlegungen angestellt, welche prophylaktischen Maßnahmen bei dieser Berufskrankheit sinnvoll sind. Die seither aufgebaute Sektion Lärmbekämpfung umfaßt die Arbeitsbereiche „Technische Lärmmessungen, Audiometrische Reihenuntersuchungen und Technische Gutachten über Schutzmaßnahmen sowie wissenschaftliche Arbeiten“. In der Abteilung für Berufskrankheiten und Berufskrankheitenbekämpfung sind für diese Arbeiten derzeit 26 Mitarbeiter und 3 Konsulenten tätig:

Audiometriedienst:	6 Mitarbeiter
Technischer Dienst:	5 Fachingenieure
	5 Meßtechniker
Administration:	7 Mitarbeiter
Datenverarbeitung:	3 Mitarbeiter

Die Bekämpfung des Betriebslärmes ist in ein integriertes System eingebaut; medizinische, technische und administrative Fragen werden grundsätzlich in Teamarbeit behandelt.

Im Rahmen unserer Einsatzorganisation wird daher vor jeder audiometrischen Reihenuntersuchung die Lärmsituation im Betrieb meßtechnisch analysiert. Die Messungen werden — wie üblich — mit Präzisionsschallpegelmessern vorgenommen. Darüber hinaus werden von Fachingenieuren die Betriebe über Maßnahmen zur konstruktiven Lärmbekämpfung beraten. Dafür steht auch ein kleines akustisches Labor zur Verfügung, welches in der nächsten Zeit wesentlich ausgebaut werden wird.

Die *audiometrischen Untersuchungen* wickeln sich folgendermaßen ab.

Uns stehen derzeit 3 Autobusse für die Durchführung von audiometrischen Untersuchungen zur Verfügung. In jedem dieser Autobusse arbeiten 2 Mitarbeiter. Von einem Mitarbeiter werden die Personaldaten und die anamnestischen Daten, welche für die Beurteilung des Audiogrammes relevant sind, ermittelt. Vom zweiten Mitarbeiter wird dann die Gehörprüfung vorgenommen. Die Personaldaten und anamnestischen Daten werden mittels einer Schreibmaschinentastatur direkt in ein Bandgerät eingegeben. Ein zweites Eingabegerät steht dem zweiten Mitarbeiter für die Audiometriedaten zur Verfügung. Es war notwendig, ein Verbindungsgerät zwischen dem Audiometer und dem Eingabegerät, welches in diesem Fall nur als Speicher verwendet wird, herzustellen. Von einem Ingenieur unserer Abteilung wurde ein Sichtgerät entwickelt, welches diese Verbindung ermöglicht. Das erste Gerät dieser Art ist in jenem Autobus, der heute besichtigt werden kann, eingebaut und seit einigen Monaten in Betrieb. Dieses Eigenbaugerät besteht aus einem Lämpchentableau, wobei für jede zu prüfende Frequenz eine Doppelreihe von Lämpchen (für das linke und rechte Ohr) vorhanden ist.

Wenn bei der Abwicklung der Audiometrie der jeweilige Dezibelwert des Hörverlustes in einer bestimmten Frequenz eingestellt wurde, leuchtet ein Lämpchen auf. Dieser Vorgang kann mittels eines Fußschalters fixiert werden. Jeder Wert und damit jedes Lämpchen kann beliebig oft angefahren werden, so daß Korrekturen jederzeit möglich sind. Wenn die Gehörschwelle ermittelt und auf dem Sichtgerät in einer Lämpchenkurve dargestellt wurde, genügt ein

Druck auf einen Knopf und die Kurven für beide Ohren werden auf das Bandgerät gegeben. Dies gilt für die Luft- und die Knochenleitung. Das Sichtgerät enthält eine Reihe von Kontrolleinrichtungen, damit falsche Eingaben vermieden werden können. So wird z.B. vor jeder Untersuchung, vom Audiometristen eine laufende Nummer eingestellt, welche auf dem Gerät ebenfalls aufleuchtet. Der nächste Proband kann nur dann geprüft werden, wenn eine neue Nummer vergeben worden ist. Es kann daher nicht vorkommen, daß die Kurven zweier Arbeitnehmer hintereinander ohne Personenidentifikation auf Band gespeichert werden. Das Sichtgerät enthält auch Anzeigen für Vertäubungen, weiterhin eine Kontrolleinrichtung für die Feststellung, ob vom anderen Mitarbeiter gerade Daten gespeichert werden und unter anderem auch eine Taste, die sog. Fragwürdigkeitstaste, die verwendet wird, wenn die Kurve nicht oder nur bedingt verwertbar ist. Beim Drücken dieser Taste wird automatisch ein entsprechender Code auf dem Band fixiert. Die IBM-compatiblen Bänder werden nach Beendigung des Einsatzes in der Datenverarbeitungsabteilung unserer Anstalt verarbeitet. Es existieren daher über die audiometrischen Untersuchungen keine schriftlichen Belege, keine Kartei, sondern der Datenbestand ist in Form einer Datei vorhanden.

In der Datenverarbeitungsabteilung werden die Daten jeder Person mehreren Prüfungen unterzogen. Zuerst wird festgestellt, ob von dieser Person bereits Unterlagen in unserem Bestand vorhanden sind. Ist dies der Fall, dann werden die Audiometriekurven der Untersuchungen miteinander verglichen. Bei einer weiteren Prüfung entscheidet der Computer, ob auffallende Kurven vorhanden sind oder nicht.

In den ersten Jahren unserer Arbeit mußten sämtliche Audiogramme mit den dazugehörigen Fragebögen von einem Hals-, Nasen-, Ohrenarzt überprüft und klassifiziert werden. Das Anwachsen unserer Tätigkeit durch die Inbetriebnahme weiterer Audiometriefahrzeuge hat bewirkt, daß der Anfall an zu klassifizierenden Fällen zu groß war. Wir haben daher *Schablonen* entwickelt, welche im Computer programmiert sind und für die erwähnte Prüfung verwendet werden. Diese Schablonen berücksichtigen den Kurvenverlauf, das Alter und die Zahl der Lärmjahre. Die Stichhaltigkeit dieser Schablonen wird in gewissen Zeitabständen überprüft. Dabei haben wir festgestellt, daß bisher noch kein Fall einer falschen Beurteilung vorgekommen ist. Durch diese Vorgangsweise reduziert sich der Anfall der für den Arzt zu beurteilenden Fälle auf ca. 35—40%. Wir sind derzeit bemüht, diesen Prozentsatz weiter zu senken.

Nach dieser Schablonenprüfung werden vom Computer jene Fälle herausgedruckt, die der Arzt beurteilen muß. Die anderen Fälle werden lediglich in die Datei gegeben. Um dem befundenden Arzt wieder das Audiogramm in Kurvenform zu liefern, bedienen wir uns eines Plotters, der die Audiogrammkurven samt den dazugehörigen Daten auf einem eigens dafür entworfenen Formular herausdruckt. Nach Bearbeitung durch den Arzt wird die Plotterformularrolle wieder der Datenverarbeitung zur Verfügung gestellt und die Klassifizierung zu der jeweiligen Person dazugespeichert.

Der letzte Arbeitsvorgang ist dann der *Ausdruck des Berichtes* über die Ergebnisse der audiometrischen Reihenuntersuchungen. Dieser Bericht enthält listenmäßig angeführt die Namen und Geburtsdaten der untersuchten Personen mit Hinweisen, welche Maßnahmen zu treffen sind. Dieser Bericht geht an das Unternehmen und an die zuständige Arbeitsaufsichtsbehörde. Selbstverständlich enthält er keine medizinischen Befunde, sondern es wird dem Betrieb in erster Linie mitgeteilt, in welchen Fällen seitens einer anderen Abteilung unserer Anstalt fachärztliche Begutachtungen veranlaßt oder z.B. berufsfürsorgerische Maßnahmen eingeleitet werden.

Ich habe bereits erwähnt, daß wir bei den Reihenuntersuchungen über keine schriftlichen Unterlagen mehr verfügen. Wir mußten daher eine andere Abfragemöglichkeit schaffen und haben dies durch Anschaffung eines Sichtgerätes getan. Dieses Terminal erlaubt einen direkten Zugriff zu den Daten der audiometrischen Reihenuntersuchungen im Computer. Wir können mit diesem Gerät im Dialogsystem die Daten jedes Einzelfalles abfragen. Vorläufig dient dieses Gerät nur als Karteiersatz.

Wir haben aber vor einiger Zeit begonnen, weitere Abfragemöglichkeiten zu schaffen. In Zusammenarbeit mit der IBM haben wir ein Informationssystem entwickelt, welches derzeit getestet wird. Wir haben dieses System *ODIS* genannt — Occupational Diseases Information System — und erhoffen uns davon eine wertvolle Hilfe bei den Auswertungen der Daten.

Während beim Terminal derzeit nur über *einen* Suchbegriff — den Namen — Abfragen möglich sind, können beim ODIS bis zu 150 Suchbegriffe verwendet werden. In diesem Abfrage- und Auswertungssystem werden die Geburtsdaten, das Geschlecht, der Betrieb, die Zahl der Lärmjahre, die durchgemachte Lärmexposition, die Militärjahre und die dabei aufgetretenen Lärmeinflüsse, die Vorerkrankungen des Ohres etc. genauso als Suchbegriffe vorhanden sein wie der Hörverlust in jeder einzelnen Audiogrammfrequenz. Dieses System erlaubt Verknüpfungen dieser Begriffe und die selektive Auswahl von Daten auf Grund bestimmter Kriterien.

Es wird in Zukunft möglich sein, durch direkten Zugriff zum Computer auf unserem Terminal eine Reihe von Kriterien auszuwählen und daraufhin den Gesamtbestand durchzusuchen. Das erste Sichtgerät wurde in unserer Abteilung vor fast 2 Jahren aufgestellt. Vor kurzem haben wir das neueste Modell bekommen, welches als Besonderheit — außer einem wesentlich vergrößerten Bildschirm — über einen Lichtstift verfügt. Dieser Lichtstift erspart das zeitraubende Eingeben von Anfragen auf der Tastatur. Durch einfaches Antippen von außen auf den Bildschirm werden die Kriterien aus auf dem Bildschirm erscheinenden Listen ausgewählt. Ebenso die notwendigen Verknüpfungen.

Ich habe über die Art der *Datenauswertung* etwas länger gesprochen, da es sich nach unserer Meinung um eine neuere Entwicklung handelt und uns ein Ausbau auf diesem Sektor besonders wichtig erscheint. Selbstverständlich können Auswertungen der Daten auch auf die herkömmliche Art durch Herstellung von Programmen durchgeführt werden. Der Vorteil des erwähnten Informationssystems liegt jedoch im Dialog, da nach jeder Einzelanfrage Änderungen bei der Auswahl der Kriterien — Einschränkungen und Erweiterungen — möglich sind. Dies ist dann von Bedeutung, wenn die eingegebenen Kriterien auf ein sehr umfängliches Kollektiv zutreffen, dessen Manipulation schwer möglich ist. Es kann dann sofort eine Einschränkung dieses Kollektivs auf ein genehmes Ausmaß vorgenommen werden.

Bis inkl. September 1972 haben wir 154072 Untersuchungen vorgenommen. Da unsere Unterlagen aus den Reihenuntersuchungen auch den Leistungsabteilungen zur Verfügung gestellt werden, ist in den letzten Jahren *die Zahl der entschädigten Fälle* angestiegen. Sie *betrug im Jahr 1960 14 Fälle und beläuft sich derzeit (September 1972) auf 816 Renten.*

Da unsere Anstalt ein Sozialversicherungsträger und keine Privatversicherung ist, werden naturgemäß bei prophylaktischen Maßnahmen *Rentabilitätsberechnungen* nicht angestellt. Es ist aber doch interessant, die Effizienz der Bemühungen kennen zu lernen bzw. sie abzuschätzen.

Bei der Lärmschwerhörigkeit ist dies verhältnismäßig einfach. Auf Grund der vielen tausenden Untersuchungen wissen wir, wie hoch der Prozentsatz an Renten ist. Weiterhin wissen wir, wie hoch wir eine Versehrtenrente — kapitalisiert unter Berücksichtigung der voraussichtlichen Lebensdauer anzusetzen haben. Wenn man diese Berechnungen anstellt, dann erscheinen die verhältnismäßig hohen Aufwendungen für die prophylaktischen Maßnahmen auch finanziell in einem anderen Licht. Da nach der medizinischen Lehrmeinung ein Fortschreiten der Gehörschädigung nach Wegfall der Lärmexposition unwahrscheinlich ist, können wir nach Durchführung von technischen Schutzmaßnahmen feststellen, wie viele Rentenfälle vermieden worden sind.

Zum Abschluß möchte ich auf einige Entwicklungstendenzen hinweisen. In meinem Referat habe ich erwähnt, daß wir unter anderem planen, unser Akustiklabor auszubauen, das neue Informationssystem anzuwenden und ansonsten wollen wir uns bemühen, unsere Organisation weiter zu verbessern und die Arbeitsabläufe zu rationalisieren.

Die auf dem Gebiet der Betriebslärmbekämpfung von uns gemachten Erfahrungen haben uns veranlaßt, auch für andere Berufskrankheiten ähnliche Einrichtungen zu schaffen. Eine Arbeitsgruppe in unserer Abteilung ist damit beschäftigt, für den Strahlenschutz, für die Erkrankungen bei Arbeiten in Druckluft und andere Berufskrankheiten Pläne auszuarbeiten, welche die Realisierung wirkungsvoller Schutzmaßnahmen zum Ziele haben.

Wenn wir rückblickend auf die 10 Jahre Tätigkeit unsere Erfahrungen zusammenfassen, so gehört dazu in erster Linie die Teamarbeit hervorgehoben, die sich auf die Fachgebiete Medizin, Technik, Biostatistik, Versicherungsrecht, Soziologie und Management erstreckt. Diese Teamarbeit ist sowohl bei der Planung und Ausführung der Untersuchungen als auch bei der Auswertung der Ergebnisse eine Voraussetzung für das gute Funktionieren der Organisation und die Effizienz der Bemühungen.

F. Schwetz, Wien

Zur Beurteilung der Lärmschwerhörigkeit

Es ist seit Jahrzehnten kein Geheimnis mehr, daß die berufliche Lärmexposition zu Hörschäden führt. Worüber man allerdings bis vor wenigen Jahren kaum etwas wußte, waren Umfang und Ausmaß der Lärmauswirkungen auf die Arbeitnehmer.

Da es notwendig schien, einen solchen Einblick zu gewinnen, begannen wir 1957 von der damals II. Ohrenklinik, Wien aus, *tonaudiometrische Reihenuntersuchungen* in Lärmbetrieben durchzuführen. Nach mehreren tausend Gehörprüfungen lagen die ersten repräsentativen *Resultate* vor. Sie waren alarmierend genug und trugen dazu bei, 1962 ein Österreichisches Bundesgesetz zu novellieren. Danach muß *jede lärmbedingte Schwerhörigkeit erfaßt* werden, eine Entschädigungspflicht tritt erst dann ein, wenn die berufsbedingte M.d.E. mindestens 20% erreicht. Wie Sie wissen, liegen die dafür notwendigen Untersuchungen im gesamten Bundesgebiet in der Hand der Allgemeinen Unfallversicherungsanstalt Wien.

Die Durchführung der *Gehörprüfungen* geht nach zwei Richtungen: 1. Die *Gehörüberwachung* und 2. die *fachärztliche Begutachtung.*

Die erste geschieht mit Hilfe tonaudiometrischer Reihenuntersuchungen durch Audiometristen im Audiomobil, im Volksmund auch „Lärmbus" genannt. Die Audiogramme werden, und das hat sich bei uns sehr bewährt, von einer *zentralen Stelle beurteilt.* Nur das garantiert die gewünschte einheitliche Stellungnahme jedem Einzelfall gegenüber. Um die Fallzahl der Untersuchungsvorlagen zu verringern, wirft der entsprechend programmierte Computer nur jene Fälle aus, deren Tonschwellenkurven schlechter liegen als im Durchschnitt zu erwarten. Zeigt sich die Lärmschädigung progredient, wird das Untersuchungsintervall verkürzt oder der Proband einer fachärztlichen Begutachtung zugeführt.

Diese Aufgabe erfüllt ein Team von Otologen, das über die Bundesländer verteilt ist. Zur Feststellung, ob eine entschädigungspflichtige Lärmschwerhörigkeit vorliegt, werden die Hörweitemessung oder Sprachabstandsprüfung, die Tonschwellenaudiometrie und die Sprachaudiometrie herangezogen. Ein zeitlich sehr aufwendiges Prüfungsprogramm. Es wundert deshalb nicht, wenn immer wieder Stimmen laut werden, die eine vereinfachte und damit verkürzte Form der Begutachtung als ausreichend erachten.

Es ist bekannt, daß die Lärmschädigung im Vergleich zu anderen Arten von Schwerhörigkeit ziemlich *uniform* verläuft. Das kommt besonders im Bild der Tonschwellenkurven zum Ausdruck. Lediglich die Progredienz der Hörstörung zeigt individuelle Unterschiede.

Betrachtet man die Hörmeßergebnisse eines Kollektivs, das denselben Schädigungsgrad aufweist, allein, könnte unter den erwähnten Umständen folgendes zutreffen: Eine der drei Hörprüfmethoden, also Hörweitemessung, Ton- oder auch Sprachaudiometrie ergibt so signifikante Werte, daß auf die beiden übrigen Prüfungen für die Begutachtung verzichtet werden kann. Dieser Frage sind wir nachgegangen.

Als Testobjekte dienen Fälle, die eine berufsbedingte M.d.E. von 20% erlitten haben; vom audiologischen Standpunkt aus liegt bei ihnen annähernd eine beiderseitige mittelgradige Lärmschwerhörigkeit vor. Um möglichst viele Fehlerquellen auszuschließen, wurde das Untersuchungsmaterial nur von einem einzigen Gutachter verwendet. Es stammt von rund 100 Probanden.

Die *Hörweitemessung* (Sprachabstandsprüfung) weist für Flüstersprache am häufigsten 0,1—0,2 m, für Umgangssprache zwischen 2—6 m auf. Im Vergleich zu den Hörweiten mittelgradiger Schwerhörigkeitsformen anderer Genese sind die Werte für Flüstersprache etwas kleiner, die für Umgangssprache zum Teil größer. Diese Beobachtung wird auf den charakteristischen Verlauf der Tonschwellenkurven, der die Lärmschwerhörigkeit kennzeichnet, zurückgeführt. Durch die Erhaltung des Tieftongehörs werden laut gesprochene Zahlen relativ gut verstanden, während der Hochtonverlust des Verstehens von Zischlauten, die ja bei der Flüstersprache dominieren, erschwert.

Eine langjährige Erfahrung in der „Lärmbegutachtung" läßt leicht den Eindruck entstehen, als ob die Lage der *Tonschwellenkurven bei* gleichem Ausmaß an Schwerhörigkeit ziemlich ähnlich wäre. Die annähernd 200 aufbereiteten Tonaudiogramme bestätigen diese Ansicht jedoch keineswegs. Beim Vergleich der Hörschwellenverluste kommen in allen Frequenzbereichen Unterschiede vor, die bis 30 und 40 dB variieren.

Im *Sprachaudiogramm* liegt der Hörverlust hauptsächlich zwischen 20—35 dB, der Diskriminationsverlust (DV) zwischen 30 und 40%. Hörverlustwerte über 35 dB sind außerordentlich selten, was auf ein relativ gut erhaltenes Zahlenverständnis hinweist. Bei diesem Grad der Lärmschwerhörigkeit überschreitet der DV nur in Einzelfällen 50%. Das beste Verständnis für Einsilber wird bei einer Lautstärke von 80 und 90 dB erzielt (optimale Intensität). Da es uns vom Anbeginn der Gehörüberwachung wichtig schien, das Wörterverständnis bei einer Lautstärke festzustellen, die der alltäglichen Umgangssprache entspricht, haben wir den DV bei 70 dB schon immer festgehalten. Unter dieser Bedingung erhöht sich der durchschnittliche DV und liegt am häufigsten zwischen 50 und 80%. Würden diese Zahlen zur Bestimmung des prozentualen Hörverlustes herangezogen, käme es zu einer erheblichen Verschiebung in der Bewertung der M.d.E. Ihr Prozentsatz würde sich im vorliegenden Untersuchungsmaterial für die Hälfte aller Fälle von 20 auf 40—50% erhöhen. Das entspräche aber keineswegs einer genauen Einschätzung des tatsächlichen Hörverlustes.

Die besprochenen Hörmeßergebnisse stammen von Probanden, deren Hörgebrechen zu einer M.d.E. von 20% geführt hat. Der Gutachter mußte die Schwerhörigkeit vorwiegend auf die berufsbedingte Lärmexposition zurückführen. Um die Stichhaltigkeit der erhobenen Hörwerte zu kontrollieren, werden schon in allernächster Zeit die Untersuchungsergebnisse weiterer Gutachter der AUVA aufbereitet, wodurch vergleichende Prüfungen möglich sind. Schon jetzt scheint aber festzustehen, daß keine der drei erwähnten Hörprüfmethoden allein, eine exakte Bewertung der Lärmschwerhörigkeit erlaubt. Damit ist ein etwas aufwändigeres Untersuchungsprogramm auch weiterhin nötig.

H. Schlegel, Luzern

Die Schweizerische Unfallversicherungsanstalt (SUVA) versichert die rund 1,8 Millionen Arbeitnehmer der ihr unterstellten Betriebe nicht nur gegen Unfälle, sondern auch gegen Berufskrankheiten. Der Kreis der Erkrankungen, die als Berufskrankheiten im Sinne des Kranken- und Unfallversicherungsgesetzes (KUVG) gelten, ist in der Verordnung des Bundesrates über Berufskrankheiten vom 27. August 1963 umschrieben.

Das Bundesgesetz über die Kranken- und Unfallversicherung (KUVG) regelt nicht nur die Versicherung, sondern enthält auch Bestimmungen über die Verhütung von Unfällen und Berufskrankheiten. In Art. 65 verpflichtet es die Betriebsinhaber, alle Maßnahmen zur Verhütung von Unfällen und Berufskrankheiten zu treffen, die nach der Erfahrung notwendig, nach dem Stand der Technik anwendbar und den Verhältnissen des Betriebes angemessen sind. Die Versicherten selbst sind gemäß Art. 65 gehalten, den Betriebsinhaber in der Durchführung der Vorschriften über die Verhütung von Unfällen und Berufskrankheiten zu unterstützen. Die SUVA hat sich seit jeher mit den Problemen der Verhütung von Unfällen und Berufskrankheiten befaßt. Sie steht den Betrieben beratend zur Seite, kontrolliert, ob die notwendigen Maßnahmen getroffen sind, und hat die Möglichkeit, den Betriebsinhabern nötigenfalls in Form von Weisungen bestimmte Maßnahmen vorzuschreiben. Während der Kampf gegen die Betriebsunfälle weitgehend mit technischen Maßnahmen geführt werden kann, sind zur Verhütung von Berufskrankheiten in manchen Fällen auch medizinische Maßnahmen unerläßlich. Sie bestehen in der prophylaktischen Untersuchung der gefährdeten Arbeitnehmer, und zwar in Form von Eintrittsuntersuchungen bei Aufnahme der Arbeit und von späteren Kontrolluntersuchungen, deren Turnus durch den gewerbeärztlichen Dienst der SUVA festgesetzt wird. In einer besonderen Verordnung des Bundesrates über die Verhütung von Berufskrankheiten vom 23. Dezember 1960 sind die zahlreichen Fragen geregelt, die sich im Zusammenhang mit der technischen medizinischen Prophylaxe der Berufskrankheiten stellen.

Die *berufsbedingte Lärmschwerhörigkeit* figuriert seit 1. September 1963 im Verzeichnis der Berufskrankheiten. Sie wird in Art. 3 der Verordnung über Berufskrankheiten umschrieben als „erhebliche Höreinbuße", verursacht ausschließlich oder vorwiegend durch „Arbeiten im Lärm" in einem der obligatorischen Unfallversicherung unterstellten Betrieb. Vorher, d.h. seit 1956, wurden gestützt auf einen Verwaltungsratsbeschluß der SUVA bei gewissen beruflichen Lärmschwerhörigkeiten freiwillige Versicherungsleistungen gewährt. Die Anerkennung der beruflichen Lärmschwerhörigkeit als Berufskrankheit hatte u.a. folgende Konsequenzen:

Den Versicherten steht im Schadenfall ein *gesetzlicher* Anspruch auf Versicherungsleistungen zu.

Die Betriebsinhaber sind verpflichtet, im Rahmen von Art. 65 KUVG technische Maßnahmen zur Verhütung der Lärmschwerhörigkeit zu treffen.

Auf lärmintensive Betriebe und Betriebsteile findet die Verordnung über die Verhütung von Berufskrankheiten Anwendung. Die SUVA kann demzufolge derartige Betriebe und Betriebsteile den Vorschriften über die medizinische Prophylaxe unterstellen. Damit ist die Voraussetzung geschaffen, die Belegschaften lärmintensiver Betriebe und Betriebsteile einer Gehörprüfung zu unterziehen und sie nötigenfalls zur Anwendung von individuellen Gehörschutzmitteln zu verhalten.

Nach Aufnahme der Lärmschwerhörigkeit in das Verzeichnis der Berufskrankheiten führte die medizinische Abteilung der SUVA Besprechungen mit Delegierten der Schweizerischen Gesellschaft für ORL. Es wurde eine Einigung über folgende grundsätzliche Fragen erzielt:

Grenze gehörschädigenden Lärms heute: Äquivalenter Dauerschalldruckpegel von 90 dB (A) eq±2,5 dB.

Notwendigkeit des Tragens von individuellem Gehörschutz, heute: Im Bereich zwischen 90 dB(A)-Band und 110 dB(A)-Band gehörgangsverstopfende Mittel (Pfropfen, Spezialwatte) oder Gehörschutzkapseln. Im Bereich über dem 110 dB(A)-Band nur Gehörschutzkapseln.

Parallel zu den genannten medizinischen Besprechungen führte die Abteilung Unfallverhütung der SUVA zahlreiche Lärmmessungen in Betrieben durch. Auf diese Weise kamen wir in den Besitz von Unterlagen über die „Lärmtopographie" einzelner Betriebe und über die „Lärmrichtwerte" von Einrichtungen und Maschinen verschiedenster Industrie- und Gewerbezweige.

Vom Jahre 1969 an begannen wir, uns mit der *medizinischen Prophylaxe* der Lärmschwerhörigkeit zu befassen. Von Anfang an war uns klar, daß diese Eignungsuntersuchungen wegen der großen Anzahl von Beschäftigten unter gehörschädigenden Lärmverhältnissen (ca. 250000 auf rund 1,8 Millionen Versicherte) nicht wie bisher üblich durchgeführt werden konnten. Solche seit 1938 durch die SUVA organisierten und überwachten ärztlichen Eignungsuntersuchungen erfolgten fast ausschließlich bei praktizierenden Ärzten, so daß jede Untersuchung[1] zu einem erheblichen Zeitverlust und entsprechenden Störungen und Umtrieben in den Betrieben führte. Ganz abgesehen von der großen Zahl lärmexponierter Arbeitnehmer, die untersucht werden müssen, bietet die medizinische Prophylaxe der Lärmschwerhörigkeit noch weitere spezielle Probleme: Weder die Aufnahme der persönlichen Anamnese und Arbeitsanamnese noch die Gehörprüfung mittels Tonaudiometrie bedingen den Einsatz eines Arztes bzw. Facharztes; alle diese Tätigkeiten können durch geschultes ärztliches Hilfspersonal ausgeführt werden. Zudem wäre man für die Tonaudiometrie ohnehin auf die im Verhältnis zum Ärztebestand verhältnismäßig wenig zahlreichen ORL-Fachärzte, eventuell auf entsprechende Polikliniken, angewiesen. Es mußte also eine Lösung gefunden werden, mit der auf möglichst rationelle Weise und ohne wesentliche Störung des Betriebsablaufs Lärmexponierte befragt und audiometriert werden konnten.

Entsprechend dem Vorgehen bei Reihenröntgenuntersuchungen der Thoraxorgane mittels Schirmbild wird in unserem Nachbarland Österreich seit Anfang der 60iger Jahre die medizinische Prophylaxe der Lärmschwerhörigkeit durch die Allgemeine Unfallverssicherungsanstalt (AUVA) mittels mobilen Einheiten, sog. *Audiomobilen*, durchgeführt. Herr Surböck berichtet Ihnen ebenfalls heute nachmittag über seine Konzeption und Erfahrungen.

Das erste Audiomobil der SUVA (Audiomobil I) steht seit Sommer 1971 im Dienst. Das Audiomobil II wird im Frühsommer 1973 einsatzbereit sein. Der Bau von weiteren

1 Zur Zeit werden jährlich rund 16000 derartige Untersuchungen bei Gefährdung durch folgende Stoffe bzw. Einwirkungen durchgeführt: Quarz, Asbest, Talk, aromatische Amine, Benzol, Schwefelkohlenstoff, chlorierte Kohlenwasserstoffe, Nitroglykol, Chromsäure, Phosphorsäureester, Blei, Quecksilber, Teer, Druckluft, Fluor, ionisierende Strahlen.

3 Audiomobilen ist geplant, so daß uns schließlich 5 Audiomobile zur Verfügung stehen werden. Ein Audiomobil ermöglicht die Untersuchung von 10000 Lärmexponierten pro Jahr. Somit dürfte der Einsatz von 5 Audiomobilen bei einem Kontrollintervall von 5 Jahren für die Betreuung der rund 250000 in gehörschädigendem Lärm Beschäftigten in der Schweiz genügen.

Ein Audiomobil besteht aus folgenden Elementen. Warteraum mit Tonbildschau zwecks Information über die bevorstehende Befragung und Untersuchung sowie über das Lärmproblem und den individuellen Gehörschutz. Angesichts der Vielsprachigkeit der Arbeitnehmer in der Schweiz können mittels Knopfdruck folgende Sprachen gewählt werden: Deutsch, Französisch, Italienisch, Spanisch, Griechisch, Kroatisch, Serbisch, Slowenisch, Türkisch.

Je nach Audiomobiltyp 1–2 Befragungsräume zwecks Aufnahme von Personalien, gezielter persönlicher Anamnese, beruflicher und außerberuflicher Lärmanamnese.

Raum für Tonaudiometrie mit schalldichter Kabine. Da die Tonaudiometrie durchschnittlich nur etwas mehr als die Hälfte der Zeit, die für die Befragung aufgewendet werden muß, benötigt, hat sich im Audiomobil I die Lösung von zwei Befragungsräumen und einem Audiometrieraum bewährt.

Hilfseinrichtungen wie Klimaanlage; Stromgenerator, damit bei Notwendigkeit der Einsatz netzunabhängig erfolgen kann; Zusatzheizung für den Einsatz während starker Kälteperioden; Stauraum für Kabelrollen zwecks Netzanschluß, Werkzeuge, persönliche Utensilien der Besatzung.

Für das Audiomobil I haben wir die Einbahn-Methode gewählt, d.h. man betritt den Warteraum hinter der Führerkabine und verläßt das Audiomobil nach Befragung im Mittelteil und Audiometrie im hinteren Teil. Beim Audiomobil II versuchen wir eine Variante, indem wir den Warteraum mit Tonbildschau in den Mittelteil plazieren, von dem aus der einzige Befragungsraum im Vorderteil und der Audiometrieraum im Hinterteil zugänglich sind.

Entsprechend der Dotation von zwei bzw. einem Befragungsraum besteht die Besatzung des Audiomobils I aus drei Mitarbeitern, diejenige des Audiomobils II aus 2 Mitarbeitern. Bei den Mitgliedern der Audiomobilbesatzung handelt es sich um jüngere Männer aus handwerklichen oder Labor-Berufen mit Erfahrungen aus dem kaufmännischen oder Verwaltungssektor.

Die *Auswertung der Untersuchungsergebnisse* erfolgt in der Zentralverwaltung SUVA in Luzern. Die fachärztliche Leitung des Audiomobilprogramms liegt in den Händen von Herrn Dr. med. R. Probst, Spezialarzt ORL. Die Organisation des Audiomobileinsatzes und der administrative Teil der Auswertung der Ergebnisse liegt in den Händen von Herrn E. Reinert, Chef des Bureaus für Berufskrankheiten. Dieses Bureau besorgt die Administration nicht nur der medizinischen Prophylaxe der Lärmschwerhörigkeit, sondern der gesamten medizinischen Berufskrankheiten-Prophylaxe.

Der Einsatz des Audiomobils spielt sich folgendermaßen ab: Lärmmessungen durch die Ingenieure der Sektion Physik, Abteilung Unfallverhütung SUVA, in den Betrieben; wo genügend gesicherte Erfahrungswerte (Lärmrichtwerte) vorliegen, erübrigen sich solche Messungen unter Umständen teilweise oder sogar vollständig.

Schriftliche Vorschriften (Postulate, Weisungen) an den Betrieb hinsichtlich technischer Prophylaxe z.B. konstruktiver Maßnahmen an den Maschinen oder baulicher Maßnahmen zwecks Verminderung der Schallverursachung und -ausbreitung. Zugleich wird auch das Tragen individuellen Gehörschutzes gemäß oben genannter Richtlinien vorgeschrieben.

Gestützt auf die Lärmverhältnisse entscheidet der gewerbeärztliche Dienst der SUVA, welche Betriebsteile den Vorschriften betreffend die prophylaktischen Untersuchungen gemäß Bundesrätlicher Ordnung über die Verhütung von Berufskrankheiten vom 23. Dezember 1960 unterstellt werden müssen. Der Unterstellungsentscheid wird schriftlich eröffnet. Dem Betrieb steht das Recht zu, den Unterstellungsentscheid durch Rekurs beim Bundesamt für Sozialversicherung anzufechten. In zweiter und letzter Instanz entscheidet über diese Rekurse das Eidgenössische Versicherungsgericht.

Ist der Unterstellungsentscheid rechtskräftig geworden, so plant der gewerbeärztliche Dienst in enger Zusammenarbeit mit dem Betrieb den Einsatz des Audiomobils. Der Betrieb liefert das Verzeichnis der zu untersuchenden Versicherten und sorgt dafür, daß diese nach einem gemeinsam aufgestellten Zeitplan zur Untersuchung aufgeboten werden. Zum vereinbarten Zeitpunkt fährt dann das SUVA-Audiomobil in den Betrieb.

Die Ergebnisse der Untersuchungen werden schriftlich festgehalten, zur Zeit noch auf konventionelle Weise, ab Frühjahr 1973 mittels Datenerfassungsgeräten zwecks anschließender Integration in eine Datenbank. Auf Grund dieser Ergebnisse entscheidet unser Spezialarzt, ob der zu untersuchende Versicherte für weitere Arbeit im Lärm geeignet oder nicht geeignet ist. Unter Umständen kommt auch ein bedingter Eignungsentscheid in Frage, d.h. es darf nur noch unter gehörschädigenden Lärmverhältnissen gearbeitet werden, wenn konsequent besonders wirksamer individueller Gehörschutz (in jedem Fall Gehörschutzkapseln) getragen wird. Gelangt der gewerbeärztliche Dienst zur Auffassung, ein Versicherter sei für die weitere Arbeit im Lärm nicht geeignet oder nur bedingt geeignet, so ist dem Betreffenden ein entsprechender schriftlicher Bescheid zuzustellen. Gegen diesen Entscheid kann er an das Bundesamt für Sozialversicherung rekurieren; letzte Instanz ist auch in diesen Fällen das Eidg. Versicherungsgericht. *Wird der Versicherte durch den Ausschluß von seiner bisherigen Arbeit in seinem wirtschaftlichen Fortkommen erheblich beeinträchtigt, so hat er unter bestimmten Voraussetzungen Anspruch auf eine Übergangsentschädigung.*

Auf Grund der Untersuchungsergebnisse entscheidet der gewerbeärztliche Dienst auch, ob weitere ärztliche Auskünfte einzuholen sind oder ob sogar eine zusätzliche ohrenärztliche Untersuchung notwendig ist. Zudem muß entschieden werden, in welchen Fällen Kontrolluntersuchungen in kürzeren Zeitabständen als die üblichen 5 Jahre durchzuführen sind. Die Auswertung der Audiomobilergebnisse erfolgt seit September 1972 mittels Computer. Auf diese Weise können rund 60% der Fälle ohne direkten ärztlichen Einsatz erledigt werden.

Wir haben mit dem Audiomobil I zwischen Juni 1971 und Oktober 1972 folgende *Erfahrungen* sammeln können:

Es wurde der lärmexponierte Teil der Belegschaften von rund 85 Betrieben verschiedenster Branchen untersucht. Vor allem handelte es sich um Betriebe der Metall-, Holz-, Bau- und Textilindustrie. Es wurden alle drei Sprachregionen der Schweiz besucht. Die Zahl der Untersuchten pro Betrieb schwankte zwischen 3 und 2500. Der Zeitbedarf pro Untersuchung betrug 20–30 min, die Zahl der Untersuchten pro Einsatztag 35–60. Im ganzen wurden bisher rund 12000 Versicherte untersucht. Wir sind auf großes Verständnis der Arbeitgeber und Arbeitnehmer gestoßen sowohl für die Untersuchungen an und für sich als auch für die daraus resultierenden Maßnahmen (Gehörschutzobligatorium, bedingte Eignungsentscheide, Nichteignungsentscheide). Auch die Zusammenarbeit mit den praktizierenden ORL-Spezialärzten war – sicher auch wegen der vorherigen Information der Kollegen im Rahmen der Fachgesellschaft und vor regionalen Einsätzen individuell – ausgezeichnet.

Welches ist das Ziel der medizinischen Prophylaxe der Lärmschwerhörigkeit mittels Audiomobilen? Wir wollen durch regelmäßige Untersuchungen und Vorschrift geeigneter Gehörschutzmittel verhindern, daß eine Lärmschwerhörigkeit entsteht oder daß sich eine bereits bestehende Lärmschwerhörigkeit verschlimmert. Diese Maßnahmen sollen die in lärmintensiven Betrieben arbeitenden Menschen davor bewahren, in fortgeschrittenem Alter, wenn sich neben der Lärmschwerhörigkeit noch die Altersschwerhörigkeit bemerkbar macht, in ihren Umweltbeziehungen gestört zu sein. Bis die Technik einmal in der Lage sein wird, die Entstehung und Ausbreitung gehörschädigenden Lärms zu verhindern, sind wir auf diese Untersuchungen und den individuellen Gehörschutz angewiesen.

R. Probst, Luzern

A. Allgemeines

Die Reihenuntersuchungen sind als Teil eines allgemeinen Gehörschutzprogrammes anzusehen, bei dem wegen praktisch inexistenten Therapiemöglichkeiten der prophylaktische Gedanke wegleitend ist. In der Planungsphase stellen sich dem Ohrenarzt eine Reihe von fachtechnischen und organisatorischen Fragen. Im Laufe der Durchführungspraxis wird er seine anfänglichen Antworten überprüfen und unter Umständen auf Grund von Erfahrungen ändern müssen. Im wesentlichen lauten die Fragen folgendermaßen:

1. Was vom Gehör ist bei wem zu schützen?
2. Welche Daten aus beruflicher und persönlicher Anamnese sowie funktionellem Befund werden benötigt?
3. Wer führt die Reihenuntersuchungen wo und wie durch?
4. Wie werden die Resultate ausgewertet?
5. Welches sind die Konsequenzen?

Die folgenden Ausführungen sollen die von uns gewählte Konzeption kurz skizzieren. Sie ergibt sich aus dem durch behördliche Verordnungen gesteckten Rahmen („erhebliche" Höreinbuße als eines der Anerkennungskriterien der

Lärmschwerhörigkeit als Berufskrankheit; sinngemäße Übertragung der prophylaktischen Maßnahmen bei Berufskrankheiten an die SUVA), dem heutigen Stand der technischen und medizinischen Kenntnisse zur Lärm-Gehörfrage[1] und der Bewältigung dieses „Mengenproblems“ (wir rechnen mit ca. 250000 Exponierten, die in Abständen von 4—5 Jahren zu kontrollieren sind) durch eine Lösung, die ein vernünftiges Gleichgewicht zwischen Aufwand und Ertrag verspricht. Zum letztgenannten Punkt des Mengenproblems haben wir uns von einem Zitat Paul Valéry's leiten lassen: „Ce qui est simple est faux, ce qui est complique est inutilisable“. Um aktionsfähig zu sein, müssen wir gewisse Vereinfachungen und Kompromisse in Kauf nehmen und auf klinisch akademische Perfektion verzichten.

1. Was vom Gehör ist bei wem zu schützen?

Diese Doppelfrage konfrontiert den Otologen mit der äußerst komplexen Risikofrage. Sie wird im Rahmen unserer praktischen Grundlagenerarbeitung in einer gesonderten Publikation behandelt [3]. Es sei an dieser Stelle nur kurz auf die uns richtig erscheinenden Prinzipien hingewiesen: Wesentlich ist die Erhaltung des sog. „sozialen Gehörs“ und die Verhinderung einer „erheblichen“ Höreinbuße. Ergebnisse aus der Literatur und eigene Erfahrungen besagen, daß ein schwankender Satz von ca. 5—15% der Exponierten zwischen 25 und 40 Expositionsjahren bei 90 dB (A) eine Beeinträchtigung des „sozialen Gehörs“ zu erwarten haben. Was ist unter diesem Begriff zu verstehen? Der „sozial kritische“ Bereich liegt reintonaudiometrisch zwischen dem „praktisch normalen“ Gehör (p.n.) und der „Erheblichkeit“ einer Höreinbuße (E) (Abb. 1). Er umfaßt eine Spanne von 20 (—23) bis 40% Hörverlust. Ein praktisch normales Gehör ist nicht identisch mit einem völlig intakten. Letzteres wird bei Reihenuntersuchungen eher selten gefunden (meist jüngere Leute mit negativer Ohranamnese und irrelevanter Expositionsdauer). Wir glauben, daß unter Berücksichtigung aller die Hörprüfung ungünstig beeinflussender Faktoren und der gleichzeitig negativen Angaben betreffend subjektive Behinderung ein praktisch normales Gehör tonaudiometrisch in den Frequenzen 500—3000 Hz bei 30 dB verläuft und bei 4000 Hz um 50 dB liegen kann [2]. Daß ein Schwellenwert von ca. 50 dB bei 4000 Hz für die meist akustisch normal oder sogar geringer qualifizierten Arbeitnehmer eine eher untergeordnete Bedeutung hat, geht auch daraus hervor, daß diese Konstellation in der Schar der Risikogeraden eine Mittelstellung im sozialen Hörfeld einnimmt (Abb. 2).

Die „erhebliche“ Höreinbuße wurde (unter Revisionsmöglichkeit) mit der akustischen Kommission der Gesellschaft Schweizerischer Ohren-Nasen-Hals-ärzte bei 40% Hörverlust (80% binaural, das Gesamtgehör auf 200% berechnet) festgelegt [1]. Sie liegt im Grenzfeld einer gering- bis mittelgradigen Schwerhörigkeit und weist im Tonaudiogramm bei Lärmschwerhörigkeit meist den Schnittpunkt 1500 Hz/40 dB auf.

Beim Mittelwert von ca. 30—32% Hörverlust sind subjektiv bestimmt manifeste Störungen geringeren oder mittleren Grades zu erwarten.

---

1 In diesem Zusammenhang sei auf die ISO Recommendation R 1999 — 1971, die VDI-Richtlinie 2058 (BRD) sowie die „Threshold Limit Values of Physical Agent“ der ACGIH 1971 (USA) aufmerksam gemacht.

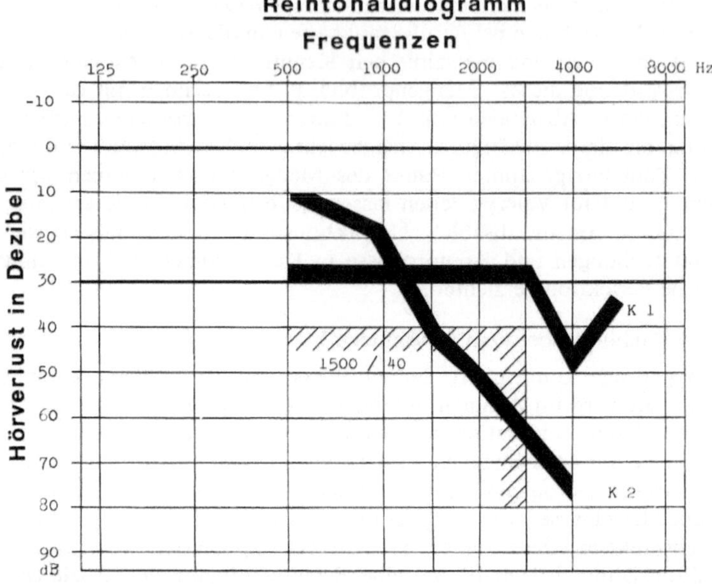

Abb. 1. Beispiele von reintonaudiometrischen Grenzkurven für „praktisch normales“ Gehör (*p.n.*) und „erhebliche“ Höreinbuße (*E*). *K 1* praktisch normales Gehör (*p.n.*). *K 2* erhebliche Höreinbuße (*E*)

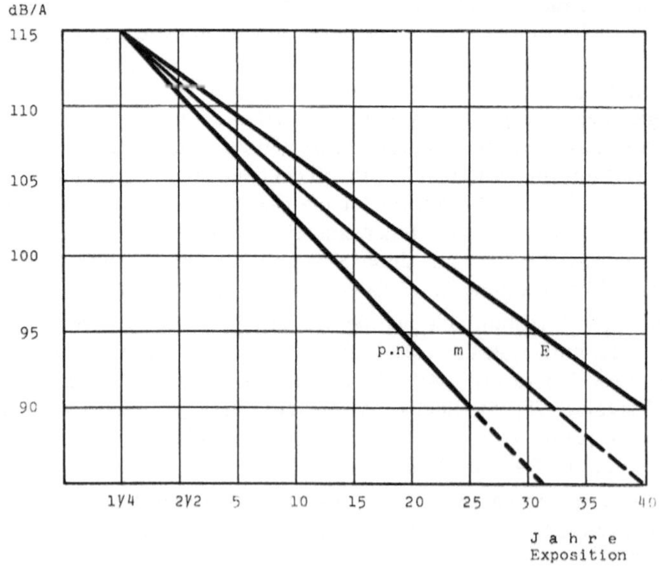

Abb. 2. Hörverlustbeispiele in dB bei verschiedenen Frequenzen in Abhängigkeit Expositionszeit- und Pegel (zutreffend für ca. 5—15% der Exponierten)

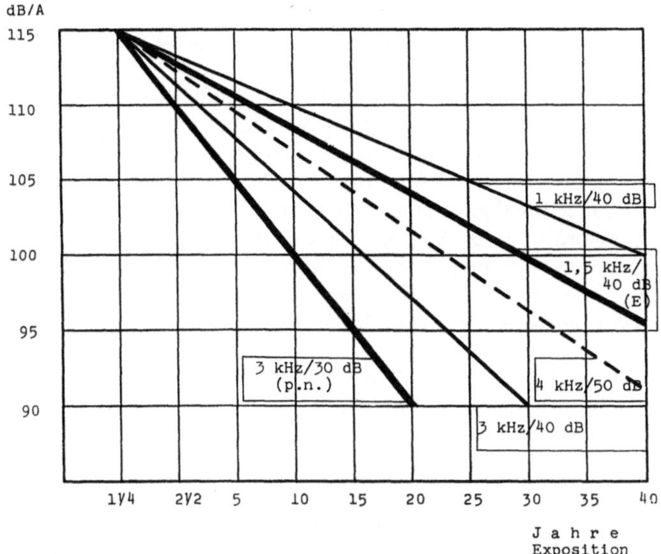

Abb. 3. Risikofeld „soziales Gehör" (ca. 23—40% CPT-Hörverlust). *p.n.* praktisch normales Gehör (ca. 20—23% Hörverlust). *m* Mittellinie (ca. 30—32% Hörverlust). *E* erhebliche Höreinbuße (40% Hörverlust)

Unter Einbeziehung des natürlichen Altersfaktors, den wir bei unseren Beurteilungen nicht ausklammern, läßt sich das Hörrisikofeld für ca. 5—15% der Exponierten sehr einfach graphisch darstellen (Abb. 3).

Die Antwort auf die Doppelfrage lautet also: Wir wollen auf alle Fälle bei gut 85—95% der Exponierten den „sozial kritischen" Hörbereich schützen.

2. Welche Daten aus beruflicher und persönlicher Anamnese sowie funktionellem Befund werden benötigt?

Die Berufsanamnese muß dem Mediziner mindestens über folgende Fakten Auskunft geben: Anzahl der Expositionsjahre; die in diesem Zeitraum gesamthaft einwirkenden Lärmquanten (totaler äquivalenter Dauerpegel in dB (A) und den Expositionspegel in dB (A) eq am aktuellen Arbeitsplatz (wichtig für die Wahl des individuellen Gehörschutzes).

Die persönliche Anamnese soll über frühere Ohrerkrankungen, Operationen und Unfälle mit Gehörfolgen Auskunft geben. Ferner wollen wir wissen, wann subjektive Hörbehinderungen oder Tinnitus erstmals bemerkt wurden und ob (allenfalls wie lange) ein Gehörschutz getragen wurde.

Die audiometrische Kurzprüfung (Check-Audiometrie) umfaßt die Luftleitungsresultate der Frequenzen 500—6000 Hz. Sofern 20 dB nicht gehört werden, ist der exakte Schwellenwert zu bestimmen. Wir erstellen keine audiometrischen Kurven, sondern notieren lediglich die dB-Hörverluste in Zahlen, was eine wesentliche Vereinfachung bei der Eingabe in die Datenbank darstellt. Für die ärztliche Beurteilung schreibt der Computer dann nebst der Zahlenreihe auch die audiometrische Kurve aus. Es wird bewußt auf die Bestimmung der Knochenleitung verzichtet, weil im Check-Verfahren die Fehlerquellen besonders groß sind. Die sachgemäß erhobenen Resultate des Weberschen, Schwabachschen und Rinneschen Versuches mit der a^1 Stimmgabel sagen dem geübten Beurteiler ebensoviel oder mehr als eine unsichere Knochenleitungsbestimmung. Hörweiten für einfache Konversations- und Flüsterzahlen sowie die Hördauer für den Klangstab C5 (ca. 4000 Hz) können je nach Fall zur Plausibilitätsprüfung des Audiogrammes herangezogen werden. Alle diese Prüfungen sind relativ einfach und rasch durchführbar. Sprechaudiometrische Reihenuntersuchungen fallen bei uns wegen der außerordentlichen Verschiedensprachigkeit von vorneherein außer Betracht.

3. Wer führt die Reihenuntersuchungen wo und wie durch?

Nichtärztliche Mitarbeiter sind durchaus in der Lage, die mannigfachen Aufgaben seriös auszuführen. Eine gute Grundausbildung und Erfahrung sind allerdings Vorbedingungen. Die Audiomobilequipen werden nach bestimmten Programmen bei uns in entsprechenden Kursen eingeschult.

Damit die Prüfverhältnisse einigermaßen konstant sind (Ort und Prüfer), erachten wir die mobilen Einheiten (Audiomobile mit schallisolierter Prüfkabine) als beste Lösung. Sie bieten zugleich dem Betrieb die Möglichkeit geringster Störungen des Ablaufes. Wir halten bewußt an der konventionellen Audiometrie fest, weil wir überzeugt sind, daß die simultane Békésy-Audiometrie an den Prüfer und an den Prüfling größere Anforderungen stellt und zeitlich keinen relevanten Gewinn bringt. Außerdem sind die Kurven des Békésy-Audiogrammes schwieriger in eine Datenbank einzugeben. Eine Anzahl weiterer nebensächlicherer Erwägungen sprechen ebenfalls für die konventionelle Audiometrie.

Jedes audiometrische System (Prüfer-Apparat-Prüfling) hat gewisse Fehler, die bekannt sein müssen. Die relativ konstanten Prüfbedingungen im Audiomobil ermöglichen, die Systemfehler in ungefähr gleichbleibenden und vertretbaren Grenzen zu halten.

4. Wie werden die Resultate ausgewertet?

Zwei Gesichtspunkte sind wegleitend: Die Beurteilung bezüglich „soziales Gehör" und die Frage nach dem zu verordnenden individuellen Gehörschutz. Letzteres wird im nächsten Abschnitt besprochen.

Wie bereits angedeutet, messen wir im allgemeinen einem lacunären Hörverlust von ca. 50 dB/4000 Hz bei sonst relativ gut erhaltenen Schwellenwerten in den wichtigen Sprachfrequenzen (1000, 1500, 2000 und 3000 Hz) keine allzu große Bedeutung bei. Wir sind nach unseren Erfahrungen der Auffassung, daß die Berechnung des Hörverlustes mit Hilfe der *CPT-AMA-Tabelle* (Fowler und Sabin, Arch. Ind. Hyg. 5, 1952) (Abb. 4) bei einer Mehrheit der Fälle einen recht guten Anhaltspunkt über das Sprachgehör vermittelt. Die Frequenzen sind in dieser Tabelle nach ihrer sprachlichen Bedeutung gewichtet. Ein variierendes Ensemble von dB-Verlusten läßt sich in *einer* Zahl ausdrücken, die sich bei der Triage der Audiogramme durch den Computer als sehr nützlich

C P T - A M A Tabelle | CPT % - linear

dB-Verlust	500 Hz	1000 Hz	2000 Hz	4000 Hz	4 Frq	(3 Frq)
10	0,2	0,3	0,4	0,1	1	0,9
15	0,5	0,9	1,3	0,3	3	2,7
20	1,1	2,1	2,9	0,9	7	6,1
22,5					(9,5)	(8,2)
25	1,8	3,6	4,9	1,7	12	10,3
27,5					(15)	(12,8)
30	2,6	5,4	7,3	2,7	18	15,3
32,5					(21,5)	(18,25)
35	3,7	7,7	9,8	3,8	25	21,2
37,5					(29)	(24,6)
40	4,9	10,2	12,9	5,0	33	28,0
42,5					(38)	(32)
45	6,3	13,0	17,3	6,4	43	36,0
47,5					(48,5)	(41,0)
50	7,9	15,7	22,4	8,0	54	46,0
52,5					(59)	(50,15)
55	9,6	19,0	25,7	9,7	64	54,3
57,5					(68)	(57,55)
60	11,3	21,5	28,0	11,2	72	60,8
62,5					(75,5)	(63,65)
65	12,8	23,5	30,2	12,5	79	66,5
67,5					(82)	(69,0)
70	13,8	25,5	32,2	13,5	85	71,5
72,5					(87,5)	(73,65)
75	14,6	27,2	34,0	14,2	90	75,8
77,5					(92)	(77,6)
80	14,8	28,8	35,8	14,6	94	79,4

Abb. 4

erweist. Das Programm ist so gestaltet, daß für jeden Fall maschinell der monaurale und binaurale Hörverlust gerechnet wird, was uns die Einreihung in bezug auf Integrität oder Deteriorierung des „sozialen Gehörs" erleichtert. Die Ergebnisse der Untersuchungsreihen (ca. 10000 Untersuchungen) werden in 5 Gruppen eingeteilt:

Gruppe 1 (ca. 55% der Exponierten): „Praktisch normales" Gehör (p.n.) Triagegrenze bei 20—23% CPT-Hörverlust monaural oder 40% binaural[2]. Als Sicherheitskorrektiv prüft der Computer, ob die 40 dB-Grenze erreicht ist.

2 Der monaurale Hörverlust in Prozent ist die einfache Summe der bei 500, 1000, 2000 und 4000 Hz aus der CPT-AMA-Tabelle abgelesenen Werte (Abb. 4). Im Bestreben einer besseren Berücksichtigung eventueller durch einfache Audiometrie nicht erfaßbarer Eigenheiten des Hörens im überschwelligen Bereich rechnen wir binaural nicht nach der Originalangabe (7mal besseres Ohr plus 1mal schlechteres dividiert durch 8), sondern nach dem Verhältnis 3mal besseres plus 1mal schlechteres dividiert durch 2 und erhalten so den Binauralwert bei einem Gesamtgehör von 200%. Der binaurale Hörverlust nähert sich hierdurch relativ dem schlechteren Ohr.

Gruppe 2 (ca. 35% der Exponierten): Umfaßt den „sozial-kritischen“ Hörbereich von p.n. bis E, d.h. von 20—23% CPT-Hörverlust bis 40% monaural (oder 40—46%—80% binaural).

Gruppe 3 (ca. 5—6% der Exponierten): Abklärungen durch den ORL-Facharzt sind notwendig. Verdacht auf verschließenden Ohrpfropf (übrigens ziemlich selten) oder Mittelohraffektionen und unklare Befunde mit offenbaren Diskrepanzen im Gesamtbild der erhobenen Daten. Wenn in der Anamnese die Angabe über eine kürzlich erfolgte ORL-Untersuchung auftaucht, bemühen wir den betreffenden Facharzt lediglich um einen Bericht.

Gruppe 4 (ca. 4—5% der Exponierten): „Erhebliche“ Höreinbuße (Hörverlust über 80% binaural), entweder vorwiegend auf Lärmeinwirkung oder andere Ursachen zurückzuführen.

Gruppe 5 (wenige Fälle): Nichteignungen für Arbeiten in gehörschädigendem Lärm. Auf diese Gruppe wird im folgenden Abschnitt noch kurz eingegangen.

Von allgemeinem Interesse scheint noch das Resultat einer kausalen Aufteilung in den Gruppen 2 und 4:

	gemischte Ursachen (Lärm u.a.)	lärmfremde Ursachen
Gruppe 2 (p.n. bis E)	ca. 5—6%	ca. 5%
Gruppe 4 (E höher)	ca. 45—50%	ca. 30%

Je höher der Schwerhörigkeitsgrad, desto mehr treten lärmunabhängige Einflüsse kausal in den Vordergrund

5. Welches sind die Konsequenzen?

Die Herstellung lärmarmer Maschinen läßt bestimmt noch lange auf sich warten oder wird teilweise unmöglich sein. Konstruktive Maßnahmen zur Lärmverminderung an bestehenden Anlagen sind wertvoll, aber leider nicht allgemein durchführbar. Der Einbau genügender Lärmpausen in die Arbeitszeit ist aus betriebstechnischen Gründen im Sinne einer allgemeinen Maßnahme nicht zumutbar. Für die größere Zahl der Lärmexponierten muß somit als wirksame prophylaktische Maßnahme auf den individuellen Gehörschutz gegriffen werden. Wir sind der Auffassung, daß dieser generell von allen Exponierten im 90 dB (A) Band (und höher) getragen werden soll (Gehörschutzspezialwatte, Pfropfen oder Muscheln). Bei Arbeiten im 110 dB (A) Band (und höher) müssen Gehörschutzmuscheln obligatorisch erklärt werden. Die Schutzwirkung von Watte und Pfropfen sind in diesen Bereichen ungenügend. Aus der Konzeption des generellen Tragens eines individuellen Gehörschutzes dürfen wir auch ohne weiteres verantworten, einen Arbeitnehmer mit einer C5-Senke geschützt im Lärm zu belassen. Wir haben also nicht die Absicht, mit den Reihenuntersuchungen beim Einzelnen den Zeitpunkt zu suchen, in dem er nun mit dem Tragen eines Gehörschutzes einsetzen soll. Vielmehr werden uns später die Kontrollen der Hörbefunde Aufschluß geben, ob der allgemein postulierte Schutz tatsächlich wirksam verwendet wurde. Anderseits bezwecken wir das Auffinden derjenigen Personen, die gemäß ihrem Alter, Anamnese, aktueller Exposition und Hörbefund ein erhöhtes Risiko vermuten lassen. In solchen Fällen können wir eine sog. bedingte Eignung für Arbeiten in gehörschädigendem Lärm aussprechen: nämlich Gehörschutzmuscheln bereits in Zonen unterhalb von 110 dB (A), eine Verfügung, die medizinischen, psychologischen und kontrollmäßigen Sicherheitscharakter hat. Das Bundesamt für Sozialversicherung hat vor kurzem in einem Rekursverfahren unsere diesbezügliche Auffassung vollumfänglich gestützt.

Nichteignungen, d.h. Versetzungen aus dem Lärmmilieu, sollen Ausnahmen darstellen. Es wurde an anderer Stelle darüber berichtet [2]. Die Hauptgründe für eine solche Maßnahme sind Zustände, die das Tragen des Gehörschutzes erschweren (Ohreiterungen) oder einseitige Taubheit, besonders bei geschädigtem Gegenohr.

B. Ausblick

Bei den Planungsarbeiten für die Reihenuntersuchungen vor knapp 2 Jahren kam klar zum Ausdruck, daß sich alle mit dem „Mengenproblem" in Zusammenhang stehenden Fragen nur über den Weg der Datenbank lösen lassen[3]. Neben der administrativen Erledigung und Archivierung wurde in einer weiteren Etappe die erste Stufe der medizinischen Triage der Reihenuntersuchungen in Betrieb genommen. Wir hoffen, in kurzer Zeit zur vollumfänglichen Datenerfassung an der Quelle (d.h. im Audiomobil) übergehen zu können, wobei sämtliche erhobenen Daten (Anamnese und Befund) in Zahlen kodifiziert werden und die weitere Verarbeitung durch Belegleser und Computer geschieht. Es wird versucht, gleichzeitig die komplizierten Grundlagen für eine zweite Stufe der maschinellen Triage zu erarbeiten. Diese soll außer den „erheblichen" Höreinbußen nur noch die Abklärungsfälle (ORL-Facharzt) und diejenigen herausgeben, die besonders geschützt werden müssen (bedingte Eignungen). Wir erwarten ferner auf Grund einer gewissen Häufung von besonderen individuellen Befunden Schädigungszonen bestimmter Art aufzudecken. Außerdem hoffen wir, später mit der Verwertung großer Zahlen, eventuell ergänzt durch abgegrenzte Experimente mit individuellen Lärmdosimetern, die heute angenommene Grenze des gehörschädigenden Lärmes besser definieren zu können.

Das Hauptziel unserer Bemühungen bleibt aber die Eindämmung oder Verhütung der beruflichen Lärmschwerhörigkeit. Wir haben die Überzeugung, daß neben gezielten Maßnahmen die Reihenuntersuchungen im Audiomobil und die wiederkehrende Präsenz das Bewußtsein gegenüber dem Problem der Lärmschwerhörigkeit auf allen Ebenen fördert.

---

3 Wir möchten an dieser Stelle unseren österreichischen Kollegen von der Allgemeinen Unfallversicherungsanstalt (AUVA), besonders Herrn Abteilungsleiter A. Surböck, für ihre Ratschläge und großzügige Überlassung von Grundprogrammen den verbindlichsten Dank aussprechen.

Zusammenfassung

Es wird die Grundkonzeption der Reihenuntersuchungen bei lärmexponierten Arbeitnehmern im Rahmen des Gehörschutzprogrammes der Schweizerischen Unfallversicherungsanstalt (SUVA) aus otologischer Sicht dargelegt und diskutiert.

Literatur

1. Probst, R., Bosshard, R.: Lärmschwerhörigkeit, differentialdiagnostische Erwägungen in der SUVA-Praxis. Z. Unfallmed. Berufskr. Nr. 3 (1971). — 2. Probst, R.: Zur Frage des Arbeitsplatzwechsels bei Höreinbußen. H.N.O. **20**, 9 (1972). — 3. Probst, R.: The problem of risk in noisy employment. (Referat am XI. Internationalen Audiologie-Kongreß 3.—7. Oktober 1972 in Budapest.)

H. Bernhardt, Mainz

Mit viel Respekt hat man in Deutschland den Aufbau des audiometrischen Vorsorgedienstes für Lärmarbeiter in Österreich und in der Schweiz verfolgt. Er ist für die deutschen Berufsgenossenschaften ein Vorbild.

Die berufliche Lärmschwerhörigkeit hat in der deutschen gewerblichen Wirtschaft seit 1961 erheblich zugenommen.

Waren es 1962 noch 66 Fälle, die erstmals zur Entschädigung kamen, so mußten 1971 bereits 642 neue Renten wegen Lärmschwerhörigkeit gewährt werden.

Allein im letzten Jahr gingen 2706 Verdachtsanzeigen für diese Berufskrankheit ein. Da die versicherungsrechtliche Abwicklung in der Regel 1—2 Jahre Zeit in Anspruch nimmt, wird sich dieser erneute Zuwachs erst 1972 und 1973 in der Statistik der Rentenfälle niederschlagen.

Von den 47 Berufskrankheiten, die die 7. Berufskrankheits-Verordnung aufführt, steht die Lärmschwerhörigkeit in der Häufigkeit jetzt an 3. Stelle. Sie wird nur noch von der Silikose und den Infektionskrankheiten (BK 37) übertroffen.

Die Silikosefälle sind erfreulicherweise in den letzten 10 Jahren um mehr als die Hälfte zurückgegangen. Heute entstammen sie zu 77% aus dem Bergbau.

Die Lärmschwerhörigkeit hat auch in Deutschland als *Berufskrankheit* eine vorrangige Bedeutung erlangt und ihre Prophylaxe ist wiedergründig.

Vorwiegend betroffen ist die Metallindustrie, in der die Lärmschwerhörigkeit absolut am stärksten auftritt. Ihr Anteil beträgt heute dort nahezu $^2/_3$ aller neuen Berufskrankheits-Rentenfälle. Mehr als die Hälfte aller Lärmgeschädigten der Metallindustrie kommt aus dem Behälter- oder Apparatebau und aus Schmiedebetrieben. Diese Berufsgruppen weisen gleichzeitig auch den stärksten Hörverlust auf, eine weitere Bestätigung dafür, daß der dort vorherrschende impulshaltige Lärm das Corti-Organ erheblicher schädigt. 63% der geschädigten Lärmarbeiter war älter als 50 Jahre, als sie den Ohrenarzt das erste Mal konsultierten.

Die Geldleistungen der Eisen- und Metall-Berufsgenossenschaften für jede einzelne Lärmrente haben wir mit durchschnittlich 135000,— DM errechnet. Dabei ist berücksichtigt, daß die 20%ige Minderung der Erwerbsfähigkeit im Mittel etwa im 50. Lebensjahr der Betroffenen erstmalig erreicht wird und sich daran noch eine Lebenserwartung von weiteren 25 Jahren anschließt. Außerdem wurde eine jährliche 5%ige Rentenanpassung mit einberechnet. Sie liegt z.Z. tatsächlich bei 7%.

Die sozial-humane Motivation für eine vordringliche arbeitsmedizinische Prävention der Lärmarbeiter erhält also zugleich auch einen interessanten finanziellen Aspekt.

Erfreulicherweise gibt es auch in Deutschland schon Beispiele von Aktionen, die der Gehörprüfung lärmexponierter Arbeitnehmer dienten. Vielfach fanden diese auf Initiative besorgter Werksärzte oder auch auf Veranlassung von maßgebenden Otologen statt. Schließlich hat der deutsche Bundesminister für Arbeit und Sozialordnung im November 1970 eine sog. *Arbeitsplatzlärmschutzrichtlinie* veröffentlicht, mit der den Arbeitsschutzbehörden der Länder empfohlen wurde, die VDI-Richtlinie 2058 Blatt 2 einzuführen und im Einzelfall in den in Frage kommenden Unternehmen Gehörprüfungen anzuordnen, wovon in der Zwischenzeit recht oft Gebrauch gemacht wurde.

Die uns bekannt gewordenen Ergebnisse derartiger betrieblicher Gehör-Reihenuntersuchungen zeigen das befürchtete alarmierende Bild mit zum Teil mehr als 50% „auffälligen" Befunden. Ein derartiger Effekt stellt den verantwortlichen Arzt dann vor die Entscheidung, entweder eine Meldung über Verdacht auf berufliche Lärmschwerhörigkeit zu erstatten oder aber abzuwarten. Tut er das letztere, riskiert der Arzt den Vorwurf, seine Rechtspflicht im Sinne der Berufskrankheiten-Verordnung verletzt zu haben. Danach ist er nämlich unter Strafandrohung verpflichtet, jeden begründeten Verdacht auf das Entstehen einer Berufskrankheit anzuzeigen.

Verbindliche Kriterien für die Beurteilung der audiometrischen Reihenbefunde fehlen in Deutschland noch. Somit blieb es bisher dem ärztlichen Ermessen überlassen, ob prophylaktische Maßnahmen für den gefährdeten Personenkreis eingeleitet wurden oder nicht.

Die Einführung eines systematischen und koordinierten arbeitsmedizinischen *Überwachungsdienstes* für alle Lärmarbeiter nach österreichischem und schweizerischem Vorbild streben deshalb auch die deutschen verantwortlichen Stellen an.

Vor 1 Jahr wurde das bgliche Institut für Lärmminderung in Mainz gegründet. Auch ihm wurde eine komplexe Aufgabenstellung übertragen, d.h. technische Lärmminderung und arbeitsmedizinische Vorsorge zugleich.

Überwachungspflichtig sollen alle Beschäftigten werden, die sich in Arbeitsbereichen mit gehörschädlicher Lärmimission aufhalten müssen. Als Richtwert für die Zuordnung solcher Arbeitsbereiche wird der Beurteilungsschallpegel von 90 dBA dienen.

Der Beurteilungsschallpegel ist ein Maß für die Geräuscheinwirkung während einer ganzen 8stündigen Schicht und muß durch Schallpegelmessungen ermittelt werden.

Schwankt der Schallpegel um mehr als 10 dBA, ist ein zeitlicher Mittelwert nach einer Methodik zu bilden, die in DIN 45641 beschrieben wird.

Wir haben uns in diesem Zusammenhang für die Geräuschbewertung nach der Energieäquivalenz entschieden und verwenden den Halbzeitparameter 3 dB mit der Maximalwertspeicherung in 1sec-Intervalltakten.

Die Schalldosis eines ganzen Arbeitstages wird summiert, gemittelt und der Wirkung eines 8stündigen Dauergeräusches mit konstanten Pegel gleichgesetzt.

Lärmpausen, in denen der Schallpegel 75 dBA nicht übersteigt, können wegen des zu erwartenden Gehörerholungseffektes besonders berücksichtigt werden.

Es ist nicht beabsichtigt, die Überwachungspflicht von einer Mindestanzahl von Lärmschichten im Jahr abhängig zu machen. Wollte man dies nämlich tun, müßte für den Einzelnen dann die Personendosis ermittelt werden. Ein Aufwand, der uns nicht gerechtfertigt erscheint, weil er nur dazu dienen würde, einzelne Probanden von dem kostenunerheblichen Hörtest auszuschließen.

Die Erfassung der Arbeitsbereiche mit gehörschädlicher Schallimission und die Nominierung der dort Beschäftigten obliegt dem Unternehmer.

Entsprechende meßtechnische Aktivitäten zur Schaffung von betrieblichen Lärmtopographien und Geräuschkatastern sind vielerorts bereits angelaufen und lassen einen reibungslosen Beginn der Vorsorge-Audiometrie im kommenden Jahr erhoffen.

Firmen, die sich außerstande fühlen, selbst die erforderlichen Lärmmessungen durchzuführen, können hierzu die Hilfe der berufsgenossenschaftlichen technischen Aufsichtsdienste in Anspruch nehmen. Auch sonstige Stellen halten sich bereit.

So verfügt z.B. das Mainzer Institut über ausreichend Personal und Geräte, um detaillierte Betriebslärmanalysen durchzuführen. Alle physikalischen Expositionsdaten werden für die ärztliche Befundbeurteilung zur Verfügung gestellt.

Drängendes Interesse findet dabei natürlich immer wieder der Prozentsatz der lärmexponierten Arbeiter überhaupt.

Wir haben festgestellt, daß der Anteil in Hammerschmieden, Gießereien sowie im Stahl- und Behälterbau etwa bei 50% der Gesamtbelegschaft liegt und dort den Höchstwert erreicht. Die sonstige Metallindustrie wäre mit einer Exponierten-Quote, die zwischen 7 und 10% liegt, zu veranschlagen.

Wahrscheinlich ist im Durchschnitt der gesamten gewerblichen Wirtschaft Deutschlands jeder 10. als gehörschädlich exponiert anzusehen.

Das entspräche bei 20 Millionen gewerblichen Arbeitnehmern der respektablen Anzahl von 2 Millionen Probanden.

Die deutsche HNO-Ärzteschaft kennt diese Zahl und hat rechtzeitig zu verstehen gegeben, daß eine derartige Untersuchungsquantität ihrerseits nicht zu bewältigen ist. Alle Erwägungen mußten also von Anfang an primär auf das Engagement nichtfachärztlicher Kräfte abzielen. Verfügbar sind, soweit vorhanden, zunächst die werksärztlichen Dienste. Der Rest, und dabei wird es

sich wahrscheinlich um den größeren Personenkreis handeln, kann und soll durch den Einsatz von Audiomobilen versorgt werden.
Der 1. deutsche Prototyp eines solchen Hörprüfwagens ist im Bau und wird im kommenden Jahr vom Mainzer Institut eingesetzt werden. Mit Hilfe einer Mehr-Kabinen-Konzeption versuchen wir, die Effektivität des Audiometriepersonals zu erhöhen und gleichzeitig den Abfertigungsfluß in den Betrieben zu beschleunigen.
Das soll vor allem mit automatischen Audiometern nach dem Békésy-Prinzip gelingen, die pro Proband eine Hörtestzeit von 2×3 min beanspruchen, wenn jede der 6 Prüffrequenzen 30 sec angeboten wird. Vorbereitende Tests mit Probanden unterschiedlicher Herkunft und Bildung haben unsere Zuversicht bestärkt, daß die automatische Audiometrie auch bei Reihenuntersuchungen praktikabel ist.
Der Anteil von sog. Békésy-Versagern war bei diesen Vor-Tests gering. Trotzdem halten wir für solche schwierigen Probanden ein herkömmliches Audiometer im Fahrzeug in Reserve. Alle Prüfungen sind durchgehend während der Arbeitszeit vorgesehen. Eine TTS wird in Kauf genommen.
Die Untersuchungsselbstkosten liegen voraussichtlich bei 10.— DM pro Arbeiter. Die Inrechnungstellung einer solchen Gebühr ist zur Zeit jedoch noch nicht vorgesehen. Problematisch könnte die beabsichtigte Parallelität der verschiedenen Untersuchungsstellen werden und möglicherweise zu widersprüchlichen Konsequenzen führen. Auch die Vergleichbarkeit der Befunde könnte in Frage gestellt werden.
Das Regulativ sollen deshalb die bereits konzipierten „Grundsätze für arbeitsmedizinische Vorsorgeuntersuchungen bei Gehörgefährdung durch Lärm" darstellen. Diese Empfehlungen sind von einem Gremium maßgebender deutscher Otologen verfaßt worden. Der neugeschaffene berufsgenossenschaftliche Fachausschuß „Arbeitsmedizin" wird den Text der Grundsätze demnächst veröffentlichen. Sie stellen im ersten Abschnitt Mindestforderungen an den Untersuchungsumfang. So wird z.B. grundsätzlich zwischen 2 Kategorien von Untersuchungen unterschieden:
Bei der Einstellung oder Aufnahme der lärmexponierten Tätigkeit wird eine 1. Eignungsuntersuchung gefordert. Ihr schließen sich nach Ablauf regelmäßiger Zeitabstände (1—3 oder mehr Jahre), die von Berufsgenossenschaften differenziert nach dem Gefährdungsgrad festgelegt werden, die eigentlichen Überwachungs- oder Wiederholungsuntersuchungen an.
Jeder Untersuchungskomplex besteht zunächst aus einem Siebtest, dem gegebenenfalls eine ärztliche Ergänzungsuntersuchung folgt. Der *Siebtest* soll eine Luftleitungshörprüfung und die Erhebung einer Kurzanamnese umfassen. Zu einer Durchführung sind Hilfspersonen also Audiometristen vorgesehen, die selbständig, allerdings unter ärztlicher Verantwortung, tätig werden. Die *ärztliche Ergänzungsuntersuchung* wird fällig, wenn bestimmte otologische Kriterien erfüllt sind. Sie erfordert u.a. zusätzlich ein Knochenleitungsaudiogramm und bedarf der Einschaltung, wie der Name besagt, eines approbierten Arztes.
Erscheint die Eignung eines Probanden für Lärmarbeit in Frage gestellt, ist zusätzlich eine *HNO-fachärztliche Beratung* vorgesehen.

Der erhoffte präventive Nutzen wird selbstverständlich von den wiederkehrenden Überwachungsuntersuchungen erwartet. Sie sollen im Prinzip wie die Erstuntersuchungen abgewickelt werden, erweitert um die Zwischenanamnese. Die Beurteilungskriterien für die Überwachungsuntersuchungen orientieren sich vorwiegend nach eventuellen Veränderungstendenzen der Hörschwelle und zielen darauf ab, die Schallempfindungskomponente des Hörschadens sinnvoll zu bewerten.

Sämtliche Untersuchungsdaten sollen auf einheitlichen Erhebungsformularen festgehalten werden.

Für die Dokumentation der Befunde und — soweit möglich — auch für deren Beurteilung soll die EDV eingesetzt werden, so wie es uns von den Kollegen aus Österreich und der Schweiz dank ihrer einschlägigen Erfahrung dringend angeraten wurde.

Die Beachtung der „Grundsätze" wird schließlich verbindlich durch den § 5 der UVV „Lärm" die die erforderliche rechtliche Basis für den Lärmschutz am Arbeitsplatz schafft. Danach sind nur von den Berufsgenossenschaften ermächtigte Ärzte befugt, audiometrische Vorsorgeuntersuchungen im Sinne der Vorschrift durchzuführen bzw. Eignungsatteste auszustellen.

Die Ermächtigung selbst wird u.a. davon abhängig gemacht werden, daß der Arzt nach den genannten „Grundsätzen" verfährt, die erforderliche Fachkunde besitzt und über die notwendige apparative Ausstattung verfügt.

W. Wagemann, Essen

Die Erfahrungsberichte der Österreichischen und Schweizer Kollegen über ihre fortschrittlichen mobilen Untersuchungen haben auch mich recht beeindruckt. Sie zeigen aber auch manches Gemeinsame. So ist die Anzahl der Fälle, welche nach bundesdeutschem Maßstab eine Schwerhörigkeit entsprechend einer MdE über 20% erreicht, von Schwetz mit 5% und von Probst mit 4—6% angegeben worden. In meinen Gutachten liegt sie bei 5%.

In Westdeutschland befinden sich Reihenuntersuchungen noch im Stadium der Planung. Man unterscheidet dabei:

1. Die *Eignungsuntersuchung* (Erst- oder Einstellungsuntersuchung).

2. Die *Überwachungsuntersuchungen* (Kontroll- oder Nachuntersuchungen), zu welchen auch die Entlassungs- oder Schlußuntersuchungen zu gehören hätten.

Diese Untersuchungen sind als Reihen- oder Siebtests gedacht. Treten dabei bestimmte Kriterien auf, ist eine ärztliche Ergänzungsuntersuchung erforderlich.

1.1. Die *Eignungsuntersuchung* umfaßt eine Kurzanamnese, nämlich Fragen nach Ohroperationen, Schwindelanfällen, Otitis externa und familiäre Hörstörungen.

1.2. Ein Siebtest in Luftleitung soll in den Frequenzen 1, 2, 3, 4, 6 KHz durchgeführt werden.

1.3. Wenn nun in diesen Frequenzen ein altersbezogener Hörverlust von 30 dB und mehr vorliegt bzw. eine der o.a. Fragen positiv beantwortet wurde, ist die *ärztliche Ergänzungsuntersuchung* erforderlich.

Diese hat aus einer ausführlichen Anamnese zu bestehen, die nach allen möglichen Schwerhörigkeitsursachen fragt: außerberufliche Lärmbelastungen, Schädel- und akute Schalltraumen, Intoxikationen, Systemerkrankungen u.a.m.

Weiter müssen das konventionelle Tonschwellenaudiogramm und überschwellige Prüfungen (SISI) die Lokalisation der Schädigung nachweisen.

Die ärztliche Ergänzungsuntersuchung soll im wesentlichen feststellen, ob die Ergebnisse rite sind. Die Punkte nämlich, welche zur Aussortierung führten, stellen Kriterien der Nichteignung dar. Lediglich wenn ärztlicherseits Residuen nach Mittelohrentzündungen, Tubenaffektionen u.ä. zur Hörminderung führten, kann in die Gruppe der Geeigneten zurückgegliedert werden. Alle Arbeiter mit Otosklerosen, floriden chronischen Mittelohrentzündungen, jeglicher Art von Innenohr- oder Nervenschwerhörigkeit sollten nicht in ständigem Lärm beschäftigt sein — allein schon wegen der schwierigen späteren Abgrenzung gegen das Lärmtrauma.

Das Vorschalten einer „siebenden“ Eignungsuntersuchung vor eine ärztliche Ergänzungsuntersuchung scheint nur sinnvoll zu sein, wenn sehr viele zu untersuchen sind. Das ist wohl gegenwärtig in Westdeutschland noch der Fall; indessen sollte man so früh wie nur irgend möglich zu alleinigen ärztlichen Untersuchungen übergehen. Diese Tendenz ist bereits in der Empfehlung des wehrmedizinischen Beirats zum Ausdruck gekommen; worin u.a. Quick-Check-Test als ungeeignet klassifiziert wurde.

Auch die *Überwachungsuntersuchung* sieht nach den Grundsätzen eine eventl. ärztliche Ergänzungsuntersuchung wie vorn beschrieben vor. Im übrigen vermehren sich die anamnestischen Fragen über die der ersten Eignungsprüfung hinaus um solche nach der Lärmarbeitszeit und nach dem persönlichen Hörschutz. Die ärztliche Ergänzungsuntersuchung ist erforderlich gleichzeitig bei den Fakten, die die weitere Lärmarbeit in Frage stellen. Das ist eine Verschlechterung des Hörvermögens bei 2, 3, 4 KHz um durchschnittlich 10 dB, wie es in etwa seit 1959 in den USA vorgeschrieben ist. Das ist weiter ein Überschreiten einer altersbezogenen Hörminderung um 30 dB bei 2000 Hz, 40 dB bei 3000 Hz, 50 dB bei 4000 Hz oder 60 dB bei 6000 Hz. Hinzugefügt sei noch das Auftreten von starkem Ohrsausen.

Dies muß audiologisch in Frequenz und Verdeckbarkeit verifiziert und in dem Ausmaß seiner Belästigung vom Fachmann taxiert werden.

Die Überwachungsuntersuchungen sollten mit der gleichen Ausstattung wie die Eignungsuntersuchung durchgeführt werden, wenn möglich gar mit demselben Prüfer. Führte die Eingangsuntersuchung zu einer ärztlichen Ergänzungsuntersuchung, muß auch die erste Überwachungsuntersuchung von der gleichen ärztlichen Stelle wahrgenommen werden. Sollen nämlich Vergleiche zwischen 2 Hörbildern angestellt werden, wobei es auf 10 dB ankommt, so ist dies nur möglich, wenn Geräte, Prüfer und Auswerter identisch oder sehr aufeinander eingespielt sind.

Bei der ersten Überwachungsuntersuchung steht die Frage der Weiterbeschäftigung im Lärm zur Diskussion. Hier scheint mir der persönliche Wunsch des Beschäftigten sehr bedeutsam zu sein. Ist nach den Ergänzungsuntersuchungen die weitere Tätigkeit im Lärm in Frage gestellt und wünscht der Betreffende, nicht mehr im Lärm zu arbeiten, sollte man ihn sofort herausnehmen. Wünscht er indessen, am Arbeitsplatz zu bleiben, so sind nach den o.a. Grundsätzen verkürzte Überwachungsfristen (z.B. 6 Monate) unter bestimmten Auflagen zulässig [z.T. besondere Lärmarbeitszeit, Hörschutzmaßnahmen (H. Meyer)]. Eine solche Klausel hilft der nachfolgenden ärztlichen Entscheidung. Im großen und ganzen ist H. Meyer zu folgen: je älter der Arbeiter, je länger die Exposition, um so seltener sollte man einen Arbeitsplatzwechsel betreiben.

Die erste Überwachungsuntersuchung wäre nach dem amerikanischen „GUIDE" im 4. Vierteljahr, nach Probst im 3. Vierteljahr in die Wege zu leiten. Es geht dabei darum, die besonders Lärmempfindlichen herauszufischen. Da man möglichst bald Gewißheit über einen eventuellen Arbeitsplatzwechsel haben möchte, scheint mir der frühzeitigere Termin im 3. Vierteljahr günstiger zu sein.

Die nächste, zweite Überwachung wäre nach 3 Jahren fällig, worin fast alle Autoren übereinstimmen. In dieser Zeit würde sich eine Lärmschwerhörigkeit besonders in den hohen Frequenzen ausgeprägt haben. Die weiteren Nachprüfungen brauchen nicht im 3jährigen Rhythmus stattzufinden, weil man jetzt in etwa den weiteren Verlauf abschätzen kann. Es gilt die Faustregel: je intensiver die Schädigung, um so früher; je weniger, um so später. Der Zeitpunkt der folgenden dritten Überwachungsprüfung würde ungefähr um weitere 5—6 Jahre herumpendeln (also um 8—9 Jahre).

Den nächsten Zwischenraum kann man u.U. schon auf 8—10 Jahre ausdehnen. Die Schwerhörigkeitsprogression verläuft hier langsam und stetig. Man bedenke, daß der Zeitraum verkürzt werden muß, wenn ein versicherungspflichtiger Grad der Hörminderung vielleicht in wenigen Jahren erreicht sein kann (z.B. 10% MdE bei Stützrente, 20% MdE).

Meine Ausführungen gründen sich auf Grundsätze, welche im Göttinger Symposion im Januar 1972 durch die Herren Seidler, Nicklisch, Bernhardt, von Lüpke, Feldmann, Lehnhardt, Plath und Wagemann erarbeitet und durch Lehnhardt den bundesdeutschen Berufsgenossenschaften vorgeschlagen wurden.

Sie fußen auch auf Fakten der Kieler Ausschußsitzung des wissenschaftlichen Beirats für das Sanitäts- und Gesundheitswesen beim Bundesminister für Verteidigung im Juni 1972.

Literatur

Fox, M. S.: Arch. Otolaryng. **81**, 257 (1965). — Glorig, A., Ward, W. D., Nixon, J.: Arch. Otolaryng. **74**, 413 (1961). — GUIDE for conservation of hearing in noise. Suppl. Transactions of the american academy of ophthalmology and otolaryngology, 1964. — Hermann, E. R.: Amer. industr. Hyg. Ass. J. **24**, 344 (1963). — Kryter, K. D.: Amer. industr. Hyg. Ass. J. **26**, 34 (1956). — Meyer, H.: H.N.O. **19**, 346 (1971). — Probst, R.: Schweiz. Gesellschaft für Otorhinolaryng. **58**, (1971). — Wagemann, W.: Mschr. Unfallheilk. **12**, 546 (1965); Mschr. Unfallheilk. **13**, 23 (1966).

Diskussion (Zusammenfassung)

K. Humperdinck, Oberaichen

In Österreich und in der Schweiz ist die Prophylaxe und die Beurteilung der Lärmschwerhörigkeit zentralisiert und die besondere Betonung liegt hier bei einer möglichst vollständigen Erfassung und Überwachung der Lärmarbeiter (in Österreich bei Exposition mit einem äquivalenten Lärmpegel von 80 dB(A) und mehr, in der Schweiz und in der BRD von 90 dB(A) und darüber).

In Österreich und in der Schweiz, wo bisher die meisten praktischen Erfahrungen vorliegen, werden *Eignungsuntersuchungen* vor Aufnahme einer Lärmarbeit (Frage: Meyer-Sindelfingen) aufgrund beachtlicher praktischer Schwierigkeiten noch nicht durchgeführt, in der BRD wird ihre Durchführung angestrebt, da es sicher bedeutungsvoll ist, vorherige Gehörschäden zur Aufnahme einer Lärmarbeit festzustellen.

Im Hinblick auf die oft angeführten *Ohr-Cerumenalpröpfe* weist Schwetz-Wien, darauf hin, daß ein komplett verschließender Pfropfen den Betroffenen schnell zur Ohrspülung führt und auch nur geringe Spaltbildungen zwischen Ohrschmalzpfropf und Gehörswand kaum zu einer Höreinschränkung führt.

Nach den Österreichischen Erfahrungen (Schwetz) wird die Zahl der besonders Hörempfindlichen auf 4—5% geschätzt. Langraf-Favre, Zürich, hebt die nicht zu unterschätzende psychologische Wirkung der regelmäßigen *andiometrischen Kontrollen* sämtlicher Lärmexponierten neben der arbeitsmedizinischen-vorbeugenden Bedeutung hervor. Der Untersuchte wird immer wieder mit dem Lärmproblem konfrontiert und an der routinemäßigen Vernachlässigung der Schutzmaßnahmen gehindert. Insgesamt darf man sich über den *Prozentsatz der Lärmarbeiter*, die tatsächlich Gehörschutz tragen, nicht täuschen. Teilweise liegt er unter 10%. Die Kontrolle der Anwendung der abgegebenen Schallschutzmittel (Spezialwatte, Einsteckgeräte, Muscheln) hat gezeigt, daß etwa 10% der bei oberflächlicher Betrachtung korrekt sitzenden Geräte (speziell der Pfropfen) praktisch keinen Schutz bieten, da die Abdichtung auch bei vorhandenem Druckgefühl nicht vollkommen ist. Langraf-Favre empfiehlt aufgrund seiner Erfahrungen bei 16 Jahre audiometrischer Überwachung von Lärmarbeitern die Überprüfung der Dämmwirkung mittels einer Stimmgabel mit 2000—4000 Hz oder zur Not einer Taschenuhr.

Es ist verständlich, daß insbesondere die deutschen Kollegen sich sehr interessierten, wann eine lärmbedingte MdE von 20% erreicht ist (Seidler, Mainz).

Hier zeigt sich nun, daß die Maßstäbe auch in Österreich nicht ganz mit unseren Maßstäben übereinstimmen (In der Schweiz ist die Rentenbemessung im wesentlichen auf die Lohneinbuße bezogen, also keine abstrakt bemessene Rente!).

In Österreich wird nach Schwetz eine MdE von 20% geschätzt, wenn eine symmetrische, mittelgradige Lärmschwerhörigkeit vorliegt, wobei für diese Bewertung die Hörweitenmessung, die Ton- und Sprachaudiometrie berücksichtigt wird und im Entscheidungsfall der Sprachaudiometrie ausschlaggebende Bedeutung zukommt.

Wagemann, Essen, weist darauf hin, daß die österreichischen MdE-Grade insofern von den deutschen differieren, als in Österreich eine Taubheit mit 50% und in der BRD mit 70% bewertet wird. Dadurch wird in Österreich auch eine geringgradige Hörminderung niedriger eingeschätzt.

Ohrgeräusche sind (Wagemann) ein klassisches Symptom der Lärmschwerhörigkeit und bei Untersuchung von 500 Nietern wurde es von 60% auf Befragen angegeben, obgleich es nach bestimmten Indicien von 90% empfunden werden mußte. Es wird eben in allen Graden — von gar nicht — kaum — bis sehr lästig empfunden. Die Feststellung ist, wie Schwetz hervorhebt, fehleranfällig und er hält sie für nicht recht objektivierbar. Doch wird man sie bei der Beurteilung des Rahmensatzes berücksichtigen müssen.

Den *Grad der Schwerhörigkeit* sollte man aufgrund mehrerer Hörprüfungen abschätzen (Wagemann, Schwetz) und nicht allein nach der Sprachaudiometrie. Während der Zahlentest kaum von der Intelligenz abhängig ist, zeigt sich der Einsilbertest nach Wagemann sehr hiervon beeinflußbar. Doch ist die Sprachaudiometrie derzeit nicht ersetzbar (Schwetz).

H. Podzun, stellte die Frage zur Diskussion, ob eine meßbare Besserung der Hörfähigkeit durch ein Hörgerät den Grad der MdE ändere. Wagemann wies auf die Problematik hin, die darin liegt, daß der Lärmschwerhörige bis 1000 Hz oder etwas höher normal hört. Das Hörgerät muß also die hohen Frequenzen verstärken. Es verstärkt damit auch die für die Lärmschwerhörigen lästigen hellen Nebengeräusche. Die tiefen Töne werden lauter als normal gehört. Das bei unbewaffneten Ohren noch (schlechter) vorhandene Unterhaltungsgehör geht bei einohrigem Tragen eines Hörgerätes weitgehend verloren. Deshalb sollte es bei der MdE-Einschätzung nicht berücksichtigt werden.

V. Verkehrsmedizin

J. Eichler, Gießen

a) Osteoporose und Verkehrstüchtigkeit

Das Thema zu meinem Vortrag mag Ihnen etwas ungewöhnlich erscheinen. Ich wurde zu diesem Vortrag vom Vorsitzenden, Herrn Prof. Dotzauer, angeregt. Literaturrecherchen am Institut für Dokumentation in Köln, Institut für Sozialmedizin in Bielefeld und Institut für Verkehrsinformation in Köln ergaben keine Arbeiten über dieses Thema.

Unter dem Begriff der *Osteoporose* verstehen wir einen vermehrten Knochenabbau oder einen verzögerten Knochenanbau, der entweder das ganze Skelet betrifft oder bestimmte Knochenabschnitte bevorzugt. Die Osteoporose kann eine schwere Krankheit darstellen wie beispielsweise schwere Formen der Osteogenesis imperfecta. Die Osteoporose kann aber auch nur ein Befund sein, beispielsweise im Rahmen einer intestinalen oder innersekretorischen Störung. Die Osteoporose kann schließlich auch im Bereiche des physiologischen Altersabbaues der Knochen eine an der Grenze des Gesunden zum Krankhaften bestehende Veränderung darstellen.

Mit Hilfe der röntgenologischen Substanzanalyse haben Krokowski und Haasner (1968) Veränderungen der Knochendichte bei Gesunden in allen Altersklassen gemessen. Nach diesen Untersuchungen nimmt der Mineralsalzgehalt des 3. LWK im Laufe des Lebens zunächst zu und erreicht bei Frauen um das 30., bei Männern um das 45. Lebensjahr das Maximum und fällt dann kontinuierlich wieder ab.

Morgan untersuchte densitometrisch die Corticalis der Fingerphalangen und beschrieb einen linearen lebenslangen Verlust an Skeletsubstanz, der etwa im 4. Dezennium einsetzt. Frauen verlieren nach den Messungen Morgans pro Jahr 1% und Männer im gleichen Zeitraum 0,5% der maximal erreichten Skeletmasse. Nach den densitometrischen Analysen von Goldsmith u. Mitarb. haben die gesunden Frauen ab 5. Dezennium mit 1%igem Jahresverlust einen doppelt so hohen Knochenabbau wie die Frauen mit Osteoporose, die nur 0,5% jährlich an Knochensubstanz verlieren. Ab dem 8. Lebensjahrzehnt liegen deshalb keine wesentlichen Unterschiede im Hydroxylapatitgehalt des Skeletsystems zwischen Frauen mit und ohne Osteoporose vor.

Bell u. Mitarb. sowie Plaue haben die Bruchfestigkeit der Wirbelkörper überprüft. Sie fanden übereinstimmend ein Absinken der Bruchfestigkeit mit Zunahme des Lebensalters. Beide Arbeitsgruppen haben dabei beobachtet, daß mit steigendem Alter die Festigkeit der Wirbelkörper stärker abnimmt als die Reduzierung des Veraschungsgewichtes. Ursache dieser nicht linearen Beziehung ist in der Architektur der Wirbelspongiosa zu suchen. Die Knickfestigkeit der vertikalen Spongiosabälkchen sinkt nach der Eulerschen Knickformel auf ein Viertel ab, sobald nur die abstützenden Quertrabekel gleichmäßig um die Hälfte reduziert sind. Infolge ungleichmäßigem Ausfall der Querstreben kann ihre zahlenmäßige Verminderung um die Hälfte die Knickfestigkeit noch stärker herabsetzen. Diese Abbildung der Wirbelkörperspongiosa zeigt Ihnen deutlich, daß vor allen Dingen bei der präsenilen Osteoporose die Querverstrebungen abgebaut werden.

Dunbar u. Mitarb. haben 6500 Frakturen nach ihrer Altersverteilung untersucht. Sie fanden an dem nicht ausgelesenen Material zweier Krankenhäuser aus Oxford einen fast linearen Anstieg der Frakturhäufigkeit vom 4. bis zum 8. Dezennium, wobei die Frauen das männliche Geschlecht in der Frakturhäufigkeit etwas übertreffen.

Zahlreiche Krankheitsbilder gehen mit einer Osteoporose einher. Die Aktivität des Knochenanbaues hemmen Inaktivität, Glucocorticoide, Mangel an Calcium, Eiweiß, Vitamin C und D sowie Heparin. Noch stärker in ihrer Wirkung sind die Faktoren, die den Knochenabbau beschleunigen. Inaktivität, Immobilisation, Glucocorticoide und Heparin sind hier zu nennen. Zusätzlich Thyroxin und toxische Dosen von Vitamin D 3.

In den letzten Jahren haben wir an unserer Klinik zahlreiche *Spontanfrakturen* infolge der *Cortisondauermedikation* beobachten können. Die Cortisonschädigungen am Skeletsystem sehen wir immer zahlreicher, nachdem auch die Patienten nach Organtransplantationen Cortison in höheren Dosen erhalten.

Eine neue Form der Osteoporose entsteht auch bei den Patienten mit *chronischer Niereninsuffizienz*, denen nur noch mit der Dialysetherapie geholfen werden kann. Durch Acidose und erhöhten Pyrophosphatspiegel kommt es im Verlauf dieser Behandlung zu erhöhtem fäkalem Calciumverlust, der durch Infusionen nicht ausgeglichen werden kann.

Sämtliche Formen der Osteoporose reduzieren durch Atrophie von Spongiosa, Compacta und Corticalis die Bruchfestigkeit des Skeletsystems. Nach Angaben aus der Literatur kann durch eine präsenile Osteoporose die Bruchfestigkeit der Wirbelkörper um über die Hälfte absinken. Lang anhaltende Störungen des Mineralstoffwechsels bei primärem Hyperparathyreoidismus, Cushing, Akromegalie, Osteogenesis imperfecta und auch Cortisondauermedikation sind noch mit einem höheren Festigkeitsverlust verbunden. Über die Reduzierung der Bruchfestigkeit liegen recht unterschiedliche Angaben in der Literatur vor. Wir haben am kindlichen Oberschenkel nach einer sechswöchigen Immobilisationszeit eine Reduzierung der Bruchfestigkeit nachgewiesen.

Alter des Patienten, Dauer des kontinuierlichen Verlustes an Skeletmasse und die vorhandene Skeletmasse bei Beginn der Erkrankung spielen eine wesentliche Rolle. Wir wissen, daß die Bruchfestigkeit an Rippen so stark reduziert sein kann, daß Hustenstöße genügen, um bei einer präsenilen Osteoporose zu Rippenfrakturen zu führen.

Eine relativ leichte unbedeutende Krafteinwirkung kann aufgrund der durch das Alter gegebenen physiologischen oder pathologischen Kalksalzminderung für das betroffene Individuum mit einer Spontanfraktur verbunden sein, die in keiner Proportion zur Krafteinwirkung auf das Skelet während des Unfalles steht.

Rückfragen bei privaten Versicherungen und den Berufsgenossenschaften haben ergeben, daß keine statistischen Angaben über das Verhältnis Schwere der einwirkenden

Gewalt zu den daraus resultierenden Veränderungen durchgeführt werden. Der Grund hierfür liegt in der Tatsache, daß die Größe der bei einem Unfall einwirkenden Kräfte ein schwer objektivierbarer Begriff ist. Wir sind daher auf Einzelbeobachtungen angewiesen, und zwar auf solche Fälle, bei denen die subjektiven Angaben der Betroffenen mit hinreichender Wahrscheinlichkeit eine gute Rekonstruktion des Unfallherganges zulassen.

Der Tod auf der Straße steht seit vielen Jahren an der Spitze aller Todesursachen bei der männlichen Bevölkerung im Alter von 15—45 Jahren. Pro Jahr sterben auf den Straßen der Bundesrepublik ca. 16000 Personen, etwa 450000 werden verletzt. Durch Sachschäden, Verluste der Wirtschaft und Verluste an Steuern entsteht ein Schaden von 12 Milliarden DM. Dieser Verlust stellt nach den Unterlagen von Oeter den höchsten Betrag an direkten und indirekten Kosten dar, den überhaupt ein einzelner Wirtschaftszweig verursacht.

Jeder dritte über 15 Jahre alte Bundesbürger ist nach den Untersuchungen von Legat im Besitz einer Fahrerlaubnis und nimmt damit aktiv am motorisierten Straßenverkehr teil. Die Verkehrstüchtigkeit der einzelnen Verkehrsteilnehmer ist abhängig von Verkehrskunde, d.h. Können und Gewandtheit, von der Verkehrsdisziplin und der Tauglichkeit. Die Tauglichkeit ist vorhanden bei normaler körperlicher, seelischer und geistiger Ausstattung. Sie ist abhängig vom Alter, von der Funktionstüchtigkeit der Sinnesorgane und der geistig seelischen Eignung. Krankheit, Körperbehinderung, falsche Ernährung, Genußmittel, Medikamente, Ermüdung, Klimaeinflüsse und Streßsituationen mindern das Leistungsvermögen. Für die Störung der Verkehrstüchtigkeit durch interne, neurologische, psychiatrische Erkrankungen und Ausfällen an den Sinnesorganen liegen uns zahlreiche Berichte vor.

Nach den Unterlagen der Verkehrspolizei werden durch gesundheitliche Schäden nur 1,5% aller Verkehrsunfälle verursacht. Nach Mitteilung von Wagner verschweigen doch sehr viele Autofahrer der Polizei bei der Unfallaufnahme, daß sie krank sind, weil sie befürchten, ihren Führerschein zu verlieren. Ärztliche Stichproben der Verkehrsunfälle haben ergeben, daß durch Gesundheitsstörungen etwa 20% der Verkehrsunfälle verursacht werden.

Unfallstatistische Analysen haben zu der Erkenntnis geführt, daß der alte Mensch im modernen Straßenverkehr besonders gefährdet ist. Bei der Unfallstatistik für Kraftfahrer überwiegt die Altersgruppe zwischen 15 und 29 Jahren, einen gleich hohen Gipfel weisen die 60—79jährigen auf, hier ist allerdings die Anzahl der Führerscheininhaber etwas höher. Die Ursachen liegen teilweise im Bereich der Alterserkrankungen, zu denen auch die senile Osteoporose gehört. Um die theoretischen Möglichkeiten einer Reduzierung der Verkehrstüchtigkeit durch die Osteoporose zu erfassen, haben wir zusammen mit Herrn Diplomphysiker Kraus vom Physikalischen Institut der Universität Gießen die *Kräfte* berechnet, die *am Sicherheitsgurt* auftreten bei maximaler Bremsung.

Wir haben dabei eine gleichmäßige Reduzierung der Geschwindigkeit vorausgesetzt und den vom Technischen Überwachungsverein angegebenen Bremsweg: Geschwindigkeit^2 zugrunde gelegt. Diese Formel erklärt, daß bei jeder Maximalbremsung bei einem Thoraxgewicht von 40 kg eine konstante Gurtbelastung von 15,4 kp vorliegt.

Abhängig von der Geschwindigkeit ist nur die Einwirkungszeit dieses Druckes, der bei 15 km/h 1,08 sec beträgt und bei 200 km/h auf über 14 sec ansteigt. Bei einer Gurtfläche von 5× 50 cm beträgt die Kraft, die auf den Quadratzentimeter des Thorax lastet 600 g pro cm^2, bei einer kleineren Gurtfläche von 100 cm^2 lastet auf dem Thorax bereits ein Gewicht von 1,2 kp pro cm^2. Der Grenzwert für die dynamische Belastung des Thorax liegt gering höher, bei 1,4 kp.

Auf diese Berechnung hin ist es ohne weiteres vorstellbar, daß infolge eines maximalen Bremsvorganges ein Fahrer mit einer senilen Osteoporose allein aufgrund der Bremsverzögerung Frakturen am Thorax erleiden kann, ohne daß ein Frontalzusammenstoß erfolgt.

Im Krankengut von mehreren orthopädischen und unfallchirurgischen Kliniken wurde aber diese theoretische Möglichkeit nicht beachtet.

Weitere Schädigungen des Skeletsystemes können theoretisch durch die *vertikale* Beschleunigung entstehen. Bereits der Gesunde empfindet Unbehagen, wenn er auf längeren Fahrten durch Schlaglöcher, Fugen, Schienen, Buckel und Wellen auf Straßen und Autobahnen fährt. In unerschöpflicher Variationsbreite wirken die Fahrbahneinflüsse verstärkt oder gedämpft durch ein Fahrzeug ein. Treffen Stöße und Schwingungen unregelmäßig in der Zeit auf eine Person, so kann der reflektorische Ausgleichsmechanismus nicht richtig ablaufen. Die kinetische Energie trifft dann den passiven Stütz- und Halteapparat besonders stark. Für den Wirbelsäulenkranken stellen diese Tatsachen Störfaktoren dar, besonders, wenn eine insuffiziente Rückenmuskulatur vorliegt. Nach den Untersuchungen von Dupois liegt die Eigenfrequenz des Oberkörpers um 4 Hertz. Schwingungen von dieser Frequenz werden als besonders belastend empfunden, diese Schwingungen treten besonders mit hohen Amplituden bei Autobussen und Lastkraftwagen auf. Ermüdungsbrüche an den Wirbelkörpern sind durch diese Beschleunigung theoretisch denkbar, wir haben aber auch zu diesem Thema keine Angaben in der Literatur gefunden.

Wir sind der Auffassung, daß sowohl durch die horizontale negative Beschleunigung während des Bremsens als auch durch die vertikale Schwingung, besonders bei LKW- und Busfahrern ein osteoporotisches und damit vermindert belastbares Skelet die Verkehrstüchtigkeit beeinträchtigen kann. Neben einzelnen Fällen mit einer generalisierten Osteoporose im Jugend- und Erwachsenenalter sehen wir eine Reduzierung der Verkehrstüchtigkeit vor allem bei Frauen über 70 Jahren. Objektive Kriterien für die Belastbarkeit des Skeletsystems lassen sich aus den Röntgenbildern nicht ablesen. Auch densitometrische Untersuchungen mit Isotopen sind für diese Fragestellung nicht geeignet. *Patienten, die eine Spontanfraktur infolge einer Osteoporose erlitten haben*, besitzen nach meiner Auffassung eine *vorübergehende oder dauernde Einschränkung ihrer Verkehrstüchtigkeit.* Da der Altersdurchschnitt der Führerscheininhaber ständig steigt, wird man sich in Zukunft bei älteren PKW-Fahrern auch mit der Verkehrstüchtigkeit von seiten des Skeletsystems auseinandersetzen müssen.

Innerhalb der Vorbereitungszeit zu diesem Vortrag habe ich entsprechende Patienten mit Spontanfrakturen die Frage gestellt, ob sie noch einen PKW fahren. Ich war von dem hohen Anteil von Verkehrsteilnehmern überrascht. Dazu einige Beispiele:

Diese 77jährige Patientin kam erstmals im April 1972 zur Behandlung wegen Rückenschmerzen. Die Röntgenaufnahme ergab eine Osteoporose. Bei der dritten Konsultation im Oktober 1972 fuhr die Patientin wieder mit dem PKW vor, die Rückenschmerzen waren stärker, die Röntgenaufnahme zeigt eine deutliche Spontanfraktur des 10. BWK. Eine ähnliche Situation liegt bei dieser 73jährigen vor; 1967 Spontanbruch 3. LWK, im Februar 1971 beginnende Verformung des 4. LWK, 8 Monate später Zunahme der bikonkaven Eindellung. Die Patientin fährt einen VW 1200.

Diese 32jährige Patientin leidet seit 1968 unter einer Anorexia nervosa, zusätzlich Leberparenchymschaden und Beckenvenenthrombose. Körpergewicht 34,9 kg bei einer Größe von 165 cm. Die Patientin erlitt beim Kuppeln eines älteren PKW plötzlich Schmerzen im linken Hüftgelenk. Sie suchte erst 14 Tage später einen Chirurgen auf, der die Diagnose einer spontanen subkapitalen Schenkelhalsfraktur stellte. Sie hat dem Chirurgen angegeben, daß sie zu Hause in der Küche gestürzt sei. Jetzt, 2 Jahre nach dem Unfall, nachdem sie 20 kg an Gewicht zugenommen hat, hat sie mir das wahre Unfallereignis genannt und gefragt, ob sie jetzt mit einer automatischen Kupplung wieder einen Kleinwagen fahren könne.

Dieser 26jährige Patient hat eine Osteogenesis imperfecta und bis jetzt 8 Spontanfrakturen. Trotz der Pseudarthrose am Olecranon übt er den Beruf eines Kfz.-Mechanikers aus. Er hat nur dann Schwierigkeiten, wenn er eingerostete Zündkerzen entfernen muß. Trotz dieser Funktionseinschränkung am linken Ellenbogen nimmt dieser junge Patient sogar an Rallyefahrten teil.

Dieser 24jährige Patient mit Osteogenesis imperfecta wohnt an einem sehr entlegenen Ort und ist dringend auf die Benutzung eines PKW zur Ausübung seines Berufes als kaufmännischer Angestellter angewiesen. Das Fahrzeug besitzt eine automatische Kupplung und wurde auf Handbedienung umgerüstet, denn mit der Pseudarthrose an beiden Oberschenkeln wäre eine Fußbedienung nicht möglich.

Diese 42jährige Patientin mit Osteogenesis imperfecta nimmt auch am Verkehr teil, allerdings als Fahrerin eines elektrisch betriebenen Rollstuhles. Die maximale Geschwindigkeit dieser Fahrzeuge liegt unter 10 km/h. Aufgrund der geringeren osteoporotischen Veränderungen an den Armen ist die Patientin wahrscheinlich verkehrstüchtig. Die Entscheidung in diesen Fällen, ob man einen elektrobetriebenen Rollstuhl verordnen kann, ist aber nicht einfach.

Auch die Patienten, die unter Cortisondauermedikation stehen, können Spontanfrakturen erleiden. Dieser 72jährige Patient ist im Oktober 1969 noch ohne sichtbare Veränderungen, 6 Monate später erhebliche bikonkave Eindellungen der Lendenwirbelkörper, eventuell Spontanfraktur am 4. LWK.

Am Rande sei noch erwähnt, daß auch die Patienten mit einer Lockerung der Totalendoprothese eine reduzierte Verkehrstüchtigkeit haben. In diesen Fällen tritt aber die Fraktur theoretisch eher im Moment des Einsteigens als während des Fahrens auf.

Wir wollen durchaus nicht einen Pessimismus verbreiten und die Anregung geben, daß die Osteoporosekranken ihren Führerschein abgeben. Folgende *Möglichkeiten steigern die Verkehrstüchtigkeit:*

Breite Sicherheitsgurte. Besonders geeignet sind Hosenträgergurte in Verbindung mit großer Kopfstütze. Die mechanischen Hilfen beim Kuppeln, Lenken und Bremsen reduzieren die Gefährdung des Osteoporosekranken ganz erheblich. Guter Fahrersitz und einwandfreie Stoßdämpfer erhöhen ebenfalls die Disziplin. Alle diese Hilfsmittel sind aber mit einem zusätzlichen finanziellen Aufwand verbunden.

Zum Schluß unserer Ausführungen möchten wir nochmals betonen, daß ein sehr kleiner Patientenkreis aus der Krankheitsgruppe der Osteoporose eine sehr geringe Belastbarkeit des Skeletes aufweist, so daß geringe Kräfte bereits eine Spontanfraktur verursachen können. Die mit dem Führen eines Kraftfahrzeuges verbundenen horizontalen und vertikalen Beschleunigungen können Spitzenwerte erreichen, die u.U. zu einer Spontanfraktur des Skeletes führen können. Besonders gefährdet sind die Patienten, die trotz einer behandelten Spontanfraktur mit mangelnder Verkehrsdiziplin fahren. Wir würden uns sehr freuen, wenn unsere Überlegungen und spärlichen Beobachtungen zu weiteren gezielten verkehrsstatistischen Untersuchungen und Belastbarkeitsprüfungen des Skeletsystems Anlaß geben.

G. Imhäuser, Köln

b) Schultererkrankungen in ihrer Auswirkung auf die Verkehrstüchtigkeit

Wenn die Zusammenhänge zwischen Schultergelenkerkrankungen und Verkehrstüchtigkeit zur Debatte gestellt werden, so könnte mein Auftrag so aufgefaßt werden, eine lückenlose Übersicht über die Pathologie und Therapie der Schulterregion zu geben. Dabei wäre zu berücksichtigen, daß man das Schultergelenk nicht isoliert betrachten kann, sondern nur als Teil der funktionellen Einheit „Arm". Es versteht sich von selbst, daß eine solche umfassende Darstellung den Rahmen eines Vortrages mit dem genannten Thema sprengen würde.

Ich sehe meine Aufgabe darin, einige charakteristische Schultererkrankungen mit ihren Rückwirkungen auf die Verkehrstüchtigkeit zu erörtern unter ausdrücklicher Ausklammerung der frischen traumatischen Schäden im Schulterbereich sowie der Tumoren und *der* Erkrankungen des Schultergelenkes, die nur einen geringen Einfluß auf die Erfordernisse des Straßenverkehrs ausüben. Auch Lähmungszustände im Bereich des Schultergürtels und des Armes können nur angedeutet, aber nicht ausführlich besprochen werden. In den Vordergrund gerückt werden daher vorrangig *die* Erkrankungen des Schultergelenkes, die entweder durch *Funktionsstörungen* oder durch *Schmerzen* das Führen eines Personen- oder Lastkraftwagens, eines Motor- oder Fahrrades einschränken oder unmöglich machen, wobei zu berücksichtigen sein wird, ob es durch therapeutische Maßnahmen gelingt, die Verkehrstüchtigkeit zu verbessern oder voll wiederherzustellen.

Eine *funktionsgestörte* Schulter ist jede, die den freien Gebrauch des Armes im Scapulohumeralgelenk ausschließt. Der Funktionsverlust kann seine Verursachung in der Steife des Gelenkes haben oder in der Unfähigkeit, den Arm mit ausreichender Muskelkraft zu führen. Wir sind immer wieder erstaunt darüber, wie lange manche Ärzte brauchen, um eine partielle oder totale Versteifung des Schultergelenkes festzustellen. Das kann nur mit *unzureichender Untersuchungstechnik* zusammenhängen.

Wenn ein Arm bei fixierter Scapula passiv nicht bis zur Horizontalen seitlich gehoben werden kann, so ist die Gelenkbeweglichkeit behindert; läßt sich der im Ellenbogengelenk gebeugte und im Schultergelenk abduzierte Arm nicht im gesamten Bewegungsraum von der Vertikalen über die Horizontale zur Vertikalen drehen (also um 180°), so ist eine Drehbehinderung erwiesen. Wenn nur dieser einfache Untersuchungsgang durchgeführt wird, so wird eine Schulterteilsteife oder eine völlige Versteifung nicht übersehen werden kännen. Dabei spielt es zunächst keine Rolle, ob die Behinderung der Beweglichkeit im Gelenk selbst liegt oder in den umgebenden Weichteilen.

Die oft mit der Schultersteife verbundene Schmerzausbreitung bis zur Hand — und hier vor allen Dingen in den Ulnarisbereich — läßt viele behandelnde Ärzte immer wieder an Neuralgie oder ein Cervicalsyndrom denken, und allzuoft wird auf die diagnostisch notwendige Bewegungsprüfung des Schultergelenkes verzichtet.

Ich betone diese Tatsache, weil ein längerer Zeitraum bis zur Erkennung einer Schultersteife die Wiedererlangung der freien Schulterbeweglichkeit enorm erschwert. Selbstverständlich wird sich der untersuchende Arzt nicht auf den schon genannten Untersuchungsgang zur Prüfung der Schulterbeweglichkeit beschränken, sondern auch bei freier Scapula den ausführbaren Bewegungsumfang feststellen, wobei auch die Sägebewegungen, d.h. Bewegungen in der Sagittalebene, mitberücksichtigt werden. Auch wird eine Inspektion der Schulterregion bei längerem Fortbestand der Steife Konturverschärfungen durch Abmagerung der Schultermuskulatur aufdecken, wobei der Besichtigung und Palpation des M. deltoideus und der Mm. supra- und infraspinatus besondere Bedeutung zukommen. Weitere hämatologische, röntgenologische, neurologische und andere Untersuchungen runden die Diagnostik ab.

I. Schultersteifen

Die *Ankylose des Scapulohumeralgelenkes* wird im allgemeinen durch entzündliche Prozesse, selten durch offene Traumen, hervorgerufen.

Eine Ankylose des Schultergelenkes bedeutet nicht die Bewegungsunfähigkeit des Armes im Schulterbereich, zumal die Beweglichkeit des Schulterblattes erhalten bleibt und damit Schulterblatt und Arm als Einheit im thorakoscapularen Muskel„gelenk“ bewegt werden. Der Umfang dieser Beweglichkeit wird durch die Stellung der Gelenkkörper im Schultergelenk mitbestimmt.

Bei notwendiger Fixierung und bei operativer Versteifung des Schultergelenkes hat man die Möglichkeit, die Optimalstellung zu wählen. Letztere ist gekennzeichnet durch 45° Hebung, 30° Vorführung vor die Frontalebene und mittlere Drehstellung. Ein in dieser Stellung schulterversteifter Arm läßt sich bis 90° heben, und der Arm kann voll an den Rumpf angelegt werden. Drehbewegungen sind nur gering durch Abhebeln und Anlegen des Schulterblattes an den Thorax möglich. Die so versteiften Schultergelenke lassen — da sie absolut schmerzfrei sind — eine sehr umfangreiche Betätigung mit dem Arm zu, so daß gegen das Bedienen eines Kraftfahrzeuges keine Bedenken bestehen, zumal die Unterarmdrehbewegungen zusammen mit der verbliebenen Beweglichkeit im Schulterbereich die nötige Sicherheit garantieren.

Eine ungünstigere Situation liegt dann vor, wenn ein Schultergelenk in zu starker Abduktion oder in Adduktion bzw. hinderlicher Drehstellung versteifte. In diesen Fällen ist die Exkursionsfähigkeit wesentlich begrenzter, und vor allen Dingen die Adduktionsversteifung stellt eine ernsthafte Behinderung dar und damit eine Einbuße an Verkehrstüchtigkeit. Versteifungen in zu starker Abduktionsstellung sind dann nicht besonders hinderlich, wenn der Arm vor der Frontalebene steht. Liegt er jedoch in der Frontalebene, so ist ein Erfassen etwa eines Lenkrades oder einer Motorradlenkstange kaum möglich. Korrekturosteotomien vermögen die Stellung zu verbessern und damit einen größeren Bewegungsraum zu erschließen.

Die Beurteilung hinsichtlich der eigengelenkten Fahrzeuge muß ebenfalls Abstriche erfahren, falls das Ellenbogengelenk zusätzlich behindert ist, oder die Umwendbewegungen des Unterarmes eingeengt oder erloschen sind. Dann muß von Fall zu Fall der Bewegungsumfang geprüft werden, um die Eignung zur Lenkung eines Fahrzeuges zu bestimmen. Das gilt auch für schmerzhafte Wackelsteifen des Gelenkes, z.B. nach traumatischen Schäden des Schultergelenkes und bei entzündlichen Prozessen. Die Schmerzhaftigkeit kann für die Frage der Verkehrstüchtigkeit entscheidender sein, als die Bewegungsbehinderung.

Die *weichteilbedingten Schultersteifen* werden unter dem Oberbegriff der Periarthritis humero-scapularis zusammengefaßt. Dieser Name sagt nichts aus über Ätiologie, Pathogenese und den morphologischen Befund. Sowohl traumatische Vorgänge (wie Frakturen und Luxationsfrakturen der Schulter, subkapitale Frakturen des Oberarmes) können Steifen des Schultergelenkes hinterlassen, als auch langdauernde Ruhigstellungen in Adduktionsstellung. In manchen Fällen, die wir gerade als Orthopäden häufig sehen, entstehen die Schultersteifen spontan, d.h. ohne ein nachgewiesenes traumatisches oder entzündliches Geschenen. Sie werden — darüber haben wir schon berichtet — vom praktischen Arzt relativ spät diagnostiziert und zeigen eine schmerzhafte Abduktions- und Drehbehinderung in der Schulter.

Durch operative Explorationen wissen wir, daß ganz verschiedene Situationen vorliegen können, z.B. Verklebung des unteren Kapselraumes, Rißbildungen der Rotatorenmanschette und der langen Sehne des M. biceps brachii, Entzündungen der Schleimbeutel, Hypertrophie des lig. coraco-acromiale, intraartikuläre Adhärenzen etc.

Bei der engen räumlichen Beziehung der anatomischen Konstituenten des Schultergelenkes, ihren Schädigungsmöglichkeiten durch Mikro- und Makrotraumen, durch Berufsarbeit über der Horizontalen und viele andere Faktoren — unter denen degenerative Veränderungen der Sehnen eine wesentliche Rolle spielen — beeinflussen sich die anatomischen Gebilde gegenseitig und bringen die Normalfunktion ins Wanken. Wollte ich Prioritäten in der Verursachung der periartikulären Schultersteife setzen und differentialdiagnostische Erörterungen anstellen, so würde ich mehr Verwirrung stiften als Klarheit bringen.

Die periartikuläre Teilsteife oder völlige Steife des Schultergelenkes verursacht eine *Schmerzhaftigkeit* bei dem Versuch, den oft nur in minimalen Grenzen möglichen Bewegungsraum aktiv oder passiv zu überschreiten, und ausstrahlende Beschwerden in den Unterarm und die Hand. Letztere treten besonders in der Ruhe auf und stören in empfindlicher Weise den Nachtschlaf. Diese sich langsam entwickelnde Schultersteife ist eine behandlungsbedürftige Krankheit. Die enormen Schmerzen bei jedem forcierten Bewegungsversuch schließen die Lenkung eines Kraftfahrzeuges aus. Bei der Notwendigkeit des Schaltens oder einer plötzlichen Richtungsänderung treten so intensive Schmerzen auf, daß der Träger einer solchen Schultersteife zur Gefahr für sich und andere Verkehrsteilnehmer wird.

Zur *Behandlung* dieser periartikulären Schultersteifen hat sich die konservative Therapie bewährt. Ist die Schulter über längere Zeit versteift, so kann man sich der Mobilisierung in Narkose mit entsprechender Nachbehandlung bedienen, obgleich sich auch operative Verfahren zur Durchtrennung der Schultergelenkkapsel an einigen Kliniken eingebürgert haben. Wir selber verwenden vorwiegend die Kombination von Röntgenbestrahlungen mit mobilisierenden Übungen (am Rollenzug und mit Übungsgeräten). Nur in veralteten Fällen führen wir noch die Schultermobilisation in Narkose durch. Die Entschmerzung und damit die Verläßlichkeit des erkrankten Armes ist erst erreicht, wenn die Schulterbeweglichkeit wieder weitestgehend frei geworden ist, so daß wir unseren Patienten raten, in diesem Zeitraum, der nicht zu gering zu veranschlagen ist, nicht selber etwa einen PKW zu fahren.

Gelegentlich sehen wir Patienten, die — ohne erkennbaren Grund — einen plötzlichen Schmerzzustand in ihrer Schulter bekommen haben. Sie halten den Arm an den Rumpf gepreßt und vermeiden jede Bewegung. Bei der röntgenologischen Untersuchung des Schultergelenkes sehen wir häufig eine *Kalkansammlung in der Umgebung des Tuberculum majus* (Abb. 1). Obgleich bei Serienuntersuchungen von Schultergelenken solche Verkalkungen als symptomlose Zufallsbefunde vorkommen, so gibt es — offenbar durch plötzliche Druckvermehrung bzw. Irritation der bursa subdeltoidea — die enorm schmerzhafte Schultersteife, die ihrem Wesen nach eine funktionelle ist und nicht — wie bei der periartikulären Schultersteife — eine organische.

Wie viele andere Autoren sind wir der Meinung, daß die Behandlung dieser Fälle mit Röntgenstrahlen oder Kurzwellendurchflutungen zu unsicher ist. Auch die Absaugung und Spülung des Kalkdepots hat sich uns nicht bewährt. Gelegentlich bedeuten die Cortison-Injektionen an den Kalkherd eine gewisse Erleichterung. Wir sind — ebenso wie Gschwend (Zürich) — der Meinung, daß man viel häufiger diese Kalkdepots operativ beseitigen sollte. Das gilt nicht nur für subchronische und chronische Fälle, deren Schmerzzustände nicht weichen wollen, sondern auch für manche akute Fälle. Man ist bei der operativen Entleerung immer wieder erstaunt, unter welchem Druck die oft milchigen Kalkansammlungen stehen. Wir entfernen auch stets die Wandung der Kalkbursa, bei deren histologischer Untersuchung fibrinoide Gewebsnekrosen gefunden werden. Untersucht man das angrenzende Sehnengewebe des m. supraspinatus, so sind hier herdförmige, degenerative Veränderungen mit mucoider und fibrinoider Verquellung neben Sehnengewebsnekrosen feststellbar.

Nach der operativen Entfernung der Kalkmassen, die unterschiedliche Größe und Konsistenz haben können und auch in der Mehrzahl vorkommen — wie Ihnen die Abb. 2 zeigt —, ist der intensive Schmerz sofort verschwunden. Unter der folgenden Ruhigstellung in Abduktionsstellung und nach der einige Tage später aufgenommenen, aktiven Übungsbehandlung bleibt trotz der Wiedererlangung freier Beweglichkeit für eine oft längere Zeit ein gewisser Schmerzzustand bei Extrembewegungen noch bestehen, der in Zusammenhang steht mit den möglicherweise ursächlichen degenerativen Veränderungen der Rotatorenmanschette. Diese Patienten werden jedoch nach 2—3 Wochen wieder fähig, ein Kraftfahrzeug selbst zu steuern.

In anderen Fällen wird der akute Anfall z.B. durch Rupturen der Rotatorenmanschette ausgelöst, über die noch zu sprechen sein wird.

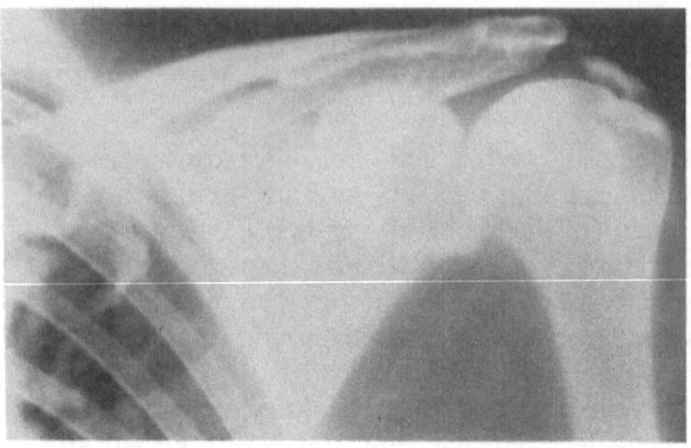

Abb. 1.

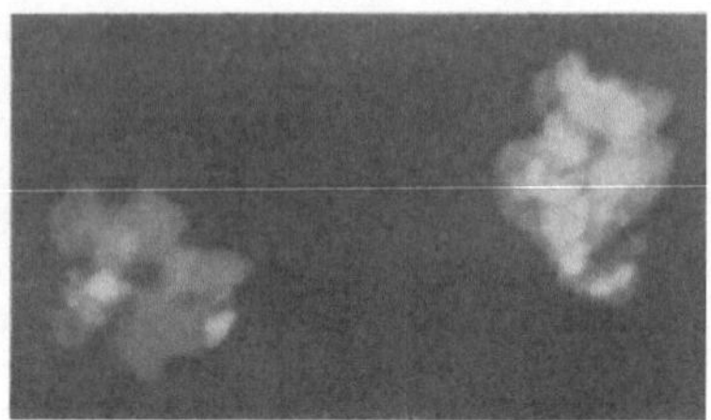

Abb. 2.

II. Funktionseinbuße der Schulter durch Kraftverlust

Nicht nur die Folgen von Poliomyelitis und von spastischen Lähmungen, sondern auch Schäden von Nerven (N. axillaris, N. accessorius, N. dorsalis scapulae, N. supra-scapularis) bedingen Muskelausfälle, die mehr oder weniger die Stabilität bei der aktiven Funktion der Schulter beeinträchtigen. Sie sollen hier nicht im Detail dargestellt werden.

Die *Folgen der Erbschen Lähmung* müssen in diesem Zusammenhang ebenfalls erwähnt werden, weil im Gefolge dieses Lähmungszustandes echte Verformungen der Gelenkkörper im Schulterbereich auftreten und selbst der Rabenschnabelfortsatz bekommt eine Abwinkelung nach lateral. Obgleich das Ellenbogengelenk, die Unterarmdrehung und die Handmuskeln kräftig betätigt werden können, steht der Arm zumeist in Innenrotationsstellung, und das bedeutet eine große Behinderung für den Betroffenen, so daß im allgemeinen die Eignung zum Fahren eines Kraftfahrzeuges verneint werden muß. Nur bei Nachweis der ausreichenden Exkursionsfähigkeit müßte das Urteil anders lauten.

Defektbildungen im Bereich des Schultergelenkes (z.B. nach Resektion eines Tumors, nach Schußverletzungen des proximalen Humerusendes, nach osteolytischen Zerstörungen, nach neurogenen Arthropathien) bedingen ein Schlottergelenk. Weder Schmerzen noch ein größerer Bewegungsverlust sind gravierend; lediglich die kraftvolle Beherrschung des Armes im Schultergelenk ist gestört. Diese Kraftherabsetzung kann beim Lenken eines Fahrzeuges die sichere Reaktion in Frage stellen, obgleich im allgemeinen der gesunde Arm vorwiegend gebraucht werden dürfte. Es hängt von der Schwere der Schädigung ab und der Möglichkeit, Automaten in das Fahrzeug einzubauen, um die Frage der Eignung zum Lenken eines Verkehrsfahrzeuges zu beantworten.

In diesem Zusammenhange sei auch die *habituelle Schulterluxation* genannt. Die Luxationen treten beim Rückführen und Außendrehen des Armes auf, z.B. beim Anziehen des Mantels, beim rückwärtigen Schließen einer Tür und ähnlichen Verrichtungen. Sie brauchen beim Lenken eines Fahrzeuges nicht befürchtet zu werden, obgleich der Träger gehalten ist, durch eine erfolgssichere Operation diesen Zustand beheben zu lassen.

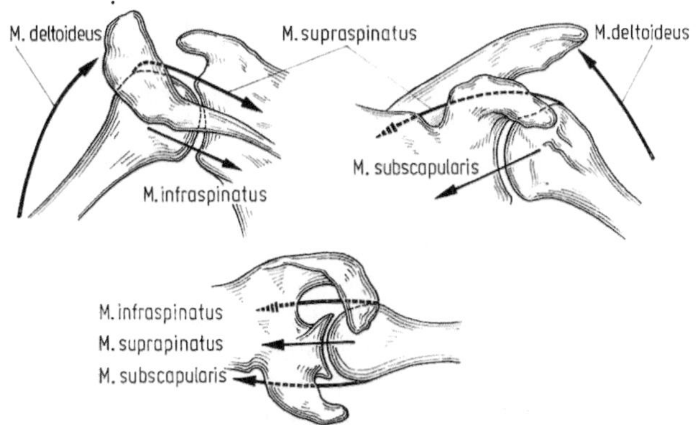

Abb. 3. Die wichtigsten Anteile der Rotatorenmanschette in der Ansicht von hinten, von vorn und von oben (nach Batemann)

Für die Verkehrstüchtigkeit entscheidender sind *Risse im Bereich der Rotatorenmanschette*. Insbesondere der M. supraspinatus hat als wichtiger Abduktor und Zügelungsmuskel (für die Schulterkopfstellung) eine große funktionelle Bedeutung (Abb. 3). Der funktionelle Ausfall ist weitgehend abhängig von der Ausdehnung des Risses, der bis zum 6. Lebensjahrzehnt meistens partiell, jenseits des 60. Lebensjahres öfters komplett ist. In letzteren Fällen kommt es leicht zu Subluxationsstellungen des Schulterkopfes und zu einer Schwächung der aktiven Armabduktion. Die Diagnostik dieser Risse ist klinisch schwierig, sie gelingt aber einwandfrei mit arthrographischen Methoden. Werden die Rupturen nicht erkannt, so addieren sich mit der Zeit Kraftverlust und eintretende Bewegungsbehinderung, so daß eine oft nicht unbedeutende Einschränkung der Verkehrstüchtigkeit resultiert.

Die Behandlung sollte eine operative sein. Über die Methodik wurde hier in Bern 1971 auf dem Gemeinschaftskongreß der schweizerischen und französischen Orthopäden diskutiert. Ich möchte darauf verweisen. Wird die Vorderwand des Schultergelenkes betroffen, so ist gelegentlich auch die lange Biceps-Sehne mitbeteiligt, die ebenfalls reißt oder aus ihrem Lager luxiert. Über die Notwendigkeit der operativen Therapie bestehen Meinungsverschiedenheiten; der Grad der funktionellen Störung spielt bei der Indikation die Hauptrolle.

III. Die schmerzhafte Schulter

Nicht nur Prozesse verschiedener Art an den periartikulären Weichteilen, sondern auch Kälteschäden, Kontusionsschäden, arthrotische und entzündliche Veränderungen des Gleno-humeralgelenkes sowie des Acromio-claviculargelenkes können etappenweise bzw. dauerhafte Schmerzen hervorrufen. Auch von cervicalen Veränderungen oder Verletzungen und Krankheiten im Armbereich können Schulterschmerzen ausgelöst und unterhalten werden. Neurovegetative Störungen spielen eine nicht unwichtige Rolle. Ich möchte Ihnen ersparen, weitere, zahlreiche Störfaktoren für den Schulterschmerz aneinanderzureihen.

Verzeihen Sie mir, wenn ich in dieser kurzen — keinesfalls vollständigen— Übersicht das Problem nur an der Oberfläche behandeln konnte. Ich glaube aber, daß ich Ihnen gezeigt habe, daß eine individuelle funktionelle Analyse jedes Krankheitsfalles notwendig ist. Es spielen bei der Beurteilung der Verkehrstüchtigkeit — außer der Erkrankung an der Schulter selbst — das Alter, die Konstitution, die Kraftreserven, die Kompensationsmöglichkeiten, die Toleranz von Schmerzzuständen, die Verkehrserfahrung und die geeignete Wahl des Verkehrsmittels eine große Rolle. Es ist nicht möglich, etwa anhand einer tabellarischen Übersicht allgemein gültige Beurteilungskriterien aufzuzeigen. Sie werden ohnehin einem ständigen Wandel unterliegen.

Wenn es mir gelungen sein sollte, trotz der Beschränkung auf bestimmte Krankheitsbilder und trotz der nur informatorischen Ausführungen für die Diskussion der engen Beziehungen zwischen Schultergelenkserkrankungen und Verkehrstüchtigkeit eine Grundlage geschaffen zu haben, so sehe ich meine Aufgabe als erfüllt an.

W. Heipertz, Frankfurt

c) Der Schwerbehinderte im Straßenverkehr

Der Straßenverkehr verlangt von allen Teilnehmern rücksichtsvolles und vernünftiges Verhalten. Vor allem Kraftfahrer müssen über die Fähigkeit zum „verkehrssicheren Handeln" (Zirner) verfügen. Sie sollen dazu fähig sein, „das Fahrzeug mit einem Minimum an selbstverschuldeten Unfällen zu führen und sich so zu verhalten, daß sie keinen anderen Verkehrsteilnehmer zu einem Unfall veranlassen" (Großjohann).

Kraftfahren, von Kummer als eine „besonders gesteigerte Form menschlichen Verhaltens in der Gemeinschaft" bezeichnet, setzt entsprechende Eignung voraus, die jedoch — auch vom Gesetzgeber — nicht fest umrissen ist. In den Vorschriften sind lediglich Mängel aufgeführt, die Zweifel an der geistigen, körperlichen und charakterlichen Eignung des Führerscheinbewerbers begründen: Beeinträchtigungen des Hör- und Sehvermögens, der körperlichen Beweglichkeit, des „Nervenzustandes", aber auch wiederholte Straffälligkeit u.a. Nach der Rechtssprechung des Bundesverwaltungsgerichtes soll die Beurteilung sich auf eine „umfassende Würdigung der Persönlichkeit des Antragstellers" stützen, so daß sie gegebenenfalls aus juristischer, medizinischer, psychologischer und technischer Sicht zu erfolgen hat (Lewrenz).

Die Straßenverkehrszulassungsordnung bestimmt, daß die örtliche zuständige Behörde zu ermitteln hat, ob Bedenken gegen die Eignung eines Führerscheinbewerbers vorliegen; in diesem Fall kann die Beibringung eines ärztlichen Zeugnisses oder eines Sachverständigengutachtens (medizinisch-psychologische Untersuchungsstellen) verlangt werden. Für die uneingeschränkte Fahrerlaubnis gibt die Verkehrssituation einer Großstadt den Maßstab; sie erfordert ständige Aufmerksamkeit und richtige Einstufung der mit den Sinnesorganen wahrgenommenen Dinge — von Luff als „rationales Sehen“ bezeichnet. Hierbei ist die richtige Einschätzung der eigenen Fahrfertigkeit wesentlich.

Behinderte zeichnen sich häufig und nicht nur am Arbeitsplatz durch Pflichtbewußtsein und Zuverlässigkeit aus; diese Eigenschaften erleichtern ihre Teilnahme am Straßenverkehr. Als eine wesentliche Voraussetzung für ihre Rehabilitation ist die Befähigung zum Führen eines Kraftfahrzeuges zu sehen. Für viele von ihnen bedeutet die Behinderung eine „Einengung ihres Lebenskreises, Abhängigkeit von anderen Menschen und Verminderung der beruflichen Chancen“ (Jentschura). Auch ist der Körperbehinderte im Kraftwagen besser und sicherer aufgehoben als in einem Krankenfahrzeug.

Nur 3—5% der Verkehrsunfälle werden schätzungsweise durch Krankheiten verursacht, während nach statistischen Angaben $^4/_5$ aller Straßenverkehrsunfälle ursächlich auf menschliches Versagen zurückzuführen sind. Durch Begutachtung behinderter Fahrerlaubnisbewerber sollen diejenigen ermittelt werden, die für eine Teilnahme am Verkehr ungeeignet sind, weil sich hohe Gefährdungsgrade nachweisen lassen. Den anderen soll geholfen werden, ihre Teilnahme am Verkehr ohne Erhöhung des Risikos für die Allgemeinheit zu ermöglichen. So kann die Fahrerlaubnis unter besonderen Auflagen erteilt werden, und es wird geklärt, ob technische Hilfsmittel am Kraftfahrzeug erforderlich sind oder Geschwindigkeitsbegrenzungen, Einschränkungen der Fahrstrecke bzw. der Fahrzeit o.a. verfügt werden sollen.

Mehr als 90% der verkehrswichtigen Informationen werden über das Auge empfangen. Daraus ergibt sich die Bedeutung des Sehorgans für die Kraftfahrtätigkeit; es müssen Minimalansprüche an das Sehvermögen gestellt werden. Dagegen ist die akustische Orientierung weniger wichtig, doch wird sie in einigen Ländern immer noch so hoch bewertet, daß Gehörlose keine Fahrerlaubnis erhalten. Aufgrund der praktischen Bewährung Hörgeschädigter im Verkehr (Kompensation durch gesteigerte optisch-sensorische Leistungen) herrscht allerdings die Ansicht vor, daß die verschiedenen Grade der Schwerhörigkeit bis zur Gehörlosigkeit das Fahren eines privaten Kraftfahrzeuges nicht ausschließen sollen.

Zur Verarbeitung der wahrgenommenen Verkehrseindrücke bedarf es eines funktionstüchtigen Hirn- und Nervensystems, um gezieltes Handeln zu induzieren. Für Hirngeschädigte müssen spezielle Teste zur Überprüfung ihrer für sicheres Fahren unerläßlichen Wahrnehmungs- und Konzentrationsfähigkeit verlangt werden. Die Leistungsfähigkeit des ZNS kann durch Entzündungen, Nervenkrankheiten und Tumoren beeinträchtigt sein. Die Spannkraft eines Menschen wird durch Erkrankungen innerer Organe (Herz-Kreislauf-System, Endokrinium), durch konsumierende Erkrankungen, wie floride Tuberkulose, bösartige Geschwülste, u.U. so stark reduziert, daß Kraftfahreignung nicht mehr vorliegt. Das gilt ebenso für Erschöpfungszustände anderer Ursache und für erhebliche Schmerzzustände. Kardiologische Erfahrungen haben gezeigt, daß Personen, die schwere Coronaranfälle während der Fahrt befürchten müssen, im allgemeinen genügend gewarnt sind und die Geistesgegenwart besitzen, ihr Fahrzeug abzubremsen, bevor sie das Bewußtsein verlieren. Das geht aus Erhebungen der Weltgesundheitsorganisation hervor; sie ergeben andererseits, daß bei Herzblock und sehr stark erhöhtem Blutdruck (über 210 mm Hg beim 55jährigen), sowie bei Psychosen in akuter Phase Fahrtüchtigkeit nicht vorliegt.

Die Möglichkeit, Verkehrsunfälle zu verhüten, die durch akute Krankheitsvorgänge, wie plötzliches Herzversagen, bedingt sind, ist gering. Die Sektion von 1026 Busfahrern in den USA, die innerhalb 15 min nach dem Unfall ver-

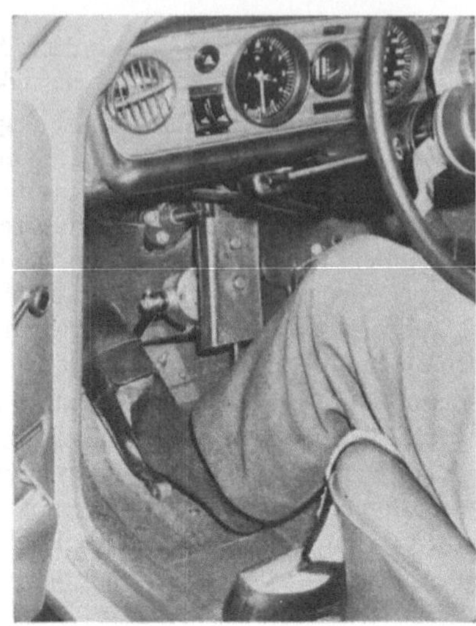

Abb. 1. Vorrichtung nach Schladebach für die Führung des Kfz. durch Ohnhänder (Lenkung mit dem linken Bein)

storben waren, ergab, daß 15% von ihnen nicht infolge der erlittenen Verletzung, sondern auf Grund eines akuten Krankheitsereignisses verstorben waren — die große Mehrheit infolge Coronarinfarkt. Dagegen stellen Fahrer mit chronischen Krankheiten kein wesentlich erhöhtes Risiko dar, wie schwedische Statistiken erweisen; das Wissen um die eigene Krankheit scheint beim einzelnen Fahrer zu vorsichtigem Verhalten beizutragen.

Da die Ausführung der Handlungsimpulse Aufgabe des Bewegungsapparates ist und eine sichere Handhabung des Kraftfahrzeuges gewährleistet sein muß, stellen Koordinationsstörungen, Ataxien, teilweise auch Muskeldystrophie und ähnliche Prozesse die Kraftfahreignung in Frage (Schumacher); diese Personen bedürfen zumindest der Überwachung. Andere Beeinträchtigungen des Bewegungsapparates, wie Amputationen, Lähmungen, Gelenkversteifungen, können durch technische Hilfsmittel gut kompensiert werden.

Die meisten *Querschnittsgelähmten* sind nach den großen Erfahrungen in den USA (Hofkosh, Rusk, Talbot), wie sie vom Institut für Rehabilitationsmedizin in New York mitgeteilt wurden, fahrtauglich bis hin zu den Läsionen im unteren Halsabschnitt; ab C5/6 sind noch genügend Funktionen durch die Muskulatur des Schultergürtels, Musculus biceps und Handheber erhalten.

Gliedmaßenverluste sind sehr unterschiedlich zu bewerten; Ysander hat ermittelt, daß allgemein der Verlust rechtsseitiger Gliedmaßen die Kraftfahrfähigkeit stärker beeinträchtigt als der Verlust des linken Armes oder Beines. Die linksseitige Beinamputation stellt für den Kraftfahrzeugführer überhaupt keine Behinderung dar; der Verlust des rechten Beines erfordert Umlegen des Gaspedales auf die linke Seite vom Bremspedal. Verlust beider Beine verlangt Verlegung der Beinfunktionen auf die Hände, Verlust eines Armes Zusammenfassung der Handfunktionen für die erhaltene Hand, Verlust beider Hände Verlegung der Handfunktionen auf die Beine (Abb. 1) und Fehlen von Arm und Bein eine entsprechende Kombination der vorgenannten Maßnahmen.

Die Amputierten haben sich als Kraftfahrer bewährt; sie verursachten nach H. Siegrist nur $^1/_3$—$^1/_4$ der Unfälle und Übertretungen, wie sie bei einer vergleichbaren Gruppe Nicht-Behinderter zu verzeichnen sind. Ein ähnliches Verhältnis fand Luff, in dessen Erhebung kein einziger Unfall und keine einzige Übertretung auf die Körperbehinderung selbst zurückzuführen war. Das Bewußtsein der Leistungsminderung führt beim Behinderten zur Vermeidung jeglichen Risikos — eine „Bremse", die jedoch schon bei geringem Alkoholgenuß ausgeschaltet sein kann.

Für die Beurteilung der Kraftfahrfähigkeit Körperbehinderter und für die Konstruktion der technischen Hilfen sind die jeweiligen Funktionseinbußen von größerer Bedeutung als die sie bedingenden verschiedenen Erkrankungen oder Verletzungen. Es soll deshalb hier nur zwischen den wesentlichen Graden der Behinderung unterschieden werden.

Gelenkversteifungen können, wie die einseitige Schulterarthrodese in guter Stellung, bedeutungslos sein, im ungünstigsten Fall aber zu erheblicher Beeinträchtigung der Fahrtüchtigkeit führen. Auf die operativen Möglichkeiten zur Funktionsbesserung durch Stellungskorrektur sowie zur Wiederherstellung der Gelenkfunktion durch Endoprothesen sei hingewiesen. Bei *unvollständigen Lähmungen* müssen Schulung und Ausnutzung der Restfunktionen mit technischen Hilfen umso intensiver erfolgen, je größer die Ausfälle sind. Die vollständige Lähmung einer Gliedmaße entspricht ihrem Verlust.

Steuerungsmöglichkeiten von Kraftfahrzeugen durch Kopfbewegung, Atemstöße usw. finden auch in die Kraftfahrt Eingang; in den USA wird dem Schwerstbehinderten durch Umrüstung des Kraftfahrzeugs die Lenkung vom Rollstuhl aus ermöglicht. Bei Extremitätenverlusten oder Lähmungen der Gliedmaßen gibt es eine Vielfalt von technischen Möglichkeiten unter Ausnutzung der Bewegungsrichtungen Zug/Druck/Drehung (Abb. 2 u. 3). Typische Bedienungshilfen sind z.B. auf das Lenkrad aufsteckbare Handschienen und Auflagevorrichtungen für die teilgelähmte Hand am kombinierten Schalt-, Gas- und Bremshebel zum Ersatz der bei hohen Lähmungen verlorengegangenen Greiffunktion der Hand. Besondere Konstruktionen stellen das Lenkrad mit gleichzeitiger Gas- und Bremshebelbedienung durch eine Hand oder das durch die Füße zu bedienende Lenkrad dar.

Geübt wird in der Fahrschule außer dem reinen Fahrtraining auch das Ein- und Aussteigen in den Wagen, das Zusammenklappen des Krankenfahrstuhles vom Autositz aus und dessen Verstauen. Eine große Hilfe stellt der Lifter dar, wie ihn die Abb. 4 zeigt. Je nach Geschick des behinderten Fahrschülers muß man mit 24—120 Fahrstunden rechnen. Die Prüfung zur Erlangung der Fahrerlaubnis soll mit gleichen, wenn nicht strengeren, Maßstäben wie beim Gesunden erfolgen.

Schladebach, der die zuvor genannte Vorrichtung für Ohnarmer entwickelt hat, die sich bei bald 20 Versorgungen im Bundesgebiet und in Frankreich bewährte, weist auf die bei ernsten Behinderungen gegebenen Randprobleme hin. So muß laut Vorschrift ein Auto verschlossen abgestellt werden; das ist für Behinderte, die das nicht mit dem Mund bewältigen, undurchführbar. Ähnliches gilt für das Anlegen vorgeschriebener

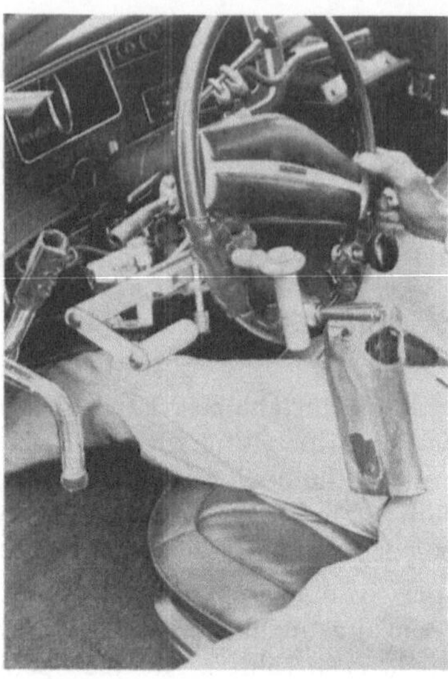

Abb. 2. Fahrschulwagen für Schwerbehinderte mit Einrichtung für unterschiedliche Gliedmaßenverluste

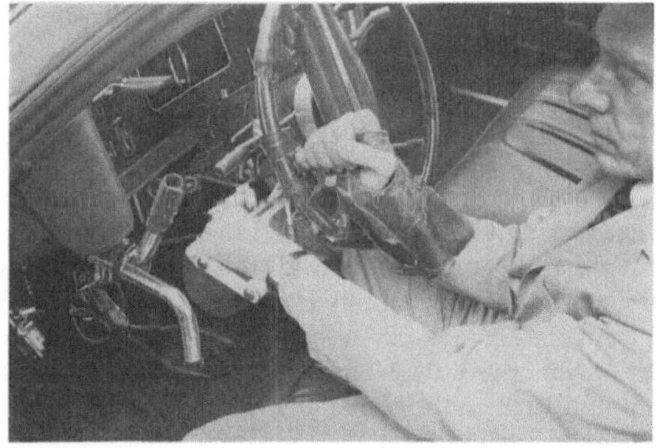

Abb. 3. Lenkungsbeispiel bei Armlähmung links, Teillähmung des re. Armes, Verlust des linken Beins

Sicherheitsgurte, für ihre Öffnung im Notfall usw. Dafür müssen jeweils individuelle Lösungen gefunden werden.

Eine Reihe allgemeiner Maßnahmen ist jedoch für die große Gruppe *aller* Behinderten (4 Millionen Körperbehinderte und 1 Million Kriegsbeschädigte im Bundesgebiet und zahlreiche Behinderte unter den 7 Millionen über 65jährigen) angebracht: In ihrem Interesse müssen grundsätzliche Forderungen zur Erleichterung der Teilnahme am Straßenverkehr erhoben werden. Jährlich kommt es in der Bundesrepublik Deutschland zu 3000000 Arbeitsunfällen,

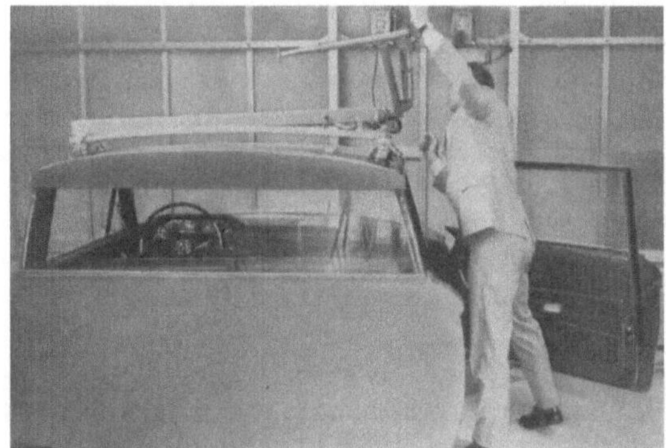

Abb. 4. Auf dem Dach des PKW montierter Lifter als Einstieghilfe für Schwerstbehinderten

die bei über 100000 Betroffenen Erwerbsunfähigkeit oder wesentliche Erwerbsbeschränkung hinterlassen, und Straßenverkehrsunfälle verursachen jährlich 145000 Schwerverletzte. Zusätzlich sind die an Rheumatismus, an fortgeschrittener Arthrose, an Nervenkrankheiten Leidenden zu berücksichtigen. Im Interesse dieser großen Personengruppe stellt Hörber *folgende Forderungen* auf:

Ausreichende Parkmöglichkeiten für Pendler an den Endhaltestellen der Nahverkehrsmittel und an den Bahnhöfen.

Bequemere Einstiege in öffentliche Verkehrsmittel mit Stufenhöhe unter 25 cm.

Gehinseln an Straßenbahn- und Omnibushaltestellen, Verlängerung der Bahnsteige.

Abschrägung der Bordsteine nahe den Übergängen.

Ebenerdige Eingänge in öffentliche Gebäude, sonst Stufenhöhe bis 12 cm oder Rampen mit einer Steigung von 1:12.

Handläufe entlang der Treppen an Passagen, Durchgängen, Fußgängerüber- und -unterführungen von der obersten bis zur untersten Stufe.

Ausreichend breite Lifttüren, Verzicht auf Rolltreppen.

Rutschfreien Bodenbelag.

Treppenlose Fußgängerüberführungen anstelle von Unterführungen.

Die Frage, wie sich der Behinderte fortbewegen soll, ist bisher unterbewertet worden, während unsere Bemühungen um die Rehabilitation Behinderter bezüglich Heim, Arbeitsplatz und technischer Hilfsmittel erfolgreich waren — ganz abgesehen von den Fortschritten in der medizinischen Rehabilitation, vor allem auf operativem Gebiet.

Auch in bezug auf die Verkehrsteilnahme müssen für die Behinderten gleiche Bedingungen wie für die Gesunden geschaffen werden. Der in der Öffentlichkeit erweckte Eindruck, als ob Behinderte im Straßenverkehr eine besonders große Gefährdung darstellen, ist falsch; vielmehr ist das durch sie verursachte Risiko verhältnismäßig gering. Im Zusammenwirken von Medizin und Technik sind auch die bei schwersten Behinderungen gegebenen Probleme zu lösen. Deshalb sollten nicht nur alle gegebenen Möglichkeiten für den einzelnen Behinderten nutzbar gemacht werden, sondern es ist in Zukunft auch dafür zu sorgen, daß die allgemeinen Voraussetzungen der Teilnahme am Straßenverkehr für die große Gruppe behinderter und alter Menschen verbessert wird.

Literatur

Großjohann, A.: Körperliche und geistige Eignung zum Führen von Kraftfahrzeugen bei Hirnverletzten. Stuttgart: G. Thieme 1957. — Großjohann, A.: Ärztliche Untersuchung von Kraftfahrzeugführern. Dtsch. med. Wschr. **79**, 1294 (1954). — Hörber, G. F.: Zum Problem der Körperbehinderten und alten Menschen im Straßenverkehr. Zeitschrift Rehabilitation **6**, 30 (1967). Hofkosh, J. M., Rusk, A., u.a.: Driver education for the physically disabled in medical clinics of North America. Vol. 53 (1969). — Jentschura, G.: Zur Beurteilung der Kraftfahrfähigkeit von Körperbehinderten. Öff. Gesundh.-Dienst **5**, 191 (1968). — Lewrenz, H.: Die Eignung zum Führen von Kraftfahrzeugen. Stuttgart: F. Enke 1964. — Luff, K.: Über Verkehrssicherheit von körperbehinderten Kraftfahrern. Öff. Gesundh.-Dienst **8**, 287 (1955). — Schladebach, G.: Zusatzgerät für Armlose (persönliche Mitteilung, 5227 Windeck-21-Herchen, Werfer Mühle 4). — Schumacher, D.: Inauguraldissertation „Zum Problem der medizinisch-psychologischen Kraftfahreignungsbegutachtung von Behinderten" Köln 1972. — Siegrist, H.: Die Beurteilung der Fahrtauglichkeit körperlich Behinderter. Praxis **60**, 537 (1960). — Talbot, B.: Automobile controls for paraplegics. The Canadian Norse **3**, 31 (1966). — Ysander, L.: Z. Allgemeinmed. **47**, 1108 (1971). — Richtlinien für Sicherheitsmaßnahmen bei körperbehinderten Kraftfahrern. Zbl. Verkehrs.-Med. **4**, 88 (1958).

F. Blohmke, Bonn

d) Der Amputierte im Straßenverkehr

Vor genau 11 Jahren und 1 Monat hatte ich die Ehre, anläßlich des 49. Kongresses der Deutschen Orthopädischen Gesellschaft hier in der Schweiz, in Zürich, ein Hauptreferat zum Thema „Der Körperbehinderte im Straßenverkehr" zu halten.

Ich versuchte seinerzeit, aus der Sicht von drei ganz verschiedenen Arbeitsgebieten das Verhalten des Körperbehinderten im Straßenverkehr darzustellen. Dabei kam ich zu dem Ergebnis, daß

1. von 4074 beim Technischen Überwachungs-Verein Bayern im Jahre 1957 auf Veranlassung von Verwaltungsbehörden auf Fahruntauglichkeit untersuchten Personen 0,4% wegen Arm- oder Beinerkrankungen nicht geeignet waren, ein Kraftfahrzeug zu führen;

2. von rund 1,01 Millionen im Jahre 1958 polizeilich festgestellten Unfallursachen 0,3% auf körperliche oder gesundheitliche Behinderungen entfielen und

3. von 25601 seit 1947 verstorbenen Kriegsbeschädigten 2% einem Straßenverkehrsunfall zum Opfer gefallen waren.

War es schon damals schwierig, dieses Ergebnis mit entsprechender Literatur zu belegen, so ist es heute praktisch kaum mehr möglich, detaillierte Aussagen über das Verhalten von Amputierten im Straßenverkehr zu machen. Viele Statistiken sind eingestellt worden und neue Erhebungen liegen nicht vor, da man erkannt hat, daß der Körperbehinderte ein disziplinierter Verkehrsteilnehmer ist.

Diese Auffassung wird auch vom Gemeinsamen Beirat für Verkehrsmedizin der zuständigen Bundesministerien vertreten. Nach seiner Meinung sprechen alle bisherigen Erfahrungen dafür, daß Körperversehrte keineswegs überdurchschnittlich häufig an Straßenverkehrsunfällen beteiligt sind. Es handelt sich im allgemeinen um ein Kollektiv besonders bewährter Kraftfahrer, die im hohen Maße aktiv um Kompensation und Rehabilitation bemüht sind.

In dieser Situation darf ich die Kollegen aus Österreich und der Schweiz um Nachsicht bitten, wenn ich mein Thema allein aus deutscher Sicht beleuchte. Dazu möchte ich nunmehr einige, mir bemerkenswert erscheinende Aspekte herausstellen:

Die zunehmende Verkehrsdichte stellt allgemein schon immer höhere Anforderungen an den Fahrzeugführer. Um so mehr soll daher dem Körperbehinderten weitgehende Sicherheit bei der Bedienung seines Kraftfahrzeugs geboten werden, ohne daß dabei andere Verkehrsteilnehmer besondere Rücksicht auf körperbehinderte Kraftfahrer zu nehmen brauchen. Diese Überlegungen gaben Veranlassung, die bei der Beurteilung von körperbehinderten Kraftfahrern gemäß §§ 3, 12 und 15e der Straßenverkehrs-Zulassungsordnung zu beachtenden Sicherheitsmaßnahmen neu zu überdenken. Sie sind in einer von der Vereinigung der Technischen Überwachungs-Vereine 1969 herausgegebenen Broschüre zusammengefaßt.

In dieser richten sich Auflagen an den Führer des Fahrzeugs und gebieten ihm ein bestimmtes Verhalten, z.B. das Tragen einer Prothese. Beschränkungen dagegen beziehen sich auf das Fahrzeug. Sie schränken den Geltungsbereich der Fahrerlaubnis z.B. auf Fahrzeuge mit besonderen Einrichtungen ein. Auflagen und Beschränkungen fallen entsprechend der Funktion der jeweiligen Gliedmaßen beim Armamputierten in höherem Maße an als bei Beinamputierten.

Ausmaß und Umfang der Auflagen und Beschränkungen richten sich nach der Funktion der jeweiligen Gliedmaße. Sie sind bei einem Armamputierten mit Verlust des hochdifferenzierten Greiforgans „Hand“ umfangreicher als bei Beinamputierten.

Um eine schnelle und einprägsame Übersicht zu erhalten, habe ich daher versucht, die verschiedenen Amputationsarten den Fahrzeuggruppen in einem Schema zuzuordnen (Abb. 1).

Auf den ersten Blick erkennt man, daß Armamputierte bei 3 Kraftfahrzeugarten 5 Möglichkeiten, Beinamputierte dagegen bei 5 Kraftfahrzeugarten 9 Möglichkeiten haben, um eine Fahrerlaubnis zu erhalten.

Sieht man sich nun die einzelnen Fahrzeugarten genauer an, so kommt man zu folgendem Ergebnis:

1. das *motorisierte Zweirad* dürfen nur Doppelunterschenkelamputierte und einseitig Oberschenkel- oder Unterschenkelamputierte führen;

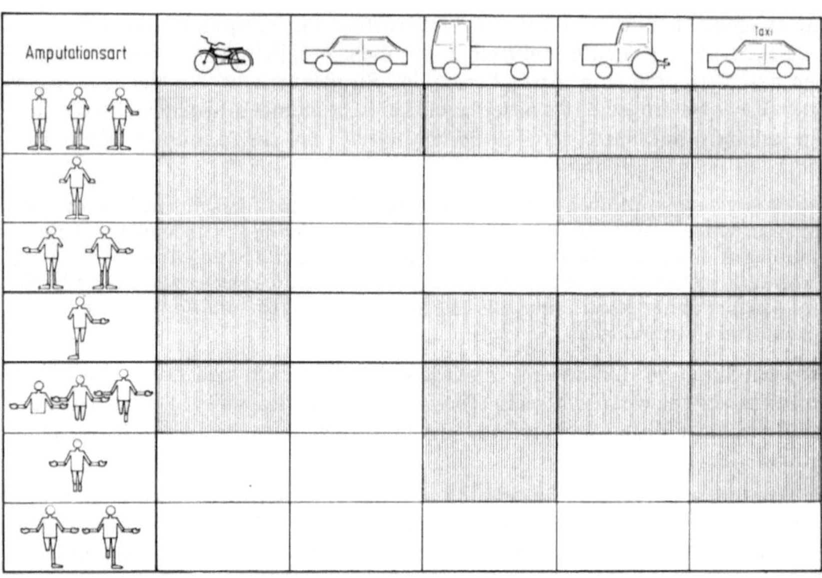

Abb. 1. Amputationen und Fahrerlaubnis

2. den *Personenkraftwagen* dürfen alle Amputierten mit Ausnahme des Doppeloberarmamputierten einschließlich Ohnarmer und des Ober- und Unterarmamputierten führen;
3. den *Lastkraftwagen* bis zu 2,8 t Gesamtgewicht darf der Doppelunterarmamputierte, der einseitig Ober- oder Unterarmamputierte und der einseitig Ober- oder Unterschenkelamputierte fahren;
4. die *Zugmaschine* zu fahren ist nur den einseitig Ober- oder Unterarmamputierten, den Doppelunterschenkelamputierten und den Ober- oder Unterschenkelamputierten erlaubt;
5. ein *Taxi* darf kein Amputierter mit Ausnahme des einseitig Ober- oder Unterschenkelamputierten fahren.

Diese Aussagen sind der Verständlichkeit wegen bewußt knapp gehalten. Dennoch können, wie stets, Ausnahmen die Regel bestätigen.

Der allgemeine Fortschritt in der Kraftfahrzeugtechnik hat auch für den Amputierten so manche Verbesserung und Erleichterung gebracht. Früher brauchte der Doppelbeinamputierte ein konstruktiv aufwendiges Zusatzgerät in Sonderanfertigung, um Kupplung, Bremse, Gaspedal und Abblendschalter an seinem Fahrzeug zu bedienen. Hinzu kam die Vielfalt der einzelnen für ein solches Gerät notwendigen Betätigungsvorgänge, die die Aufmerksamkeit des Fahrers in hohem Maß in Anspruch nahm und damit sein Fahrverhalten beeinträchtigen. Heute sind die automatische Kupplung, insbesondere aber die halbautomatische und automatische Kraftübertragung selbstverständliche Bedienungseinrichtungen ebenso für den Nichtbehinderten wie für den Behinderten. Nur noch Gaspedal und Bremse müssen von Hand bedient werden. Das ist aber durch ein konstruktiv einfaches und leicht zu bedienendes Zusatzgerät möglich, bei dem die Bremse durch Druck auf einen Hebel, dessen Griff als Drehgasgriff ausgebildet ist, bedient wird.

Die bisherigen Ausführungen galten nur dem Amputierten als Kraftfahrer. Doch auch der den Rollstuhl benutzende oder zu Fuß gehende Amputierte ist ein Teilnehmer am Straßenverkehr. Für diesen Personenkreis hat der Fachnormenausschuß Bauwesen im Deutschen Normenausschuß gleichsam zur Ausgestaltung des Start- und Zielraums des am Straßenverkehr teilnehmenden Amputierten die DIN-Norm 18025 Blatt 1 „Wohnungen für Rollstuhlbenutzer" im Januar 1972 verabschiedet. Sie geht davon aus, daß dem Rollstuhlbenutzer jeder Raum der Wohnung zugängig und alle Einrichtungs- und Ausstattungsteile erreichbar sein müssen. So gibt sie Hinweise für die Bemessung des Raumbedarfs, der Stellflächen, der Bewegungsflächen usw.

Die DIN-Norm 18024 Blatt 2 „Bauliche Maßnahmen für Behinderte und alte Menschen im öffentlichen Bereich" ist im Entwurf fertiggestellt und soll nunmehr in der Öffentlichkeit diskutiert werden. Sie gibt Hinweise für die Beseitigung vorhandener und die planmäßige Vermeidung entstehender baulicher Hindernisse ganz allgemein zur Rehumanisierung des Städtebaus und zur Schaffung einer menschengerechten Umwelt. Die Norm bringt Planungsgrundlagen für Neubauten und für die Änderung bestehender baulicher Anlagen.

Darüber hinaus soll versucht werden, mit den Trägern der öffentlichen Verkehrsbetriebe Sachverständigengespräche darüber zu führen, inwieweit es möglich ist, *öffentliche Verkehrsmittel behindertenfreundlicher* zu gestalten.

Zum Schluß erlauben Sie mir noch einen Hinweis zu dem Problem *Fahrtauglichkeit und ärztliche Schweigepflicht.* Hierzu hat der Bundesgerichtshof 1968 eine Entscheidung herbeigeführt. Das Urteil wird von Rieger wie folgt interpretiert:

Bei dem Umfang des heutigen Verkehrs überwiegt das Interesse daran, fahruntaugliche Personen aus dem Verkehr auszuschalten gegenüber dem Interesse des Einzelnen und der Allgemeinheit an der Geheimhaltung durch den Arzt. Will ein Arzt in einer solchen Lage nach einem sorgfältigen Abwägen des Für und Wider aus seinem Gewissen heraus dazu beitragen, daß größeres Unheil vermieden wird, so darf ihm das nicht verwehrt werden. Voraussetzung ist jedoch, wie der Bundesgerichtshof betont, daß der Arzt vorher den Patienten auf seinen Gesundheitszustand und auf die Gefahren aufmerksam gemacht hat, die sich beim Steuern eines Kraftfahrzeugs ergeben, es sei denn, daß ein Zureden des Arztes wegen der Art der Erkrankung oder wegen der Uneinsichtigkeit des Patienten von vornherein zwecklos ist.

Demnach kann der Arzt sich zwar stets auf seine Schweigepflicht berufen. Aus dem Bruch des Berufsgeheimnisses im Interesse der Sicherheit anderer Verkehrsteilnehmer — und des Patienten selbst — kann ihm jedoch niemals ein Vorwurf gemacht werden.

Literatur

1. Blohmke, F.: Verhandlungen der Deutschen Orthopädischen Gesellschaft, 49. Kongreß, Zürich. Stuttgart: F. Enke 1962. — 2. Blohmke, F.: Straßenverkehrszulassungsordnung in der Fassung vom 6. Dezember 1960, Bundesgesetzblatt 1960, T. I, S. 897. —

3. Blohmke, F.: Sicherheitsmaßnahmen bei körperbehinderten Kraftfahrern. C. Daube 1969. — 4. Blohmke, F.: 2. Entwurf, Gutachten „Krankheit und Kraftfahreignung" erstattet durch den Gemeinsamen Beirat für Verkehrsmedizin beim BMV und BMJFG 1972. — 5. Bresser, P. H.: Die Eignung zum Führen von Kraftfahrzeugen aus medizinischer Sicht. In: Die Eignung zum Führen von Kraftfahrzeugen, Buchreihe der Arbeits- und Forschungsgemeinschaft für Straßenverkehr und Verkehrssicherheit, Bd. XV, S. 7. Bad Godesberg: Kirschbaum 1968. — 6. Rieger, H. J.: Fahruntauglichkeit und Schweigepflicht. Dtsch. med. Wschr. **97**, 854 (1972). — 7. Rieger, H. J.: Wohnungen für Schwerbehinderte, Planungsgrundlagen, Wohnungen für Rollstuhlbenutzer, DIN 18025 Bl. 1, Januar 1972. Berlin-Köln: Beuth-Vertrieb-GembH. — 8. Rieger, H. J.: Bauliche Maßnahmen für Behinderte und alte Menschen im öffentlichen Bereich, Planungsgrundlagen, öffentlich zugängige Gebäude, Entwurf für DIN 18024 Bl. 2 des Fachnormenausschusses Bauwesen im Deutschen Normenausschuß.

W. Holczabek, Wien

e) Kausalität bei Spättod nach Verkehrsunfall

Referat ist ausgefallen

F. Walz, Uitikon

f) Sitzgurten und Kopfstützen bei Autoinsassen

Die enorme Bedeutung der Gurten zur Verhinderung von Verletzungen bei Autoinsassen ist heute in Fachkreisen nicht mehr bestritten. Sie werden als wesentlichstes Mittel der passiven Sicherheit angesehen, denn auch die beste Knautschzone nützt dem Insassen wenig oder nichts, wenn er nicht angeschnallt ist.

Zu den Arbeitsgrundlagen dieser Untersuchung

Untersucht wurden alle Unfälle in Kanton und Stadt Zürich vom Mai bis September 1971 mit kleinen zeitlichen Unterbrüchen. Für die Auswertung

Tabelle 1

Automarke: —————— Typ: ——————	Baujahr: ———
Art der Verletzung: —————————————	———————
War beim Unfall angeschnallt	ja / nein
2-Punk- oder 3-Punktgurten	2-Punkt / 3-Punkt
Hatte aufsteckbare Nackenstütze	ja / nein
Hatte Sicherheitskopfstütze	ja / nein
Waren/wären Gurte *in diesem speziellen Fall*	von Vorteil / Nachteil / ohne Unterschied
War/wäre eine Kopfstütze *in diesem speziellen Fall*	von Vorteil / Nachteil / ohne Unterschied
Schaden am Wagen	Front

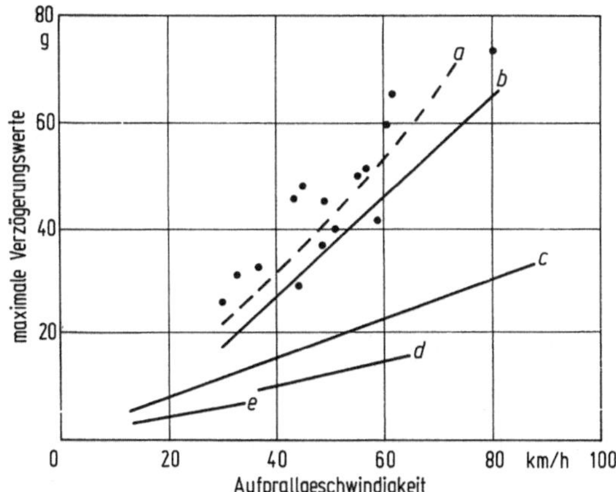

Abb. 1. Maximale Fahrzeugverzögerungen in Funktion der Aufprallgeschwindigkeit auf verschiedene Objekte beim Frontalaufprall. *a* Maueraufprall, *b* Frontalaufprall mit entgegenkommendem, identischem Fahrzeug (gleicher Impuls), *c* Aufprall auf querstehendes, ruhendes Fahrzeug, *d* Kreuzungsunfall, *e* Auffahrunfall

wurden nur Unfälle berücksichtigt, bei denen die Reparaturkosten des Automobils Fr. 1000.— überstiegen. Schäden an Türen wurden jedoch alle einbezogen, da sich in diesem Fall die Insassen sehr nahe der gefährdeten Stelle befinden. Ausgangspunkt war in jedem Fall der Polizeirapport. Die betreffenden Fahrer wurden teils telephonisch, teils schriftlich befragt. Insgesamt konnten 933 Fälle analysiert werden.

Im verschickten Fragebogen wurden folgende Fragen gestellt; je für Fahrer und Mitfahrer vorne rechts (Tabelle 1).

Als kurze Übersicht sollten einige Erkenntnisse der *Unfalldynamik* bei Frontalkollisionen in Erinnerung gerufen werden (Abb. 1).

Der Mensch kann mit den Armen das zweifache, mit den Beinen das fünffache seines Gewichtes abstützen [1]. Es ist wichtig, die Verzögerung zu reduzieren, dies wird mit einer Knautschzone und, damit diese dem Insassen nützen kann, plastisch nachgebenden Gurten, die *straff* angezogen sind, erreicht.

Verletzte Personen bei Frontalkollisionen ohne Gurten (Tabelle 2)

Auf Stadtgebiet wurde ein Drittel weniger Schwerverletzte gezählt. Die Anteile der Leicht- und Mittelschwerverletzten sind auf Stadtgebiet ebenfalls fast genau um ein Drittel geringer. Die Zahl der schweren Mehrfachverletzungen nahm mit steigender Geschwindigkeit zu.

Der Gesamtprozentsatz der Verletzungen mit Gurten ließ sich gegenüber der Quote ohne Gurten um $^{2}/_{3}$, mit 3-Punkt-Gurten sogar um $^{11}/_{12}$ reduzieren (Abb. 2).

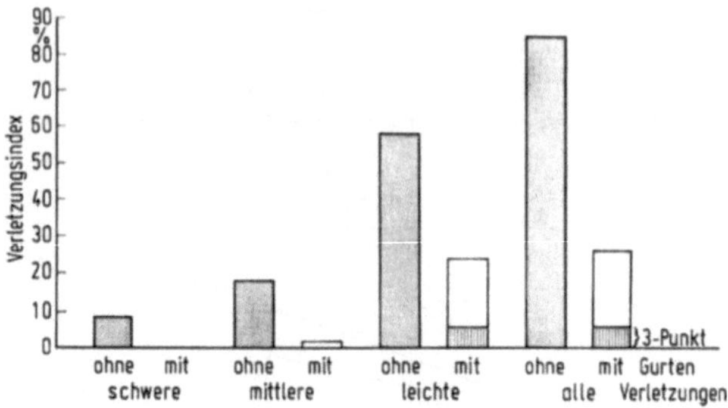

Abb. 2. Vergleich der Verletzungsindices (Frontalkollision) mit bzw. ohne Gurten

Tabelle 2. *Verletzte Personen ohne Gurte (Frontalkollision)*

	schwer	mittel	leicht	Insgesamt
absolut Kanton	13	27	59	99
absolut Stadt	7	13	33	53
% Kanton[a]	6	12	27	45
% Stadt[b]	4	8	19	31

(Personen mit vier und mehr „leichten" Verletzungen wurden als „mittelschwer" verletzt bezeichnet.)

[a] Von insgesamt 221 Personensituationen.

[b] Von insgesamt 170 Personensituationen.

Die Verletzungen bei 2- und 3-Punkt-Gurten (Frontalkollision)

Während beim 3-Punkt-Gurt die — an sich schon sehr seltenen — Verletzungen nur die Arme oder Beine betrafen, sind beim 2-Punkt-Gurt im besonderen die *Knieverletzungen* hervorzuheben, die mehr als ein Drittel aller Verletzungen der 2-Punkt-Gurtenträger ausmachten. Die mit 2-Punkt-Gurten versehenen Insassen rutschen unten teilweise aus dem Gurt und stoßen so mit den Knien vorne an. Es traten jedoch mit 2-Punkt-Gurten nur Knieprellungen, Rißquetschwunden und Hämatome auf, nie Kniescheibenbrüche. Wie die Gesamtstatistik zeigt, waren auch 2-Punkt-Gurtenträger gegenüber nicht Angeschnallten deutlich im Vorteil, aber nur der 3-Punkt-Gurt konnte auch die Knieverletzungen ganz verhindern. Es muß jedoch betont werden, daß die Verletzungen der Angeschnallten, speziell bei Frontalkollisionen, nicht gegen den Gurt sprechen. Wenn ein breites Gurtband Rippenquetschungen, Schulterprellungen oder gar einen Rippenbruch verursacht, hätte die Gewalt der Schleuderbewegung bei nicht angeschnallten Insassen bestimmt schwere Kopf- oder Rumpfverletzungen verursacht (Abb. 3).

Während bei den nicht angeschnallten Insassen der große Prozentsatz der Kopfverletzungen auffällt, fällt bei den Gurtenträgern die Konzentration der

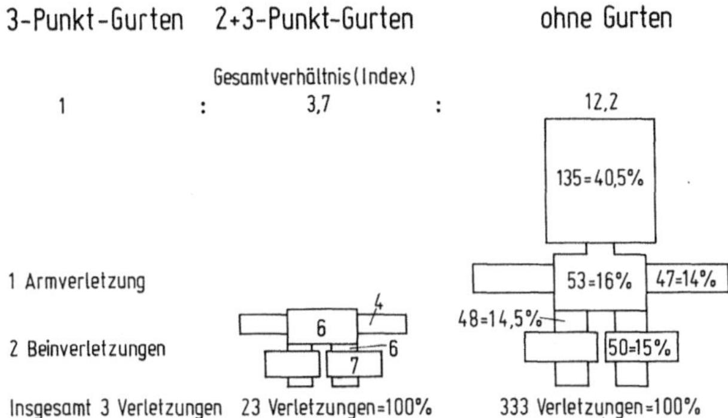

Abb. 3. Gesamtvergleich der Verletzungsverteilung (Frontalkollision)

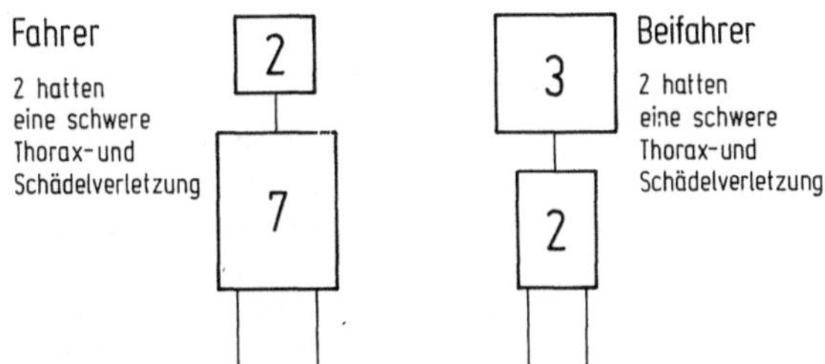

Abb. 4. Todesursachen bei Frontalkollisionen (schwere Verletzungen)

wenigen Verletzungen auf die Extremitäten auf. *Keine* Kopfverletzung bei Gurtenträgern nach Frontalkollisionen!

Todesursachen bei Frontalkolisionen (Abb. 4)

Alle 7 bei einer Frontalkollision umgekommenen *Autolenker* erlitten eine *schwere Thoraxverletzung* (Lenkrad); 2 hatten zusätzlich eine schwere Schädelverletzung.

Von den 4 bei Frontalkollisionen umgekommenen *Mitfahrern* vorne trugen 2 eine *schwere Thoraxverletzung* und 3 eine *schwere Schädelverletzung* davon; 2 hatten eine schwere Thorax- *und* Schädelverletzung.

Seitliche Kollision

In der ersten Phase des Aufpralls werden die Verletzungen von der inneren Türwand, der Seitenscheibe und deren oberen Einfassung verursacht. Daß ein Sitzgurt in dieser ersten Phase keinen verletzungsmindernden Einfluß ausüben kann, ist klar.

In der zweiten Phase, in welcher der nicht angeschnallte Insasse von der Türverkleidung abprallt und auf die gegenüberliegende Seite oder gegen einen

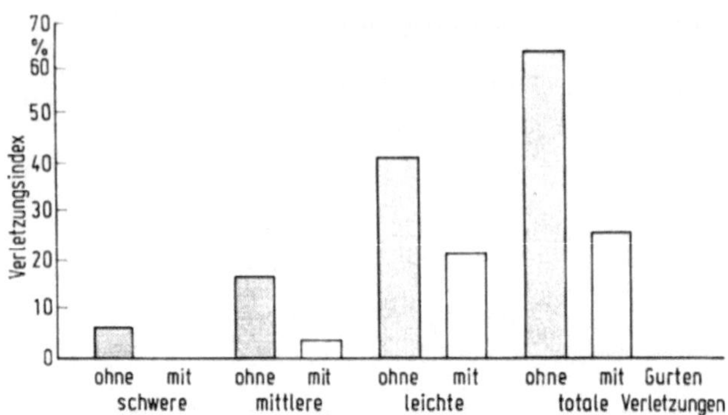

Abb. 5. Verletzungen bei Seitenkollisionen und Sekundärunfallfolgen. 4 Wagen in Metallmast, 2 in parkende Wagen, 1 in entgegenkommenden Wagen und 1 in Mauer

Mitfahrer geworfen wird, greift der Sitzgurt verletzungshemmend ein. Zwei weitere Umstände sprechen auch in dieser Situation für den Gurt: jede Seitenkollision bremst die Vorwärtsbewegung beider Wagen; folglich können die Insassen auch nach vorne gegen Steuerrad und Windschutzscheibe geworfen werden. Mit dem Gurt kann dies natürlich nicht passieren. Ebenso verhindert der Gurt weitgehend, daß der Lenker das Steuerrad aus den Händen verliert und den Wagen nicht mehr kontrollieren kann. Somit ergibt sich folgender Vergleich der Verletzungen nach Seitenkollisionen *mit* bzw. *ohne* Gurten (Abb. 5).

Kasuistik der tödlichen Folgen einiger Seitenkollisionen

Es handelt sich um den 72jährigen Lenker eines mittelschweren Wagens (30 km/h), welcher von einem schweren Wagen mit ca. 40 km/h auf der rechten Seite (Türe) stark gerammt wurde. Der Lenker wurde mit großer Wucht nach rechts geschleudert, wobei er sich tödliche Verletzungen zuzog:

Kopf: Schürfungen.

Thorax: Rippenserienfrakturen rechts (10.—12. R.) mit Pleuraanspießung, Hämatothorax (500 ml) Lungenfettembolie, Lungenparenchymblutungen.

Becken: Beide oberen Schambeinäste gebrochen, zentrale Hüftgelenksluxation. Extremit.: Oberschenkel- und Knieschürfungen. Die tödlichen Verletzungen sind durch die Schleuderbewegung nach rechts bzw. den Anprall an den Körper der Mitfahrerin und an die Innenseite der rechten Türe bedingt. Der Mann starb 2 Tage nach dem Unfall. Er hatte keinen Sitzgurt getragen.

Die 65jährige Mitfahrerin des vorher beschriebenen Lenkers wurde auf der rechten Seite von der Gewalteinwirkung des rammenden schweren Wagens getroffen. Zusätzlich wurde der links sitzende Lenker gegen sie geschleudert, da dieser keinen Sitzgurt trug. Die Verletzungen:

Kopf: 3 cm lange Rißquetschwunde an der Stirne, Hirnerschütterung.

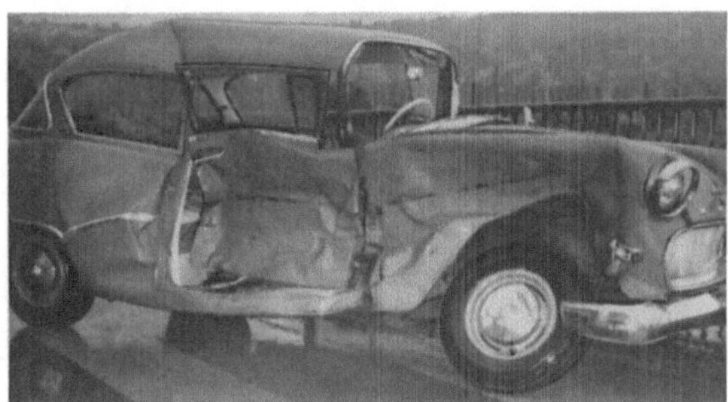

Abb. 6

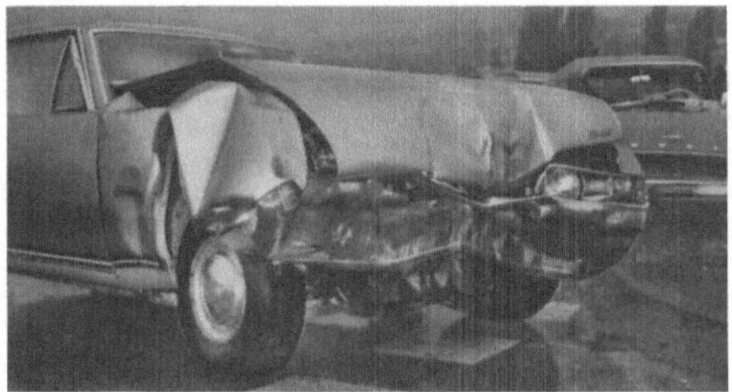

Abb. 7

Thorax: Rippenserienfrakturen links (2.—8. R.) und rechts (1.—9. R.) (Osteoporose I), 4,5 cm langer, unvollständiger Riß der Aorta thoracica (Media und Intima betroffen) 2 cm unterhalb des Abganges der linken Arteria subclavia.

Abdomen: Ausgedehnte Hüfthämatome, beidseits Nebennierenblutungen, Nierenblutung links umschrieben, rechts massiv; Milzriß.

Extremit.: Beinhämatome.

Die Nieren- und Nebennierenblutung links und der Milzriß wurden mit ziemlicher Sicherheit durch den Aufprall des Lenkers ausgelöst, wahrscheinlich auch die Rippenserienfraktur links. Das Zusammenwirken beider Gewalteinwirkungen von rechts und links führte zu so schweren Verletzungen, daß die Frau 14 Tage nach dem Unfall an zunehmender Kreislaufinsuffizienz und wiederholtem Atemstillstand starb.

Sie hatte keinen Sitzgurt getragen.

Wagen der 2 tödlich verunglückten, oben beschriebenen Personen und des rammenden Wagens (Abb. 6 und 7).

Es betrifft die 25jährige Mitfahrerin vorne eines mittelschweren Wagens, der bei einer Fahrgeschwindigkeit von 110 km/h mit der rechten Seite gegen eine Hausmauer prallte.

Der Lenker wurde, da er keinen Sitzgurt trug, gegen die Mitfahrerin und die rechte Türe geschleudert, wobei er sich einen 8fachen Beckenbruch zuzog.

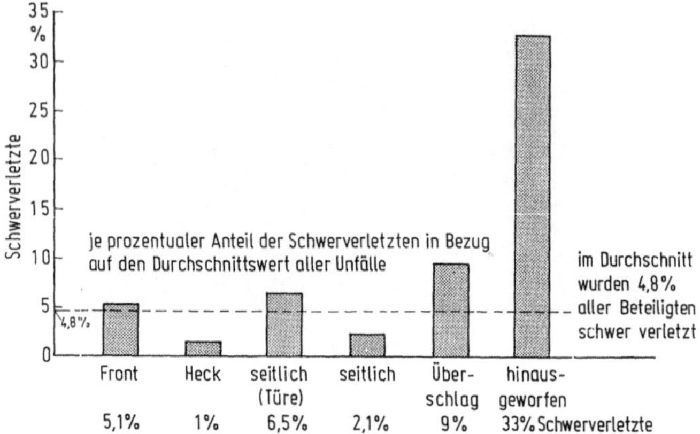

Abb. 8. Die Zahlen betreffen nur Insassen ohne Gurten, da keine der angeschnallten Personen schwer verletzt wurde. Es zeigt sich, daß hinausgeschleuderte Personen bei weitem am stärksten gefährdet sind. Während beim ebenfalls gefährlichen Überschlagen des Wagens 9% aller betroffenen Personen schwer verletzt wurden (alle ohne Gurten), sind es beim Hinausgeschleudertwerden 33%. Von den Personen, die Heck- und Seitenkollisionen hatten (ausgenommen Türschäden), wurden nur wenige (ca. 1%) schwer verletzt

Die Mitfahrerin starb aufgrund des Schädelbruchs, der wahrscheinlich durch die rechte Wageninnenseite verursacht wurde.

Sie hatte keinen Sitzgurt getragen.

Insasse zum Wagen hinausgeschleudert

Auch in vorliegender Untersuchung zeigte sich sehr deutlich, wie gefährlich diese Situation ist: 33% aller hinausgeschleuderten Personen wurden *schwer* verletzt, ein so hoher Prozentsatz, wie er bei keiner anderen Unfallsituation auch nur annähernd auftritt. Praktisch alle Personen (93%) trugen irgendwelche Verletzungen davon (Abb. 8).

Brand

Das Gurtengegenargument: „Wären die Insassen angeschnallt gewesen, wären sie im Wagen verbrannt“, kann durch die nüchternen Tatsachen entkräftet werden:

1. Nur in den seltensten Fällen gerät ein Wagen in Brand, von allen hier untersuchten Wagen nur drei.

2. In den Behauptungen wird automatisch angenommen, bei einem Autobrand könne ein Gurt nicht gelöst werden. Tatsache ist aber, daß sich alle typengeprüften Gurten bzw. Schlösser auch in dieser Situation immer sofort öffnen lassen.

3. Ein Wagen kann während der Fahrt praktisch nur *nach einem Unfallereignis* Feuer fangen. In dieser Statistik konnte gezeigt werden, daß angeschnallte

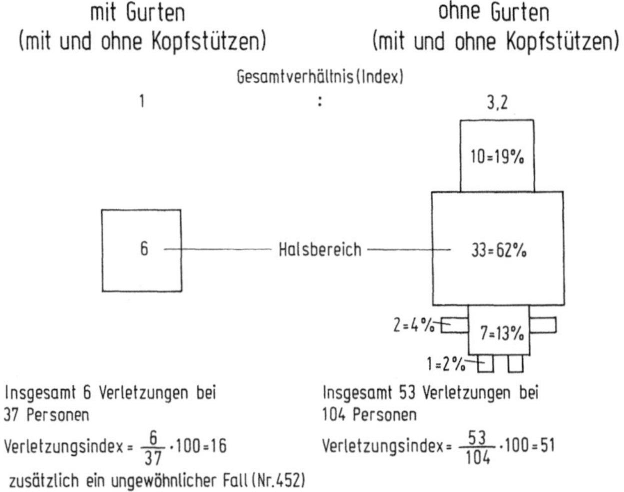

Abb. 9. Der Einfluß von Sitzgurten bei Heckkollisionen. Bei sämtlichen verletzten Personen, die Gurten trugen, trat jeweils nur eine einzige Verletzung auf (Halsbereich). Durch den Gurt wird die nach dem Heckaufprall folgende Schleuderbewegung gegen Armaturenbrett, Frontscheibe oder Lenkrad verhindert (Prellungen, Arm-, Bein- und Kopfverletzungen, insgesamt 6 Hirnerschütterungen bei Insassen ohne Gurten; optimalen Schutz bei Heckaufprall kann also nur die Kombination Sicherheits-Kopfstütze und 3-Punkt-Gurt bieten

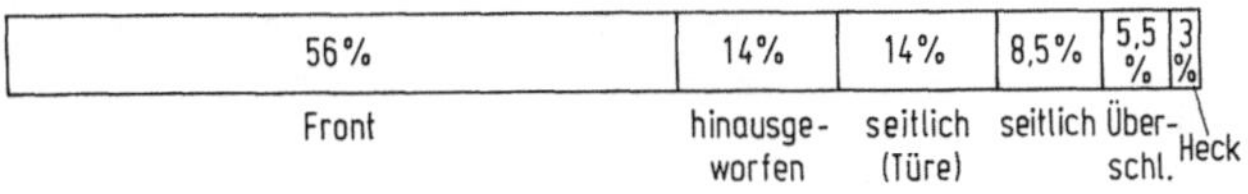

56%	14%	14%	8,5%	5,5 %	3 %
Front	hinausgeworfen	seitlich (Türe)	seitlich	Überschl.	Heck

Abb. 10. Absolute Verteilung der Schwerverletzten. Weitaus am meisten Schwerverletzte gab es bei Frontalkollisionen (56%). An zweiter Stelle in bezug auf die absolute Zahl der Schwerverletzten stehen die hinausgeschleuderten Personen (14%). Gleichviele Schwerverletzte sind bei Seitenkollisionen (Türe) entstanden (14%). Gegen die Folgen der seitlichen Kollisionen auf Türhöhe müssen die Automobilkonstrukteure etwas unternehmen (Flankenschutz), hingegen kann sich der Autoinsasse selbst, sofern er will, vor allem gegen die Folgen der Frontalkollisionen und des Hinausgeschleudertwerdens mit dem 3-Punkt-Gurt schützen (70% sämtlicher Schwerverletzter und 62% sämtlicher Toten in diesen zwei Unfallsituationen)

Insassen in praktisch allen Unfallsituationen im Vorteil sind, folglich aufgrund der geringeren Verletzung den brennenden Wagen sofort verlassen können.

Die in dieser Untersuchung aufgetretenen Brandfälle (alle Insassen ohne Gurten) verhielten sich folgendermaßen:

1. Wagen: Lenker nach Frontalkollision tödlich verletzt, Mitfahrer nach Frontalkollision tödlich verletzt.

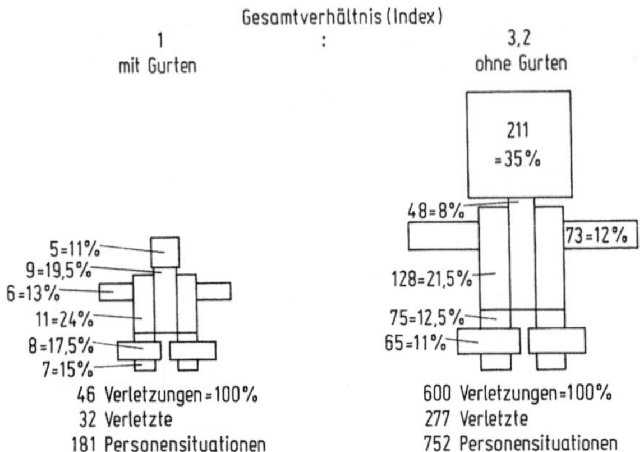

Abb. 11. Gesamtvergleich: Sämtliche Unfälle, sämtliche Verletzungen

Tabelle 3. *Subjektives Urteil der Unfallbeteiligten mit angelegten Gurten*

Wenn man alle Unfallsituationen gesamthaft betrachtet, zeigt sich, daß 82% aller Unfallbeteiligten, die Gurten trugen, erklärten: „zum Glück Gurten getragen". Kein einziger angeschnallter Insasse hat das Anlegen der Gurten bereut! 18% waren indifferent (es handelte sich hier um ganz leichte Unfälle).

	Urteil über Gurten	absolut	%
Gurten getragen	zum Glück	131	82
	leider ja	—	—
	indifferent	29	18

2. Wagen: Lenker nach Seitenkollision unverletzt, Mitfahrer nach Seitenkollision mittelschwer verletzt, bewußtlos: mußte durch fremde Hilfe aus dem brennenden Fahrzeug befreit werden.

3. Wagen: Lenker aus dem Wagen geschleudert, schwer verletzt. Mitfahrer aus dem Wagen geschleudert, tödlich verletzt.

Kopfstützen

In Einklang mit allen anderen Arbeiten, die sich mit Kopfstützen befassen, kann gesagt werden, daß eine Sicherheitskopfstütze praktisch alle Halswirbelverletzungen nach Heckkollisionen bei mäßigen Geschwindigkeiten und meist auch nach Frontalkollisionen verhindern oder wesentlich reduzieren kann.

Bei den Insassen ohne Kopfstützen konnte ein stark verletzungsmindernder Umstand eruiert werden: das *Gefaßtsein auf den Aufprall.* In 7 Fällen wurde bekannt, daß die Insassen den von hinten schnell heranfahrenden Wagen im Rückspiegel gesehen hatten und sich so durch Anspannung der Halsmuskulatur vor einem Schaden bewahren konnten. Bei nicht vorbereiteten Insassen ge-

Tabelle 4. *Gurten nicht getragen*

Trotz des Vorurteils verschiedener Automobilisten gegen die Gurten ergaben sich 6mal mehr Antworten „leider keine Gurten getragen" als „zum Glück keine Gurten getragen". Viele Personen können sich nur bei Frontalkollisionen einen Schutz durch Gurten vorstellen. Deshalb haben 58% der nicht Angeschnallten geantwortet „Gurten ohne Unterschied", obwohl sie manchmal im Wagen herumgeworfen worden waren.

	Urteil über Gurten	absolut	%
Gurten nicht getragen	leider nicht	236	36
	zum Glück nicht	39	6
	indifferent	378	58

Tabelle 5. *Unverletzte Personen*

Die „dank Gurt unverletzt gebliebenen" (ca. 100) reagierten natürlich positiv auf Gurten. Ca. 70 Insassen ohne Gurten bedauerten, keine Gurten getragen zu haben, obwohl sie „unverletzt" geblieben waren.

	Urteil über Gurten	absolut	%
Unverletzte Personen	positiv	168	38
	negativ	13	3
	indifferent	261	59

Tabelle 6. *Verletzte Personen*

Zwei Drittel aller Verletzten (die meisten davon trugen *keine* Gurten) sahen im Gurt einen Vorteil. Daß der Gurt nicht in allen Fällen schützen konnte, wurde bereits erwähnt; aus diesem Grund waren 24,5% der Verletzten indifferent, wenn auch, genau betrachtet, in vielen Fällen ein Gurt die Verletzung hätte verhindern können. In welchem Maße die 9% negativen Urteile sich bei genauer Überprüfung als wirklich berechtigt erweisen würden, kann nicht eindeutig gesagt werden. Selbst wenn die 9% stimmen würden, zeigt das Verhältnis 66,5% (positiv) zu 9% (negativ) = 7,5:1 deutlich den *Vorteil der Gurten.*

	Urteil über Gurten	absolut	%
Verletzte Personen	positiv	151	66,5
	negativ	20	9
	indifferent	56	24,5

nügte manchmal schon ein ganz leichter Aufprall (Heckschaden Fr. 250.—!), um eine Wirbelverletzung (C_{5-7}) auszulösen, während auf den Unfall gefaßte Personen trotz eines Heckschadens von Fr. 4000.— ohne Verletzungen davonkamen (Abb. 9).

Übersicht über alle Unfälle (Abb. 10)

Subjektives Urteil des Unfallbeteiligten (Tabelle 3—6).

Gesamtvergleich (Abb. 11).

Während bei den Insassen ohne Gurten der Kopf am stärksten von allen Körperteilen beteiligt war (35 %), entfällt bei den Gurtentragenden der kleinste Anteil der Verletzungen auf den Kopf (11 %, meist bei Seitenkollisionen).

Literatur

1. Fiala, E.: Zur Verletzungsmechanik bei Verkehrsunfällen. H. Unfallheilk., Nr. 98. Berlin-Heidelberg-New York: Springer 1969. — 2.Keil, E., Werner, H.: Prüfung von Sicherheitsgurten. Zeitschrift Technische Überwachung, Bd. 4, Nr. 5, S. 177 (1963). — 3. Neilson, I. D., Kemp, R. N., Wall, J. G., Harris, J.: Controlled impact investigations. Head-on impacts of four similar cars from different speeds against a rigid barrier. Road Research Lab. Report 132 (1968). — 4. Wall, J. G., Kemp, R. N., Harris, J.: Comparativ head-on impact tests of cars with either front transverse or rear mounted engines. Road Research Lab. Report 155 (1970).

G. E. Voigt, Lund

g) Sitzgurte bei Autoinsassen

Es kann heute als sichergestellt angesehen werden, daß durch die Anwendung von Sicherheitsgurten bei Insassen kollidierender Kraftwagen Verletzungen verhindert oder bezüglich ihres Schweregrades vermindert werden können. Dies ergibt sich sowohl aus einer von Bohlin vorgelegten Untersuchung als auch aus den Untersuchungen Bäckströms. Neuerdings hat die schwedische Versicherungsgesellschaft Folksam eine weitere Analyse eines Versicherungsmaterials vorgelegt, aus der sich erneut der Wert der Gurte herleiten läßt.

Es fragt sich, weshalb die Gesetzgeber in allen westlichen Ländern nicht nur den Einbau der Gurte in die Fahrzeuge, sondern auch deren Anwendung vorschreiben, wie dies bereits in einem Bezirk Australiens geschehen ist. Bei den Erörterungen mag die Befürchung eine Bedeutung haben, daß vielleicht einmal durch die Gurte Verletzungen hervorgerufen werden können. Es ist deshalb wesentlich, daß besonders solche Unfälle genau untersucht werden, bei denen Fahrzeuginsassen trotz Anwendung der Gurte verletzt oder getötet worden sind.

Während der vergangenen Jahre wurden am Institut für gerichtliche Medizin der Universität Lund etwa 900 Unfälle, bei denen Insassen von Fahrzeugen getötet worden sind, bezüglich der Entstehungsweise der einzelnen Körperverletzungen genau untersucht. Hierzu wurden die Befunde bei der Sektion der Unfallopfer mit denen am Fahrzeug korreliert. Unter diesen Fällen fanden sich etwa 30, bei denen durch Gurte geschützte Fahrer oder Beifahrer getötet wurden.

Bei der Untersuchung dieser Fälle zeigte sich zusammenfassend folgendes.

1. Zweipunktgurt

Diagonalgurt. Gurte dieser Art, die in Schweden ursprünglich verbreitet wurden, haben sicherlich einen Schutzeffekt. Freilich wird bei einem Unfall durch einen solchen Gurt nicht die Beckenpartie des Insassen auf dem Sitz zurückgehalten.

Dies kann katastrophale Folgen haben, wenn sich bei einer Kollision die Fahrzeugtüren öffnen — was leider auch heute noch vorkommt — und der Insasse aus dem Fahrzeug geschleudert wird, wobei er aus dem Gurt gleitet. Dabei kann der Unterkiefer im Diagonalgurt hängen bleiben, was in 2 Fällen zu einer Dekapitation und in 3 weiteren Fällen zu tödlichen Verletzungen von Halswirbelsäule und Rückenmark geführt hat. In den USA warnt man deshalb ausdrücklich vor der Anwendung von nur Diagonalgurten.

Hüftgurt. In den USA wird die Verwendung von nur Hüftgurten propagiert. Bei einer frontalen Kollision werden der Oberkörper mit dem Kopf nach vorn geschleudert, was zu einer Nickbewegung führt, wobei der Kopf auf die Oberseite des Armaturenbrettes aufschlagen kann oder aber bei der Unterfahrung eines Lastkraftwagens gegen den eventuell in das Fahrzeuginnere eindringenden oberen Rahmenteil der Windschutzscheibe. Letzteres wurde in einem Fall beobachtet. Der Beifahrer auf dem Frontsitz des gleichen Fahrzeuges war mit dem Kopf gegen die Oberseite des Armaturenbrettes aufgeschlagen. Hierdurch war es zu einem Abriß zwischen Axis und C 3, aber auch zwischen Th 1 und Th 2 und Verletzungen des Halsrückenmarkes gekommen.

Die Verwendung von nur Hüftgurten dürfte damit nicht die ideale Lösung sein. In die amerikanischen Fahrzeuge werden heute zumeist solche 3-Punktgurte montiert, die es ermöglichen, nur den Hüftgurt anzulegen. Außerdem ist der an den Hüftgurt anschließbare Diagonalgurt nicht mit einem Aufrollmechanismus versehen. Diese amerikanischen Gurte werden deshalb beim Fahren nicht so bequem empfunden, wie die modernen europäischen 3-Punkt-Rollgurte. Es ist deshalb nicht erstaunlich, daß die Amerikaner selten den 3-Punktgurt benutzen.

2. 3-Punktgurte

Nach allen Beobachtungen bieten die 3-Punktgurte den z.Z. besten Schutz, allerdings unter der Voraussetzung, daß sie richtig angelegt sind.

Im eigenen Material finden sich 4 Todesfälle, bei denen die Untersuchung der Fahrzeuge zeigte, daß die *Gurte verdreht* waren. Die Ursache hierfür lag darin, daß die Verunglückten beim Anlegen des Gurtes nicht bemerkt hatten, daß die obere Verankerung des Diagonalteiles des Gurtes um den im Mittelstollen des Fahrzeuges befindlichen Haltebolzen um 360° gedreht war. Bei Anlage des Gurtes mußte eine Verdrehung des Diagonal- oder Hüftteiles des Gurtes resultieren, d.h. der Gurt bekam eine erheblich geringere Breite als normal. Es ist unbekannt, ob dabei auch die Dehnungseigenschaften des Gurtmaterials verändert werden. Der zu schmale Gurt hatte bei den Unfällen zu tiefen Impressionen der vorderen Brustwand mit Herzverletzungen bzw. des Abdomens geführt. In 3 der Fälle war für den tödlichen Ausgang der Unfälle weiterhin von Bedeutung, daß die Rücklehnen der Frontsitze dem Stoß des vom Rücksitzes her aufprallenden Mitfahrers nicht standgehalten haben. Sie wurden nach vorn gebogen. Dadurch wurde die Brustvorderwand der auf die verdrehten Gurte aufschlagenden Frontsitzinsassen zusätzlich durch die aufprallende Masse des Rücksitzpassagieres belastet.

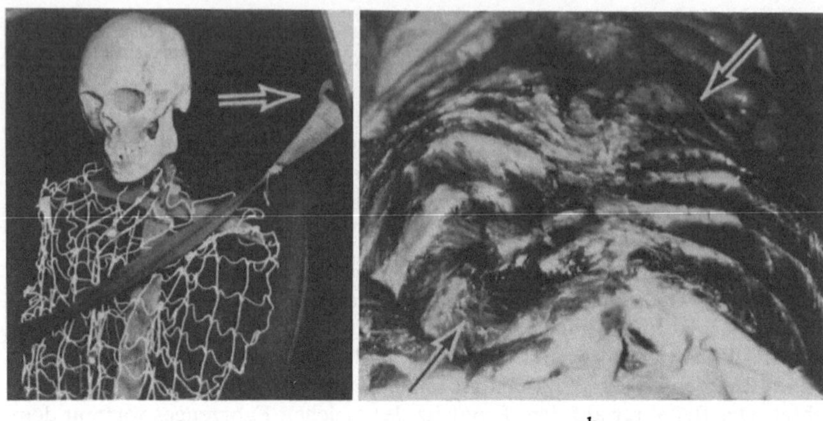

a b

Abb. 1a u. b. Thoraxverletzungen als Folge des verdrehten Diagonalteils eines 3-Punktgurtes. a Rekonstruktion des Unfalles mit einer einfachen Puppe. Die obere Gurtverankerung (→) war einmal um den Bolzen im Mittelstolpen des Fahrzeuges gedreht. b Impression der vorderen Thoraxwand. Tod durch Ruptur der Aorta ascendens

Es muß somit Vorsorge getroffen werden, daß ein Verdrehen der Gurte nicht möglich ist und weiterhin die Rücklehne der Frontsitze in gewissen Fahrzeugen erheblich verstärkt wird.

In einem Fall bot ein Gurt keinen Schutz, weil er falsch in die in der Mitte des Fahrzeuges befindliche Haltevorrichtung montiert war. Der Gurt glitt aus der Halterung heraus.

Man darf nicht erwarten, daß der Gurt in sämtlichen Fällen das Leben retten kann. Bei einer Kollision von der Seite ist der auf der Aufprallseite befindliche Fahrzeuginsasse stets gefährdet, gleichgültig, ob er einen Gurt trägt oder nicht. Dagegen haben die 3-Punktgurte einen hervorragenden Schutzeffekt bezüglich der Fahrzeuginsassen, die sich auf der dem Aufprall gegenüberliegenden Seite befinden. Dies ließ sich klar aus mehreren der untersuchten Unfälle herleiten.

Man kann nicht erwarten, daß die Fahrzeuginsassen unverletzt davonkommen, wenn die Fahrgastkabine zusammengedrückt wird.

Bei der Untersuchung der Fahrzeuge muß beachtet werden, daß die bei der kraftfahrzeugtechnischen Untersuchung festgestellte Deformierung im allgemeinen geringer ist als während des Unfalls, da auch eine Karosserie eine gewisse Elastizität besitzt: Imprimierte Karosserieteile können somit beim Unfall bedeutend weiter in das Fahrzeuginnere eingedrückt gewesen sein, als es später den Anschein hat.

Die Fahrzeughersteller sollten bedenken, daß die Gurte bei einer Belastung erheblich gedehnt werden. Bei einem frontalen Aufprall geraten somit die Kniegelenke, aber auch der Kopf der Insassen bedeutend weiter nach vorn, als dies mitunter angenommen wird. Nur so ist es zu erklären, daß auch heute noch

Fahrzeuge auf den Markt kommen, in denen harte Metallteile von den Kniegelenken angegurteter Insassen bei Unfällen erreicht werden. Schwere Knie- und Tibiakopfverletzungen sind die Folge.

Natürlich dürfen auch keine Fahrzeugteile in die unversehrte Fahrgastzelle eindringen können, was besonders bezüglich der Lenkung immer noch vorkommt. Dabei kann der Kopf des angegurteten Fahrers getroffen werden, wie dies in 2 Fällen beobachtet wurde.

Der Fahrzeugbenutzer sollte bedenken, daß hinter den Rücksitzlehnen abgelegte Metallgegenstände bei einem frontalen Aufprall wie ein Projektil wirken können. In einem Fall hatte eine Handlampe den Kopf des angegurteten Fahrers getroffen und zu einer Schädel-Hirnverletzung Anlaß gegeben.

In dem vorliegenden Untersuchungsgut wurde bislang kein Fall beobachtet, bei dem ein 3-Punktgurt eine schädigende Wirkung gehabt hat.

Auch bezüglich der in Schweden vielfach verwendeten sog. Rollgurte ist bislang nichts Nachteiliges bekannt geworden. Eine genaue Untersuchung sämtlicher Unfälle, bei denen durch 3-Punktgurte geschützte Fahrzeuginsassen schwer oder tödlich verletzt wurden, wäre auch in anderen Ländern wünschenswert, weil nur hierdurch dem Gesetzgeber die Mittel in die Hand gegeben werden, die Verwendung der Gurte obligatorisch vorzuschreiben.

Die 3-Punktgurte werden in absehbarer Zeit kaum durch die Luftsäcke ersetzt werden können, über deren praktischen Wert bislang noch keinerlei Erfahrungen vorliegen.

Literatur

Bäckström, C.-G.: Traffic injuries in South Sweden with special reference to medicolegal autopsies of car occupants and value of safety belts. Acta chir. scand. (Suppl.) **308** (1963). — Bohlin, N.: Proceedings, Eleventh Stapp Car Crash Conference, New York: Society of Automotive Engineers 1968.

R. Walthert, Bern

h) Geschwindigkeitsbegrenzung als Mittel zur Verminderung der Verkehrsopfer

1. Statistik

Starke Zunahme des Motorfahrzeugbestandes von 1960—1971 um 104% auf 1,8 Mill. (ohne 570000 Motorfahrräder). Auf 3,6 Einwohner ein Motorfahrzeug. Hinzu kommt Einreise von jährlich 45 Mill. ausländischer Motorfahrzeuge.

Von 1960—1971 Anstieg der Unfälle um 52% auf 76000, der Verletzten um 8% auf 37000 und der Toten um 36% auf 1773.

1950 30 Tote auf 10000 Motorfahrzeuge, 1971 noch deren 10, d.h.: Bei einer Zunahme des Motorfahrzeugbestandes auf das nahezu Siebenfache ging die Zahl der Toten pro 10000 Motorfahrzeuge auf ein Drittel zurück.

2. Sind außerordentliche Sofortmaßnahmen erforderlich?

Seit 1967 überdurchschnittlich starke Zunahme der Außerortsunfälle, insbesondere der Verunfallten (Verletzte und Tote). An der Spitze stehen Selbst-, Überhol- und Auffahrunfälle, typische Unfallarten für hohe Geschwindigkeiten.

In den Jahren 1969 und 1970 nahm die Zahl der Unfälle und Toten erstmals stärker zu als des Motorfahrzeugbestandes. Dies bedeutete höchste Alarmstufe. Nun mußten außerordentliche Sofortmaßnahmen gefordert werden.

3. Möglichkeiten

Selbstverständlich sollten die konventionellen Möglichkeiten der technischen und psychologischen Unfallverhütung, vor allem auch Verkehrserziehung und Weiterausbildung, ausgebaut und intensiviert werden.

Per 1. 1. 1971 wurde vom Bundesrat der *obligatorische Einbau von Sicherheitsgurten in Neuwagen* verfügt. 70% der schweren Verletzungen könnten durch das Tragen von Sicherheitsgruten vermieden oder wesentlich gemildert werden. Das Obligatorium für das Tragen wird studiert.

Die Abgabe eines provisorischen Führerausweises für Neufahrer ist im Studium. Die von der BfU durchgeführten Studien über Geschwindigkeitsbegrenzungen haben zu folgenden Erkenntnissen geführt:

4. Geschwindigkeitsbegrenzung

Die 1959 in der Schweiz eingeführte allgemeine Geschwindigkeitsbegrenzung innerorts auf 60 km/h hat einen deutlich positiven Einfluß auf die Zahl, wie insbesondere die Schwere der Unfälle ausgeübt.

Die auf unfallträchtigen Straßen außerorts signalisierten sog. partiellen Geschwindigkeitsbegrenzungen hatten im Durchschnitt die Zahl der Unfälle pro 1 Mio. Fahrzeug-Kilometer um $^1/_3$, jene der Verletzten und Toten um $^3/_4$ reduziert.

Die Untersuchung über eine generelle Geschwindigkeitsbegrenzung außerorts ergab:

a) Die Unfallcharakteristiken verschiedener Kategorien der vortrittsberechtigten Hauptstraßen sind annähernd gleich. Daraus folgt, daß eine Geschwindigkeitsbegrenzung außerorts auf allen diesen Kategorien erfolgversprechend angewendet werden kann.

b) Durch eine Reduktion der Geschwindigkeitsdifferenzen ergibt sich eine Reduktion der Überholmanöver und somit der Überholunfälle.

c) Mit zunehmender Geschwindigkeit sind die Wahrnehmungsfunktionen und die Informationsverarbeitung eingeschränkt bezüglich Schnelligkeit und Zuverlässigkeit.

d) Die Streßwirkung nimmt mit zunehmender Geschwindigkeit zu.

e) Die Erhöhung des Ausbaustandards der Gemischtverkehrsstraßen kann nicht mit der Zunahme der Durchschnittsgeschwindigkeit der Fahrzeuge Schritt halten.

f) Auf nassen Belägen nimmt die Haftung zwischen Reifen und Straße mit wachsender Geschwindigkeit stark ab.

g) Die Zerstörungswucht und der Bremsweg nehmen mit dem Quadrat der Geschwindigkeit zu.

h) Eine allgemeine oder generelle Geschwindigkeitsbegrenzung dürfte ein erster wichtiger Schritt zu einer Neuorientierung der Beziehungen Mensch/Fahrzeug sein.

i) Eine Übereinstimmung der Ergebnisse konnte mit wissenschaftlichen Untersuchungsberichten anderer Staaten festgestellt werden.

Der Bundesrat beschließt am 10. Juli 1972 die Einführung einer generellen nicht signalisierten Geschwindigkeitsbegrenzung außerorts, ohne Autobahnen, von 100 km/h auf den 1. Januar 1973. Abweichungen von 100 km/h sowohl nach oben auf 120 km/h als auch nach unten auf 80 km/h und weniger werden signalisiert. Verkehrstechnische Untersuchungen hierfür sind erforderlich.

5. *Schlußfolgerung*

Die BfU ist davon überzeugt, daß der 3jährige Versuch mit einer generellen Geschwindigkeitsbegrenzung außerorts keine ins Gewicht fallenden Nachteile, wohl aber entscheidende Vorteile für die Verkehrssicherheit mit sich bringen wird.

Voraussetzung für den Erfolg sind eine wirksame Überwachung durch die Polizei und — selbstverständlich — eine Respektierung der Maßnahme durch den Motorfahrzeuglenker.

K. Pfund, Köln

i) Sitzgurten und Kopfstützen bei Autoinsassen (Ko-Referat zu f)

Manuskript ist nicht zur Veröffentlichung eingegangen

G. Ritter und G. Ritzel, Göttingen

j) Untersuchungen zur Verkehrsdelinquenz von 546 Epileptikern der Göttinger Nervenkliniken

Nach dem Schrifttum der letzten Jahre entspricht die Straffälligkeit von Anfallskranken etwa dem Bevölkerungsdurchschnitt. In einer eigenen, vor kurzem abgeschlossenen Untersuchung ließ sich allerdings diese offenbar stark verallgemeinernde Beurteilung der Sachlage *nicht* bestätigen. Vielmehr lag die *Delinquenz der untersuchten Anfallskranken über dem erwarteten Wert.* Dabei unterschieden sich psychisch unauffällige Epileptiker in ihrer Straffälligkeit nicht von der Gesamtbevölkerung. Die erhöhte Kriminalitätsrate nahm vielmehr ausschließlich von *hirnorganisch wesensgeänderten* Kranken ihren Ausgang. Bemerkenswerterweise stand dabei das *aktuelle* Anfallsgeschehen als kriminogener Faktor so gut wie *nie* zur Debatte. Die Delikte lagen im allgemeinen *zwischen den Anfällen*, bei vielen Kranken in Zeiten phasisch auftretender Verstimmung. Daneben waren Alkoholmißbrauch und soziale Verwahrlosung im Zusammenhang mit Delinquenz *häufig* nachweisbar.

Bei Beurteilung der *Straßenverkehrstauglichkeit* von Anfallskranken ist kritisch zu prüfen, ob ohne ein unvertretbar hohes Maß an Gefährdung anderer oder der eigenen Person ein Kraftfahrzeug bedient werden kann. Es sind in diesem Zusammenhang der plötzliche Bewußtseinsverlust im Anfall, prä- und postparoxysmale Durchgangssyndrome, sowie Art und Ausmaß eventueller psychischer und intellektueller Störungen von Bedeutung. Probleme ergeben sich aus den z.T. eingreifenden sozialen, beruflichen sowie gesellschaftlichen Folgen und Konflikten, die eine Nichterteilung oder Entziehung der Fahrerlaubnis mit sich bringt.

Die Zahl der Anfallskranken in der Bundesrepublik Deutschland schätzt man auf 300000. Die Erkrankung tritt *vorzugsweise* in der *ersten Lebenshälfte* auf. Dementsprechend ist ein *hoher Anteil* von Führerscheinbesitzern zu erwarten. Die Verkehrsgefährdung durch Epileptiker ist mit dem Hinweis auf die nicht wesentlich über dem Durchschnitt gelegene Unfallrate dieses Personenkreises wiederholt in Frage gestellt worden. Sie erscheint aber andererseits vielen Untersuchern nicht beweisend dafür, daß ein erhöhtes Risiko im Straßenverkehr hierdurch nicht entsteht. Unter Hinweis auf Einzelfälle werden des öfteren strenge Beurteilungsmaßstäbe empfohlen. In den Ostblockstaaten und der DDR wird danach verfahren. In den skandinavischen Ländern neigt man dagegen mehr zu einer großzügigen Regelung und geht dabei von der Überlegung aus, daß die Nichterteilung oder Entziehung einer Fahrerlaubnis Anfallskranke von der aktiven Teilnahme am Straßenverkehr nicht fernhalten wird, vielmehr das illegale Fahren begünstigt.

Neuerdings empfiehlt für die Bundesrepublik der verkehrsmedizinische Beirat beim Bundesverkehrsministerium für cerebrale Krampfleiden ebenfalls die Anwendung strenger Kriterien. Von juristischer Seite ist verschiedentlich darauf hingewiesen worden, daß die Sicherheit des öffentlichen Verkehrs als höheres Rechtsgut hinter den Interessen des Einzelnen zurückstehen muß und bei Uneinsichtigkeit des Kranken seine Meldung an die Behörde erfolgen soll.

Im Rahmen einer Studie zur *Straffälligkeit von Epileptikern* wurde auch deren Verkehrsdelinquenz untersucht. Mit Unterstützung des Niedersächsischen Justizministeriums und des Kraftfahrtbundesamtes Flensburg war es möglich, von 546 Anfallskranken der Göttinger Universitäts-Nervenkliniken eine Auskunft aus dem Strafregister bzw. der Erziehungskartei und dem Verkehrszentralregister einzuholen.

Übereinstimmend mit anderen Autoren zeigten die *demographischen Daten* des untersuchten Kollektivs im Vergleich mit der Gesamtbevölkerung in einigen Punkten ein abweichendes Verhalten: So waren Männer etwas häufiger (53,3%). Ältere Personen waren seltener vertreten (M = 33,2 Jahre); was in der geringeren Lebenserwartung von Epileptikern seine Ursache haben dürfte. Verheiratete und Angehörige oberer Sozialschichten sind ebenfalls im Vergleich zur Gesamtbevölkerung unterrepräsentiert gewesen. Die Ursache dafür muß in dem die Familiengründung und den sozialen Aufstieg hemmenden bzw. abstiegsfördernden Einfluß der Erkrankung gesehen werden.

Von den Untersuchten waren 81 Personen (= 14,9% des Gesamtkollektivs) ein- oder mehrfach straffällig geworden. Der Anteil der Verkehrsdelinquenz lag mit 28% in der Gesamtkriminalität erheblich unter dem Bevölkerungsdurchschnitt von rund 50%. Bei der Interpretation dieses Befundes muß allerdings beachtet werden, daß einige Kranke das 18. Lebensjahr noch nicht erreicht hatten, d.h. noch nicht im Besitz einer Fahrerlaubnis sein konnten. Sie kamen als potentielle Verkehrsdelinquenten nur dort in Frage, wo sie führerscheinfreie Fahrzeuge und landwirtschaftliche Maschinen führen konnten; oder indem sie illegal am Straßenverkehr teilnahmen.

Im einzelnen ergab sich folgendes Bild: 47 der untersuchten 546 Personen (=8,6%) waren im Straßenverkehr 108mal straffällig geworden. Dazu kamen 7 Kranke (zusammen also 54 oder 10% des Kollektivs) mit 22 Ordnungsstrafen, die nicht gerichtlich verhandelt worden sind. Von den 47 Personen waren 26 ausschließliche Verkehrsstraftäter. Die übrigen 21 hatten noch Delikte anderer Art begangen. Das Ergebnis stimmte mit den Erfahrungen anderer Untersucher überein, wonach $^1/_4$—$^1/_3$ der Verkehrsstraftäter auch gegen das allgemeine Strafgesetz verstößt. Bei 10 der zuletzt genannten 21 Personen beherrschte die allgemeine Delinquenz ganz das kriminelle Profil, d.h. die Verkehrssachen waren nur ein Delikt unter anderen, z.B. Betrug, Diebstahl etc. 31 der 47 Anfallskranken d.h. $^2/_3$ waren im Verkehr Ersttäter; 6 waren bis zum Zeitpunkt der Anfrage zweimal, 3 dreimal, 4 viermal und je einer 5- bzw. 12mal verurteilt worden.

Von den begangenen 108 Verkehrsstraftaten sind rund ein Drittel vor dem ersten epileptischen Anfall erfolgt. 70 Delikte lagen zeitlich danach.

Wie in der Gesamtbevölkerung war auch bei Anfallskranken Fahren ohne Führerschein, Trunkenheit im Verkehr, Unfallflucht, fahrlässige Körperverletzung und überhöhte Geschwindigkeit der häufigste Straftatbestand, d.h. ihr kriminelles Profil in bezug auf die Verkehrsdelinquenz differierte nicht erkennbar von dem der Gesamtbevölkerung.

Aus den Unterlagen ließ sich erkennen, daß 29 der 47 verurteilten Epileptiker, d.h. fast $^2/_3$, einen Unfall mit Personenschaden verursacht haben. Dieser Befund zeigt, daß Anfallskranke bei zwar unterdurchschnittlicher Verkehrsdelinquenz häufiger als allgemein üblich sich und andere gefährden. Gerade dem Kriterium der Fremdgefährdung muß bei der Beurteilung der Verkehrseignung vor dem persönlichen Risiko die besondere größte Bedeutung zukommen.

Eine auffällige verkehrskriminelle Belastung einzelner Anfallsformen ließ sich nicht nachweisen. Die Mehrzahl, nämlich 40 Probanden, litt an generalisierten tonisch-klonischen Krampfanfällen, davon bekamen 9 noch zusätzlich psychomotorische Anfälle. Eine reine Temporallappenepilepsie wurde in 10 Fällen, das Vorliegen von Absencen in 3 Fällen und eine sog. Jackson-Epilepsie einmal diagnostiziert. Die Verhältnisse entsprachen denen bei Allgemeinstraftätern und differierten auch nicht im Vergleich mit unbestraften Anfallskranken.

Ein deutlicher Zusammenhang bestand zwischen delinquentem Verhalten im Straßenverkehr und Art bzw. Ausmaß der psychoorganischen Leistungsstörungen. Nur rund $^1/_5$ der Verkehrsstraftäter war psychisch unauffällig beurteilt worden. Von den 108 Verkehrsdelikten begingen sie nur 22. Am häufigsten war nach den Krankenakten eine leichte bis mittelgradige Wesensänderung nachweisbar, z.T. in Verbindung mit phasischen Verstimmungszuständen und neurotischen Verhaltensstörungen. Rund 80% aller Verkehrsdelikte wurden von dieser Personengruppe verursacht. Bei einem Fünftel der Delinquenten war zusätzlich wiederholter Alkoholmißbrauch in den Krankenunterlagen als besonderes Problem hervorgehoben worden. In einer Stichprobe unbestrafter Anfallskranker fand sich dieser Hinweis nur in Einzelfällen.

Von allen Probanden des Untersuchungskollektivs lagen Elektroencephalogramme vor. Durch Verlaufskontrollen ließ sich so bei $^{3}/_{4}$ aller Verkehrsdelinquenten zweifelsfrei eine gesteigerte cerebrale Krampfbereitschaft nachweisen. Dieses Resultat unterstreicht einmal mehr die große Bedeutung dieses Untersuchungsverfahrens für die Beurteilung der Kraftfahreignung. Neben der erstmaligen Erfassung von cerebralen Anfallsleiden liegt ihr besonderer Wert in der objektiven Verlaufsbeobachtung.

Die *medikamentöse Behandlung* einer Epilepsie stellt große Anforderungen an das therapeutische Geschick des Arztes, noch weit größere an die Kooperation und Einsichtsfähigkeit des Kranken. Gerade wesensgeänderte und sozial unzureichend integrierte Anfallskranke können aber *Störfaktoren* der verschiedensten Art *schwer tolerieren.* Das *Therapieverhalten* der untersuchten Delinquenten war gegenüber dem der Nichtbestraften deprimierend *schlecht.* Etwa die Hälfte entzog sich sofort oder nach kurzer Zeit der ärztlichen Betreuung. Nur in 5 von 54 Fällen war eine regelmäßige Behandlung nachweisbar. Keiner der Verkehrsstraftäter entsprach bis zum Abschluß der Untersuchungen den zur Zeit noch geltenden Empfehlungen zur Verkehrstauglichkeit Anfallskranker.

Von den 54 Delinquenten waren 39 im Besitz von einem oder mehreren Führerscheinen. Insgesamt besaßen 44 der 81 Straftäter (einschließlich der Allgemeinkriminalität) 56 gültige Führerscheine. Davon sind 27 vor und 29 nach Anfallsmanifestation erworben worden; d.h. in 50% der Fälle wurde die Epilepsie bei Beantragung der Fahrerlaubnis entweder verschwiegen oder es ist von den Behörden dem Leiden keine Beachtung geschenkt worden, was in Einzelfällen tatsächlich vorgekommen ist. Es waren vertreten Führerscheine der Klasse I/IV/V 22mal, der Klasse III 35mal und der Klasse II 4mal.

Von den Gerichten wurden folgende Strafen ausgesprochen: 49mal kam es zur Verhängung einer Freiheitsstrafe, 22 Personen ist z.T. bis zu 6mal gemäß § 42 m StGB die Fahrerlaubnis auf Zeit entzogen worden, 2mal auf Dauer. Der Führerscheinentzug erfolgte bei 18 Personen als Strafverschärfung im Zusammenhang mit einem Delikt. Eine ärztliche Begutachtung hat nur in Einzelfällen stattgefunden. Offenbar blieb das Krampfleiden den Gerichten und Behörden in den meisten Fällen unbekannt.

Bei 34 Personen war aus den Unterlagen das Tatfahrzeug erkenntlich: es handelte sich 9mal um einen Lkw.

Aus dem Gesamtkollektiv von 546 Personen ist nicht bestraften Anfallskranken in 10 Fällen die Fahrerlaubnis auf Dauer entzogen worden wegen körperlich-geistiger Mängel. Die Versagung eines beantragten Führerscheins erfolgte bei 5 unbestraften und bei 4 bestraften Epileptikern.

Beim Vergleich der Strafregisterauszüge mit den Auskünften aus dem Verkehrszentralregister waren erhebliche Diskrepanzen festzustellen. 20 der im Strafregister verzeichneten Personen galten im Verkehrszentralregister Flensburg als unbestraft. Darunter fanden sich 12 ausschließliche Verkehrsstraftäter. 5 hatten mehrere Verkehrsdelikte begangen. Die Verurteilung war vermutlich von den Gerichten nicht an das VZR gemeldet worden. 30 Verurteilungen sind so dort unbekannt geblieben, sämtlich schwere Delikte mit Gefängnisstrafen bis zu 9 Monaten wegen Trunkenheit, fahrlässiger Körperverletzung und Unfallflucht (2 der nicht gemeldeten Verkehrssachen wurden sogar vor Landgerichten verhandelt). Im Strafregister waren demgegenüber nur 3 Personen nicht erwähnt, die im Verkehrszentralregister als bestraft galten. In 21 Fällen erwiesen sich die Eintragungen entweder im VZR Flensburg oder im Strafregister als unvollständig.

Abschließend sei die Notwendigkeit hervorgehoben, die Beurteilungsmaßstäbe der Verkehrseignung von Epileptikern ausschließlich an sachlichen Gesichtspunkten zu orientieren. Die Epilepsie zählt zu den Erkrankungen mit dem niedrigsten Sozialprestige. Anfallskranke sind in der Öffentlichkeit zahlreichen Vorurteilen und Diskriminierungen ausgesetzt. Grundsätzlich unterscheidet sich ihr Deliktprofil nicht wesentlich von dem der Gesamtbevölkerung. Die Verkehrsdelinquenz liegt sogar unter dem Bevölkerungsdurchschnitt. Dafür ist aber die *Beteiligung an Verkehrsunfällen mit Personenschäden wesentlich höher* als üblich.

Anfallskranke besitzen häufiger einen Führerschein als allgemein angenommen wird. Es bestehen Zusammenhänge zwischen Verkehrsdelinquenz und krankheitsbedingten psychischen und intellektuellen Veränderungen. Verwahrlosung und rezidivierender Alkoholmißbrauch sind häufige Begleitsymptome.

Das *Therapieverhalten* der anfallskranken Verkehrsstraftäter war *schlecht*. Besonders wesensgeänderte und sozial desintegrierte Kranke vermögen die ärztlichen Behandlungsanweisungen nicht zu befolgen. Wegen ihres mangelnden Einsichtsvermögens neigen sie dazu, diese bei sich bietender Gelegenheit außer acht zu lassen. Ein analoges Verhalten zeigen diese *Risikopatienten* auch gegenüber administrativen Maßnahmen. Sie lassen sich durch Maßnahmen der Behörden nicht von der notfalls illegalen Teilnahme am Straßenverkehr abhalten.

Neben ausgewogenen gesetzlichen Bestimmungen sind für solche Kranke *präventive Maßnahmen* erforderlich. Hierzu zählen vor allem eine bessere ärztliche Überwachung bei vermehrter Berücksichtigung sozialer und psychischer Risikofaktoren, berufliche Beratung und nachgehende Fürsorge. Ferner sollte bei wiederholten schweren Verkehrsdelikten mit Personenschaden *mehr* als bisher von der Möglichkeit einer Eignungsbegutachtung Gebrauch gemacht werden.

A. Balkanyi

k) Autofahrer-Suicid

Manuskript ist nicht zur Veröffentlichung eingegangen

K. Zöch und F. Schönenberger, St. Gallen

Die operative Behandlung von Frakturen der Halswirbelsäule mit neurologischer Begleitsymptomatik

Etwa 20% der Wirbelfrakturen betreffen die Halswirbelsäule (Weber). Mehr noch als an den übrigen Wirbelsäulenabschnitten sind in diesem Bereich neurologische Komplikationen bedeutungsvoll. Die Früh-Mortalität der hohen Querschnittslähmung ist bekannt. Aber auch die monoradikuläre Parese eines Cervicalnerven der Segmente C5 bis C8 ist wegen der funktionellen Beeinträchtigung der oberen Extremität bedeutungsvoll.

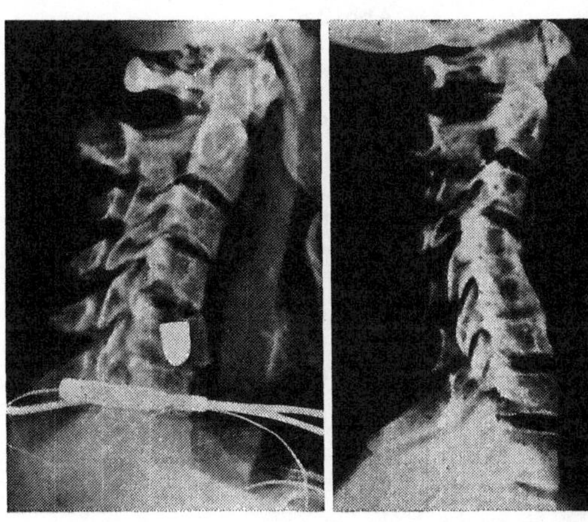

Abb. 1a Abb. 1b

Wir vertreten den Standpunkt, daß der therapeutische Dreischritt der Knochentraumatologie: Reposition, Retention und Rehabilitation — auch bei den Frakturen der HWS seine Anwendung finden muß, wobei die Wiederherstellung der anatomischen Verhältnisse zugleich die Dekompression des nervalen Substrats bedeutet (Zöch u. Weber).

Die *Indikation* zur offenen Reposition und inneren Stabilisierung ist dann gegeben, wenn sich eine Luxation oder Subluxation auf konservativem Wege nicht beheben läßt, oder eine instabile Wirbelfraktur vorliegt, bei der es durch Verschiebung von Knochenfragmenten zur weiteren Kompression des Halsmarkes bzw. der Spinalnerven kommen kann. Außerdem führt die innere Stabilisierung innerhalb weniger postoperativer Tage zur Schmerzfreiheit und erlaubt dadurch die frühe Mobilisierung und leichtere Pflege des Patienten (Schönenberger, Weber, Zöch und Weber).

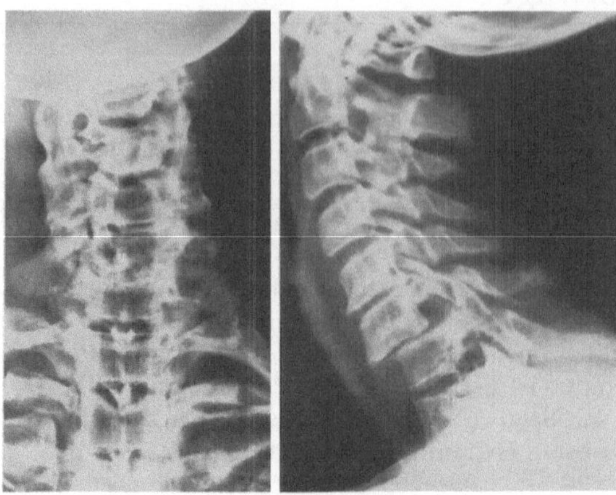

Abb. 2a

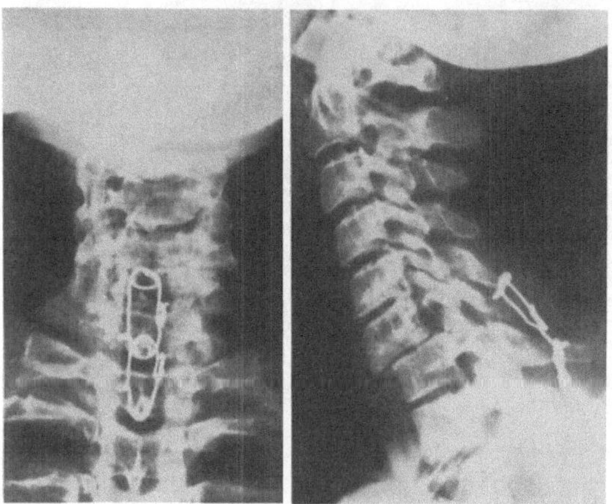

Abb. 2b

Für gewöhnlich erfolgt die Reposition und Stabilisierung der HWS von dorsal her; bei besonderen Situationen gelegentlich auch von ventral her, wie in folgendem Fall:

Fall 1. R. B., 37jährige Hausangestellte, Nr. 152882. Die Frau wurde von einem eifersüchtigen Liebhaber mit einer Pistole in die linke Halsseite geschossen. Röntgenologischer Befund (Abb. 1a). Schußbruch des 5. Halswirbelkörpers; das Projektil steckt im HWK 5.

Neurologie: Brown-Sequardscher Symptomenkomplex ab C5 mit armbetonter Hemiparese links und Analgesie rechts. Therapie: ventraler Zugang zur HWS unter Revision des Schußkanals. Geschoßentfernung und Entfernung der Wirbelfragmente sowie der zerrissenen Bandscheiben C4/C5 und C5/C6. Ventrale Spondylodese C4 bis C6 mittels corticospongiöser Blöcke aus dem Beckenkamm. Postop. rascher Rückgang der Beinparese, langsamer Rückgang der Armparese. Röntgenkontrolle 3 Monate nach dem Unfall (Abb. 1b). Stabile Verblockung der HWS von C4—C6.

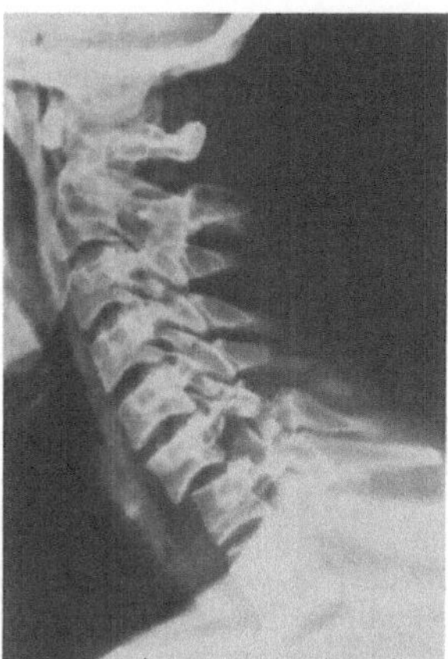

Abb. 3a

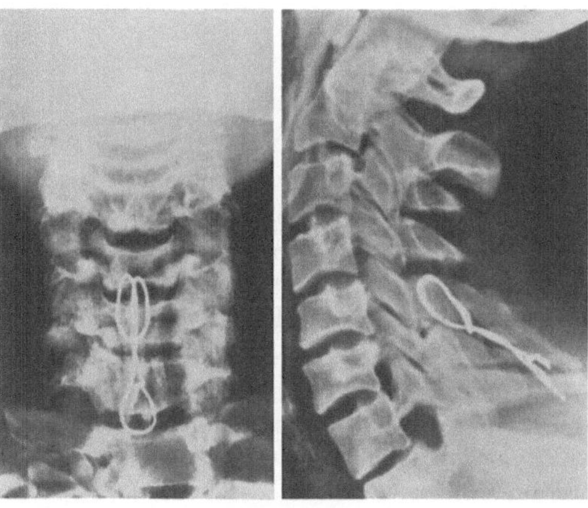

Abb. 3b

In den beiden folgenden Fällen wurde die Reposition und Stabilisierung von dorsal her vorgenommen.

Fall 2. E. R., 43jährige Hausfrau, Nr. 154318. Die Frau erlitt infolge eines Verkehrsunfalls eine linksseitige Humerusschaftfraktur und eine Luxationsfraktur des 6. auf den 7. Halswirbel mit rechtsseitigem Bruch des Wirbelbogens C6 (Abb. 2a). Neurologie: Monoradikuläre Parese des 6. Cervicalnerven. Therapie: Offene Reposition und Stabilisierung durch Dornfortsatzcerclage, Einklemmen eines Spongiosablocks zwischen C5 und C7 mit dorsaler Spondylodese (Abb. 2b). Entlassung in der 4. postoperativen Wochen.

Fall 3. Z.V., 31jähriger Hilfsarbeiter, Nr. 160567. Dem Patienten fiel von einem Kran eine Ladung Zementsteine auf den Kopf. Röntgenologischer Befund: Luxationsfraktur des 6. Halswirbels mit Bogenbruch und Fraktur der Gelenkfortsätze (Abb. 3a). Neurologischer Befund: Bei Linksneigen des Kopfes Auftreten von Paraesthesien im linken Bein als Zeichen einer Halsmarkirritation. Therapie: Offene Reposition, Dornfortsatzcerclage C5—C7 und dorsale Spondylodese (Abb. 3b). Entlassung 3 Wochen nach der Operation mit einer stabilisierten Halswirbelsäule. Neurologisch unauffällig.

Bei Frakturen der HWS mit neurologischen Reiz- oder Ausfallserscheinungen befürworten wir die offene Reposition und innere Stabilisierung, da durch ein solches Vorgehen eine bestehende Kompression des Nervengewebes behoben, zumindest aber das Fortschreiten einer bereits eingetretenen Schädigung vermieden werden kann.

Literatur

1. Schönenberger, F.: Pathologische Frakturen der Wirbelsäule. Z. Unfallmed. Berufskr. **3**, 162 (1972). — 2. Weber, B. G.: Operative Frühbehandlung bei traumatischer Paraplegie. In: Rehabilitation der Para- und Tetraplegiker, Bern 1966. — 3. Zöch, K., Weber, B. G.: Das traumatische Querschnittssyndrom. Indikation, Technik und Ergebnisse der operativen Frühbehandlung. Arch. orthop. Unfall-Chir. **72**, 122 (1972).

J. C. Caron, Lausanne

Le traitement chirurgical de la hernie discale

Le traitement chirurgical de la hernie discale me paraît susceptible d'intéresser le traumatologue et l'orthopédiste au moins autant que le neurochirurgien.

Il s'agit, avant-tout, d'une lésion de la colonne vertébrale favorisée ou déclenchée par un ou plusieurs traumatismes et le syndrome radiculaire n'est en fait qu'une complication de voisinage de la lésion vertébrale.

En 1962 et avril 1971, 86 patients ont été opérés à la clinique universitaire d'orthopédique de Lausanne dans le service du professeur Nicod pour un syndrome sciatique attribué cliniquement par les examens complémentaires à une hernie discale. Chez ces 86 patients la hernie discale a été confirmée opératoirement 75 fois.

L'âge des patients opérés a varié entre 19 et 57 ans. Le 83% des cas se retrouve toutefois entre les âges de 19 et 42 ans.

En ce qui concerne les circonstances d'apparition de la sciatique, elle relève dans 44% de nos cas d'une cause déclenchante unique et violente de nature traumatique tels que: le lever d'une charge, 16 fois; une chute, 15 fois; un faux movement, 6 fois.

Par ailleurs, nous avons vérifié que les 2/3 de nos hernies discales sont survenues chez des patients dont la profession ou les activités sollicitaient fréquemment la colonne vertébrale, en particulier les manœuvres sur les chantiers de construction, les chauffeurs de poids lourds, les sportifs (haltérophiles, baske-ball, gymnastique artistique), et, enfin, les ménagères.

Les indications opératoires

Elles ont reposé avant tout sur l'aspect clinique du syndrome: l'association à des lombalgies d'un syndrome radiculaire se traduisant isolément ou en association par un signe de Lasègue positif, une modification des réflexes ostéotendineux, des troubles moteurs et sensitifs dont la topographie radiculaire a été précisée.

En cas de doute seulement, nous avons eu recours à l'électromyographie depuis 1967 et depuis plus longtemps à la saccoradiculographie. Mais celle-ci n'a été réalisée que chez 48 de nos 86 patients opérés.

En ce qui nous concerne, les indications opératoires peuvent être résumées de la façon suivante:

1. Les sciatiques communes qui n'ont pas répondu à un traitement conservateur régulièrement poursuivi pendant environ 2 mois.
2. Les sciatiques où l'on constate la progression des troubles neurologiques.
3. Les sciatiques récentes, aiguës, hyperalgiques, non calmées par le traitement conservateur mené pendant 2 semaines au moins.
4. Les sciatiques paralysantes douloureuses qui doivent être opérées dans les 48 premières heures.

La technique chirurgicale employée a été modifiée depuis 1969 lorsque nous avons adopté la position genu-pectorale qui, par la cyphose lombaire qu'elle entraîne, agrandit l'ouverture des arcs vertébraux postérieurs et permet de réduire la laminectomie à un minimum.

Dans les syndromes radiculaires unilatéraux nous procédons à une libération sous-aponévrotique de la musculature paravertébrale du seul côté de la lésion, laissant intactes l'aponévrose et la musculature du côté opposé.

Nous attachons beaucoup d'importance, en fin d'opération, à la libération complète de la racine, en particulier au cours de son trajet dans le trou de conjugaison que nous élargissons presque systématiquement.

Nous ne sommes pas partisants de l'arthrodèse vertébrale associée systématiquement dans les cas de hernie discale pure et simple. Nous n'avons jamais greffé de patient avec hernie discale sans qu'une autre pathologie de la région lombo-sacrée ne soit présente.

Nos indications à l'arthrodèse vertébrale associée à la cure chirurgicale de la hernie discale sont les suivantes:

Hernie discale associée à une spondylolyse ou à un spondylolisthésis.

Hernie discale associée à une malformation transitionnelle douloureuse.

Dans certains cas, hernie discale avec troubles statiques douloureux antérieurs à la hernie ou avec instabilité vertébrale fonctionnelle.

C'est ainsi que dans notre série de 86 patients, 21 seulement ont eu une arthrodèse vertébrale postérieure associée.

Les résultats

Tous nos cas de hernie discale ont été revus récemment et détaillés dans la thèse de Yersin et les résultats étudiés avec un recul de 6 mois à 9 ans et demi.

Tous les patients ont été interrogés et 90% se déclarent contents, 71% très contents du résultat de l'intervention: si l'intervention était à nouveau nécessaire, ils l'accepteraient sans hésitation.

Cependant, nous avons remarqué que l'enthousiasme des patients ne peut pas toujours être partagé par le chirurgien.

L'examen objectif ne compte que 70% de bons ou d'excellents résultats.

Par résultats excellents, 22%, nous entendons des patients entièrement satisfaits de l'opération, sans lombalgies ni sciatalgies, dont l'examen ne permet de retrouver ni syndrome vertébral résiduel, ni signe d'irritation ou de compression radiculaire. Ces patients ont repris le travail à 100%, éventuellement après un changement de profession.

Dans les bons résultats, 48%, nous avons admis les patients satisfaits de l'opération mais qui souffrent cependant encore de légères lombalgies ou sciatalgies intermittentes ne représentant cependant pas un handicap dans leurs occupations professionnelles ou leur vie privée. Il subsiste parfois un léger déficit radiculaire pré-existant à l'opération. Ces patients travaillent à 100%.

Nous avons retrouvé 20% de cas que nous avons estimé satisfaisants: le patient est satisfait de l'opération, mais il souffre encore de lombalgies ou de sciatalgies. Ces douleurs ont cependant diminué après l'opération. Chez certains il subsiste un déficit radiculaire important pré-existant à l'opération. Chez d'autres est apparu après l'opération un déficit radiculaire léger ne handicapant le patient ni dans ses occupations professionnelles ni dans sa vie privée.

Enfin, nous avons eu 11% d'échec: le patient est insatisfait, les lombalgies et les sciatalgies dont il souffrait n'ont pas été améliorées ou se sont aggravées. Parfois, il est apparu après l'opération un déficit radiculaire (parésie, paralysie, hypoesthésie) assez important pour que le patient s'en plaigne. Le patient a dans certains cas dû être réopéré pour une récidive de sciatique dont la cause était au même niveau que lors de la première intervention.

H. Rau und A. Osten, Lübeck

Ergebnisse der konservativen und operativen Behandlung von Claviculafrakturen

Innerhalb der letzten 20 Jahre haben wir in der Chirurgischen Klinik der Medizinischen Akademie in Lübeck 510 Patienten mit einer Claviculafraktur behandelt.

Ursache der Fraktur war bei den Männern ein Betriebs-, ein Sport- oder ein Verkehrsunfall. Bei den Frauen wird ein häuslicher Unfall, ein Verkehrs- oder Sportunfall angeschuldigt.

Die Behandlungsarten haben sich in den letzten 20 Jahren kaum gewandelt. Grundsätzlich stehen die *konservative* und *operative Therapie* zur Wahl.

Die Möglichkeiten der konservativen Behandlung erstrecken sich auf eine kurzfristige Anlage fixierender Verbände. Der Rucksackverband, der Heftpflasterverband nach Sayre, der Wickelverband nach Desault werden bevorzugt.

Die operative Behandlung wird empfohlen bei hochgradiger Dislokation der Bruchstücke, bei Splitter- und Stückbrüchen mit der Gefahr der Gefäßverletzung oder der Plexusschädigung, nach Bildung von Pseudarthrosen und auch aus kosmetischen Gründen.

Sie erfolgt bei langen Schrägbrüchen mit Drahtcerclagen, bei Quer-, Stück- und Splitterbrüchen mit der inneren Schienung durch Kirschnerdrähte oder Rush-Pins. Über die Anlagerung von Knochenspänen bei Pseudarthrosen wird berichtet, so wie in den letzten Jahren die Fixation der Fragmente mit der A.O.-Methode empfohlen wird.

Von unseren 510 Verletzten haben wir 198 ambulant behandelt. 312 Kranke mußten sich einer stationären Behandlung unterziehen. Von diesen hatten 185 Patienten *Mehrfachverletzungen* zu beklagen. Schädelverletzungen, Extremitätenfrakturen und Rippenfrakturen standen dabei im Vordergrund.

Die konservative Behandlung haben wir bei 465 Verletzten, davon bei allen 198 ambulant Behandelten, durchgeführt (Tabelle 1).

Tabelle 1. *Die konservative Behandlung bei 465 Claviculafrakturen*

Rucksackverband	417
Desaultverband	28
Mitella	17
Abduktionsschiene	3

Der Rucksackverband wurde im Durchschnitt 21 Tage, der Desaultverband 10 Tage getragen und nach Ablauf dieser Zeit durch einen Rucksackverband ersetzt; die Mitella wurde 14 Tage belassen. Die Abduktionsschiene wurde nach 28 Tagen entfernt.

Die konservative Behandlung konnte im Durchschnitt nach 4—5 Wochen abgeschlossen werden. Zu dieser Zeit war auch die Arbeitsfähigkeit wieder erreicht.

Bei 45 = 8,7% aller Patienten wurde im Durchschnitt 6 Tage nach dem Unfall die Claviculafraktur operativ versorgt. Dabei wurden folgende Operationsmethoden angewandt (Tabelle 2).

Tabelle 2. *Operationsmethoden bei 45 Claviculafrakturen*

Innere Schienung der Fragmente mit Kirschnerdrähten	22
Innere Schienung der Fragmente mit Rush-Pin	20
Äußere Fixation der Fragmente mit Drahtcerclage	2
Äußere Fixation und innere Schienung der Fragmente mit Drahtcerclage und Kirschnerdraht	1

Außer einer Mitella wurden post op. keine fixierenden Verbände angelegt.

Die Wiederherstellung der Arbeitsfähigkeit nach operativer Behandlung währte im Durchschnitt 3 Monate.

Die Behandlungsergebnisse unterteilen wir in *Früh-* und *Spätergebnisse*, wobei die Frühergebnisse aus den Krankenblättern der stationär Behandelten erarbeitet wurden. Diese Patienten waren bis zu ihrer Entlassung in unserer fortlaufenden Beobachtung. Die ambulant Behandelten konnten nicht kontinuierlich verfolgt werden, da größtenteils die einweisenden Ärzte die weitere Behandlung wieder übernahmen.

Eine Beurteilung der Behandlungserfolge wurde auf den erzielten funktionellen Ergebnissen aufgebaut, die nach folgender Einteilung klassifiziert wurden (Tabelle 3).

Tabelle 3. *Beurteilung der funktionellen Ergebnisse nach Claviculafrakturen*

sehr gut:	freie Beweglichkeit im Schultergelenk
gut:	endgradige Einschränkung der Beweglichkeit im Schultergelenk
befriedigend:	Der Oberarm kann bis 45 Grad oberhalb der Horizontalen erhoben werden. Nackengriff und Rückengriff sind möglich
schlecht:	Seit- und Vorhalte des Oberarmes bis zur Horizontalen möglich, Einschränkung der Drehfähigkeit im Schultergelenk

Auf Grund dieser Mitteilungen sind wir zu folgenden *Ergebnissen* gekommen (Tabellen 4 und 5).

Tabelle 4. *Funktionelle Frühergebnisse nach konservativer Behandlung von Claviculafrakturen*

	sehr gut	gut	befriedigend	schlecht	
Rucksackverband	224	4	—	—	228
Desaultverband	16	3	—	—	19
Mitella	15	2	—	—	17
Abduktionsschiene	—	2	1	—	3
	255	11	1	—	267

Tabelle 5. *Funktionelle Frühergebnisse nach operativer Behandlung von Claviculafrakturen*

	sehr gut	gut	befriedigend	schlecht	
Innere Schienung der Fragmente mit Kirschnerdrähten	19	3	—	—	22
Innere Schienung der Fragmente mit Rush-Pin	18	2	—	—	20
Drahtcerclagen	—	1	1	—	2
Drahtcerclagen und innere Schienung der Fragmente	—	—	1	—	1
	37	6	2	—	45

Von unseren 510 Patienten mit einer Claviculafraktur konnten wir auf Grund persönlicher Vorstellung 197 Patienten nachuntersuchen. 119 Patienten übersandten uns einen ausgefüllten Fragebogen, so daß wir über 316 Verletzte mit einer Claviculafraktur Spätergebnisse bekannt geben können.

301 dieser Verletzten wurden konservativ und 15 Verletzte wurden operativ versorgt. Die Spätergebnisse nach konservativer Behandlung und operativer Versorgung sind aus Tabellen 6 und 7 zu entnehmen.

Tabelle 6. *Funktionelle Spätergebnisse nach konservativer Behandlung von Claviculafrakturen*

	sehr gut	gut	befriedigend	schlecht	
Rucksackverband	265	6	—	—	271
Desaultverband	11	2	—	—	13
Mitella	17	—	—	—	17
	293	8	—	—	301

Tabelle 7. *Funktionelle Spätergebnisse nach operativer Behandlung von Claviculafrakturen*

	sehr gut	gut	befriedigend	schlecht	
Innere Schienung der Fragmente mit Kirschnerdrähten	5	1	—	—	6
Innere Schienung der Fragmente mit Rush-Pin	6	2	—	—	8
Drahtcerclagen	1	—	—	—	1
	12	3	—	—	15

Von insgesamt 510 Patienten mit einer Claviculafraktur kam es *nach konservativer Behandlung* mit einem Rucksackverband 7mal zur Bildung einer *Pseudarthrose.*

Nach operativer Behandlung von 45 Claviculafrakturen entstanden 3mal eine Fistel im Wundbereich nach Fixation der Fragmente mit einer Cerclage, mit und ohne gleichzeitiger innerer Schienung mit einem Rush-Pin. Bei 1 Patientin entwickelte sich nach einer inneren Schienung mit einem Kirschner-Draht eine *Osteomyelitis* und bei 1 Patient eine *Pseudarthrose.*

Die Pseudarthrosen, nach konservativer Behandlung entstanden, sind alle nach Resektion des Pseudarthrosenspaltes und innerer Schienung der Fraktur mit einem Kirschner-Draht (5mal) oder einem Rush-Pin (2mal) fest verheilt. Bis zur knöchernen Konsolidierung vergingen im Durchschnitt 12 Wochen.

Eine Pseudarthrose, nach operativer Behandlung entstanden, besteht weiterhin. Der Verletzte verspürt keine Schmerzen, bemerkt keine Bewegungseinschränkung und könne sich deshalb zu einer Korrekturoperation nicht entschließen.

Die postoperative Osteomyelitis ist nach Gaben hoher Dosen Antibiotica (Penicillin), 2maliger Entfernung von Knochensequestern und Ruhigstellung des Armes auf einer Abduktionsschiene nach 12 Monaten abgeklungen. Die Fraktur war konsolidiert. Die Bewegungsfähigkeit im Schultergelenk gut.

Von den 316 Verletzten, die sich einer Nachuntersuchung unterzogen haben, teils die Fragebogen beantwortet haben, wurden folgende Klagen geäußert (Tabelle 8).

Tabelle 8. *Klagen nach konservativer und operativer Behandlung von Claviculafrakturen*

	konservative Behandlung	operative Behandlung	
Geringe Beschwerden bei der Belastung, beim Tragen von Lasten in den Händen, beim Turnen	52	4	56
Druckschmerz beim Tragen von Lasten auf der Schulter	10	1	11
Schmerzen beim Wetterwechsel	25	3	28
	87	8	95

Die Beschwerden seien nicht so stark, daß sie eine Leistungsminderung zur Folge hätten. Sie seien aber so spürbar, daß sie erwähnenswert wären.

Ein *unbefriedigendes kosmetisches Ergebnis* zeigten 87 von 316 Verletzten. Nach konservativer Behandlung waren Stufenbildungen im ehemaligen Frakturbereich und Verbreiterung der Clavicula durch starke Callusbildung mit entsprechender Verformung auffällig. Nach operativer Versorgung fielen große, bis 1,5 cm breite Narben besonders kosmetisch störend auf.

Bemerkenswert ist, daß die Patienten selbst diesem störenden kosmetischen Effekt offenbar nur wenig Bedeutung beimessen, da der Wunsch zu einer Korrekturoperation spontan nicht geäußert wurde.

Das Ziel unserer Studie war, einen Überblick über den Wert der in unserer Klinik zur Anwendung gekommenen Behandlungsverfahren bei Claviculafrakturen zu gewinnen. Dabei wurden sowohl die Frühergebnisse als auch auf Grund von Nachuntersuchungen gewonnene Spätergebnisse kritisch gewürdigt. Unsere Ergebnisse bestätigen, daß bei den am häufigsten vorkommenden, einfachen Claviculafrakturen mit nur geringer Dislokation die *konservative Behandlung mit dem Rucksackverband* zu einer ungestörten Heilung der Fraktur und einem sehr guten funktionellen Ergebnis führt. Auch bei stärkerer Dislokation der Fragmente ist eine konservative Behandlung noch zu vertreten, wenn vor Anlage des fixierenden Verbandes in Lokalanaesthesie eine unblutige Reposition der Fragmente erfolgte.

Die *operative Behandlung* ist primär den nicht reponiblen Frakturen und den Splitterbrüchen vorbehalten und ist bei der Gefahr von Gefäßverletzungen und Plexusschädigung die Methode der Wahl. Außerdem obliegt ihr die Pseudarthrosenbehandlung.

Eine vergleichende Betrachtung der Ergebnisse konservativer und operativer Behandlung ist nach der Art des Krankengutes nicht gestattet, da bei unserer Indikationsstellung die der operativen Behandlung zugeführten Frakturen schon eine vergleichsweise negative Gruppe gegenüber konservativ zu behandelnden darstellen.

Wir sind aber zu der Aussage berechtigt, daß mit den aufgeführten Operationsmethoden auch überwiegend sehr gute funktionelle Ergebnisse zu erzielen sind, allerdings mit einer höheren Komplikationsrate.

J. Bauer, V. Blaško und J. Kérolyi, Košice

Behandlung von frischen Claviculafrakturen

In den fünfziger Jahren haben wir die frischen Claviculafrakturen fast immer konservativ behandelt und bedienten uns dabei der Delbettschen Ringe. Da wir aber mit den Ergebnissen nicht immer zufrieden sein konnten, haben wir auch frische Claviculafrakturen operiert. Wir versorgten sie mit Drahtschlingen, mit Laneschen Platten und später mit einem Markdraht.

Die Nachuntersuchungen zeigten, daß die Endergebnisse nicht besser waren als bei den konservativ versorgten Brüchen. Im Gegenteil, wir haben zweimal eine schwere postoperative Infektion beobachtet, nach der eine Pseudarthrose der Clavicula entstand.

Aus diesen Gründen sind wir in den sechziger Jahren zur *extrem konservativen* Behandlung der frischen Claviculafrakturen übergegangen. Wir haben die Delbettschen Ringen verlassen und in den letzten Jahren versorgen wir die Schlüsselbeinbrüche mit einer Stella dorsi aus elastischer Binde. Bei Kleinkindern fixieren wir die Claviculafrakturen manchmal nach Klapp.

Unser Krankengut der letzten 5 Jahre ergibt sich aus nebenstehender Aufstellung: In der Traumatologischen Abteilung des Fakultätskrankenhauses in Košice haben wir in den Jahren 1967—1971 298 Schlüsselbeinbrüche versorgt. Davon wurden 296 konservativ behandelt und nur zweimal haben wir operiert. Wir verwendeten die AO-Halbrohrplatte.

Dem Frakturmechanismus nach handelte es sich 241mal um indirekte Gewalt und 75mal um direkte Gewalt.

Die Lokalisation der Brüche am Schlüsselbein war 67mal im acromealen Drittel, 227mal im Mittelteil und 4mal am sternalen Ende.

Eine Komplikation seitens der Gefäße und des Plexus brachialis haben wir in unserem Krankengut nicht beobachtet.

Die *Endergebnisse* bei den Patienten, die wir zu Kontrolle bekamen, sind immer gut gewesen. Außer kosmetischen Störungen in drei Fällen, bei denen der Schlüsselbeinbruch mit einem Hypercallus verheilt ist, haben wir keine Einschränkung der Bewegung im Schultergelenk oder eine andere Funktionsbeschränkung beobachtet.

Schlußfolgerung. Unseren Erfahrungen nach sind wir der Ansicht, daß man akute Claviculafrakturen mit gutem Erfolg *konservativ* behandeln kann, eine Operation mit nachfolgender Osteosynthese ist nur im Ausnahmefall nötig.

R. Marti, B. G. Weber und P. Afchampour, St. Gallen

Technik und Ergebnisse der Humerusosteotomie bei habitueller Schultergelenksluxation

Einführung

Alle klassischen Operationen und ihre Modifikationen zur Behandlung der habituellen Schulterluxation haben eine geringe Rezidivquote, sind aber oft mit einem beträchtlichen Beweglichkeitsverlust verbunden. Eine neue Operationstechnik kann nur dann eine Lücke schließen, wenn die Rezidivfreiheit bei voll erhaltener Beweglichkeit erreicht wird. Eine Forderung die gerade der heutige Spitzensportler an uns stellt.

Es ist bekannt, daß gerade diejenigen Operationstechniken, die die Außenrotation einschränken, eine kleine Rezidivquote haben. Dies bestätigt indirekt die Theorie, daß die von Hill und Sachs beschriebene, dorsocraniale Delle bei forcierter Außenrotation am Pfannenrand einhängt und die Schulter zur Luxation bringt (Abb. 1).

Diese Überlegungen veranlaßten Weber, nach einer Operationstechnik zu suchen, die einerseits diese kritische Außenrotation des Kopfes verhindert, andererseits aber die volle Außenrotation des gesamten Armes nicht beeinträchtigt.

Diese sich widersprechenden Ziele können durch eine *subcapitale Drehosteotomie* erreicht werden, wobei der Humeruskopf durch Verkürzung der Subscapularissehnen nach Magnuson in der innenrotierten Stellung gehalten wird. Der Derotationswinkel entspricht dem Verlust an Außenrotation bei der einfachen Subscapularisraffung (Abb. 2).

Operationstechnik

Der Zugang erfolgt deltoido-pectoral. Durch stumpfes Auseinanderspreizen der Muskulatur mit oder ohne Ligatur der Vena cephalica kommt das proximale Humerusende mühelos zur Darstellung. Bei muskelkräftigen Patienten kann zur besseren Übersicht der Deltoideus am proximalen Ansatz eingekerbt werden.

Leitstruktur für das weitere Vorgehen ist die lange Bicepssehne, deren Sehnenfach jedoch nicht eröffnet wird. Die Durchtrennung und Anschlingung der Subscapularissehne erfolgt 1 cm medial vom Sulcus intertubercularis, wobei

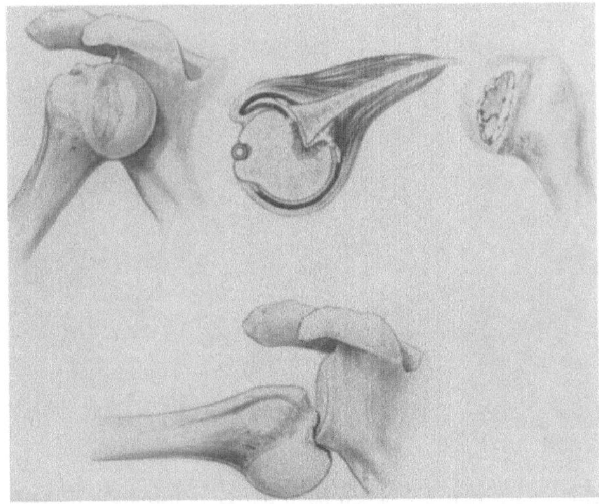

Abb. 1. Je nach Art der Schulterluxation verläuft die Impression vertikal oder horizontal, jedoch immer dorsocranial. Die Serie oben zeigt eine subacromiale Luxation, der Humeruskopf steht in Außenrotation und Abduktion, die Delle verläuft vertikal, wie dies auch aus dem Horizontalschnitt und in der Ansicht von dorsal dargestellt ist. Im Bild unten eine axilläre Luxation

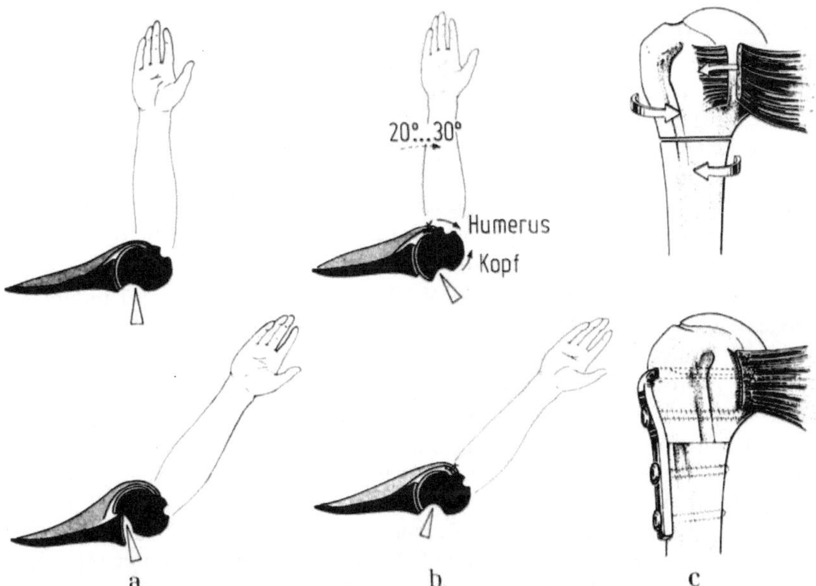

Abb. 2a—c. Wiederum im Horizontalschnitt wird das Einrasten der dorsocranialen Delle bei forcierter Außenrotation dargestellt (a). Nach der Derotation und Subscapularisraffung bleibt die Impression bei gleicher Außenrotation außerhalb der Gefahrenzone (b). c Technik der Operation (s. Text), anstelle der neu entwickelten 80°-Platte ist die Kinderhüftplatte gezeichnet

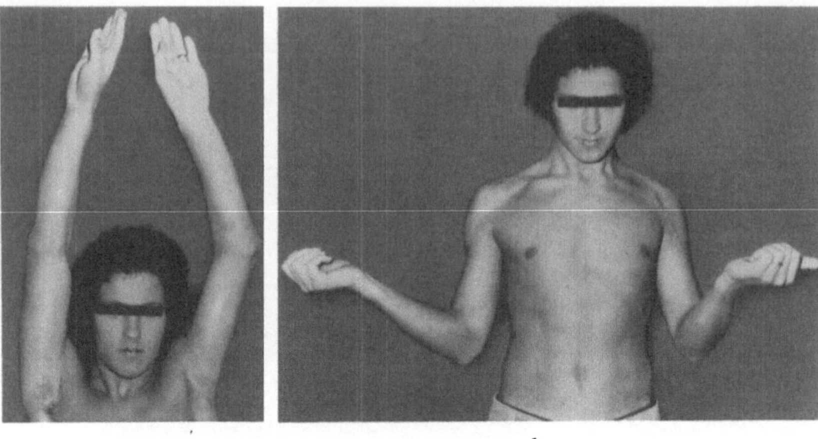

a b

Abb. 3. Zeigt einen Patienten 2 Wochen nach der Operation. Die Elevation ist praktisch vollständig, schmerzfrei möglich, die Außenrotation „spannungsbedingt" zur Schonung der Subscapularisnaht noch „eingeschränkt". Physikalische Therapie ist in den wenigsten Fällen notwendig

die darunter liegende Kapsel nicht eröffnet werden muß, womit die ganze Operation extraartikulär durchgeführt werden kann.

Mittels zweier richtungsgebender Kirschnerdrähten wird der Osteotomiewinkel von 25—30° festgelegt. Um der Gefahr einer Verbiegung dieser Drähte entgegenzuwirken, lohnt es sich, den 2 mm-Bohrer zu verwenden und dicke Drähte einzustecken. Die Löcher können so jederzeit wieder aufgefunden werden, falls die Drähte nach der Osteotomie abgebogen werden sollten. Ein vorheriges, probeweises Anlegen der Platte gestattet uns einerseits die Festlegung der Osteotomiehöhe, andererseits kann damit die Kollision der Platte mit den richtungsgebenden Kirschnerdrähten vermieden werden.

Wir verwenden heute eine spezielle Winkelplatte von 80°, die bei minimaler Klingenlänge (35—45 mm) eine maximale Kompression gestattet. Die ersten Drehosteotomien wurden allerdings ohne technische Schwierigkeiten mit einer schmalen Radius-, später mit der Kinderhüftplatte durchgeführt.

Nach Vorbereiten der Plattenlage mit dem Kinderhüft-Plattensitzinstrument erfolgt die quere subcapitale Osteotomie am Hals-Schaft-Übergang (Abb. 2). Obwohl die Heilung schneller erfolgt je höher wir osteotomieren, ziehen wir es vor, distal zu bleiben, um nicht mit dem Gelenk in Konflikt zu kommen (Callusbildung bei nicht idealer Kompression). Nach dem Einschlagen der Platte und Eintreiben der proximalen Schraube wird die Osteotomie reponiert, was technisch oft nicht so leicht zu bewerkstelligen ist. Bewährt haben sich die kleinen, spitzen Hohmannhaken zur Feineinstellung. Die Kompression erfolgt wie üblich mit dem AO-Spanner. Die Subscapularissehne wird unter Verkürzung von einem Zentimeter am Rand des Sulcus-intertubercularis reinseriert.

Früher haben wir für die 3—4 durchgreifenden U-Nähte Mersilen verwendet, heute bevorzugen wir das resorbierbare Dexon. Nach Wundspülung, Redondrainage und schichtweisem Wundverschluß wird der Arm für 4 Tage mittels eines Velpeaux-Verbandes am Thorax fixiert.

Die Nachbehandlung ist denkbar einfach, der Patient darf die Schulter nach wenigen Tagen frei bewegen. Nach unseren Erfahrungen werden dabei Außenrotationsbewegungen ganz automatisch nicht forciert, weil der Patient die dabei auftretende Spannung im Bereich der Naht spürt (Abb. 3). Nach 2 bis 3 Wochen, spätestens jedoch nach Heilung der Osteotomie, in 5—7 Wochen ist die Schulter wieder frei beweglich.

Statistik

In den Jahren 1967 bis Juni 1972 wurden am Kantonsspital St. Gallen 58 Derotationsosteotomien durchgeführt, hinzu kommt der erste Fall aus dem Jahre 1964. In der gleichen Periode kamen bei 22 Patienten mit habitueller Schulterluxation andere Verfahren zur Anwendung (Tabelle 1). Die Tabelle 2 zeigt, daß wir die Indikation zur Drehosteotomie anfänglich vom röntgenologischen Nachweis der Hill- und Sachs-Läsion abhängig gemacht haben, seit 1970 jedoch nur noch selten andere Eingriffe durchführen. Bei den 2 nach anderen Methoden operierten Patienten handelte es sich einmal um eine hintere Luxation, die mittels Spanverriegelung saniert werden konnte, einmal um eine röntgenologisch nachweisbare Bankart-Läsion, die nach Müller verschraubt wurde.

Tabelle 1. *Statistik 1967—1972 (Juni)*

Humerus-Osteotomien		59
Andere Eingriffe		22
Insgesamt	HSL	81

Tabelle 2. *1967—1970* *1970—1972 (Juni)*

1967—1970		1970—1972 (Juni)	
Osteotomien	39	Osteotomien	20
Andere Techniken	20	Andere Techniken	2

Resultate

49 Patienten wurden nachuntersucht; von den restlichen 10 ist einer verstorben, die anderen konnten nach demselben Untersuchungsschema telephonisch befragt werden. Da bei diesen Patienten keine Beschwerden vorliegen, erfolgt die klinische Kontrolle anläßlich der Metallentfernung.

Die *Altersverteilung* liegt zwischen 16 und 57 Jahren, der Durchschnittswert bei 30 Jahren. Der Spitalaufenthalt schwankte von 4—23 Tagen, durchschnittlich 11 Tage. Hinzu kommen 2—4 Tage Hospitalisation bei der Metallentfernung. Die Arbeit wurde im Mittel nach 5 Wochen wieder aufgenommen, die Extremwerte liegen hier zwischen 4 Tagen und 12 Wochen.

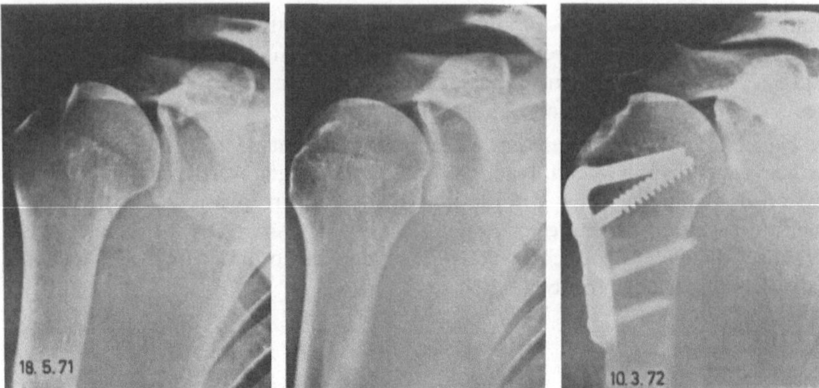

Abb. 4. Nur gerade in Innenrotation kann die Hill-Sachs-Läsion röntgenologisch nachgewiesen werden, in der normalen Ap-Aufnahme kann sie nur vermutet werden (mittleres Bild). Nach der Dreh-Osteotomie hingegen ist die Delle so weit nach außen gedreht, daß sie in der Normalaufnahme zur Darstellung kommt

Tabelle 3. *Beweglichkeit*

Subjektiv seitengleich	95%
Objektiv seitengleich	40%
Obj. min. Seitendiff. (unter 20°)	60%
Sport wie prae op.	85%

Alle diese Werte sagen wenig aus und dürfen sich kaum wesentlich von denjenigen anderer Verfahren unterscheiden. Der entscheidende Vorteil der Dreh-osteotomie liegt in der funktionellen Nachbehandlung und damit in der raschen, meist vollständigen Wiedererlangung der Schulterbeweglichkeit [1, 12]. Die Resultate sind aus der Tabelle 3 ersichtlich. Massive Einschränkung der Außenrotation und der Elevation, wie diese bei den Operationen von Typ Putti-Platt regelmäßig gefunden werden, konnten wir in keinem Fall nachweisen.

Weber veröffentlichte 1969 eine Nachkontrolle von 62 Limbusverschraubungen nach Müller [13, 14], die durchschnittlich einen Verlust von 32° Außenrotation, 12° Elevation vorwärts und 9° Elevation seitlich aufwiesen. Nur gerade 6 Patienten zeigten eine seitengleiche Beweglichkeit der Schulter (10%).

Unter den bei uns operierten Patienten finden sich mehrere Spitzensportler wie Eishockey-Spieler, Geräteturner, Zehnkämpfer usw., bei denen gerade die vollständig erhaltene Außenrotation von extremer Bedeutung ist. Alle sind heute wieder voll aktiv. Beschwerden von seiten der durch die Osteotomie „abgesinkelten“ Bicepssehne haben wir in keinem Fall gesehen.

Tabelle 4 zeigt die *Komplikationen.* Das einzige „Rezidiv“ trat bei einem Wasserskiweltklasseläufer auf, nachdem der Patient an einer Stange hängen blieb und das Zugseil die Schulter zur Luxation brachte. Nach einer kurzen

Tabelle 4. *Komplikationen*

Rezidiv	1 (Restitutio)
Ossäre Heilungsstörung	2 (Restitutio)
Überkorrektur	1 (Restitutio)
Schultersteife	1 (Restitutio)
Infekt (Staphylococcus albus)	1 (Restitutio)

Ruhigstellung ist der Patient heute wieder voll aktiver Leistungssportler. Die beiden ossären Heilungsstörungen sind Folge eindeutiger technischer Fehler, die Reoperation brachte Restitutio ad integrum.

Eine Patientin mußte wegen stark verminderter Innenrotation zurückrotiert werden, auch in diesem Fall war das Endergebnis gut. Eine postoperative Schultersteife konnte durch Mobilisation in Narkose behoben werden. Dies scheint uns ein weiterer Vorteil der Operationstechnik zu sein, eine solche Mobilisation kann in der postoperativen Phase ohne Gefährdung des Endergebnisses durchgeführt werden. Den einzigen Infekt konnten wir durch vorzeitige Metallentfernung sanieren.

Diskussion

Unter den meist komplexen Veränderungen bei der habituellen Schulterluxation findet sich die von Malgaigne, Hill und Sachs erstmals beschriebene *dorsocraniale Impression* mit größter Konstanz.

Nach Hermodsson handelt es sich dabei immer um eine Impressionsfraktur als Folge der Luxation und nie um eine kongenitale Mißbildung. Er fand den Defekt in 100% der Fälle, Hill und Sachs bei 74%. Die Angaben des Letzteren decken sich mit unseren eigenen Erfahrungen, wobei wir routinemäßig den folgenden Röntgenstatus durchführen: ap, Elevation, Außen- und Innenrotation sowie axiale Aufnahme.

Bei den ersten 27 Fällen basierte die *Indikation* zur Drehosteotomie auf dem röntgenologischen Nachweis der dorso-cranialen Impression. In der Zwischenzeit haben wir die Indikation wesentlich weiter gefaßt und auch Patienten mit Bankart-Läsionen nach derselben Technik operiert. Dies in der Annahme, daß in solchen Fällen stets beide pathologischen Veränderungen für die rezidivierende Luxation verantwortlich sind. Die bisherigen Resultate bestätigen diese Theorie.

Wir sind uns bewußt, daß die Sanierung der habituellen Schulterluxation mittels Osteotomie bei vielen Chirurgen auf Ablehnung stoßen wird. Für einen mit Osteotomien vertrauten Operateur ist der Eingriff jedoch technisch leicht durchzuführen, das Risiko nicht größer als bei anderen Verfahren.

Zusammenfassung

Die Operation besteht in einer Verminderung der kritischen Außenrotation im Sinne von Magnusson, wobei durch die Drehosteotomie der Bewegungsverlust kompensiert wird. Der Gewinn der Rezidivfreiheit ist also nicht mit

einem Beweglichkeitsverlust verbunden. Damit schließt die Drehosteotomie zur Behandlung der habituellen Schulterluxation eine echte Lücke und ist nicht einfach eine weitere Modifikation, die sich den über 150 anderen Verfahren anschließt.
Weitere Vorteile liegen in der funktionellen Nachbehandlung der operierten Schulter sowie im praktisch extraartikulären Vorgehen.

Literatur

1. Bandi: Mündliche Mitteilung über 6 Derotations-Osteotomien. Nov. 1972. — 2. Bankart, A. S. B.: Recurrent or habitual dislocation of the shoulder joint. Brit. med. J. **2**, 1132 (1923). — 3. Bankart, A. S. B.: The pathology and treatment of recurrent dislocation of the shoulder-joint. Brit. J. Surg. **26**, 23 (1938). — 4. Eden, R.: Zur operativen Behandlung der habituellen Schulterluxation. Zbl. Chir. **47**, 1002 (1920). — 5. Hermodsson, J.: Röntgenologische Studien über die traumatischen und habituellen Schultergelenksverrenkungen nach vorn und nach unten. Acta radiol. (Suppl.) **20** (1934). — 6. Hermodsson, J.: Roentgenological studies of traumatic and recurrent anterior and inferior dislocations of the shoulder joint. Montreal: McGill University Press 1963. — 7. Hill, A. H., Sachs, M. D.: The grooved defect of the humeral head. A frequently unrecognized complication of dislocations of the shoulder joint. Radiology **35**, 690 (1940). — 8. Hybbinette, S.: De la transplantation d'un fragment osseux pour rémédier aux luxations recidivantes de l'épaule; constatations et résultats opératoires. Acta chir. scand. **71**, 441 (1932). — 9. Magnuson, P. B.: Treatment of recurrent dislocation of the shoulder. Surg. Clin. N. Amer. **25**, 14 (1945). — 10. Magnuson, P. B., Stack, J. K.: Recurrent dislocation of the shoulder. J. Amer. med. Ass. **123**, 889 (1943). — 11. Malgaigne, D. M. P.: Les luxations scapulo-humérales. Nouveau moyen de les distinguer de fractures du col de l'humérus. Nouvelle méthode de reduction. Expériences faites à l'Hôtel Dieu. Gaz. Med. **3**, 506 (1832). — 12. Marti, R.: Vortrag gehalten auf Schweiz.-Franz.-Orthopädentagung Frühjahr 1971 (im Druck). — 13. Mueller, M. E.: Cité par Mumenthaler, A. (1963). — 14. Mumenthaler, A.: Zur Therapie der habituellen Schulterluxation. Z. Unfallmed. Berufskr. **2**, 102 (1963). — 15. Putti, V., Platt, H.: Quoted by Clarke, H. Osmond (1948). — 16. Weber, B. G.: Operative treatment for recurrent dislocation of the shoulder. Injury **1**, 107 (1969).

S. Letic, Z. Mikic, Novi Sad/Jugoslawien

Hängegips in der Behandlung der subkapitalen Humerusfrakturen

Manuskript ist nicht zur Veröffentlichung eingegangen

M. Barac, M. Grujić und B. Hranilović, Zagreb

Behandlung der Brüche am distalen Teil des Oberarms

Wegen des besonderen Baues des Ellenbogengelenks stellen Brüche am distalen Teil des Oberarms ein besonderes Problem bei deren Versorgung dar. Bei der Behandlung dieser Brüche — sowohl mittels konservativen als auch mittels operativen Methoden — muß man sich strikt an gewisse Regeln halten, und zwar heißt das: Erzielung der anatomischen Reposition der Bruchteile bei vollkommener Kongruenz der Gelenksflächen.

Die Wiederherstellung der Gelenksfunktion hängt ausschließlich von der Qualität der Reposition oder der Osteosynthese des Bruches ab. Optimale Resultate erhalten wir nur durch richtige *Indikation* des konservativen oder operativen *Treatments.* Bevorzugung der einen Behandlungsmethode auf Rechnung der anderen ergibt schlechte Resultate.

Die Beurteilung der Behandlungsart hängt einerseits von der Art der Verletzung und dem Typ des Bruches und andererseits von der Erfahrung, dem Wissen und der technischen Ausstattung des Operateurs ab.

Im Unfallspital in Zagreb behandelten wir in den letzten 5 Jahren (1967—1971) 257 verschiedene Brüche am distalen Teil des Oberarms.

Tabelle 1

Fractura supracondylica humeri	59
Fractura condyli radialis	79
Fractura condyli et epicondyli ulnaris	45
T, Y-fracturae humeri	11
Fractura trochleae et capituli humeri	42
Fractura diacondylica humeri	21
Insgesamt	257

Von den vorstehend angeführten Fällen haben wir 203 Brüche (79 %) konservativ behandelt, mittels Dauerextension 6 Brüche (2,3 %) und operativ 48 Brüche (18,7 %).

Die *konservative* Behandlungsmethode mittels Immobilisation durch einen Gipsverband wenden wir bei Infraktionen, Brüchen ohne Dislokation und Brüchen mit Dislokation an, bei welchen man durch Reposition eine anatomische Restitutio erzielen kann und durch die Immobilisation eine dauernde Retention erreicht wird. Da ein Großteil der Brüche dieser Region die Bedingungen für diese Therapie erfüllte, haben wir diese auch meistens angewendet.

Die Extensionstherapie haben wir bei offenen Brüchen mit starken Verletzungen der Weichteile angewendet, wo ein großes Risiko der Infektionsmöglichkeit bestand und bei Brüchen, welche infolge ihrer Form eine operative Behandlung erforderten, aber Gegenindikationen, wie Insuffizienz des Herzens oder andere Ursachen bestanden.

Operativ wurden alle jene Brüche behandelt, bei welchen wir keine anatomische Reposition oder Retention der Bruchteile erzielen konnten.

Auf operativem Weg wünschen wir nach anatomischer Reposition und vollkommener Kongruenz der Gelenksflächen mittels Allenthese einen stabilen Block an der Bruchstelle zu erhalten. Auf diese Weise ist eine frühzeitige Bewegung des Gelenks und der Muskulatur ermöglicht, was funktionell gute definitive Resultate ergibt. Wir halten eine operative Behandlung auch bei Verletzungen der Nerven und großen Blutgefäße sowie bei großen Hämatomen für angezeigt.

Operativ haben wir 18,7% unserer Fälle behandelt. Die Art der operativen Behandlung hängt von der Lokalisation und der Form des Bruches ab. Wir haben folgende Methoden der operativen Behandlung angewendet:

1. Suprakondyläre Brüche am Übergang des corticalen Knochenteils in den spongiosen Teil fixierten wir mittels der „Schmalen Platte". Bei etwas kürzerem unteren Teil verwendeten wir eine „Drittelrohrplatte" und bei multifragmentären Brüchen haben wir die Osteosynthese mittels Schraube und einer „Neutralisationsplatte" durchgeführt.

2. Brüche der Kondylen sind leicht zu fixieren. Sie werden entweder von der lateralen oder der medialen Seite mittels Schraube fixiert, wobei unbedingt auf den N. ulnaris zu achten ist.

3. Y- und T-Brüche fixierten wir mittels zwei Plättchen unter Fixierung der Trochlea und des Capitulum humeri mittels einer Schraube. In manchen Fällen fixierten wir den Bruch mittels T-Platten. Bei multifragmentären Brüchen wendeten wir auch die Spickdraht-Osteosynthese an.

4. Brüche der Epikondylen fixierten wir mittels Schraube.

Bei den erwähnten Operationen wendeten wir meistens den rückwärtigen Zugang an, außer bei isolierten Brüchen des Condylus oder des Epikondylus, bei welchen der mediale oder laterale Zugang angewendet wurde. In seltenen Fällen — bei Brüchen der Trochlea und des Capitulum humeri — wurde das Olecranon temporär durchtrennt, da es nicht möglich ist, die Gelenkfläche vom rückwärtigen Zugang vollkommen zu rekonstruieren.
Der Erfolg der operativen Behandlung hängt in allen Fällen von der Vitalität der Fragmente und der Möglichkeit einer guten *Blutversorgung* ab, was auch die Bedingung für eine rasche Konsolidation des Bruches ist. Daher achten wir bei der Operation besonders auf die intraossale Zirkulation und Ernährung der Fragmente.

Bezüglich der Endresultate können wir hervorheben, daß diese bei den operativ behandelten Fällen in 96% zufriedenstellend waren, d.h. daß eine vollkommene physiologische Funktion des Ellbogens und normale Verrichtung der bisherigen Arbeit erzielt wurde.

Bei den konservativ behandelten Brüchen haben wir in 83% der Fälle zufriedenstellende Resultate erzielt. Bei 17% der Fälle hatten wir sowohl eine starke Funktionseinschränkung des Ellenbogengelenkes als auch eine Atrophie der Muskulatur. Zum Teil wurde dies durch sekundäre Dislokation der Bruchstücke oder durch ein kalzifizierendes Hämatom verursacht.

Abschließend möchten wir betonen, daß ein funktionell gutes Endresultat zum Großteil von einer richtigen *Indikation* für die anzuwendende Behandlungsmethode und von der Anwendung der richtigen Operationsmethode abhängt.

Der heutige Stand der Operationstechnik ermöglicht die Heilung der schwersten Brüche dieser wichtigen Körperregion und ermöglicht funktionell gute Endresultate.

F. Meier und N. Ganzoni, Zürich

Distale instraartikuläre Humerusfrakturen — 10-Jahres-Ergebnisse

Die folgenden Bemerkungen stützen sich auf die Nachkontrolle von 52 Erwachsenen mit distalen intraartikulären Humerusfrakturen.

Das Behandlungsergebnis nach Osteosynthese hängt davon ab, ob die reponierten Fragmente stabil fixiert werden können. Läßt das Unfallröntgenbild einen solchen Erfolg nicht erwarten, z.B. bei Trümmerfrakturen betagter Patienten, so geben wir der Extensionsbehandlung den Vorzug. Daß eine exakte Reposition der Gelenkflächen unter der Olecranonextension nicht erreicht oder aufrecht erhalten werden kann, wird u.E. als Nachteil überschätzt. Im Röntgenbild kann Jahre später eine annähernd anatomische Gelenkstruktur überraschen.

$^{3}/_{4}$ der Patienten mit distalen intraartikulären Humerusfrakturen wurden operativ behandelt. Besonders erwähnenswerte Komplikationen waren Pseudarthrosen und Läsionen des N. ulnaris.

Wegbereiter einer *Pseudarthrose*, die wir in 5 Fällen beobachteten, waren ungenügende Ruhigstellung der Fraktur bei gleichzeitiger Trümmerzone zwischen den Hauptfragmenten. Im Ergebnis war die Stellung in allen Fällen im Sinne des Cubitus varus oder valgus verändert. Wegen Schmerzen blieben alle Patienten beim Anheben von Gewichten behindert. Die Beweglichkeit im Ellenbogengelenk blieb in der Regel, in geringem Ausmaß durch die Pseudarthrose begünstigt, gut.

Mit der primären Arthroplastik kann bei Trümmerfrakturen des distalen Humerus, welche eine stabile Osteosynthese verunmöglichen, ein gutes Spätresultat erzielt werden.

Primäre oder sekundäre Störungen des N. ulnaris zeigten mit 18 Fällen ein gutes Drittel unserer Patienten.

Unter den 8 primären Ulnarisläsionen wurde der Nerv 6mal im Rahmen der Frakturbehandlung am Unfalltag freipräpariert. Eine Durchtrennung des Nerven fand sich nie, stets jedoch ein *intraneurales Hämatom*. Nur einer dieser Patienten wurde definitiv beschwerdefrei.

Ursachen von sekundären Ulnarisstörungen waren die mechanische Beeinträchtigung des Nerven durch Osteosynthesematerial oder Narbengewebe. Klinisch fanden sich Paraesthesien, Hypaesthesie, Lähmung oder schmerzbedingte Muskel-Inaktivitätsatrophie. Die Neurolyse und Ventralverlagerung brachten Beschwerdefreiheit oder Besserung. In einem von 6 Fällen mit sekundärer Ulnarisstörung blieb der neurologische Befund unbeeinflußt. Ein dislozierter Bohrdraht hatte zu intraneuraler Vernarbung geführt.

Die Bohrdrahtosteosynthese wurde vor Jahren verlassen. Komplikationen wie Fragmentdislokation, Bohrdrahtwanderung und -bruch und somit sekundäre Störung des N. ulnaris traten dabei gehäuft auf.

Abschließend ein Wort zur *prophylaktischen Ventralverlagerung des N. ulnaris* im Rahmen der Osteosynthese mit der Absicht, sekundäre neurologische Störungen zu verhindern. Von 8 so behandelten Fällen blieben nur zwei definitiv beschwerdefrei. Ohne die genaue Analyse der Fälle hier vorzulegen, sei zur delikaten Frage der primären Ventralverlagerung eines unlädierten Nerven wie folgt Stellung genommen:

Die großzügige Exposition des Nerven zur Vermeidung einer intraoperativen Läsion ist selbstverständlich.

Eine Ventralverlagerung ist berechtigt, wenn der Nerv im Sulcus N. ulnaris unmittelbaren Frakturkontakt besitzt.

Die tiefe Ventralverlagerung unter die Beugemuskulatur ist erneut mit unmittelbarem Kontakt mit der Verletzungszone verbunden und birgt die Gefahr narbenbedingter sekundärer Störungen.

In der Regel ist deshalb die Rückverlagerung des Nerven in seine anatomische Lage vorzuziehen und die Ventralverlagerung, falls sich Sekundärstörungen einstellen sollten, einem späteren Zeitpunkt zu überlassen.

J. O., 34jähriger Mann, 1284/68. Nach einer Maschineneinklemmung dorsal breit eröffnetes linkes Ellenbogengelenk. Primäre Ventralverlagerung des zwischen Trochleafragmenten eingeklemmten N. ulnaris. Cerclage einer Olecranonfraktur. Zersplitterung des Conylus ulnaris, so daß eine stabile Osteosynthese der Trochlea nicht möglich war; man begnügte sich mit der Frakturreposition und Ruhigstellung des Arms im Gips während 6 Wochen. Aseptische Nekrose in der Trümmerzone und Ausbildung einer *straffen Pseudarthrose*. Cubitus varus, Überlastung des radialen Bandapparates, Lig. anulare radii verkalkt. Beweglichkeit 130°—10°—0°. Unter Röntgen-Durchleuchtungs-Kontrolle Beweglichkeitsgewinn von ca. 10° durch die Pseudarthrose in der Endstellung von Beugung und Streckung. Pronation um 50% eingeschränkt, Supination frei.

T. G. Illes, Pecs

Die Anwendung der corticalen Fixation bei operativer Versorgung offener und infizierter Brüche

Manuskript ist nicht zur Veröffentlichung eingegangen

G. Stühmer, St. Gallen

Sofortige oder aufgeschobene Osteosynthese und periartikuläre Verkalkungen

Manuskript ist nicht zur Veröffentlichung eingegangen

G. Scheuba und F. Unger, Wien

Eine ätiologische Einteilung der Olecranonfrakturen und deren therapeutische Konsequenzen

Bei der Durchsicht von 87 Olecranonfrakturen stießen wir auf ätiologisch bedingte Gesetzmäßigkeiten, welche auch therapeutische Konsequenzen nach sich zogen.

Der *Frakturtyp I* entsteht als direktes Trauma durch Sturz auf den spitzwinklig gebeugten Ellenbogen. Durch einen Biegemechanismus über der als Hypomochlion wirkenden Trochlea humeri wird die *Olecranonspitze abgebrochen.* Hier läßt die Tricepssehne mit ihrem weiter distal gelegenen Ansatz nur eine geringe oder gar keine Dislokation zu. Eine konservative Behandlung wird in der Regel zielführend sein.

Der *Frakturtyp II* durch Sturz auf den annähernd rechtwinklig gebeugten Ellenbogen zeigt meistens eine *ausgeprägte Dislokation*, weil der Streckapparat der Tricepssehne nur mit dem proximalen Fragment verbunden ist und mitunter auch der Reservestreckapparat zerreißt. Bei diesen Frakturen ist die Osteosynthese — unserer Meinung nach speziell das Webersche Zuggurtungsverfahren — am raschesten zielführend, obgleich auch die konservative Behandlung zu funktionell erstaunlich guten Ergebnissen und nur selten zur Pseudarthrose führt. Allerdings ist hier die Rehabilitation um Wochen bis Monate verzögert. Als Nebenverletzung fanden wir einmal eine Fraktur der Trochlea humeri.

Die *Frakturen vom Typ III* im Bereich des *Processus coronoides ulnae* können intra- und extracapsulär gelegen sein. Sie entstehen ätiologisch indirekt durch Sturz auf den halb gestreckten Unterarm. Die von der Trochlea humeri bestimmte Kraftachse richtet sich gegen die distalen Anteile der Ulnagelenksfläche bzw. gegen den Processus coronoides ulnae. Da hierbei kein reiner Biegemechanismus, sondern auch ein Stauchungs- und eventuell ein Drehmechanismus zur Ulnafraktur führt, kann die Verkürzung der Ulna eine *Mitbeteiligung des Radiusköpfchens* auslösen. Dieses wird entweder gebrochen oder — je nach Rotationsstellung des Unterarmes — nach vorn oder hinten luxiert im Sinne einer Monteggia-Fraktur.

Von unseren 87 Olecranonfrakturen entsprachen 22 dem Typ I, die überwiegende Mehrzahl von 54 dem Typ II und 11 dem Typ III.

Diese 11 Frakturen vom Typ III waren kombiniert mit 5 Frakturen und 4 Luxationen des Radiusköpfchens, sowie einer distalen Radiusfraktur. Also war unter diesen 11 Fällen 10mal der Radius mitbeteiligt.

5 dieser Fälle behandelten wir operativ, 6 Fälle konservativ, da sich nach Behebung der Luxation meistens eine anatomische Stellung ergab.

P. Lalive d'Epinay, Zürich

Korrektureingriffe nach suprakondylären Humerusfrakturen

In den letzten 20 Jahren wurden an der Klinik Balgrist (Zürich) 49 Sekundäreingriffe nach Frakturen im Ellenbogenbereich durchgeführt. In 10 Fällen handelt es sich um Eingriffe nach einer durchgemachten suprakondylären Humerusfraktur. Über diese 10 Fälle möchte ich Ihnen heute berichten. Die übrigen 39 Eingriffe sind nur als statistische Übersicht aufgeführt (Tabelle 1 u. 2 und Abb. 1).

Die radiologische Erfassung und Kontrolle der reponierten Fraktur ist beim Kind viel schwieriger als beim Erwachsenen. Zusätzlich ist die Entstehung der

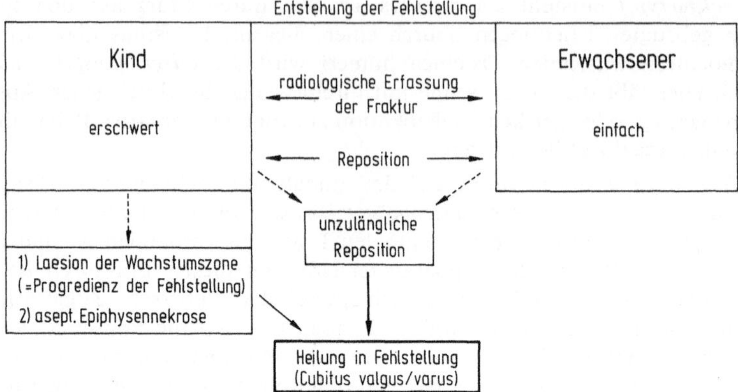

Abb. 1. Korrektureingriffe nach suprakondylären Humerusfrakturen

Tabelle 1. *Sekundäreingriffe nach Frakturen im Ellenbogenbereich 1952—1972 nach suprakondylären Humerusfrakturen*

Ossäre Korrekturen	8
Weichteileingriffe (Volkmann)	2
	10
Verschraubung pseudarthrotischer Epikondylen	10
Radiusköpchenresektion	11
Verlagerung des N. ulnaris	5
Resektion freier Gelenkkörper	4
Varia	9
	39
Insgesamt	49

Fehlstellung beim Kind nicht nur als Folge der Heilung in Fehlstellung möglich, sondern bei *Progredienz* eindeutig auf eine Läsion der Wachstumszone zurückzuführen. Zusätzlich besteht die Gefahr des Auftretens eines aseptischen Epiphysenschadens.

Noch weit schwieriger als die Beurteilung der Varus-Valgus-Fehlstellung ist die Erfassung des *Rotationsfehlers* in der Behandlung der suprakondylären Humerusfraktur, haben wir doch sogar bei der in Fehlstellung *verheilten Fraktur* bei großer Rotationsfreiheit im Schultergelenk und besonders bei eingeschränkter Flexion/Extension im Ellenbogen Mühe, das Ausmaß des Rotationsfehlers festzulegen (Tabelle 2).

In funktioneller Hinsicht ist der Innenrotations- bzw. Pronationsfehler weniger bedeutungsvoll und ermöglicht die häufigsten Tätigkeiten manueller Berufe wie z.B. Maschinenschreiben, Halten des Hammers, des Messers weit besser

Tabelle 2. *Korrektureingriffe nach suprakondylären Humerusfrakturen*

Rotationsfehler	
Humerus	funktionell (Hand)
I R-Fehler	→ vermehrte Pronation = *günstiger*
A R-Fehler	→ vermehrte Supination = *schlechter*

TabeJle 3. *Korrektureingriffe nach suprakondylären Humerusfrakturen*

Indikation zur Korrektur-Osteotomie vor Epiphysenverschluß (Kind)
1. Ausmaß der Fehlstellung (über 30°)
2. Zunahme der Beschwerden
3. Sekundäre Instabilität des Ellenbogengelenkes

als die Außenrotations- bzw. Supinationsfehlstellung, welche, um die Worte Lorenz Böhlers zu gebrauchen, „nur gut zum Betteln ist".

Unsere 8 Eingriffe am Knochen lassen sich einteilen in Eingriffe vor bzw. nach Verschluß der distalen Humerusepiphysenfuge.

Das erste Auftreten der Ossifikationskerne des Epicondylus lateralis und medialis erfolgt erst nach dem 4. Lebensjahr. Nach dem 15. Altersjahr beginnen sich die Fugen zu verschließen und die vollständige Synostosierung ist mit dem 20. Altersjahr abgeschlossen (Tabelle 3).

In 4 Fällen waren wir gezwungen, die suprakondyläre Korrekturosteotomie beim Kind durchzuführen, da das Ausmaß des Cubitus varus mehr als 30° betrug, zunehmende Beschwerden bestanden und eine zunehmende sekundäre Gelenkinstabilität befürchtet werden mußte.

In 2 Fällen ließ sich bei der aktiven Streckung über 90° hinaus eine Luxation der Tricepssehne nach ulnar feststellen, so daß ein Außenrotationsdrehmoment auf das Ellenbogengelenk zustande kam, welches zu einer zusätzlichen Überbeanspruchung der Kollateralbänder führte.

Da nur Varusfehlstellungen zu korrigieren waren, wurde jeweils vom lateralen Zugang osteotomiert und beim Kind die Osteotomie mit Kirschnerdrähten transfixiert. Die postoperative Ruhigstellung in einer dorsalen Gips-Schulter-Vorderarmschiene für 4—8 Wochen war notwendig (Tabelle 4).

Auf dieser Übersicht ist das Alter des Patienten zum Zeitpunkt der Korrekturosteotomie, die verstrichene Zeit seit der Fraktur, das Ausmaß der Fehlstellung und das postoperative Resultat nach $2^1/_2$—5 Jahren zusammengestellt. In allen 4 Fällen trat post op. eine Revarisation zwischen 5—10° auf, was das Vorhandensein eines Wachstumsschadens an der distalen Humerusepiphyse beweist. Dennoch sind die Patienten in funktioneller und kosmetischer Hinsicht zufrieden und beschwerdefrei, so daß sich eine nochmalige Korrektur jetzt nach Verschluß der Wachstumszone nicht mehr aufdrängt.

Tabelle 4. *Korrektureingriffe nach suprakondylären Humerusfrakturen*

Alter bei Korrektur-Osteotomie	Fraktur vor	Fehlstellung vor Korrektur-Osteotomie		Revarisation	
		Varus	I R	nach	um
S. M., 10 Jahre	7 Jahren	30°	um 20°	5 Jahren	10°
A. P., 11 Jahre	3 Jahren	35°	um 15°	$5^1/_2$ Jahren	10°
G. T., 10 Jahre	1 Jahr	35°	um 10°	3 Jahren	5°
H. H., 11 Jahre	1 Jahr	30°	um 20°	$2^1/_2$ Jahren	5°

Im Gegensatz zum Kind mußten wir beim Erwachsenen nur 2 Korrekturosteotomien durchführen und 2 Pseudarthrosen operieren. Diese 4 Fälle wurden ebenfalls vom lateralen Zugang her osteotomiert und die Fragmente mit einer AO-Kinder-Rechtwinkelplatte fixiert.

Beim 1. Fall handelt es sich um eine 50 Jahre alter Bechterew-Patientin mit einer 5 Monate alten Pseudarthrose und einem Sudeck des Armes und der Hand. Die Pseudarthrose ist nach 5 Monaten postop. konsolidiert, der Sudeck praktisch verschwunden und der Bewegungsumfang im Ellenebogengelenk entspricht wiederum demjenigen der Gegenseite.

Der 2. Fall zeigt eine 6 Jahre alte Pseudarthrose mit klinisch vollständig fehlender Kontrolle über das Ellenbogengelenk, welche innert 1 Jahr nach durchgeführter stabiler Osteosynthese konsolidierte. Während der Operation zeigte sich, daß das Ellenbogengelenk wie anhand der präoperativen Funktionsaufnahme vermutet wurde, infolge der seit Jahren bestehenden Pseudarthrose in Rechtwinkelstellung vollständig ankylosiert war. Durch ventrale und dorsale Kapsulotomie konnte peroperativ ein Bewegungsumfang von 80° Flexion und 150° Extension erreicht werden, welcher im Anschluß an die stabile Osteosynthese mit sofortiger Mobilisation erhalten werden konnte. Die Patientin ist abgesehen von einer gewissen Wetterfühligkeit beschwerdefrei und sehr zufrieden, da sie ihren linken Arm wieder funktionell praktisch vollwertig einsetzen kann.

Mit der gleichen AO-Rechtwinkel-Kinderplatten-Technik wurden die Korrekturosteotomien durchgeführt, wobei ein Cubitus varus von 25° mit Innenrotationsfehler von 20° bzw. ein Varus von 30° mit Innenrotationsfehler von 15° suprakondylär korrigiert wurde (Abb. 2).

Diese Osteosynthesetechnik erlaubt beim Erwachsenen nach Wundheilung sofort die Durchführung einer aktiven Bewegungstherapie, was besonders bei den 2 Pseudarthrosepatienten von großem Vorteil war (Abb. 3).

Da der Abstand zwischen Fossa coronoidea — Fossa olecrani keinen großen Spielraum für die Plattenklinge zuläßt, haben wir peroperativ beim Einschlagen des Plattensitzinstrumentes jeweils eine Röntgenkontrolle durchgeführt um sicher zu sein, daß das Plattensitzinstrument genau in der Scharnierachse der Trochlea lag (Abb. 4).

Beim radialen Zugang paßt die AO-Rechtwinkel-Kinderplatte mit 10 mm Bogentiefe und 30 mm Klingenlänge gut. Beim ulnaren Zugang würden wir die Kinderplatte mit 20 mm Bogentiefe und 40 mm Klingenlänge wählen,

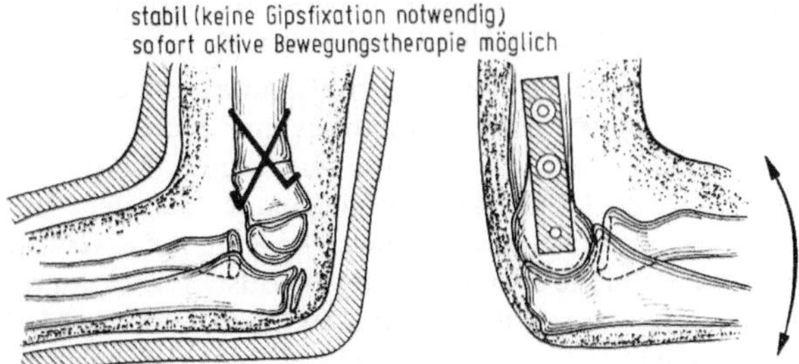

Abb. 2. Vorteile der AO-Rechtwinkel-Kinderplattenosteosynthese

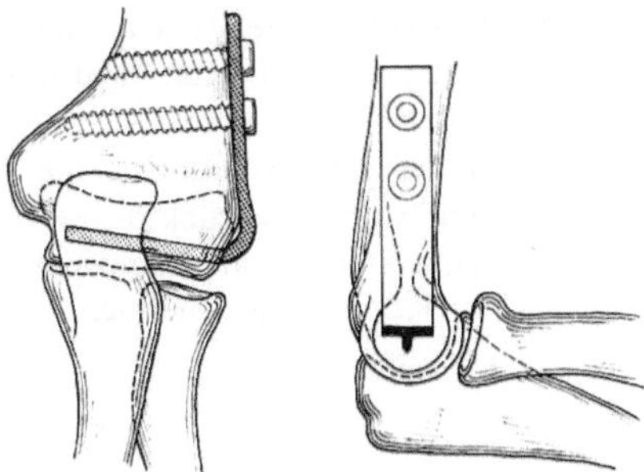

Abb. 3. Sitz der Plattenklinge genau in der Scharnierachse der Trochlea

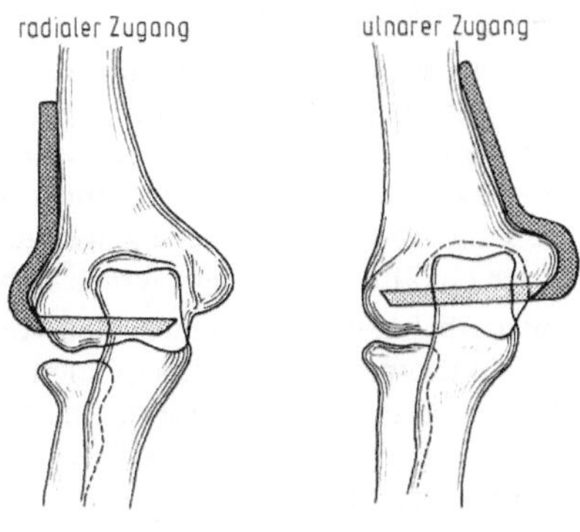

Abb. 4

wobei die Platte auf 70° zugebogen und der N. ulnaris verlagert werden müßte.

Die Kompression wurde durch exzentrisches Einsetzen der Schraube bei runden bzw. bei ovalären Löchern erzielt.

In einem Fall wurde die Osteotomieebene nicht planparallel zur Klingenebene der Rechtwinkelplatte gewählt. Infolge der zu schrägen Osteotomie und zu kurzen Klinge kam es zum Abrutschen des Fragmentes, so daß 14 Tage nach der ersten Operation die korrekte Reosteosynthese durchgeführt werden mußte.

Zum Schluß möchten wir noch auf die Problematik von 2 Fällen hinweisen, welche uns mit einem Status nach suprakondylärer Humerusfraktur zur Behandlung der Volkmannschen Kontraktur zugewiesen wurden. Beide, zwei 8jährige Knaben, der eine 17, der andere 30 Monate nach dem Unfall, wiesen die an sich typische Kontraktur der Fingerflexoren auf. Neurologisch und elektromyographisch handelte es sich um eine unvollständige Ulnaris-medianusparese. In beiden Fällen wurde der Ulnaris verlagert und der Medianus revidiert. Der Nervus medianus war in einem Fall auf Höhe der Fraktur (ich zitiere den Operationsbericht) stark mit Knochengewebe verwachsen — und im anderen Fall erheblich narbig verändert. In beiden Fällen verlief der Medianus teilweise neben dem ihn normalerweise gegen den Knochen abpolsternden M. brachialis. Nach Spaltung der tiefen Unterarmfascien konnte nirgends eine Spur von ischämisch-nekrotischer Muskulatur vorgefunden werden. Der Gefäßstrang war unversehrt.

Wir müssen in beiden Fällen die Läsion auf eine extreme Zerrung und Quetschung eventuell mit intraneuraler Blutung zurückführen und die in versicherungstechnisch und haftpflichtkausaler Hinsicht kompromittierende Diagnose der ischämischen Volkmannschen Kontraktur ablehnen.

Ch. Brunner, St. Gallen

Die ventrale Kapsulektomie bei Ellenbogensteifen

Während Arthrolysen üblicherweise von einem dorsalen Zugang her unternommen werden, sollte die ausgiebige Kapsulektomie bei Kapselschrumpfungen in Beugestellung von ventral her durchgeführt werden. Der Zugang ist wegen der Gefahr von *Nervenschädigungen* (N. medianus, N. ulnaris, N. cutaneus antebrachii) verpönt. Es wurden verschiedene Zugänge angegeben, welche alle jedoch den Nachteil der Gefährdung dieser Nerven haben.

Schon v. Lanz und Wachsmuth haben, nach einer Idee von Läwen, in ihrem Lehrbuch der praktischen Anatomie den transbicipitalen Zugang angegeben, welcher diese Schwierigkeiten vermeidet. Es scheint uns wert, diesen Zugang wieder darzustellen, da damit eine relativ gute Übersicht über die ventralen Kapselverhältnisse erreicht werden kann:

Ausgehend von einem s-förmigen Hautschnitt werden Bicepssehne, Lacertus fibrosus und Nervus cutaneus antebrachii radialis dargestellt (Abb. 1). Eventuelle Cubitalvenen müssen ligiert werden. Nach Durchtrennung des Lacertus fibrosus wird die Bicepssehne längsgespalten. Dadurch gelangt man auf die längsverlaufenden Muskelfasern des Musculus brachialis. Auch der Brachialis wird längs auseinandergedrängt, worauf man direkt auf die geschrumpfte und verdickte Kapsel gelangt (Abb. 2). Nerven und Gefäße sind jetzt durch das dicke Muskelpaket vor einer iatrogenen Schädigung geschützt. Es gelingt so leicht, die gesamte Ellenbogenbeuge radikal auszuräumen. Falls lediglich eine

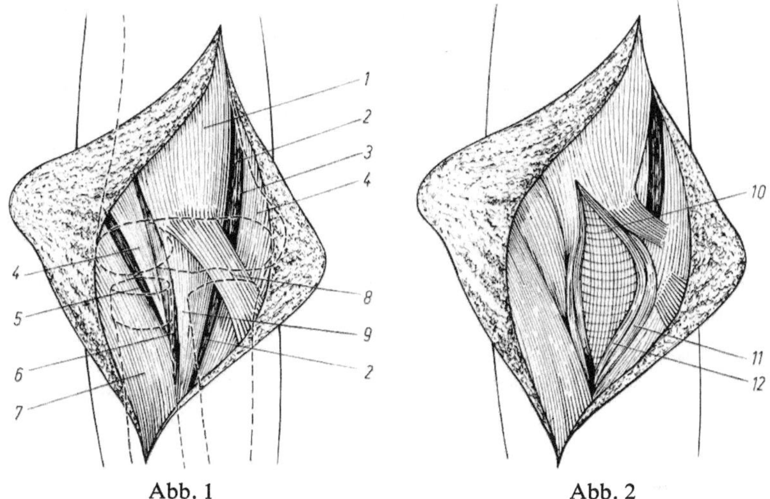

Abb. 1 Abb. 2

Abb. 1. Anatomische Situation. *1* Musculus biceps, *2* Arteria brachialis, *3* Nervus medianus, *4* Musculus brachialis, *5* Nervus radialis, *6* Nervus cutaneus antebrachii radialis, *7* Musculus brachio-radialis, *8* Lacertus fibrosus, *9* Bicepssehne

Abb. 2. Operationssitus. *10* Gelenkkapsel, *11* gespaltene Bicepssehne, *12* Auseinandergedrängter Musculus brachialis

Kapselschrumpfung und Verdickung die Ursache der Ellenbogensteife war, kann jetzt das Ellenbogengelenk wieder voll gestreckt werden.

Post op. wird der Ellenbogen mit einer Gipsschiene für 10—14 Tage in maximaler Streckstellung ruhiggestellt. Anschließend wird intensive Physiotherapie durchgeführt. In einigen Fällen konnten wir so wieder eine befriedigende Ellenbogenstreckung erreichen.

Literatur

1. Läwen: Langenbecks Arch. klin. Chir. **162**, 520 (1930). — 2. Lanz, T. v., Wachsmuth, W.: Lehrbuch der praktischen Anatomie, 1. Bd., 3. T., 2. Aufl. 1959.

P. Stanković, H. Emmermann und H. Kretsch, Göttingen

Unsere Ergebnisse bei der Behandlung von 110 Radiusköpfchenfrakturen

In den letzten 11 Jahren, d.h. von 1961 bis März 1972, wurden in der Chirurgischen Universitätsklinik Göttingen 110 Patienten mit Radiusköpfchenfrakturen behandelt. Zwei Frakturen waren offene Knochenbrüche. Bei 47 Patienten lagen Mitverletzungen des gleichen Ellenbogens, echte Kombinationstraumen, oder beides vor.

Unter den Geschlechtern dominieren deutlich die Frauen. 60 Frauen stehen 50 Männern gegenüber. Von Daum, Grötzinger und Jungblut, die in ihrem Krankengut eine ähnliche Geschlechtsverteilung fanden, wird das Überwiegen der Frau mit dem besonderen Bau des weiblichen Ellenbogengelenkes erklärt. Deutliche Überstreckbarkeit und häufiger vorkommende Valgusstellung sollen für diese Verletzung disponieren.

Die Altersverteilung in unserem Krankengut zeigt zwei Gipfel, und zwar liegt der Häufigkeitsgipfel bei den Männern in Jahren zwischen 25 und 30 (eventuell das Alter der noch großen jedoch sporadischen körperlichen Aktivität bei schon nachlassender Kondition?). Bei den Frauen lag der Gipfel im wesentlich höheren Alter. Ähnliche Altersverteilung fanden auch andere Autoren.

Um Vergleichsmöglichkeiten zu haben, wurden die Radiusköpfchenfrakturen in folgender Weise eingeteilt:

1. Fissuren bzw. Infraktionen.
2. Randbrüche ohne Dislokation und Randbrüche mit Dislokation.
3. Trümmerbrüche.
4. Halsfrakturen bzw. Abbrüche des Radiusköpfchens und
5. Epiphysenfrakturen.

Diese Einteilung wird sicher nicht allen Forderungen gerecht, sie gestattet es jedoch verschiedene Behandlungsmethoden zu vergleichen.

Tabelle 1

Art der Fraktur	Anzahl der Frakturen	Behandlung konservativ	operativ
1. Fissur, Infraktion	18	18	—
2. Marginale Fraktur			
a) ohne Dislokation	26	26	—
b) mit Dislokation	8	7	1
3. Trümmerfraktur	8	1	7
4. Halsfraktur	48	38	10
5. Epiphysenfraktur	3	1	2

Tabelle 1 zeigt die Aufteilung der von uns behandelten 110 Frakturen. In den ersten beiden Gruppen der nicht dislozierten Frakturen wurde konservativ behandelt, d.h. Ruhigstellung mit Oberarmgipsverband für durchschnittlich 3 Wochen und anschließend kontrollierte aktive Übungsbehandlung. Von den dislozierten Randfrakturen wurde lediglich einmal ein größeres Fragment mit Fragmentschrauben der AO versorgt.

Anders dagegen ist das Vorgehen bei *Trümmerbrüchen.* Hier mußte 6mal das Radiusköpfchen reseziert werden. Es handelte sich immer um ältere Patienten. 4mal bestanden Nebenverletzungen, 2 Patienten kamen erst verspätet in unsere Behandlung.

Tabelle 2. *Operative Frakturversorgung*

Radiusköpfchenresektion	6×
Fragmentexstirpation	1×
Verschraubung	1×
Transfixation	6×
Unterfütterung	2×
Unterfütterung und Transfixation	4×

Auffallend häufig sind Radiushalsfrakturen in unserem Krankengut. Auch in dieser Gruppe überwiegt die konservative Behandlung, d.h. die Reposition nach Opholzer und Gipsverband für durchschnittlich 3 Wochen.

Epiphysenbrüche konnten wir 3mal feststellen, zwei davon wurden operiert.

Tabelle 2 zeigt unser Vorgehen bei der operativen Frakturversorgung. Zur Unterfütterung verwandten wir bis 1970 Kieler-Knochenspan, seit Anfang 1971 Eigenspongiosa.

Behandlungsergebnisse

Bei 57 Patienten standen lediglich die Krankenblätter und Rö.-Bilder zur Verfügung. In dieser Gruppe war am Ende der Behandlung in 30 Fällen — alle mit Infraktionen, oder nicht verschobenen Frakturen — eine freie Gelenkbeweglichkeit zu verzeichnen.

Eine zweite Serie von 53 Verletzten konnte klinisch und röntgenologisch nachuntersucht werden.

Der Unfall lag zum Nachuntersuchungszeitpunkt mindestens ein $^1/_2$ Jahr und längstens 11 Jahre zurück. Alle nicht dislozierten und konservativ behandelten Frakturen zeigten eine vollkommene restitutio ad integrum. Alle Patienten hatten eine freie Gelenkbeweglichkeit. Röntgenologisch waren nur in wenigen Fällen geringe arthrotische Veränderungen nachweisbar. Bei einigen Patienten wiesen nur kleine Verkalkungen im Kapselapparat auf das Trauma hin.

Deutlich ungünstiger sind die Resultate der konservativ behandelten dislozierten Randbrüche. Hier hatten 5 eine leichte Einschränkung der Streckfunktion. Bei einem war die Supination mittelgradig behindert.

Von den Trümmerfrakturen konnten 5 nachuntersucht werden. Erhebliche Bewegungseinschränkung fanden wir bei 2 Patienten. Bei beiden wurde das Radiusköpfchen reseziert. Beide Patienten klagten über Kraftminderung und Schmerzen im Ellenbogengelenk. Röntgenologisch waren deutliche arthrotische Veränderungen nachweisbar.

Die Halsfrakturen (Tabelle 3), die größte Gruppe der Nachuntersuchten, weisen eine relativ große Anzahl der Patienten mit leichter Streckhemmung auf. Das gilt sowohl für die konservativ behandelten wie auch für die operierten Patienten.

Zum Schluß noch 2 operierte Epiphysenfrakturen. Beide haben eine völlig freie Beweglichkeit und sind beschwerdefrei.

Tabelle 3. *Behandlungsergebnisse von 21 nachuntersuchten Patienten mit Halsfrakturen des proximalen Radius*

	a) Streckausfall		b) Beugebehinderung	
	konservativ behandelt	operiert	konservativ behandelt	operiert
0°	6	1	8	5
1°—30°	7	6	5	2
31°—60°	—	1	—	1
61°—90°	—	—	—	—
	13	8	13	8

	c) Einschränkung der Supination		d) Einschränkung der Pronation	
0°	9	4	10	8
1°—30°	3	4	2	—
31°—60°	—	—	1	—
61°—90°	1	—	—	—

Aufgrund dieser vorgetragenen Ergebnisse ist lediglich die Aussage gestattet, daß nicht dislozierte Radiusköpfchenbrüche nicht operiert werden sollen. Die Vielzahl der Frakturformen, die geringe Zahl der nachuntersuchten Patienten sowie das unterschiedliche Vorgehen der einzelnen Traumatologen in unserer Klinik erlauben keine belegbare Stellungnahme bezüglich der Operationsmethode.

Zum Abschluß unser jetziges Vorgehen:

Gelingt die einwandfreie Reposition einer Fraktur, behandeln wir konservativ. Alle übrigen Frakturen sowie alle Halsfrakturen mit einer konservativ nicht zu korrigierenden Abknickung des Köpfchens um mehr als 20° werden operiert.

A. Voorhoeve und H. O. Sternemann, Duisburg-Buchholz

Ergebnisse freier Transplantationen konservierter homologer und heterologer Sehnen

Konservierte homologe Sehnen werden in der Handchirurgie seit Jahren mit Erfolg verwendet. Wir selbst verfügen seit über 4 Jahren hiermit über gute Erfolge bei freien Beugesehnenverpflanzungen.

Sie sehen hier die Hand eines 22jährigen Mannes, bei dem eine Durchtrennung der oberflächlichen und tiefen Beugesehnen 3—5 rechts im sog. Niemandsland vorgelegen hatte. Die körpereigenen Sehnen waren 6 Wochen zuvor entfernt worden. Wegen Verwachsungen infolge posttraumatischer Wundheilungsstörung wurden zunächst zwecks Bildung eines neuen Gleitlagers Silastik-Prothesen eingelegt. Bei dem hier zu erkennenden Zweiteingriff wurden dann mit Hilfe kleiner Schnitte die an den Silastik-

Prothesen befestigten konservierten Sehnen in das neue Gleitlager eingezogen und peripher am Endglied, zentral am körpereigenen Sehnenstumpf des tiefen Beugers befestigt.

Die in der Literatur gemachten Angaben über die Gleichwertigkeit autologer und konservierter homologer Sehnen können wir bestätigen.

Es war nun naheliegend, konservierte Sehnen auch zur Überbrückung anderer Sehnen- und Bänderdefekte heranzuziehen. Nachdem wir fast 2 Jahre lang auf diesem Gebiete gute Erfahrungen mit konservierten homologen Sehnen gesammelt hatten, haben wir auch Rindersehnen zur Transplantation verwendet. Zuvor durchgeführte tierexperimentelle Untersuchungen an Kaninchen hatten reizlose Einheilungen der Transplantate ergeben.

Sowohl homologe Sehnen als auch Rindersehnen eignen sich in konserviertem Zustand für eine Vielzahl von wiederherstellenden Eingriffen.

Praktisch alle Sehnen- und Bänderdefekte an den Extremitäten können mit Erfolg durch konservierte Sehnen ersetzt werden.

Hand: Freie Beugesehnenverpflanzung,
Strecksehnenersatz,
Fowler-Plastik,
Ersatz von Fingergelenksseitenbändern.

Arm: Fesselungsoperation am körperfernen Ellen-Speichengelenk,
Bicepssehnenersatz,
Schultereckgelenksplastiken.

Kniegelenk: Innenbandplastiken,
Außenbandplastiken,
Kreuzbandplastiken,
Quadricepssehnenersatz,
Kniescheibenbandersatz.

Fußgelenk: Außenbandersatz,
Deltabandersatz,
Syndesmosenplastik.

Sonstige: Achillessehnenersatz.

Einige klinische Beispiele bzw. Operationsphotos sollen hier stellvertretend für die konstant guten Ergebnisse gezeigt werden:

Achillessehnendefektüberbrückung von 11 cm mit Rindersehnentransplantat und funktionelles Ergebnis nach 6 Wochen.

Innenbandplastik am Kniegelenk mit Rindersehnentransplantat,

Defektüberbrückung nach Patellektomie mit Rindersehnentransplantat,

Kreuzbandplastik mit Rindersehnentransplantat und Funktionsbild nach 4 Monaten,

Totalersatz eines Kniescheibenbandes mit homologem Transplantat und Funktionsbilder nach 10 Wochen.

Für denjenigen, der sich mit der Sehnentransplantation beschäftigen will, sind einige, auf der Grundlagenforschung beruhende Hinweise bezüglich der Konservierungsart und -dauer, der Haltbarkeit der Transplantate und der Einheilungsdauer von praktischer Wichtigkeit.

Sowohl das *frische homologe* als auch *heterologe* Transplantat führt zu immunologisch bedingten *Unverträglichkeitsreaktionen* im Empfängerorganismus und zum Abstoßen des Transplantates. Dies zu verhindern, ist das Ziel der *Konservierung* (Einbetten in Palacos, Tiefkühlung, Lyophilisierung, Konservierung in Cialitlösung). Das Sehnengewebe erleidet im Konservierungsprozeß einen successiven Zerfall der einzelnen Elemente. Durch die dabei vor sich gehende Denaturierung der Eiweiße wird das Gewebe, welches als Platzhalter, als temporärer Funktionsträger und als Leitstruktur für körpereigene Ersatzbestrebungen dient, transplantationsfähig.

Die hierzu notwendige *Konservierungsdauer* wird in der Literatur mit 9 bis 14 Tagen angegeben. Dieser Zeitraum gilt aber bei der Cialitkonservierung ausschließlich für Sehnen der Dicke, wie sie in der Handchirurgie verwendet werden und ist bei dickeren Transplantaten länger zu veranschlagen. Rindersehnen haben wir bisher aus Sicherheitsgründen frühestens 3 Monate nach Beginn der Konservierung verwendet, da experimentelle Untersuchungsergebnisse über den genauen Zeitpunkt der Verwendbarkeit verschieden kalibrierter Transplantate noch fehlen.

Die *Haltbarkeit* cialitkonservierter Sehnen wird mit 80 Tagen angegeben. Wir haben homologe Sehnen noch nach 6 Monaten, Rindersehnen noch 1 Jahr nach Konservierungsbeginn mit Erfolg transplantiert.

Einheilungsstörungen der o.g. Transplantate haben wir bei über 100 Eingriffen nicht erlebt.

Die *Dauer der Einheilungsphase* wird in der Literatur mit 120 Tagen angegeben. Nach unseren tierexperimentellen Untersuchungen ist dieser Zeitraum von der Dicke des Transplantates abhängig und bei kräftigen Transplantaten wesentlich länger zu veranschlagen.

Bei einer Beobachtungszeit der klinischen Fälle bis zu 3 Jahren haben wir keine Spätruptur erlebt. Reinterventionen nach Transplantationen konservierter homologer Sehnen und konservierter Rindersehnen mußten wir bisher nicht durchführen, histologische Untersuchungen beim Menschen liegen deshalb bisher nicht vor.

Die guten Frühergebnisse, die durch Nachuntersuchungen bestätigten Dauerergebnisse sowie die durch experimentelle Untersuchungen festgestellte hohe Reißfestigkeit der Transplantate haben uns veranlaßt, zunehmend eine frühfunktionelle Behandlung durchzuführen. Die funktionellen Ergebnisse werden hierdurch vor allem dann besser, wenn eine frühfunktionelle Behandlung postoperative Verklebungen verhindern soll, wie z.B. nach der Spätpatellektomie mit Arthrolyse.

Die *Zug- und Reißfestigkeit* der Sehnen beträgt im transplantationsfähigen Zustand nach unseren Messungen ca. 10 kp/qmm. Bei entsprechender Durchflechtungstechnik der Sehnenenden stellen die Nahtstellen keinen schwachen Punkt dar, was experimentell erprobt wurde. Befürchtungen, die Transplantate könnten reißen oder an den Nahtstellen ausreißen, sind deshalb bei richtiger Durchflechtungstechnik unbegründet.

Untersuchen wir diese experimentellen Ergebnisse an den Beispielen der Schultereckgelenkssprengung und der Syndesmosenzerreißung des Sprunggelenks, so wird ihr Wert für die Praxis deutlich:

Eine konservierte Sehne von 6 mm Durchmesser, wie sie zur Fesselungsoperation des vollständig verrenkten oder altverrenkten Schultereckgelenks ohne weiteres verwendet werden kann, hat eine Reißfestigkeit von über 100 kp. Selbst veraltete Schultereckgelenksverrenkungen mit instabilem Schultergürtel lassen sich durch ein solches Transplantat, welches achtertourförmig um Rabenschnabel und Schlüsselbein geschlungen wird, übungsstabil fixieren.

Die Reißfestigkeit eines Sehnentransplantates, welches durch ein 3,2 mm-Bohrloch geführt werden kann, ist mit über 50 kp höher als die Zugfestigkeit der körpereigenen Syndesmosenbänder.

Eine Syndesmosenplastik mit konservierten Sehnen — ist somit ein vollwertiger Ersatz bei der frischen vollständigen oder der veralteten Syndesmosenbänderzerreißung.

Die durch routinemäßige Nachuntersuchungen bestätigten dauerhaften Erfolge haben die Transplantation konservierter Sehnen bei uns zu einem bewährten Standardverfahren werden lassen. Auf Grund der guten Erfahrungen und der konstant guten Ergebnisse können wir diese Methode weiterempfehlen.

R. Baumgartner, Zürich

Handschienen aus Kunststoff

Zahlreich sind die Indikationen für eine Ruhigstellung der ganzen Hand oder wenigstens eines Teils davon, vor allem des Handgelenkes. Abgesehen von der frischen Fraktur oder Verletzung bietet eine konsequente Ruhigstellung auch bei Verbrennungen verbesserte Chancen für die Wundheilung und hat nicht zuletzt den Zweck, Contracturen zu verhüten. Eine gelähmte und geschädigte Hand gewinnt an Funktionstüchtigkeit, wenn eine geeignete Schiene etwa das Handgelenk fixiert oder den Daumen stabilisiert und damit kräftigere und präzisere Bewegungen ermöglicht. Bei der polyarthritisch veränderten Hand hat schließlich die Schiene die Aufgabe, Deformationen zu verhüten und die entzündeten Gelenke ruhigzustellen.

Wohl das populärste Material für die Herstellung solcher Schienen ist noch immer der Gips. Er ist einfach zu handhaben, dem Arzt geläufig und überdies preiswert. Die Nachteile der Gipsschiene sind aber ebenso augenfällig: Begrenzte Haltbarkeit, mangelnde Hygiene, großes Gewicht oder aber ungenügende Festigkeit.

Demgegenüber kennt der Orthopädiemechaniker längst Handschienen aus Walkleder mit Stahleinlage oder neuerdings auch aus Kunststoffen, die aber eine Verarbeitungstemperatur von über 140° verlangen.

In beiden Fällen ist es daher nötig, zuerst einen Gipsabguß der Hand und des Vorderarmes herzustellen. Kein Wunder, daß solche Schienen einen großen Aufwand an Arbeit und Material verlangen und daher recht kostspielig sind. Für die Dauerversorgung von Patienten, etwa mit einer Navicularepseudarthrose, hat diese Methode nach wie vor ihren festen Platz im Therapieplan.

Diesen beiden Möglichkeiten möchten wir eine dritte gegenüberstellen, die als Zwischenlösung geeignet ist, die Lücke zwischen Gips und definitiver Schiene zu schließen.

Es handelt sich um Schienen aus einem Material auf Kautschukbasis, das sich bereits bei wenig über 60° bearbeiten läßt. Orthoplast und Prenyl sind die geläufigen Firmennamen. Im weiteren Sinne gehört auch das geschäumte Polyäthylen dazu, das wohl auf 140° zu erwärmen ist, wegen seiner schlechten Wärmeleitfähigkeit sich jedoch auch direkt am Körper anpassen läßt. Dank dieser Eigenschaft ist es nicht nötig, ein Gipspositiv der Hand herzustellen.

Aus Platten werden anhand von Schnittmustern die groben Umrisse der Schiene geschnitten. Dann genügt heißes Wasser oder ein Heißluftföhn, um das Material weich zu machen. Es ist dann nur noch abzutrocknen und kann direkt auf der Haut anmodelliert werden. In einigen Minuten wird es fest. Diese Festigkeit ist allerdings nicht sehr groß, jedoch gelingt es mit einigen Tricks, etwa durch geeignete Wölbungen oder durch Verstärkungsrippen, sie beträchtlich zu erhöhen. Kleinere Retouchen können nach dem Erkalten ohne weiteres mit dem Heißluftföhn angebracht werden. Auch spätere Änderungen lassen sich auf diese einfache Weise jederzeit durchführen.

Das Befestigen der Schiene an der Hand geschieht am einfachsten mit den bekannten Klettenverschlüssen. Im Vergleich zum Gips sind diese Schienen haltbarer, leichter und hygienischer. Ihr Preis liegt nur unwesentlich höher. Immerhin ist die Haltbarkeit auf einige Wochen oder bestenfalls Monate beschränkt.

Die Verarbeitungstechnik bietet allerdings gewisse Tücken und verlangt nicht zuletzt genaue Kenntnisse der funktionellen Anatomie der Hand. Die Ergo- oder Beschäftigungstherapeutinnen werden für diese Aufgabe geschult und zusätzliche spezielle Handschienenkurse geben ihnen die Möglichkeit, sich auf diesem Gebiete weiterzubilden.

M. Jekić, Zemun-Beograd

Behandlung der frischen Hüftverrenkungsbrüche

Die Hüftverrenkungsbrüche gehören ohne Zweifel zu einem der schwierigsten und undankbarsten Kapitel der Knochenbruchbehandlung. Ihre Ergebnisse werden nicht selten durch Schenkelkopfnekrose, Koxarthrose, seltener Myositis ossificans getrübt.

Inkongruent ausheilende Hüftgelenkpfannenbrüche führen früher oder später zu einer *posttraumatischen Inkongruenzarthrose*. Die Prognose dislozierter Hüftpfannenbrüche läßt sich durch die möglichst vollständige Beseitigung aller Gelenkunstimmigkeiten wesentlich verbessern. Dieses Behandlungsziel ist nur durch anatomische Reposition und stabile Osteosynthese erreichbar. Die Kenntnis aller wesentlichen therapeutischen Möglichkeiten, sorgfältige Indikationsstellung und exakte Durchführung der Behandlungsmaßnahmen sind gerade deswegen zwecks Erzielung optimaler Ergebnisse erforderlich.

Vor einer solchen operativen Rekonstruktion ist eine genaue Erkennung der jeweiligen Fraktursituation erforderlich, denn der operative Zugang ist je nach Verletzungstyp zu wählen.

Drei *Standardröntgenbilder* lassen meist alle Hauptverletzungen am Knochen erkennen:

Zentrale Luxationen

1. Extension durch Längs- und Querzug. Unsere Technik: Lagerung des Beines auf Braunscher Schiene. Suprakondylärer Nagelzug mit $^1/_5$ des Körpergewichtes und seitliche Schlaufenzüge mit 4—5 kg über eine Rolle.

2. Extension mit der Trochanterschraube. Technik: Allgemeinnarkose oder Lokalanaesthesie, Rückenlage des Verletzten bei maximaler Innenrotation des Beines. Unter Bildwandlerkontrolle Markierung der Einführungsstelle distal des Trochanter major, Stichincision, Eröffnung der Corticalis mit einem Pfriem und Einführung der Schraube in der Frontalebene. Sie soll im Schenkelhals und in seiner Achse liegen. Röntgenkontrolle in zwei Ebenen. Zug mit etwa 10 kg nach Hochstellen des Bettes auf der verletzten Seite. Dauer der Zugbehandlung mindestens 12 Wochen. Die erhebliche Zugbelastung führt gelegentlich nach einigen Wochen zur Nagelinfektion.

3. Manuelle Reposition des Schenkelkopfes in Narkose wenden wir wegen Gefahr der Schenkelkopfschädigung nicht an.

4. Manuelle Reposition des Pfannenbruches. J. Böhler empfiehlt einen Versuch, den verschobenen Pfannenboden in Allgemeinnarkose unter Muskelrelaxantien durch die Bauchdecken manuell anzulegen. Wir haben keinen Erfolg gehabt.

5. Osteosynthese. Über die Art der Osteosynthese kann man nur bei offenen Wunden entscheiden. Anzustreben ist eine Fixation des Hauptfragmentes mit Platte oder zumindest mit einer Schraube, die im hinteren Pfeiler der Pfanne verankert ist. Zusätzliche Stabilisierung mit weiteren Schrauben. Der Zugang kann dorso-lateral, iliocrural und ilioinguinal sein.

6. Primäre Pfannenplastik. Neff plädiert für eine primäre Pfannenplastik und verwendet die Mc Bride-Pfanne.

7. Indikation zu den einzelnen Verfahren. Primär verwenden wir grundsätzlich den Längs- und Querzug. Falls eine Reposition des Schenkelkopfes in den ersten 12—24 Std nicht vollständig gelingt, wird die Trochanterschraube angelegt. Es gelingt auf konservativem Wege fast immer, den Schenkelkopf exakt zu reponieren. Die konservative Behandlung ist unseres Erachtens primär unbedingt zu versuchen. Sie führt in vielen Fällen zu einer guten Wiederherstellung des Pfannenbruches.

Hintere Verrenkungen mit Pfannenbruch

1. Einrichtung des Schenkelkopfes. Sie muß schonend und zum frühestmöglichen Zeitpunkt erfolgen, was im Hinblick auf die schlechten Resultate nach verspäteter Reposition bzw. nach mehreren Repositionsversuchen besonders wichtig ist. Anschließend überzeugt man sich durch Druck in der Längsachse des Beines, bei gebeugtem Knie- und Hüftgelenk, ob der Schenkelkopf in der Pfanne stabil ist. Röntgenkontrolle zum Ausschluß einer Interposition und Beurteilung der Pfannenfragmente. Die weiteren Maßnahmen werden von der Durchblutung des Schenkelkopfes sowie Größe und Lage der Pfannenfragmente bestimmt.

Unstabile Verrenkungen. Es handelt sich stets um ausgeprägte Pfannenfragmente, die auch konservativer Behandlung zugänglich sind. In der Regel ist aber eine Osteosynthese vorzuziehen.

Interposition. Hier besteht eine absolute Operationsindikation/Entfernung kleiner, Verschraubung großer Fragmente.

Ischiadikusläsion. Durch die engen räumlichen Beziehungen bedingt, kann ein verschobenes Pfannenbruchstück zur Schädigung des N. ischiadicus führen.

Maßnahmen bei Pfannenbodenbrüchen. Falls der Pfannenbodenbruch verschoben ist, wird ein Längs- und Seitenzug angelegt. Im Falle eines unverschobenen Bruches sind Maßnahmen je nach Zustand des Schenkelkopfes und Pfannenrandes zu treffen.

Verrenkungen mit Bruch des Schenkelkopfes. Pipkin hat mit Recht darauf hingewiesen, daß nach Entfernung des Bruchstückes eine gewisse abnorme Beweglichkeit des Schenkelkopfes in der Pfanne resultiert, die unweigerlich zur Arthrose führt. Exstirpation des Kopffragmentes sollte daher grundsätzlich vermieden werden. Die Prognose der Verletzungen mit caudalen Kalottenfragmenten ist relativ günstig.

Craniale Kalottenfragmente bieten therapeutische Schwierigkeiten. Falls eine ideale Reposition konservativ erzielt wurde, ist Extension als Behandlung der Wahl anzusehen. Bei Verschiebung führt man in den letzten Jahren eine exakte blutige Reposition und Fixation des Kalottenstückes mit Knochenschrauben durch.

Einige Autoren nehmen bei Kopfnekrose eine primäre Arthrodese oder eine primäre Hüftkopfplastik, bestenfalls ab dem 70. Lebensjahr vor.

Eigenes Krankengut

In der Zeitperiode von 1960—1971 wurden in unserer Abteilung insgesamt 104 Patienten mit einem frischen Hüftverrenkungsbruch behandelt. Davon waren 55 mit zentraler Luxation, 11 Patienten mit hinterer Verrenkung mit Pfannenbruch und 38 Patienten mit Verrenkungen mit Bruch des Hüftkopfes. Sie wurden mit Extension durch Längszug und Osteosynthese behandelt. Mortalität war 0,5%.

Literatur

Gelehrter, G.: Chir. Praxis **13**, 99 (1969). — Jekić, M.: IV. Tagung der Jugoslaw. Orthopäden und Traumatologen. Ljubljana 1967. — Pipkin, G.: J. Bone Jt Surg. **39A**, 1027 (1957). — Russe, O.: Klin. Med. **21**, 243 (1966). — Thompson, Epstein, E.: J. Bone Jt Surg. **33A**, 746 (1951).

E. Raaymaker, St. Gallen

Ergebnisse von Hüftpfannenfrakturen

Manuskript ist nicht zur Veröffentlichung eingegangen

A. Rüter, Ulm

Totalprothesen bei posttraumatischen Coxarthrosen

Manuskript ist nicht zur Veröffentlichung eingegangen

G. Lebek und R. Ganz, Bern

Untersuchungen zur Bakterienkontamination der Wunde bei Hüftoperationen

Manuskript ist nicht zur Veröffentlichung eingegangen

U. Saxer, St. Gallen

Zur Behandlung infizierter Femurpseudarthrosen

1. Einleitung

Bei der Behandlung von 80 Patienten mit Femurpseudarthrose an unserer Klinik sahen wir, wie die Entstehung von Pseudarthrose und Infektion in großem Maße von der Lokalisation und dem Frakturtyp der ursprünglichen Verletzung, weniger von der Art der gewählten Behandlungstechnik (konservativ oder operativ) geprägt wird.

Am häufigsten entwickelten sich Pseudarthrosen nach subtrochanteren Trümmerfrakturen, Infektionen nach Trümmerfrakturen des proximalen und mittleren Schaftdrittels des Femur. Selten waren Pseudarthrosen und Infektionen nach Frakturen am distalen Femur und nach offenen Frakturen. Diese Beobachtung zeigt die *Bedeutung des dicken Weichteilmantels* am proximalen Femur, welcher operative Eingriffe oft erheblich erschwert.

Nach ungenügend stabiler Osteosynthese entstehen am Femur reaktiv-vitale Pseudarthrosen, welche durch eine *biomechanisch richtige Osteosynthese*, gegebenenfalls verbunden mit *autologer Spongiosaplastik*, zur Heilung gebracht werden können.

Die biomechanischen Verhältnisse am belasteten Femur erfordern typische Osteosynthesen am proximalen, mittleren und distalen Schaftdrittel. Als Stabilisierungstechnik bevorzugen wir die laterale Zuggurtungsplatte (Winkelplatte) am proximalen und distalen Femur, während im mittleren Schaftdrittel die offene Marknagelung mit weiter Aufbohrung der Markhöhle angezeigt sein kann. Von den nicht infizierten Femurpseudarthrosen konnten nur 2 von 80 behandelten Fällen nicht mit der angegebenen Technik geheilt werden.

Kommt hingegen zur Pseudarthrose ein Infekt hinzu oder umgekehrt, so entsteht meist eine *Nekrose-Pseudarthrose*, oft verbunden mit größeren Substanzdefekten des Knochens, deren Heilungsaussichten wesentlich geringer sind. Hierin liegt das Hauptproblem bei der Behandlung infizierter Femurpseudarthrosen: Bei weiterbestehender Instabilität kann der Infekt nicht saniert, bei weiterbestehendem Infekt keine stabile Osteosynthese erreicht werden.

2. Eigenes Krankengut

In den letzten Jahren wurden an unserer Klinik 23 Patienten mit infizierter Femurpseudarthrose behandelt.

In 4 Fällen hatten ehemals offene Frakturen zur Infektion und Pseudarthrose geführt, während 9 andere offene Frakturen zwar eine Pseudarthrose, nicht aber eine Infektion nach sich zogen. Die 19 übrigen infizierten Femurpseudarthrosen waren Folge von Behandlungsversuchen, wobei als erste Frakturbehandlung in 6 Fällen eine Extension, in 6 Fällen eine Marknagelung und in 7 Fällen eine Plattenosteosynthese vorangegangen war. 6 infizierte Pseudarthrosen fanden sich am proximalen, 14 am mittleren und 3 am distalen Drittel des Femurschafts.

Von einer ersten Gruppe (11 Fälle) mit manifester Infektion und Fistel konnten durch unsere Behandlung 10 Patienten geheilt werden. In allen Fällen erfolgte eine stabile Osteosynthese (Zuggurtungsplatte, äußere Spanner, Spongiosazuggurtung nach Pauwels). Bei einem Fall war die Behandlung trotz wiederholten Sequestrotomien, Spongiosaplastiken und Ruhigstellung im Gipsverband erfolglos.

Bei der zweiten Gruppe (12 Fälle) handelte es sich um Patienten, bei denen nach operativer Frakturbehandlung eine Infektion auftrat, ohne daß die Fraktur zur Abheilung kam. In diesen Fällen wurde entweder eine stabile Osteosynthese in situ belassen, oder eine unstabil gewordene Osteosynthese nach Bekämpfung des aktiven Infekts durch eine stabile Osteosynthese ersetzt. Neben 10 geheilten Patienten waren hier 2 Mißerfolge zu verzeichnen: In einem Fall kam es zu einer septischen Coxitis nach Marknagelung, welche eine Hüftkopfresektion (Operation nach Girdlestone) notwendig machte. Bei einem Patienten blieb nach Entfernung des Osteosynthesematerials nach suprakondylärer Infektpseudarthrose bei andauernder Instabilität eine Fistel bestehen. Auch bei diesen Mißerfolgen wurde eine Heilung durch Ruhigstellung im Gipsverband vergeblich angestrebt. In keinem Falle wurde eine Amputation vorgenommen. Unsere Behandlungsergebnisse sind in Tabelle 1 zusammengefaßt.

Aus dem Zeitpunkt des Auftretens einer Infektion nach operativen Eingriffen zur Fraktur- bzw. Pseudarthrosenbehandlung schließen wir, daß die Wahrscheinlichkeit des Auftretens einer infizierten Pseudarthrose mit der Zahl der zur Behandlung der Unfallfolgen notwendigen Eingriffe stark zunimmt.

Bei jedem operativen Eingriff wurden Wundabstriche zur bakteriologischen Untersuchung vorgenommen. In 4 Fällen konnten dabei keine Keime nachgewiesen werden. Die leider nicht bekannte Zahl von kontaminierten, klinisch nicht manifest infizierten Pseudarthrosen dürfte erheblich größer sein. Bei allen Abstrichen mit positivem Resultat wurden z.T. während mehrerer Jahre die

Tabelle 1. *Ergebnisse der Behandlung infizierter Femurpseudarthrosen*

Gruppe	Anzahl	Resultat	
		geheilt	nicht geheilt
Alte Pseudarthrose, Fistel	11	10	1
Unstabile Osteosynthese, Infekt	12	10	2
	23	20	3

gleichen Keime mit praktisch gleichbleibendem Resistenzspektrum gefunden. Nach wiederholten Eingriffen kam es in 3 Fällen zur zusätzlichen Mischinfektion. Als Erreger wurde in 16 Fällen Staphylococcus aureus, in 3 Fällen Staphylococcus albus und in 6 Fällen eine Mischinfektion mit gramnegativen Keimen (Enterococcen, E. coli, Pseudomonas aeruginosa) gefunden. In allen 3 erfolglos behandelten Fällen wurde eine Mischinfektion festgestellt.

3. Allgemeine Behandlungsrichtlinien

Nicht infizierte Femurpseudarthrosen werden nach den gleichen Prinzipien behandelt wie frische Femurfrakturen, d.h. mit stabiler Osteosynthese und funktioneller Nachbehandlung. Diese Behandlung ist auch möglich bei allen ehemals infizierten Pseudarthrosen, welche keinen manifesten Infekt mehr aufweisen.

Bei den manifest *infizierten Femurpseudarthrosen* halten wir ein *aktiv-radikales Vorgehen* für am ehesten erfolgversprechend. Mit diesem ist es uns in vielen Fällen gelungen sowohl Infekt wie Pseudarthrose mit einem einzigen radikalen Eingriff erfolgreich zu behandeln. Zu einem radikalen Eingriff im angegebenen Sinne gehören radikale Wund- und Fistelexcision, Sequestrotomie und Decortication, Entfernung von lockerem und gebrochenem Osteosynthesematerial, eine stabile Osteosynthese, autologe Spongiosaplastik, Spüldrainage, Drainage und gezielte Antibioticabehandlung (Tabelle 2). Diese radikalen Eingriffe sind im Gegensatz zu wiederholten Operationen, deren Resultat nur schwer zu kontrollieren ist, bedeutend weniger mühsam und verhältnismäßig gefahrlos wegen guter Weichteilbedeckung.

Voraussetzung für den Behandlungserfolg war in allen Fällen eine genügend stabile Osteosynthese. Eine geeignete *Stabilisierungstechnik* wird von uns nach folgenden Gesichtspunkten gewählt (Tabelle 3).

Bereits vorhandene, noch stabile Osteosynthesen werden in situ belassen. Bei blandem Infekt wird der knöcherne Durchbau der Pseudarthrose trotz Fistel abgewartet, das Osteosynthesematerial erst nach abgeschlossener Knochenheilung entfernt. *Bei aktivem Infekt wird der radikale Eingriff durchgeführt.* Trotz einem mitunter weiterbestehendem blandem Infekt erfolgt auch hier die Entfernung des Osteosynthesematerials erst nach knöchernem Durchbau der Pseudarthrose, welcher in einzelnen Fällen schon nach wenigen Wochen zu erwarten ist.

Bei nicht stabilen Osteosynthesen kann die Heilung ebenfalls mit einem radikalen Eingriff herbeigeführt werden. Ob eine Re-Osteosynthese vorgenommen

Tabelle 2. *Radikaler Eingriff zur Behandlung infizierter Femurpseudarthrosen*

Stabile Osteosynthese (eventuell Materialentfernung und Re-Osteosynthese)
Decortication, Sequestrotomie
Wund- und Fistelexcision
Autologe Spongiosaplastik
Spül- und Saugdrainage
Drainage, Lagerung, Ruhigstellung
Gezielte Antibioticatherapie
Allgemeinbehandlung

Tabelle 3. *Stabilisierungstechnik bei infizierten Femurpseudarthrosen*

Vorhandene Osteosynthese	Infekt	Eingriff
Stabil	bland	—
Stabil	aktiv	radikal (ohne Osteosynthese)
Instabil	bland	radikal (ohne Osteosynthese)
Instabil	früher aktiv	radikal (eventuell Re-Osteosynthese)
Instabil	aktiv	radikal (eventuell Re-Osteosynthese)
Gebrochen	bland	radikal (eventuell Re-Osteosynthese)
Gebrochen	aktiv	radikal (Re-Osteosynthese)
—	aktiv	radikal (eventuell Spongiosazuggurtung nach Pauwels)

werden muß, hängt davon ab, ob die vorhandene Osteosynthese noch vor dem knöchernen Durchbau zusammenbrechen wird, was in den meisten Fällen vorauszusehen ist.

Bei gelockertem und gebrochenem Osteosynthesematerial und entsprechend *unstabiler Pseudarthrose* ist der radikale Eingriff fast immer mit einer *Re-Osteosynthese* verbunden. Eine Plattenosteosynthese ist hier nur bei blandem Infekt möglich, bei aktivem Infekt besteht die Gefahr einer weiteren Ausbreitung desselben. In vielen Fällen kann die äußere Fixation mit Erfolg angewendet werden.

Unabhängig von der Wahl der Stabilisierungstechnik sollte beachtet werden, daß durch Spüldrainage, gezielte Antibioticatherapie und weitere geeignete Maßnahmen ein aktiver Infekt beherrscht und damit eine weitere Zerstörung noch vorhandenen vitalen Knochens vermieden werden kann. Mit dem Entschluß zum radikalen Eingriff sollte deshalb nicht unnötig zugewartet werden.

4. *Spezielle Behandlungstechniken*

Plattenosteosynthese

Die über der Konvexität der Pseudarthrosenfehlstellung, meist lateral angelegte Platte ergibt durch ihre Zuggurtungswirkung die gewünschte interfragmentäre Kompression und Stabilität.

In den meisten Fällen besteht ein knöcherner Substanzdefekt auf Pseudarthrosenhöhe (vor allem nach Sequestrotomie und Decortication), so daß die *gleichzeitig* durchzuführende *autologe Spongiosaplastik* wichtig ist. Diese hat vor allem Knochendefekte an der medialen Femurcorticalis auszufüllen, womit schon nach wenigen Wochen eine Biegebelastung des Osteosynthesematerials, welche zum Materialbruch führt, vermieden werden kann.

Eine Überkorrektur der Pseudarthrosenfehlstellung und Resektion nekrotischer Pseudarthrosenzonen kann vor allem bei Varusabweichungen des proximalen Femur und stärkerer Osteoporose angezeigt sein. Bei schiefen Pseudarthrosenebenen ist eine zusätzliche Kompression der Fragmente durch Zugschrauben durch die Pseudarthrose hindurch erforderlich.

Marknagelung

Eine nicht infizierte Femurpseudarthrose im mittleren Schaftdrittel kann erfolgreich durch erneute weite Aufbohrung und Osteosynthese mit einem dicken Marknagel behandelt werden. Bei der infizierten Pseudarthrose besteht die Gefahr der Ausbreitung eines Infekts. Bei der infizierten Nekrosepseudarthrose darf ein liegender Marknagel auch nicht durch eine Plattenosteosynthese ersetzt werden, da nach vorangegangenem Aufbohren der Markhöhle und wegen reaktivem Knochenumbau ein Ausreißen der Schrauben in Pseudarthrosennähe erwartet werden muß. Bei blandem Infekt kann ein Marknagel in situ belassen, eine Decortication und Spongiosaplastik durchgeführt werden.Eine Abheilung des Infekts ist hier erst nach Entfernung des Osteosynthesematerials zu erwarten.

Äußere Spanner

Die äußere Fixation ist bei allen aktiven Infekten und instabilen Pseudarthrosen, vor allem aber bei größeren Knochendefekten angezeigt. Je nach Lokalisation der Pseudarthrose kann ein lateraler Klammerfixateur (subtrochantere Region), ein Rahmenfixateur (suprakondyläre Region) oder sogar eine Kombination derselben in 2 Ebenen (mittleres Schaftdrittel, ausgedehnte Knochendefekte) verwendet werden.

5. Zusammenfassung

Zur Behandlung infizierter Femurpseudarthrosen eignet sich der frühzeitig durchgeführte radikale Eingriff. Dieser umfaßt Wund- und Fistelexcision, Decortication, Sequestrotomie, Drainage, eventuell Spüldrainage, gezielte Antibioticatherapie, in gegebenen Fällen autologe Spongiosaplastik und Re-Osteosynthese.

Die Wahl der zur Heilung unerläßlichen, wirksamen Stabilisierungstechnik ist von der Stabilität einer vorhandenen Osteosynthese und der Aktivität des Infekts abhängig. Als besonders wirksame Osteosynthesetechniken empfehlen wir die Zuggurtungsplatte und den äußeren Spanner.

A. Sulmoni, A. H. Huggler und P. Schabert, Chur

Urologische Spätkomplikationen nach totalem Hüftgelenksersatz

Beim Einsetzen einer totalen Hüftgelenksprothese sind an intraoperativen Komplikationen Verletzungen von Nerven und Gefäßen, Perforation des Pfannenbodens und Vordringen von Knochenzement in das kleine Becken beschrieben [2, 5].

Als wichtigste Spätkomplikationen nach totalem Hüftgelenksersatz werden Infektionen und Dislokationen der Prothese genannt, vereinzelt Ischiadikusläsionen durch Druck von Acrylat auf den Nerven [3, 6].

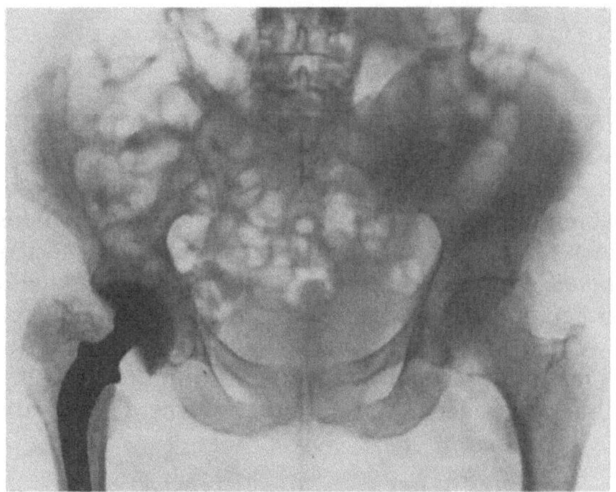

Abb. 1. Zustand nach Einsetzen einer totalen Hüftgelenksprothese wegen Nekrose des Oberschenkelkopfes nach Schenkelhalsfraktur bei einer 77jährigen Frau

In den vergangenen 2 Jahren konnten Huggler und wir je einen Fall beobachten, bei dem es erst Jahre nach der Operation jeweils durch Vordringen von Methylmethacrylat ins kleine Becken zu einer Obstruktion des Ureters bzw. Arrosion der Blase gekommen war.

Bei dem Fall von Huggler handelte es sich um eine 84 Jahre alte Frau, bei der es nach einer Schenkelhalsfraktur 1962 zu einer Nekrose des Oberschenkelkopfes gekommen war. 1963 wurde eine totale Hüftgelenksprothese eingesetzt (Abb. 1). Seit der Zeit bestand eine ausgedehnte Fistel, die von der Operationsnarbe am Oberschenkel zum fast völlig destruierten Trochanter major reichte mit Kommunikation zum kleinen Becken. Die Beweglichkeit im Hüftgelenk war schmerzhaft eingeschränkt. Auf der letzten Kontrollaufnahme 1970 erkennt man deutlich im Vergleich zu Aufnahmen von 1963 eine inzwischen eingetretene Protrusion der Prothese (Abb. 2). Nach einem apoplektischen Insult starb die Patientin 1970.

Bei der Sektion fand man eine *Hydronephrose rechts* mit partiellem Hydroureter, ausgelöst *durch einen Acrylatzapfen*, der den rechten Ureter ca. 8 cm vor seiner Einmündung in die Blase hochgradig eingeengt hatte (Abb. 3).

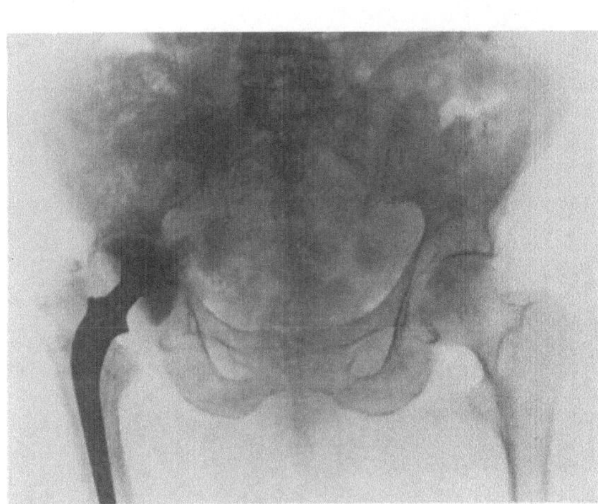

Abb. 2

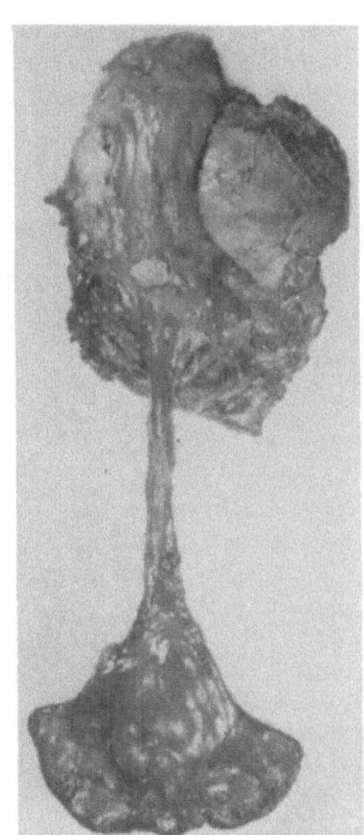

Abb. 3

Abb. 2. Kontrollaufnahme 7 Jahre nach Einsetzen einer totalen Hüftgelenksprothese bei der gleichen Patientin. Deutliche Protrusion der Prothese

Abb. 3. Sektionspräparat von Niere und Becken bei der gleichen Patientin. Durch einen Acrylatzapfen war es zur Einengung des Ureters mit konsekutiver Hydronephrose und partiellem Hydroureter gekommen

Der Prothesenkopf war stabil mit dem Femur, die Pfanne durch einen umgebenden Nekrosesaum instabil mit dem Beckenknochen verbunden[1].

Der 2. Fall ist urologischerseits insofern interessant, als wir erst über Umwege zur Diagnose kamen.

Bei einer jetzt 75jährigen Frau wurde wegen einer Coxarthrose rechts 1962 eine Totalprothese eingesetzt. Bereits bei der Operation fiel eine hochgradige Osteoporose des Beckenknochens auf. In den folgenden Jahren klagte die Patientin weiterhin über Schmerzen in der rechten Hüfte und Leiste. Das funktionelle Ergebnis war nicht gut, die Beweglichkeit des Hüftgelenkes in allen Ebenen hochgradig eingeschränkt.

Anfang Januar 1972 trat bei der Patientin eine schmerzlose Makrohämaturie auf. Cystoskopisch fand sich an der rechten Blasenseitenwand oberhalb des rechten Ostiums ein ca. zehn-pfennig-großer Bezirk in Schleimhautniveau, der mit Nekrosen bedeckt war. Die Krankenhausaufnahme erfolgte unter der Verdachtsdiagnose *Blasencarcinom*. Im Urogramm (Abb. 4) war das Hohlsystem beider Nieren zart, die Blasenkonturen unauffällig.

Bei der transurethralen Resektion des Tumors wurde zunächst reichlich nekrotisches Material entfernt. Es entstand ein Krater, in dessen Tiefe die Resektionsschlinge auf

---

1 Der Sektionsbefund und die Abbildung vom Sektionspräparat wurden uns in dankenswerter Weise von Prof. Dr. G. Müller, Direktor des Pathologischen Institutes am Kantonsspital Chur, überlassen.

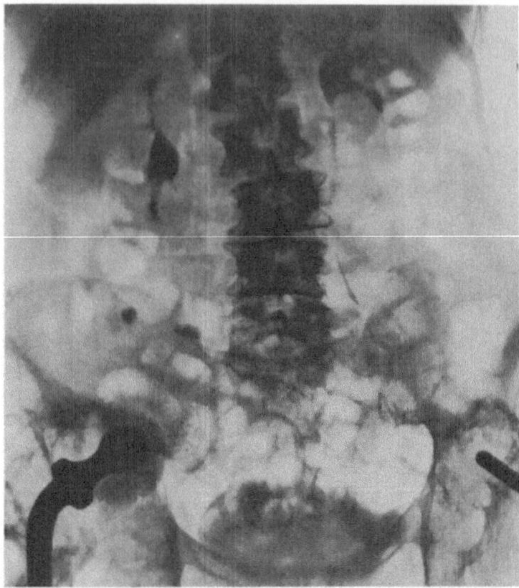

Abb. 4. Urogramm bei einer 73jährigen Patientin mit Makrohämaturie 10 Jahre nach Einsetzen einer totalen Hüftgelenksprothese. Unauffällige Blasenkonturen

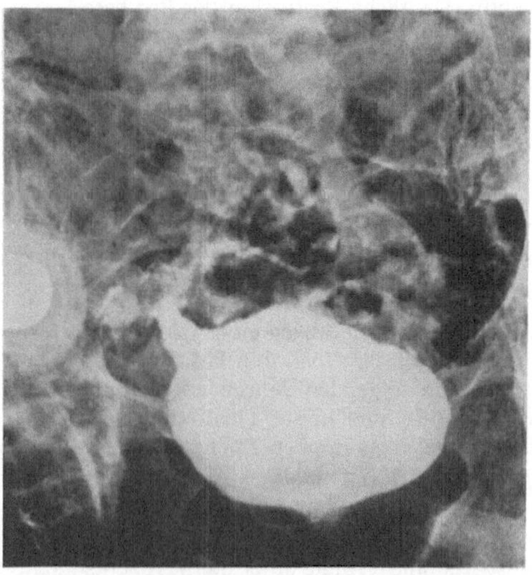

Abb. 5. Cystogramm nach transurethraler Entfernung von Nekrosen in der Blase als Folge von Arrosion der Blase durch in das Kleine Becken vorgedrungene Acrylatzapfen. Der tiefe Krater reicht bis zum Kunststoffzapfen

hartem Material kratzte. In der Annahme, es handle sich um ein Divertikelcarcinom mit einem röntgen-negativen Divertikelstein, versuchten wir jetzt, nach transurethraler Spaltung des „Divertikelrandes" das Konkrement mit einer Steinfaßzange in die Blase zu luxieren, um es dort zu zertrümmern. Aus uns erst später verständlichen Gründen konnte dies jedoch nicht gelingen. Ein Stück von dem vermeintlichen Divertikelstein wurde entfernt, der Eingriff mit einer Probeexcision aus dem Divertikelrand abgeschlossen.

Histologie. Unspezifisches Granulationsgewebe.

Steinanalyse. Unbekannter Kunststoff, kein Blasenstein.

Im danach angefertigten Cystogramm (Abb. 5) erkennt man den tiefen Krater in der Blase, der bis zur Prothese hin reicht. Erst jetzt wurde die *Diagnose gestellt:* Durch einen weit in das kleine Becken ragenden Acrylatzapfen war es zu einer *Drucknekrose der Blase* gekommen.

Die weitere Therapie bestand in einer Abtragung des Knochenzementes, Resektion der veränderten Blasenanteile und Verschluß der Blase. Der weitere Verlauf war ungestört. Bei einem Kontroll-Cystogramm sieht man wieder normale Blasenkonturen, ein Kontrastmittelaustritt ist nicht zu erkennen.

Die Primärerfolge nach totalem Hüftgelenksersatz sind hervorragend. Die intra- und unmittelbar postoperativen Komplikationen sind gering, schwerwiegende Spätkomplikationen selten [5], und das funktionelle Ergebnis ist imponierend. Dennoch hat die Literatur über Fehler und Gefahren der Methode in den letzten Jahren erheblich zugenommen [1, 2, 4—7].

Wir konnten zwei Fälle aus den früheren Jahren der Totalprothese am Hüftgelenk beobachten, die seltene Komplikationen zeigten. Ähnliche Beobachtungen sind unseres Wissens in der Literatur nicht beschrieben.

Sinn unserer Kasuistik sollte sein, bisher unbekannte Komplikationsmöglichkeiten nach totalem Hüftgelenksersatz aufzuzeigen, damit rechtzeitig an Störungen dieser Art gedacht und durch rechtzeitiges Handeln ernste Komplikationen vermieden werden können.

Literatur

1. Amstutz, H. C.: Clin. Orthop. **72**, 123 (1970). — 2. Boitzy, A., Zimmermann, H.: Arch. orthop. Unfall-Chir. **66**, 192 (1969). — 3. Casagrande, P. A., Danahy, P. R.: J. Bone Jt Surg. **53A**, 167 (1971). — 4. Charnley, J.: Clin. Orthop. **72**, 7 (1970). — 5. Müller, M. E.: Chirurgia Plastica et Reconstructiva **7**, 59 (1970). — 6. Weigert, M., Friedebold, G., Klems, H.: Z. Orthop. **109**, 659 (1971). — 7. Welch, R. B., Charnley, J.: Clin. Orthop. **72**, 22 (1970).

T. G. Illes, Pecs (Ungarn)

Beispiele zur extraossealen Druckosteosynthese sämtlicher Ellenbrüche mit corticaler Fixation

Manuskript ist nicht zur Veröffentlichung eingegangen

Ch. Brunner, F. Freuler, A. Rüter, Ulm

Ergebnisse von Patellabrüchen, versorgt mit der Zuggurtungsosteosynthese

Manuskript ist nicht zur Veröffentlichung eingegangen

E. Asang, München

Biomechanische Untersuchungen am menschlichen Bein

Seit 6 Jahren beschäftigen wir uns mit Untersuchungen über *die biomechanischen und biodynamischen Eigenschaften des menschlichen Beins.* Wir hatten damals damit begonnen, die Bruchfestigkeit des menschlichen Schienbeins zu untersuchen, und zwar sowohl was seine Biege- als auch was seine Drehbelastbarkeit betrifft.

Seit 2 Jahren sind wir mit Unterstützung der Deutschen Forschungsgemeinschaft in der Lage, die seinerzeit erhobenen Befunde durch den Einsatz einer elektronischen Meßanlage zu überprüfen und zu erweitern. Wir konnten außerdem durch die Hilfe der elektronischen Datenverarbeitung viele neue Erkenntnisse hinzugewinnen. Die früher festgestellten Meßwerte für das *Frakturmoment beim Biege- und Drehbruch der Tibia* haben sich bestätigen lassen.

Unsere Untersuchungen wurden von vorneherein unter einer ganz bestimmten Zielsetzung durchgeführt: Wir wollten für Knochen verschiedener linearer Abmessungen die Abhängigkeit ihrer Frakturmomente von bestimmten Parametern feststellen, um *individuelle Werte* zu gewinnen. Darüber hinaus fanden wir eine Abhängigkeit auch anderer Eigenschaften des Knochens, vor allem seiner Schlagzähigkeit und -härte, vom Lebensalter.

Obwohl heute bereits über 300 menschliche Schienbeine untersucht sind, reicht ihre Zahl noch immer nicht hin, um eine statistisch gesicherte Aussage darüber zu liefern, wie und in welchem Ausmaß die Festigkeit des Knochens mit zunehmendem Lebensalter abnimmt. Sicher wissen wir nur, daß diese Werte im Alter von etwa 70 Jahren nur ungefähr die Hälfte betragen, von denen im Alter zwischen 20 und 30 Jahren. Auch Untersuchungen am Femur von Obysov in Moskau haben das gezeigt; ihm fehlt aber ebenfalls eine Aussagemöglichkeit für den Zeitraum zwischen dem 30. und 70. Lebensjahr. Nach meinen Erfahrungen steigt die Knochenfestigkeit in der Jugend steil an, hält sich dann vom 20. bis zum 60. Lebensjahr in annähernd gleicher Höhe um schließlich wieder stark abzusinken (wohl als Ausdruck einer senilen Inaktivitätsatrophie).

Von besonderem Interesse ist unsere jüngste Versuchsserie über kombinierte *Biege-* und *Drehbelastungen* der Tibia. Es kam mir darauf an, festzustellen, ob eine zusätzliche *Biege*last das Fraktur*dreh*moment der Tibia beeinflußt. Dazu wurden die Schienbeine zum Teil bis an die Grenze ihrer Biegefestigkeit vorbelastet; dann wurden ihre Frakturdrehmomente gemessen.

Die Belastungskurven bzw. Drehmoment-Drehwinkel-Diagramme unterscheiden sich nicht grundsätzlich von denen bei der reinen Torsionsfraktur (Abb. 1). Die dargestellten typischen Diagramme zeigen, daß trotz verschieden hoher Biegevorlast ein Einfluß auf den Kurvenverlauf nicht nachweisbar ist. Auch bei kombinierter Belastung bestehen große individuelle Unterschiede der Drehwinkel bis zum Frakturvorgang (vgl. Versuchsnummer 55 mit 46° und Versuchsnummer 65 mit nur 12°).

Bezüglich des Frakturmomentes und auch des *elastischen Drehmomentes* besteht ein Abfall des Frakturdrehmomentes durch Biegevorbelastung von knapp 15% (Abb. 2).

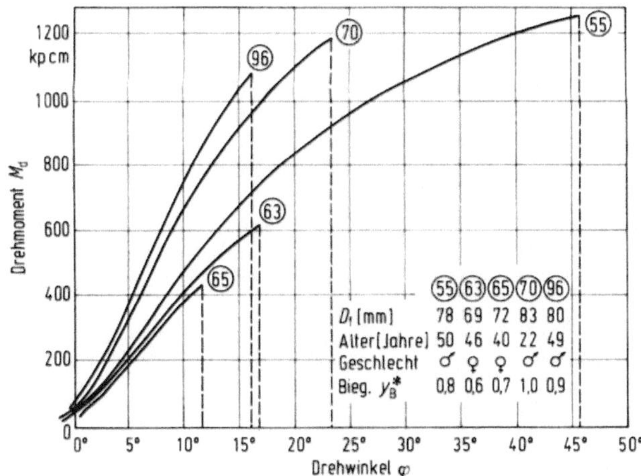

Abb. 1. Typische Drehmoment-Drehwinkel-Diagramme bei Verdrehungsversuchen an Schienbeinen bis zum Bruch

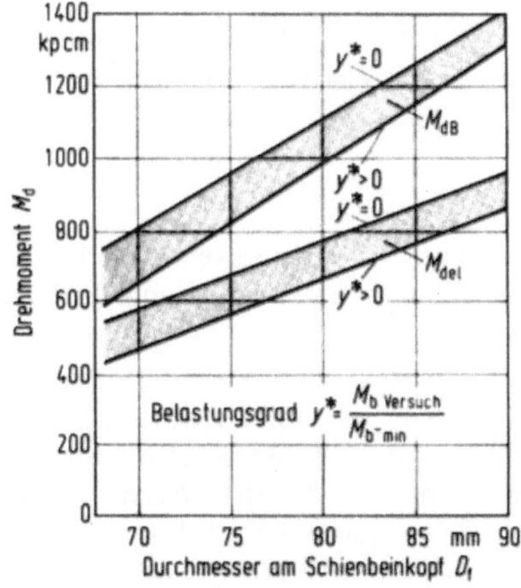

Abb. 2. Einfluß eines ventralen Zusatzbiegemomentes auf die Grenzdrehmomente

Die Analyse eines typischen *Drehmoment-Drehwinkel-Versuchsdiagrammes* (Abb. 3) soll die elastischen und plastischen Eigenschaften des Knochens demonstrieren. Alle Diagramme zeigen über eine gewisse Strecke einen geradlinigen Verlauf der Belastungskurven. Diese Gerade, welche die *elastische Verformung* von Werkstoffen kennzeichnet, wird von den Technikern Hookesche Gerade genannt. Der menschliche Knochen weist überraschend konstante Materialeigenschaften bezüglich seiner elastischen Verformbarkeit auf! Seine *plastische Verformbarkeit* dagegen ist sehr unterschiedlich: Weder geschlechts-

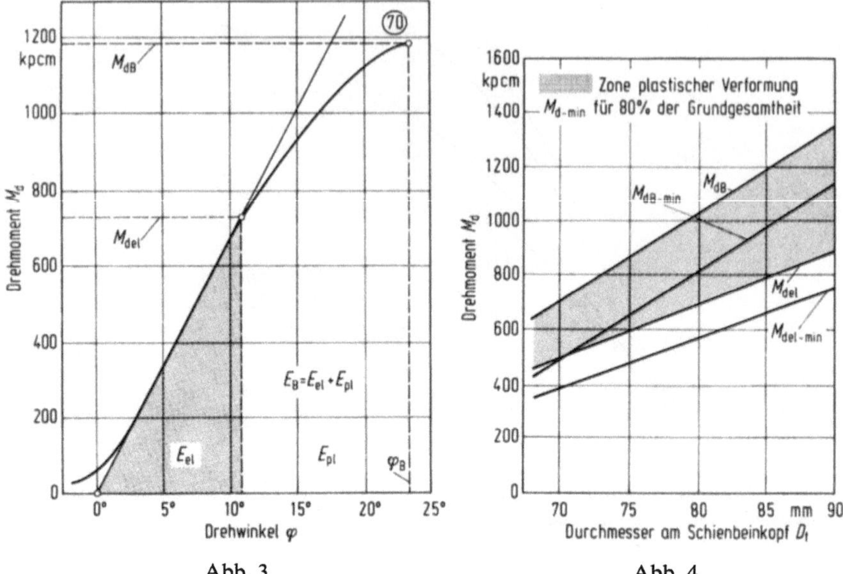

Abb. 3. Auswertung der Drehmoment-Drehwinkel-Versuchsdiagramme

Abb. 4. Bruchdrehmomente und elastische Grenzdrehmomente mit ihren unteren Toleranzgrenzen

noch eindeutig altersabhängig, möglicherweise durch noch unbekannte Eigenschaften oder durch die individuelle Formgebung der Compacta des Knochens bedingt.

Die Kurvenanalyse erklärt aber eine merkwürdige Erscheinung, die von Obysov an Wirbelkörpern beschrieben ist und die auch wir an der Tibia festgestellt haben — daß nämlich das Bruchmoment stark absinkt, wenn man vorher einmal oder mehrfach bis nah an die Bruchgrenze belastet hat. Hier werden also organische oder auch anorganische Strukturen geschädigt, wenn man den Knochen bis in den Bereich seiner plastischen Verformung hinein belastet. Damit wäre der Ermüdungsbruch (Marschfraktur) biomechanisch zu erklären.

Das Diagramm erlaubt, außer dem elastischen, dem plastischen und dem Frakturdrehwinkel auch die für die elastische und für die plastische Verformung sowie für den gesamten Frakturvorgang aufgewendete Energie abzulesen.

Die statistische Auswertung der Frakturdrehmomente, als Regressionsgerade dargestellt, zeigt die statistischen Vertrauensgrenzen und die untere Toleranzgrenze für den Drehbruch am Schienbein in Abhängigkeit von den linearen Abmessungen des Knochens. Man könnte die Werte ebensogut auf die Abmessung an der Frakturstelle beziehen; wir haben aber den frontalen Schienbeinkopfdurchmesser bevorzugt, weil man in diesem Bereich auch am Lebenden die Knochenabmessung am besten prüfen und damit individuelle Voraussagen über die Knochenbruchfestigkeit treffen kann.

Im Gegensatz zum Drehbruch, welcher immer an der schwächsten Stelle erfolgt, ist es beim experimentellen Biegebruch des Schienbeins natürlich nicht belanglos, in welcher Höhe man ihn erzeugt. Die niedrigsten Werte ergeben sich verständlicherweise im distalen *Drittel*punkt, eben an der schwächsten Stelle des Knochens. Die Biegebruchmomente im unteren *Fünftel*punkt liegen etwas höher, weil dort die Tibia bereits wieder wesentlich dicker ist. Es ist auch nicht gleichgültig, ob man das Schienbein *nach vorne* oder *nach hinten* durchbricht, da ja insbesondere im schwächsten Bereich des Knochens ein dreieckiger äußerer Querschnitt vorliegt. Aus dieser besonderen Formgebung heraus ist es auch zu verstehen, daß die Fraktur in frontaler Richtung bei höheren Momenten erfolgt als bei Biegung nach dorsal. Die elastischen Biegemomente liegen verhältnisgleich.

Auch die Untersuchung der *Muskelkräfte* können wir mit Hilfe elektronischer Meßgeräte viel sorgfältiger und differenzierter durchführen als früher. Wir messen heute nicht mehr allein mechanische Größen wie Kräfte und Momente, sondern wir schreiben gleichzeitig fortlaufend Elektromyogramme, woraus sich wiederum eine ganze Reihe möglicher und notwendiger weiterer Untersuchungen ergeben hat.

Ungeachtet dessen hat sich unsere erste Feststellung bestätigt, daß die statischen und *quasistatischen Muskelkräfte* immer unter der Frakturgrenze liegen. Heute wissen wir, daß sie im Mittel knapp unter der Grenze der elastischen zur plastischen Verformbarkeit des Knochens liegen (Abb. 4).

Zwischen den quasistatischen und den *dynamischen Muskelkräften* bestehen bei Drehung des Beins keine wesentlichen Unterschiede. Dies liegt ganz einfach daran, daß das ganze Bein als organische Funktionseinheit die Drehkräfte abfängt und schlecht weiterleitet. Anders ist das bei den Zugkräften an der Ferse (Plantarflexion im Sprunggelenk). Hier betragen die dynamischen Kräfte zum Teil sogar das $2^1/_2$fache der statischen. Diese dynamischen Muskelkräfte liegen eindeutig *über* der Frakturgrenze — aber sie können wegen ihrer Kurzfristigkeit dem Knochen selbst nicht schaden, weil es sich um *Kraftstöße* handelt, die im Bereich von Hundertstelsekunden liegen.

Auch der Knochen selbst verhält sich wahrscheinlich gegenüber unmittelbar auf ihn einwirkenden kurzfristigen Kraftstößen weniger empfindlich. Dem Verhalten der Tibia gegenüber solchen dynamischen Belastungen gilt unsere nächste Untersuchungsreihe am Knochen. Bezüglich der Muskelkräfte wird das Verhalten des Beins gegenüber passiv einwirkenden dynamischen Kräften von besonderem Interesse sein.

Die Biodynamik als jüngste Tochter der modernen funktionellen Grundlagenforschung ist in der Lage, uns viele neue Erkenntnisse von praktischer Bedeutung für die Traumatologie zu vermitteln. Sie wirft — allein am menschlichen Bein — bereits jetzt eine Vielzahl von Fragen und Problemen auf.

Ihre Bearbeitung und Lösung halte ich für eine hochinteressante und dankbare Aufgabe.

R. Ganz, A. Boitzy, R. Marti, St. Gallen

Verletzungen des Wachstumsknorpels an den unteren Extremitäten

Manuskript ist nicht zur Veröffentlichung eingegangen

H. Zenker, München

Die Ausheilung infizierter Frakturen der unteren Extremitäten durch Apparatversorgung

Differenzierte Antibiotica vermochten nicht, die Knocheninfektion und damit die verzögerte Knochenheilung nach Frakturen ganz zu bannen. Mit der Versenkung von Fremdmaterial ist die Osteomyelitis sogar wieder rapid zu Spitzenzahlen angestiegen. Selbst Abteilungen für postoperative Osteomyelitis werden eingerichtet. Es werden uns überall Methoden demonstriert, die Infektion zu beherrschen. Auch auf dem Deutschen Chirurgen-Kongreß 1971 wurde das Einbringen von Implantaten wie eine Alloarthroplastik in eitrig-fistelnde Zustände nach Osteotomien und Frakturen mit positiven Kurzzeitergebnissen besonders akklamiert.

Diese Infektion durch direkte Keimeinschleppung verhindert die Ossifikationsvorgänge; es kommt zu keiner Knochenkontinuität, avitale Fragmente stoßen sich ab; es besteht eine *infizierte Pseudarthrose.*

Solche Zustände mit nachfolgender Fistelung stellen uns vor die Frage nach der zweckmäßigsten Behandlung. Kommt die Infektion trotz verbliebenen Osteosynthesematerials, gezielter Antibiotica und geschlossener Saugspüldrainage nicht zur Ruhe, muß man daran denken, nach Fistelfüllung dieses mit dem infektiösen Gewebe zu entfernen und eine Saugspüldrainage anzuschließen. Meist besteht eine instabile Fraktur.

Als *therapeutisches Hilfsmittel* ist zwar der *orthopädische Apparat* durch die uns neuen möglichen operativen Eingriffe in den Hintergrund getreten. Er hat aber in gewissen Fällen bei exakter Indikation wieder an Bedeutung gewonnen, ja ist sogar oft die allerletzte therapeutische Hilfe. Nach Ausräumung des Infektionsherdes, Saugspüldrainage und Antibioticagabe schreitet die Heilung der instabilen Fraktur nur langsam fort, lange Gipsfixationen führen zur Inaktivitätsatrophie, Arzt und Patient reißt der Geduldsfaden; Invalidität und Amputation werden erwogen.

Mehrfach Voroperierte, Operationsunwillige sowie schlechte Verhältnisse des Frakturgebietes sind für den Apparat die vordringlichsten Indikationen.

Er soll verschiedenen Ansprüchen genügen:

1. *Stabilität*, um eine gewisse Funktion zu erfüllen,
2. *Ruhigstellung der Fraktur*, um die Ausheilung der noch schleichenden Infektion zu begünstigen,
3. er soll *Schmerzfreiheit* erzielen und
4. durch die Extremitätenbewegungen der *Inaktivitätsatrophie entgegenwirken.*

Blauth, Glogowski, A. N. Witt u.a. halten bei dieser Indikation nach den oben erwähnten chirurgischen Maßnahmen die entlastende oder teilentlastende Apparatversorgung für sehr entscheidend:

Mit dem Apparat kann der Patient gehen, Restfisteln können selbst versorgt werden, alle hygienischen Selbstmaßnahmen sind besser ausführbar als in großen Gipsen. Die Patienten werden in solchen Apparaten psychisch ausgeglichener. Sie können teilweise wieder ihrer Arbeit nachgehen. Geringe Wackelbeweglichkeit ist uninteressant.

Bei Teilbelastung und später bei voller Belastung, je nach klinischer Funktionsprüfung und röntgenologischer Beurteilung, kann durch die intermittierende Druckgabe beim Geh- und Stehakt im hyperämisierten Infektionsgebiet sehr schnelle Callus- und Knochenheilung eintreten. Benachbarte, gesperrte Gelenke können schrittweise freigegeben werden. Leichte Fehlstellungen sollten nicht überbewertet werden, denn ein erhaltenes funktionstüchtiges Bein kann bei einer leichten Fehlstellung zu einem späteren Zeitpunkt korrigiert werden.

Demonstration mehrerer Krankheitsverläufe anhand zahlreicher Röntgenbilder.

Bei der Behandlung der infizierten Fraktur tritt zunächst die Pseudarthrose in den Hintergrund. Nach Fistelausräumung und Sequesterentfernung mit Saugspüldrainage können im freien Intervall selbst bei ungünstigen Voraussetzungen Spongiosaplastiken und Spanplastiken und Fixateur externe angeschlossen werden; sie sind jedoch nicht immer erforderlich, wie wir zeigen wollten.

Trotz der verschiedenen operativen Maßnahmen, die angegeben werden, halten wir es daher für wichtig daran zu erinnern, daß bei Rückschlägen, die uns durch Infektion und Pseudarthrosenbildung treffen können, sich auch der wirksamen altersbewährten, mechanischen Hilfsmittel, wie die des orthopädischen Stützapparates zu bedienen. Er hat auch heute noch neben der chirurgischen und antibiotischen Therapie in der Unfall- und orthopädischen Wiederherstellungschirurgie einen festen Platz im Spektrum dieser schwierigen Therapie.

Literatur

Allgöwer, M.: Allgemeine und spezielle Chirurgie. Berlin-Heidelberg-New York: Springer 1971. — Blauth, W.: Die gelenknahen Schienbeinpseudarthosen. Ergebn. Chir. Orthop. **45**, 205 (1962). — Bürkle de la Camp, H.: Handbuch der Unfallheilkunde, Bd. III, S. 351. Stuttgart: F. Enke 1956. — Compere, E. L., Banks, S. W., Compere, C. L.: Frakturenbehandlung. Stuttgart: G. Thieme 1966. — Evrard, J., Lebard, J. P.: Pseudarthroses infectées de la diaphyse fémorale. Rev. Chir. orthop. **57**, 527 (1971). — Glowoski, G.: Aktuelle Osteomyelitisbehandlung und operative Vorbereitung bei blutreichen Operationen. Chirurg **36**, 366 (1965). — Lange, M.: Operationslehre. München: Bergmann 1962. — Witt, A. N.: Die Behandlung der Pseudarthrosen. Berlin: W. d. Gruyter 1952. — Zenker, H.: Problem der infizierten Fraktur am Ober- und Unterschenkel und ihre Heilung im Orthopädischen Apparat. Arch. orthop. Unfall-Chir. **69**, 169 (1970).

Chr. Stöhr, Ludwigshafen

Individuelle Indikation bei operativer Behandlung der Mehrfachverletzungen der unteren Extremitäten

Das Thema umgekehrt aufgegliedert ergibt, daß wir in der Berufsgenossenschaftlichen Unfallklinik, Ludwigshafen, seit Januar 1969 bis Juli 1971 entsprechend den dokumentierten Krankenkarteien 548 Patienten mit Frakturen der unteren Extremität primär zu behandeln hatten.

Wie aus Tabelle 1 hervorgeht handelte es sich hierbei um 428 = 78,1 % isolierte Frakturen. 120 Patienten = 21,9 % hatten 2 und Vielfachbrüche mit einer Gesamtzahl von 267 Frakturen.

Die *Frakturenverteilung* ergibt sich aus Tabelle 2.

Tabelle 1. *548 Patienten mit Frakturen der unteren Extremität (Dokumentationszeit Januar 1969 bis Juli 1971)*

428 Patienten mit isolierten Frakturen		
78,1 %	offen	127
	geschlossen	301
120 Patienten mit 267 Frakturen (Mehrfachfrakturierte)		
21,9 %	offen	87
	geschlossen	180

Tabelle 2

120 Patienten mit 267 Frakturen					
99 Patienten mit 2 Frakturen	82,5 %				
17 Patienten mit 3 Frakturen	14,2 %				
4 Patienten mit 4 und mehr Frakturen	3,3 %				
Begleitverletzungen bei 120 Patienten					
19×	Schädel	15,8 %	16×	obere Extremitäten	13,3 %
7×	Thorax	5,8 %	6×	Wirbelsäule	5,0 %
1×	Abdomen	0,8 %	8×	Becken	6,7 %

Begleitverletzungen des Schädels fanden sich in 15,8 %, des Brustkorbes in 5,8 %, am Abdomen in 0,8 %, Verletzungen der oberen Extremität in 13,3 %, Wirbelsäulen- in 5 % und Beckenverletzungen in 6,7 %.

In Übereinstimmung mit den veröffentlichten Statistiken von Gögler u. Jungbluth, Koslowski, Willenegger, Müller u. Allgöwer, Volk u.a. ist eine Zunahme der Mehrfachextremitätenfrakturen als auch der Kombinationstraumen in den letzten Jahren festzustellen. Ursache hierfür ist vor allem die Technisierung und Motorisierung, wobei der *Verkehrsunfall* auch bei uns als Unfallursache an 1. Stelle stand.

Erstaunlich beim Vergleich der uns bekannten Statistiken ist der für uns relativ hohe Anteil der Mehrfachfrakturierten mit 21,9% gegenüber den isolierten Frakturen mit 78,1%.

Hier ist die Ursache in der Struktur einer Berufsgenossenschatflichen Unfallklinik zu suchen, die nur arbeitsrechtlich versicherte Wege- und Arbeitsunfälle aufnehmen kann und wobei auch der größere Teil der Mehrfachverletzten als § 6-Fälle aus benachbarten Krankenhäusern weitergeleitet wurde.

Beim nächsten Punkt des Themas „operative Behandlung" sollte, wozu dieser Kongreß auch bestimmt beiträgt, der Streit über die Methoden nicht entfacht werden.

Ob Küntscher-Nagelung, primäres Auf- oder Nichtaufbohren, Markraumstiftung, AO-Verplattung, Drahtcerclagen, Rushpinnung oder ob die leider oft vernachlässigten konservativen Behandlungsmaßnahmen Anwendung finden, bedarf keiner Diskussion, da jeder verantwortungsbewußte Traumatologe, der Mehrfachverletzte behandelt, mehrere Verfahren beherrschen sollte, die er dann entsprechend seiner Erfahrung gezielt und folgerichtig anwenden kann.

Bei allen Schaftfrakturen, auch bei denen an der oberen oder unteren Drittelgrenze, wenden wir bei Mehrfachfrakturen den *Küntscher-Nagel* oder den nach Herzog weiterentwickelten AO-Nagel mit Ausklinkdrähten an. Wegen des größeren Operationsrisikos — Blutung, Operationsdauer — verzichten wir bei Primärversorgungen auf die Aufbohrung. Bei exakter Ausmessung und schlüssigem Sitz scheint uns die Nagelung das beste Verfahren zu sein, um so mit relativ kleinen Eingriffen den größten Effekt zu erzielen.

Hierzu 2 Beispiele: Auf diesem Bild erkennen Sie bei einem 17jährigen jungen Mann Schaftbrüche am rechten Oberschenkel und an beiden Unterschenkeln und einen nicht verschobenen Oberschenkelrollenbruch links. Die Primärversorgung bestand in der geschlossenen Nagelung der Schaftfraktur, am rechten Unterschenkel wegen der Fußgelenksnähe mit Ausklinkdrähten und in einer Drahtspickung der Oberschenkelrolle links. Nach $2^1/_2$monatiger stationärer Behandlung freie Beingelenkbeweglichkeit, wie auf dieser Aufnahme erkennbar.

Auf dem nächsten Diapositiv sehen Sie einen weit offenen Schienbeinkopfbruch mit Kniescheibenbanddurchtrennung rechts, Unterschenkelbruch rechts, Innenknöchelbruch rechts mit starken Weichteilschädigungen und links einen Bruch ober- und unterhalb eines früher versteiften Kniegelenkes. Rechts Einstellung des Schienbeinkopfbruches mit Andreesenschrauben, Unterschenkelnagelung rechts und links durchgehende Nagelung vom Rollhügel bis zur Schienbeinmitte.

Gerade die rasch durchzuführende geschlossene Marknagelung erlaubt auch bei den oft vorhandenen Haut- und Weichteilverletzungen eine exakte Pflege und eine frühere Belastbarkeit.

Bei dem nächsten Fall wurde zur Erlangung der sofortigen postoperativen Übungsbehandlung dieser Bruch des Schenkelhalses und des Oberschenkelschaftes mit dem Y-Nagel nach Küntscher, der Unterschenkelschrägbruch ebenfalls links durch Corticalisschrauben stabilisiert.

Auf keinen Fall sollte die Zeit bei Mehrfachfrakturen mit langwieriger Operation der einen unter Vernachlässigung der anderen Fraktur verschwendet werden. Hier wäre eine rasche Nagelung beider Schaftfrakturen im Hinblick auf das Endresultat erfolgversprechender gewesen.

Zu empfehlen ist auch der *Einsatz von 2 Operationsmannschaften*, wie bei diesen beiden kniegelenksnahen, offenen Unterschenkelfrakturen bei gleichzeitigem Oberschenkelschaftbruch links. Gerade bei den gelenknahen Frakturen sollte bei schlechten Weichteilverhältnissen der Charnley-Spanner eine stärkere Anwendung finden.

Oberschenkelrollentrümmerbrüche lassen sich nur mit der Winkelplatte + Spongiosaplastik, wie hier bei diesem jungen Mann, bei zusätzlicher Schaftfraktur und Schienbeinkopfbruch links behandeln. Hier konnte nach Wundheilung mit der Übungsbehandlung auf der Bimler-Schiene begonnen werden.

Was die *individuelle Indikation* betrifft, so kann kein Zweifel bestehen, daß es sich hier um eine Conditio sine qua non handelt. Beachtung aller Faktoren wie Schockzustand, Begleitverletzungen sowie ständige prä- und postoperative Untersuchungen des Verletzten, gezielte Röntgen- und Laboruntersuchungen sind unerläßlich.

Individuelle Indikation bedeutet also ein Mehr an interdisziplinärer Zusammenarbeit, ein Abwägen der Risiken, ein klares operatives Konzept ohne Beharren auf einer Methode, ein Nichtverbauen von Situationen für eventuelle Zweiteingriffe und auch oftmals Mut zum Konservativen, wenn wir den Verletzten nicht noch zusätzlich mit einer leichtfertig vorgenommenen Operation gefährden wollen.

Literatur

1. Allgöwer, M.: Langenbecks Arch. klin. Chir. **322**, 230 (1968). — 2. Blömer, A., *et al.*: Langenbecks Arch. klin. Chir. **329**, 115 (1971). — 3. Böhler, L.: Langenbecks Arch. klin. Chir. **322**, 1059 (1968). — 4. Böhler, J.: Langenbecks Arch. klin. Chir. **322**, 1051 (1968). — 5. Bürkle de la Camp, H.: Langenbecks Arch. klin. Chir. **289**, 463 (1958). — 6. Bürkle de la Camp, H.: Langenbecks Arch. klin. Chir. **295**, 271 (1960). — 7. Buff, H. U.: Langenbecks Arch. klin. Chir. **322**, 1031 (1968). 8. Gögler, E., Jungbluth, K. H.: Langenbecks Arch. klin. Chir. **322**, 1079 (1968). — 9. Koslowski, L., Rauch, H.: Mschr. Unfallheilk. **62**, 263 (1959). — 10. Küntscher, G.: Langenbecks Arch. klin. Chir. **322**, 1068 (1968). — 11. Schink, W.: Langenbecks Arch. klin. Chir. **322** 308 (1968). — 12. Trogan, E., *et al.*: Langenbecks Arch. klin. Chir. **322**, 1121 (1968). — 13. Volk, H.: Langenbecks Arch. klin. Chir. **322**, 1089 (1968). 14. Weller, S.: Langenbecks Arch. klin. Chir. **322**, 1073 (1968). 15. Willenegger, H., Müller, M. E., Allgöwer, M.: Langenbecks Arch. klin. Chir. **322**, 1040 (1968).

G. Janssen, Zürich

Die supramalleoläre Korrektur-Osteotomie nach Unterschenkelfraktur

Aus bekannten Ursachen kann es mit der Ausheilung von Unterschenkelfrakturen zu *Achsenfehlstellungen* kommen, die einer *Korrektur* bedürfen. Die Ausmaße der Achsenabweichungen, welche die Indikation zur supramalleolären Korrektur-Osteotomie geben, werden nicht eigens erwähnt. Bei der Kombination verschiedener Achsenabweichungen entsteht ein komplexes Bild, welches schließlich nicht nur röntgenologisch betrachtet werden darf, sondern auch funktionell gesehen werden muß.

Die Fehlstellung ist nach Hackenbroch als *Präarthrose* anzusehen, da sie mit der Fehlbelastung zum frühzeitigen Verschleiß von Knie- und Sprunggelenken führt.

Um vergleichbares und damit verwertbares Material zugrunde legen zu können, wurden für die Nachuntersuchung nur Patienten mit Unterschenkelfrakturen des mittleren und distalen Drittels ausgewählt, solche mit distalen Tibiaepiphysen- und mit Sprunggelenksfrakturen wurden ausgeschlossen. Unter gleichzeitiger Berücksichtigung des Indikationsbereiches für die supramalleoläre Korrektur-Osteotomie beschränkt sich damit die im August 1972 durchgeführte Nachuntersuchung auf 12 Patienten mit Status nach Unterschenkelfrakturen, die in Fehlstellung verheilt waren.

Das durchschnittliche Alter der Patienten beim Unfall betrug 23,4 Jahre, die Beobachtungszeit 2—7$^1/_2$ Jahre, im Durchschnitt 4 Jahre. Der Zeitraum zwischen dem Unfall und dem operativen Eingriff erstreckte sich über 1—4 Jahre, mit zwei Ausnahmen kamen alle Patienten etwa 1$^1/_2$—2 Jahre nach dem Trauma zur Operation.

Die Technik mit Verwendung zweier Steinmann-Nägel und äußerer Spanner ist bekannt. Auf die vergleichende Betrachtung mit anderen operativen Vorgehen wird verzichtet.

Abgesehen von einer Wundheilungsstörung traten bei keinem Patienten weder intra op. noch post op. irgendwelche Komplikationen auf. Die Zeit für die ossäre Konsolidation der Osteotomie betrug im Schnitt 2 Monate.

Obwohl ausnahmslos alle Patienten in einem gehintensiven Beruf tätig sind und zur Hälfte sogar einer schweren körperlichen Belastung unterliegen, so waren sie alle doch ca. 4 Monate post op. wieder voll arbeitsfähig.

Abgesehen von einem bei der Operation 9jährigen Knaben klagten prae op. alle Patienten über *Beschwerden*. Bei zwei Patienten traten nach dem Unfall gehäuft Sprunggelenksdistorsionen auf (Tabelle 1). Während die Hälfte von ihnen ca. 4 Jahre post op. beschwerdefrei war, fand sich bei 5 Patienten eine deutliche Besserung. Beim Vergleich mit der gesunden Gegenseite ließ sich zur Zeit der Nachuntersuchung bei 4 Patienten eine leichte *Einschränkung der Sprunggelenksbeweglichkeit* feststellen (Tabelle 2). Bei der Hälfte der Patienten war sie jedoch nicht eingeschränkt.

Von den 2 verbleibenden Patienten hat der eine während seiner Arbeit als Maurer noch bis 1$^1/_2$ Jahre post op. einen Unterschenkelapparat mit steifem Sprunggelenk getragen, beim anderen handelt es sich um einen Status nach gleichzeitiger Oberschenkelfraktur, die unter Verkürzung von 9 cm in Varusfehlstellung von ca. 20° konsolidierte. Mit der Unterschenkelfraktur resultierte außerdem eine Teilparese des Nervus peronaeus, so daß unbehandelt, schließlich das Bild eines contracten Spitz-Klumpfußes entstand. Nach valgisierender Korrektur-Osteotomie wickelt sich der Fuß in der Abrollphase nicht mehr nur über seine Außenseite ab. Die Maß-Schuhversorgung mit Längenausgleich wurde zufriedenstellend. Die Arthrose schreitet aber weiter fort und wird in absehbarer Zeit eine obere Sprunggelenksarthrodese notwendig werden lassen.

Obwohl sich bei keinem Patienten vor dem Unfall eine Sprunggelenksarthrose nachweisen ließ und auch durch den Unfallmechanismus und die Lokalisation der Unterschenkelfraktur nicht sicher eine Sprunggelenksbeteiligung bestand

Tabelle 1. *Aufschlüsselung des Beschwerdebildes. Beschwerden post op. (Status nach supramalleolärer Korrektur-Osteotomie)*

keine	6 Patienten
besser	5 Patienten
gleich	1 Patient

Tabelle 2. *Vergleich des Bewegungsumfanges unter Beurteilung des präoperativen und postoperativen Zustandes. (Enschränkung der Sprunggelenksbeweglichkeit)*

	prae op.	post op.
keine	4	6
leichte	5	4
starke	3	2

Tabelle 3. *Präoperative und postoperative Arthrosehäufigkeit (Arthrose des oberen Sprunggelenkes)*

	prae op.	post op.
keine	8	7
beginnende	4	4
leichte	0	1

(Tabelle 3), so war doch bei der Nachuntersuchung zu den 4 präoperativen Arthrosen des oberen Sprunggelenkes eine weitere hinzugekommen, während eine andere in ihrem Ausmaß zugenommen hatte. Es läßt sich anhand der radiologischen Befunde im Bereich des oberen Sprunggelenkes feststellen, daß die Resultate bezüglich *Beschwerden und Sprunggelenksbeweglichkeit nicht übereinstimmen mit den röntgenologischen* bezüglich der Arthroseentstehung.

Nach unseren Ergebnissen ist die Entstehung der Arthrose in direkten Zusammenhang zu bringen mit dem Unfallmechanismus, dem Ausmaß der unfallbedingten Achsenabweichungen und dem Zeitraum, der zwischen Unfall und Korrektur-Osteotomie verstrichen ist, wobei verständlicherweise die Prognose für jüngere Patienten günstiger und damit das Resultat besser ist. Die durchschnittlich 4jährige Beobachtungszeit der bisher arthrosefreien Patienten läßt mit großer Sicherheit die Aussage zu, daß die vorgenommene Korrektur-Osteotomie von gutem Erfolg war.

Zusammenfassung

Die posttraumatische Achsenfehlstellung nach Unterschenkelfrakturen des mittleren und distalen Drittels erfordert bei Berücksichtigung des Indikationsbereiches eine ideale supramalleoläre Korrektur. Es wird damit eine Besserung der Beschwerden erreicht, ein Gewinn an Beweglichkeit im oberen und unteren Sprunggelenk erzielt und die Arthroseentstehung verhindert. Der Ausdehnung und dem raschen Fortschreiten der zum Zeitpunkt der Korrektur bereits vorhandenen Arthrose wird Einhalt geboten. Es zeigt sich, daß man erst 3—5 Jahre nach dem Korrektureingriff das endgültige Resultat erwarten darf.

Literatur

1. Debrunner, A.: Biomechanische Wirkungen der posttraumatischen Achsenfehler der unteren Extremität. Z. Unfallmed. Berufskr. **59**, 26 (1966). — 2. Lanz, T. v., Wachsmuth, W.: Praktische Anatomie, Bein und Statik. Berlin: Springer 1938. — 3. Müller, M. E.: Posttraumatische Achsenfehlstellungen an der unteren Extremität. Bern-Stuttgart: H. Huber 1967. — 4. Mumenthaler, A., Holenstein, P.: Posttraumatische Fehlstellungen am Unterschenkel und ihre Korrektur. Helv. chir. Acta **31**, 124 (1964). — 5. Walcher, K.: Zur Indikation und Technik präventiv korrigierender Eingriffe nach Frakturen bei Kindern und Jugendlichen. Verhandlg. des Kongresses der Deutschen Gesellschaft für Unfallheilkunde, Versicherungs-, Versorgungs- und Verkehrsmedizin, Freiburg i. Breisgau, Mai 1971. — 6. Witt, A. N., Mittelmeier, H.: Beseitigung von frischen und veralterten Fehlstellungen am Unterschenkel. In: Handbuch für Orthopädie, Bd. IV, T. 2, S. 1166. Stuttgart: G. Thieme 1961.

A. Jussen, Köln

Folgeeingriffe nach Osteosynthesen

Gemessen an der Gesamtzahl der Osteosynthesen ist die Notwendigkeit zu postoperativen Re-Interventionen relativ selten gegeben. In der Chirurgischen Universitätsklinik Köln-Lindenthal betrug diese Quote in den letzten 8 Jahren 6,8%.

Die Ursachen für derartige Komplikationen sind nicht in der Methode und auch nicht beim Metall zu suchen; es sind vielmehr Fehler in der Anzeige, der technischen Ausführung der Osteosynthesen oder Mängel in der postoperativen Behandlung — auch von seiten des Patienten. Solche Fehler und die Unterlassung einer möglichen und rechtzeitigen Korrektur stellen für die operative Frakturenbehandlung die größte Gefahr dar.

In den Jahren 1963—1971 haben wir an 531 Verletzten 592 Osteosynthesen durchgeführt. Dabei handelte es sich in 74 Fällen um offene Frakturen. 188 Osteosynthesen wurden an 150 Kombinationsverletzten ausgeführt. Nicht immer konnte die angestrebte Bewegungsstabilität und die Frakturheilung durch den ersten Eingriff allein erzielt werden. Bei 40 unserer Patienten waren *Folgeeingriffe* erforderlich.

11mal waren postoperative *Knocheninfektionen* Ursache für Folgeeingriffe. Das entspricht einer Infektionsquote von 1,9%. Damit ist die *Infektion die häufigste und auch folgenschwerste Komplikation der Osteosynthesen.* Wesentliche Behandlungsmaßnahmen sind die Immobilisierung der Frakturzone unter Belassung der Implantate solange sie ihren Zweck erfüllen, die chirurgische Sanierung des Infektionsherdes mit Sequesterausräumung und antibiotischer Spül-Saugdrainage. Ergänzend steht die Allgemeinbehandlung mit geeigneten Antibiotica. Eine Amputation ist nicht immer zu vermeiden. Wir mußten uns 3mal dazu entschließen.

7 *Pseudarthrosen* haben wir operiert. 4mal führten wir eine erneute Osteosynthese durch, 3mal im Sinne einer Druckplattenosteosynthese. 1 Olecranonfraktur bei einem schweren Kombinationstrauma erforderte eine zweimalige Re-Zuggurtung. Bei zwei weiteren Patienten führte eine autologe Spongiosaplastik zur Heilung. In einem Falle genügte die Pseudarthrosenausräumung und Gipsverband.

4mal zwangen *Nachblutungen* zur Wundrevision. Dabei war eine schwere septische Arrosionsblutung aus der A. femoralis bei einem Schwerstverletzten mit Contusio cerebri und einer septischen Atemwegsinfektion nur durch eine Notamputation zu stillen.

3 *Refrakturen* wurden durch erneute Druckplattenosteosynthese versorgt. Einmal bei Refraktur des Oberschenkels nach Plattenentfernung. Im zweiten Falle einer Refraktur bei liegender Oberschenkelplatte kam es nach erneuter Druckplattenosteosynthese zum Plattenbruch. Die Nagelung brachte die knöcherne Heilung. Bei dem dritten Patienten handelte es sich um einen Schwerstverletzten, bei dem im Stadium der Infektion eine Minimalosteosynthese einer Oberschenkelfraktur durchgeführt worden war. Nach Refraktur mit Plattenausriß im distalen Fragment führte die erneute stabile Plattenosteosynthese unter dem Schutz einer antibiotischen Spül-Saugdrainage zur knöchernen Konsolidierung.

3mal mußte ein *Brückencallus* zwischen Radius und Ulna entfernt werden, 2mal nach Plattenosteosynthese, 1mal nach Olecranonzuggurtung.

3mal beobachteten wir eine *Nagelwanderung* nach Versorgung einer Schenkelhalsfraktur mit einem Smith-Peterson-Nagel. Die Stabilisierung erfolgte zweimal durch Doppelbolzung, bei einem 84jährigen, kachektischen Patienten wurde lediglich der Nagel entfernt. Diese Komplikationen stammen aus dem Jahre 1963 und sind der Methode anzulasten. Bei besserer Technik werden sie heute vermieden.

2 *Kopfnekrosen* bei Schenkelhalsnagelungen wurden 1mal durch Umnagelung, 1mal durch Entfernung des nekrotischen Femurkopfes behandelt.

7mal haben wir *technische Fehler* in der Durchführung der Osteosynthese operativ korrigiert:

Demonstration. 1 Dislokation der Fragmente nach Kirschnerdrahtspickung einer suprakondylären Oberschenkelfraktur bei einem Jugendlichen durch Plattenosteosynthese.

1 instabile Humerusfraktur nach Nagelung durch eine zusätzliche Cerclage.

1 Schraube nach Plattenosteosynthese war zu lang und wurde entfernt.

1 verbogene Humerusplatte wurde entfernt und die Fraktur weiter konservativ behandelt.

1 zerrissene Hemicerclage bei Fibulafraktur haben wir durch eine Plattenosteosynthese ersetzt.

1 abgerutschte Patellacerclage wurde in besserer Position erneuert.

1 Wundrandnekrose nach Sprunggelenksosteosynthese mußte durch eine Verschiebeplastik gedeckt werden.

Wir möchten dringend warnen, diese Korrektureingriffe unter improvisierten Bedingungen auszuführen. Sie sollen in das Operationsprogramm eingeplant und unter streng aseptischen Kautelen durchgeführt werden.

Bei 40 Patienten mußten *Folgeeingriffe* durchgeführt werden. Dabei konnte in 22 Fällen noch ein gutes bis sehr gutes Ergebnis erzielt werden.

3mal war eine schwere postoperative Knocheninfektion nur durch eine Amputation zu beherrschen. 4 Patienten sind noch in Behandlung. Das Schicksal von 6 nachoperierten Patienten ist uns nicht bekannt. 5 Patienten haben wir verloren, davon 3 in direkter Folge nach dem Re-Eingriff, einmal durch Embolie, 1 Patient mit einem schweren Kombinationstrauma an einem irreversiblen hämorrhagischen Schock und ein 84jähriger kachektischer Patient erlag einer vorbestehenden Pyelonephritis.

Wenn auch die Zahl von 40 Patienten, die einem Folgeeingriff unterzogen werden mußten, hoch erscheinen mag, so hat uns doch das allgemein gute Ergebnis — von 531 Patienten konnten wir 391 nachuntersuchen — ermutigt, selbst bei Schwerstverletzten — bei 150 unserer Patienten handelte es sich um schwere Kombinationsverletzungen — die Osteosynthese bei strenger Indikationsstellung zum rechten Zeitpunkt durchzuführen. Eine Verlaufsbeobachtung mit besonderer Problematik wollen wir kurz skizzieren.

Demonstration. Ein 20jähriger entwickelte nach einer schweren Contusio cerebri neben offener Oberschenkel- und offener Knöchelfraktur ein Durchgangssyndrom bei dem die motorische Unruhe im Vordergrund stand, so daß eine Ruhigstellung des Oberschenkels nicht möglich war. Um diesem jungen Menschen das Bein zu retten, haben wir uns entschlossen, trotz inzwischen infizierter Wunde und Temperaturen um 40° bei assistierter Beatmung, am 9. Tage eine Minimalosteosynthese durchzuführen. Das Ergebnis nach 3 Monaten zeigt Ihnen das nächste Dia. Eine 12-Loch-Platte brachte die Stabilität. Ein Jahr später war die Fraktur knöchern durchbaut bei florider Osteomyelitis. Nach Plattenentfernung und 3 Sequestrotomien jeweils kombiniert mit antibiotischer Spül-Saugdrainage, zuletzt auch einer autologen Spongiosaplastik, bestehen jetzt seit $3^1/_2$ Jahren keine Anzeichen für eine Infektion. Der Patient ist voll arbeitsfähig.

R. Hubmann, Bern

Valium in der täglichen chirurgischen und orthopädischen Praxis

Die Dringlichkeit der Versorgung von Notfällen stellte den Chirurgen immer vor große Probleme, gleich ob er über eine Anaesthesieabteilung verfügt oder nicht.

In der Mehrheit der Fälle handelt es sich um Unbekannte, oft Greise, die zudem nicht nüchtern sind; darüber hinaus weiß man, daß durch das Unfalltrauma die Magenentleerung erheblich verzögert wird, so daß sogar der gedrillte Anaesthesist manchmal seine gute Miene verliert.

Auf der anderen Seite sollte man so rasch als möglich Frakturen und Luxationen reponieren. Wenn man sich aber eine Narkose ersparen kann, spart man Zeit, Pflegerpersonal und hat dann einen ambulanten Patienten mit geringerem Risiko.

Diese Zusammenfassung stützt sich auf 275 Krankengeschichten von Patienten, bei denen in der Chirurgischen Universitäts-Poliklinik des Kantonsspital Genf Valium angewendet wurde.

Wie sind wir dazu gekommen? Wir waren nicht davon begeistert, bei Patienten, die nicht in der Lage waren, eine Narkose zu überstehen, manu militari zu reponieren. Wenn dann die Reposition nicht gelang, war die Lage um so schlimmer.

Als *Prämedikation* verwendeten wir oft *Valium* 10 mg intragluteal, 20 min vor dem Eingriff. Manchmal gaben wir, um Zeit zu gewinnen, die Prämedikation iv. Mit Überraschung stellten wir fest, daß die Reposition mühelos, rasch und ohne Narkose gelang. Der Patient hatte keine schlechte Erinnerung an den Eingriff, wohl aber eine kurze Amnesie.

Die Muskelrelaxation und die sedative Wirkung von Valium sind gut bekannt, erstere ist vorwiegend eine Erschlaffung der quergestreiften Muskulatur dank der Inhibition der Spinalreflexe und der Wirkung über das Cerebrum, die zweite Eigenschaft erzielt eine psychische Entspannung und Anxiolyse.

Von den 275 Fällen waren 84 Luxationen, 162 Frakturen, Varia 29. Die Luxationen sind vielleicht die beste Indikation für die Methode: Ein Drittel der Patienten mit Schulterluxation waren über 60 Jahre alt. Alle wurden allein mit Valium reponiert, gleich ob sie kurz zuvor gegessen hatten oder nicht. Nur eine Schulterluxation konnte nicht reponiert werden mit Valium und bekam eine Vollnarkose.

Die meisten Patienten bekamen 20 mg iv., nur 2 erhielten 30 mg Valium.

Bei 13 Ellenbogenluxationen erlitt nur eine Patientin einen kurzdauernden Blutdruckabfall nach 30 mg Valium iv., weil wir sie sitzend reponierten.

Was die Frakturen betrifft, versorgten wir 114 Handgelenkfrakturen, wovon 62 Patienten über 60 Jahre und 28 über 70 Jahre alt waren; alle wurden ambulant behandelt mit Ausnahme von 6 Patienten. Zwei Frauen, eine 90 Jahre, die andere 96 Jahre alt, wurden sehr zufrieden per Taxi nach Hause entlassen, nachdem sie 10 mg Valium iv. erhalten hatten und sich mit der sog. Narkose sehr zufrieden erklärt hatten. Nur eine 67jährige Frau war sehr unruhig, sie erinnerte sich jedoch an nichts. Einmal mußten wir sogar 3mal hintereinander eine unbefriedigende Reposition wiederholen (es handelte sich um eine Fraktur nach Goyrand), die gesamte Dosis betrug 55 mg Valium, der Patient empfand dann eine passagere Somnolenz.

20 mg genügten meistens. Eine 58jährige Frau, 65 kg schwer mit Trimalleolarfraktur, erhielt 30 mg. Als man sich nach der Kontrollaufnahme im Gips erkundigte, ob sie Schmerzen verspüre, sagte sie, man hat ja noch nichts gemacht.

Zusammenfassung

Wir haben über 275 Patienten mit Luxationen, Frakturen und verschiedenen kleinchirurgischen Eingriffen nur mit intravenöser Valiuminjektion ohne irgendwelche Anaesthesie, weder lokal noch allgemein behandelt.

Die Hauptvorteile der Methode sind in der Muskelerschlaffung und zentralen Sedation, welche mit einer vorübergehenden Amnesie enden, zu sehen. Es besteht *keine Kontraindikation* für diese Technik, speziell ist das Auftreten von Erbrechen nicht zu fürchten. Die Methode eignet sich ganz besonders für die ambulante Chirurgie. Die übliche Dosierung beträgt 20 mg Valium iv. In gewissen Fällen allerdings, welche durch das Alter, das Gewicht, den Allgemeinzustand des Patienten oder den geplanten Eingriff bestimmt werden, kann diese Dosis, wie geschildert, variiert werden.

F. Lechner, Garmisch-Partenkirchen

Die Beeinflussung gestörter Frakturheilung durch elektromagnetische Felder

Nach den günstigen Ergebnissen einer größeren Reihe von Tierversuchen an Kaninchen und Schafen wurden die im Experiment bewährten Applikationsformen in die Klinik übernommen.

Zunächst wurden einige Frakturen mit elektrodynamischen Potentialen behandelt, die wir über galvanische Verbindungen percutan applizierten. Dabei fanden Verwendung:

1. Platin-Iridium-Nadel-Elektroden, die in den Frakturspalt bzw. in Bohrkanäle im Bereich der Fraktur gesteckt wurden.
2. AO-Platten und -Schrauben als Elektroden mit flexiblen Zuleitungen aus Platin-Iridium.

Demonstration. Bei diesem 41jährigen Patienten handelt es sich um eine Oberschenkelfraktur, die mit einer Winkelplatte versorgt worden war. Die Fraktur war infiziert, die Winkelplatte ausgebrochen. Nach Küntschernagelung wurde eine Behandlung mit elektrischen Wechselpotentialen eingeleitet. Es wurden 2 gegenüberliegende Platin-Iridium-Nadel-Elektroden in den Frakturspalt eingebracht, wovon eine Kontakt mit dem Marknagel hatte. Bereits nach 4 Wochen zeigen die Röntgenkontrollen die beginnende Callusbildung. Die laufende Konsolidierung sehen Sie an den weiteren Kontrollaufnahmen.

Das Mißverhältnis zwischen der wirksamen Oberfläche der Platin-Iridium-Elektroden zur gesamten Fläche einer ausgedehnten Fraktur sowie die Schwierigkeit der Fixierung dieser Elektrodenform im Knochengewebe gaben Anlaß zur Anwendung von flexiblen, teflonisolierten Zuleitungen aus Platin-Iridium an AO-Platten und -Schrauben.

Demonstration. Hier bot sich die Spontanfraktur eines Knochentumors an, die histologische Untersuchung zeigte ein plasmocytäres Myelom.

Die Fraktur wurde mit einer AO-Platte stabilisiert, zusätzlich wurden ventral und dorsal Kontaktplatten eingebracht. Unmittelbar nach der Operation wurde die Elektropotentialbehandlung eingeleitet. Die zunehmende Durchbauung und Konsolidierung der Fraktur zeigen die folgenden Röntgenbilder.

Die nach Plattenentfernung durchgeführte Probeexcision aus dem Tumorgewebe zeigt zunächst Narben- und Callusgewebe. Im Bereich der Eintrittsstelle der Drähte wurden keine Reizerscheinungen beobachtet.

Dennoch erwies sich die percutane Übertragung im klinischen Gebiet als problematisch, da durch unachtsame Bewegungen infolge häufiger Biegebeanspruchungen Brüche der Zuleitungen entstanden. Wir wandten daher die von uns im Tierexperiment bereits erprobte, klinisch bedeutend praktikablere Methode der induktiven Übertragung durch ein *pulsierendes Magnetfeld* an.

Die klinische Anordnung besteht aus *Primär- und Sekundärinduktivität.*

Die Primärinduktivität ist eine der Körperform anpaßbare Stromspule, die die zu behandelnde Körperregion umgibt. Die Sekundärinduktivität wird im Frakturbereich implantiert, sie ist in das Stützelement — AO-Platte oder Marknagel — integriert oder wird mit Knochenschrauben, die der Fraktur am nächsten liegen, elektrisch leitend verbunden. Die Schraubelektroden sind gegen die Stützplatte elektrisch isoliert.

Ein Wechselstromfunktionsgenerator erregt in der Primärinduktivität ein magnetisches Wechselfeld, das an den Elektroden der Sekundärinduktivität das gewünschte Wechselpotential entstehen läßt.

Demonstration. Bei diesem 80jährigen Kollegen lag eine Pseudarthrose nach Winkelplattenosteosynthese einer subtrochanteren Fraktur vor. Die Fraktur lag 4 Monate zurück. Wie aus den Dias ersichtlich, wurden 2 Schrauben ober- und unterhalb der Pseudarthrose durch Schraubelektroden ersetzt, eine dazwischen im Frakturspalt liegende Schraube wurde entfernt und ein kleiner Übertrager implantiert. Post op. wurde sofort mit der Magnetfeldbehandlung begonnen und täglich 6 Std therapiert. Die Röntgenkontrollen zeigen bereits nach 6 Wochen die beginnende Callusbildung und schließlich die Konsolidierung der Fraktur.

Beim nächsten Fall handelt es sich um eine Heilungsstörung nach einer Unterschenkelfraktur mit deutlicher Atrophie der dargestellten Knochen. Das 1. Röntgenbild zeigt den Frakturspalt noch deutlich sichtbar. Es wurden lediglich 2 Schraubelektroden mit einem kleinen Übertrager implantiert. Bereits 8 Wochen nach Behandlungsbeginn zeigt sich sowohl eine Durchbauung der Fraktur als auch eine zunehmende Verdichtung der Knochenstruktur.

In den folgenden Fällen wurde die Methode der elektrodynamischen Knochenregeneration in Verbindung mit Osteosynthesen mit dem Original-Küntschernagel wie auch dem modifizierten AO-Nagel angewandt.

Demonstration. Bei dem hier vorgestellten Patienten handelt es sich um eine offene Defektfraktur mit schwerer Weichteilschädigung und anschließender Wundinfektion, die mit Spüldrainage behandelt wurde. Da eine breite Freilegung der Fraktur bei den schlechten Weichteilverhältnissen nicht sinnvoll erschien, wurde die AO-Platte durch Stichincisionen entfernt und eine geschlossene Nagelung mit einem Elektro-AO-Nagel vorgenommen. Die Diaserie zeigt die unter der elektromagnetischen Behandlung zunehmende Konsolidierung. Auch die Weichteilwunde ist abgeheilt.

Beim nächsten Fall handelt es sich um eine verunglückte Osteosynthese mit anschließend 4 operativen Eingriffen, zuletzt einer Plattenosteosynthese mit Spongiosaplastik. Im Anschluß an die letzte Operation trat eine Infektion auf, die durch Materialentfernung und Spüldrainagen behandelt wurde. Nach Einbringen des Elektronagels wurde zur Überbrückung des Knochendefekts eine Spongiosaplastik vorgenommen. Der Knochen war hochgradig sklerotisch und auf eine weite Strecke nicht durchblutet. Die laufenden Röntgenkontrollen zeigen die zunehmende Konsolidierung und den Anbau des Spongiosatransplantats. Es besteht jetzt noch eine kleine Fistel.

Wir haben bisher 38 Knochenbruchheilungsstörungen wie *Pseudarthrosen* und *Spontanfrakturen* mit der beschriebenen Methode behandelt. Zusätzlich wurde eine größere Reihe von operierten Frakturen ohne Implantation eines Übertragers allein mit dem magnetischen Wechselfeld therapiert.

Die bisherigen Beobachtungen im Tierexperiment und während der klinischen Anwendung zeigen, daß es möglich ist, die Knochenbildung mit der beschriebenen Applikation funktionsgerechter elektrodynamischer Potentiale auch bei ungünstigen Fällen anzuregen.

Nebenerscheinungen wurden auch über längere Behandlungszeiten *nicht beobachtet.* Elektrolyte, Blutbild, EKG und Elektrophorese zeigten bei mehrwöchentlichen laufenden Kontrollen keine Abweichungen von den Normalwerten.

Zusätzliche Anforderungen an die operative Osteosynthese entstehen nicht, die Entfernung des implantierten Materials erfolgt zusammen mit den AO-Platten und -Schrauben.

Die nur während des Tages erfolgende, 4—6stündige Behandlung erstreckt sich im Mittel auf 4—7 Wochen.

Die Bedienung der Therapiegeräte ist einfach und kann in den meisten Fällen dem Patienten überlassen werden.

Physikalischer Teil:

W. Kraus, München

Die Geweberegeneration mit strukturbildenden elektro- und magnetdynamischen Potentialen

Das Ergebnis unserer Versuche mit elektrischen und magnetischen Potentialen das Bildungsverhalten von Knochen- und Weichgewebe am Tier zu beeinflussen sowie das Studium in der Literatur beschriebener Gedanken und Erfahrungen über den Zusammenhang zwischen funktioneller Belastung einer organischen Struktur und ihrem Formerhaltungsbestreben, lassen uns eine Verknüpfung der mechanischen Kraft und der durch sie bewirkten elastischen Deformation einer Struktur mit den Kräften des elektrischen und magnetischen Feldes erkennen.

Diese Darstellung (Abb. 1) soll den Zusammenhang der 3 physikalischen Feldkräfte und ihre Wirkung auf eine organische Struktur erklären. In den Ecken des Dreieckes stehen die Buchstaben (*g*) für die Newtonsche Kraft der Massenbeschleunigung, (*e*) für die Kraft des elektrischen Feldes und (*m*) für die Kraft des magnetischen Feldes. Die biologische Struktur (*b*) in der Mitte des Dreieckes ist der Ort einer immer gemeinsamen Wirkung der drei Kräfte. Ihre Proportion in Raum und Zeit bestimmt, unter der individualspezifischen Kontrolle der Zelle, das Schicksal einer Struktur, ihren Aufbau und ihren Bestand in einer sie belastenden Umwelt.

Den Zusammenhang zwischen *(g)* und *(e)* bewirkt der aus der Physik anisotroper Kristalle bekannte „*piezoelektrische Effekt*". Er äußert sich in einer reversiblen, linear proportionalen Abhängigkeit von Deformation und elektrischer Polarisation, deren Resultierende als elektrische Ladung an der Oberfläche einer belasteten Struktur erscheint: Deformation durch mechanische Spannung polarisiert die Struktur und umgekehrt vermag die Polarisation durch ein elektrisches Feld eine Struktur zu deformieren.

Dieser Effekt — er wurde mittlerweile an Knochen, Zähnen und Haaren, an Blutgefäßen, Trachea und Darmgewebe nachgewiesen — entsteht an jeder anisotropen, organischen Struktur, die sich unter funktioneller Belastung deformiert.

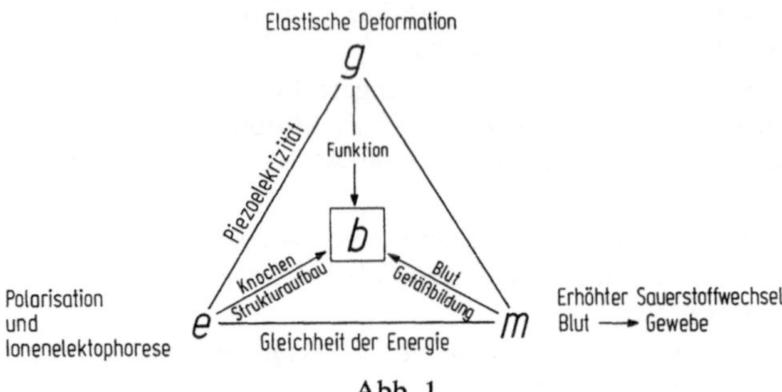

Abb. 1

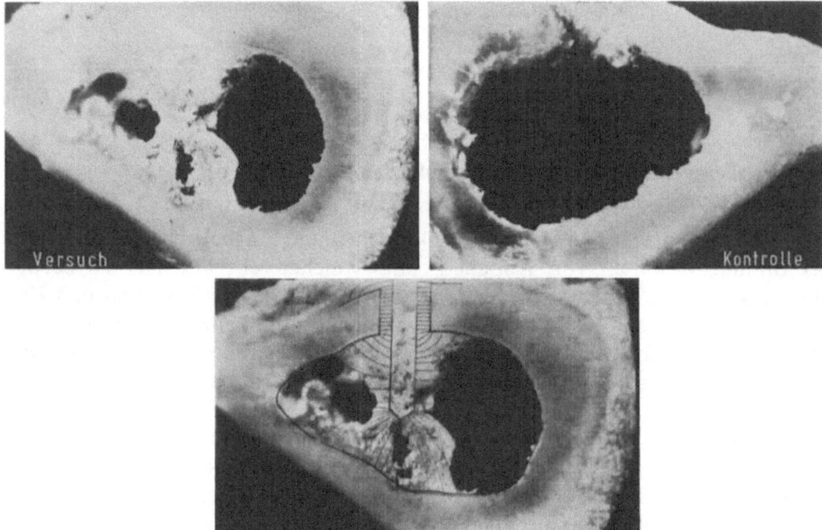

Abb. 2

Die Bio-Logik dieser Verknüpfung äußert sich während einer funktionellen Belastung in der adäquaten Aktivierung einer Strukturverstärkung durch Ionen-Elektrophorese bis zum Gleichgewicht zwischen deformierender Kraft und dem Formwiderstand der Struktur.

In diesem Geschehen besitzt die Piezoelektrizität an der Oberfläche der belasteten Struktur die Wirkung eines elektrischen Signales, das eine Information über den Deformationsgrad der Struktur enthält. Es vermag im Sinne eines Verstärkers den Ionenstrom in der Grenzfläche der Struktur zu steuern, deren Leitfähigkeit durch eine Potentialdifferenz der Grenzschicht gegenüber der Struktur angehoben ist.

Die Leitfähigkeit in den Grenzschichten eines Knochens scheint von den dort bestehenden Druckverhältnissen abhängig zu sein. Wir müssen hier eine Ver-

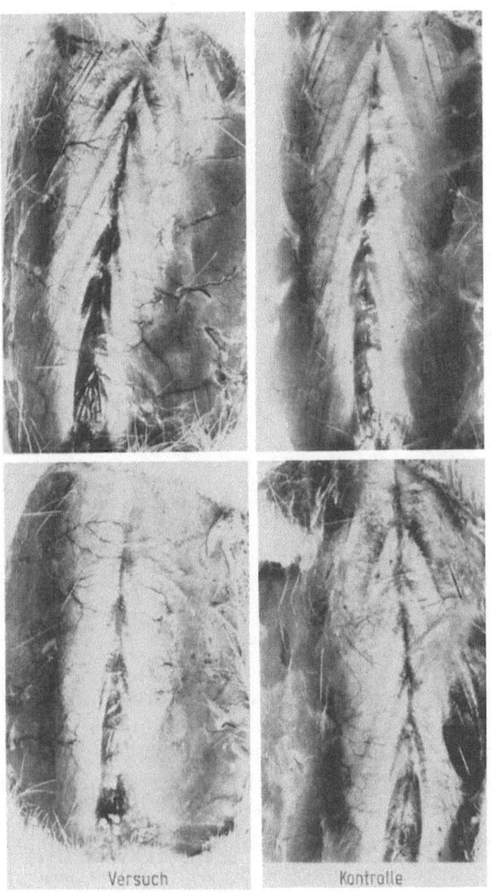

Abb. 3

stärkung der piezoelektrischen Energie um einen Faktor 100—1000 voraussetzen, um die für eine Strukturstabilisierung notwendige Ionenrate zu befördern. Dabei nehmen wir an, daß der zur Ionenstromverstärkung in einer Knochengrenzschicht nötige Druck wesentlich durch die Gravitation, also durch das Gewicht unseres Körpers, entsteht. Die rasante Osteolyse der Astronauten schon nach wenigen Stunden ihres Aufenthaltes im Zustand der Schwerelosigkeit spricht für die Richtigkeit dieser These.

Am Beispiel der Knochenstruktur konnte der Beweis für die biologische Wirksamkeit des Zusammenhanges zwischen mechanischer und elektrischer Energie erbracht werden, als es gelang, mit applizierten elektrodynamischen Potentialen von einigen 100 mV funktionsfähigen Knochen zu erzeugen.

Der im Bild (Abb. 2) gezeigte Knochen in der Markhöhle einer Kaninchentibia ist entstanden durch Applikation elektrischer Wechselpotentiale, deren

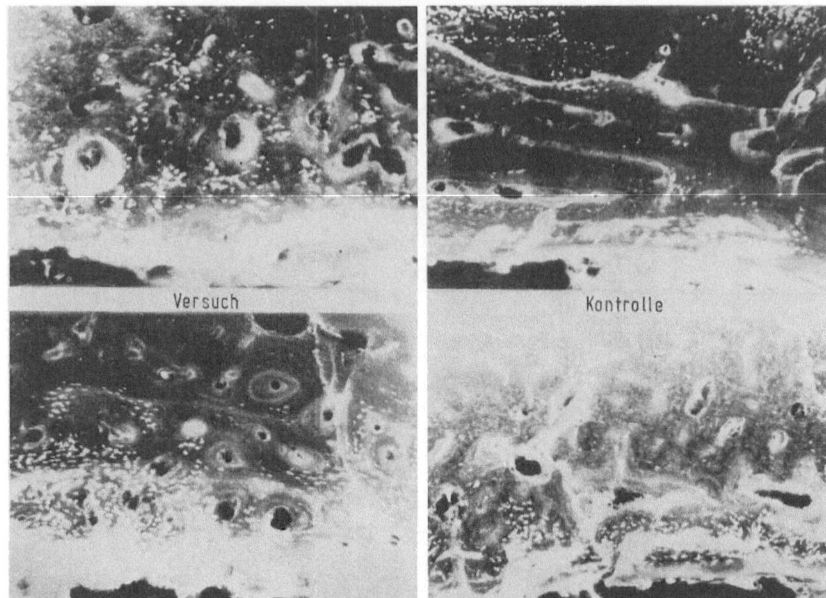

Abb. 4

zeitliche und räumliche Verteilung dem deformationselektrischen Potential einer Knochenstruktur entsprach. Das Wachstum des Knochens folgt in Richtung und Stärke der Verteilung des elektrischen Feldes in der Umgebung einer *quer* zur Knochenachse implantierten Elektrode, so, als hätte eine funktionelle Belastung in dieser Richtung bestanden.

Mit unserer Versuchsmethode der *induktiven Übertragung elektrischer Energie auf den Knochen*, wurde das umgebende Weichgewebe von magnetischen Feldern durchflutet, deren Energieinhalt etwa gleich dem des elektrischen Potentials war. Die histologische Untersuchung dieses Gewebes brachte ein überraschendes Ergebnis: Stärke und Zahl der Blutgefäße waren deutlich erhöht, wie die folgende Abbildung der Subcutis zweier Ratten erkennen läßt (Abb. 3).

Die Erklärung für eine Vascularisation diesen Ausmaßes durch das magnetische Feld müssen wir noch schuldig bleiben. Erste intravital-mikroskopische Untersuchungen im Magnetfeld lassen Schwingungen des Lumenquerschnittes vermuten, die als Ursache der Gefäßneubildung in Betracht kommen könnten. Diese Wirkung des Magnetfeldes entspräche der des elektrischen Potentials bei der Strukturbildung des Knochens, da sie in analoger Weise aufgrund des Zusammenhanges zwischen Feldkraft und Deformation (= Funktion) zustande kam.

Als Medium der magnetischen Wirkung kommt das im Zentrum des Hämoglobinmoleküls oscillierende, paramagnetische Eisen-Ion in Betracht, dessen Verbindung zum ebenfalls paramagnetischen Sauerstoff sich unter der Wirkung des überlagerten Magnetfeldes leichter auflöst und damit den Sauerstoffwechsel vom Blut in das Gewebe verstärkt.

Um die Wirkung des magnetischen Feldes auf die Knochenstruktur in *Abwesenheit* des elektrischen Feldes zu erkennen, wurde in Analogie zur magnetischen Beeinflussung des Weichgewebes nunmehr der *Knochen* dem Polfeld eines in die Markhöhle implantierten Magnetkernes ausgesetzt (Abb. 4).

Der Vergleich mit Tetracyclinfluorescenz markierter Knochen zeigt eindrucksvoll den verstärkten strukturellen Umbau in der Ausdehnung und Verteilung der Osteonen.

Unsere tierexperimentellen Untersuchungen zur Wundheilung im magnetischen Feld und die beginnende klinische Anwendung dieser Felder zur *Heilung von Decubitalwunden und Ulcera* bestätigen die Richtigkeit unserer Feststellungen.

Das Prinzip unserer Methode der elektro- und magnetodynamischen Geweberegeneration besteht darin, in *defektes* Gewebe mit elektrischer und magnetischer Energie Funktionen des *gesunden* Gewebes zu übertragen, in der Überzeugung, daß einer physiologischen Proportion elektrischer und magnetischer Potentiale die funktionierende Struktur folgt.

Zusammen mit dem Chirurgen Fritz Lechner konnten unsere Vorstellungen zu einer Methode der Knochenbruch- und Wundheilung entwickelt werden, die innerhalb von 2 Jahren erfolgreicher klinischer Anwendung an heilungsgestörten Fällen zu der Hoffnung berechtigt, die Probe ihrer Bewährung zu bestehen.

R. Bedacht, München

Die Messerstichverletzung

Die Skala der Messerstichverletzungen an den *Extremitäten* reicht von oberflächlichen Haut- und Fascienstichwunden bis zu den tiefer liegenden Muskel-, Sehnen-, Gefäß- und Nervendurchtrennungen.

Von 192 Verletzten (Tabelle 1) innerhalb 22 Monate hatten 45 oberflächliche Hautstichwunden, bei den übrigen waren komplexe Verletzungen vorhanden.

Tabelle 1. *Stichverletzungen der Extremitäten (1971/1972)*

Art der Stichverletzung	Zahl	Lokalisation	Zahl
Nagelstich	293	Oberarm	23
Nadelstich	141	Unterarm	72
Messerstich	162	Hand	320
(Dolch, Bajonett, Säbel)		Oberschenkel	43
Messerstich (multipel)	30	Unterschenkel	38
Sonstige	165	Fuß	265
(Draht, Glas, Knochen oder Holzspieß, Schere u.a.)		multiple Lokalisation	30
Insgesamt	791	Insgesamt	791

Von Ausnahmen abgesehen wurden alle Messerstichverletzungen offen behandelt. Nach Bürkle de la Camp ist das die beste Prophylaxe gegen die pyogene, putride und toxische Wundinfektion.

War aus anatomischen Gründen die keilförmige Wundexcision (Friedrich) nicht möglich, dann wurde die Wundtoilette, d.h. schrittweise Säuberung des Wundgebietes (Lexer) ausgeführt. In 15% der Fälle war die Wundheilung durch Sekundärinfektion gestört.

Nur nach vorheriger Aufklärung und bei regelmäßiger Überwachung des Verletzten haben wir frische Schnitt- und Stichwunden im Gesicht und am Hals aus kosmetischen Gründen, circuläre Wunden wegen der Vascularisation und des Wundkontaktes und lappenförmige Schnittwunden wegen der Gewebsretraktion primär verschlossen. Auch nach Gefäß- und Nervennähten wurde der Primärverschluß hergestellt, allerdings unter Zuhilfenahme einer Drainage zur Sekretableitung.

Bei 22 komplexen Messerstichverletzungen im Handbereich mit Eröffnung von Fingergelenken, Nerven- und Sehnendurchtrennungen, brachte die aufgeschobene Primärversorgung (Georg) recht gute funktionelle Ergebnisse. Kleine oberflächliche Stichwunden wurden der Sekundärheilung überlassen, tiefe und klaffende Wunden wurden nach bakteriologischer Testung und nach Abwendung der Infektionsgefahr sekundär mit Spätnaht (Volkmann) versorgt, um den Heilungsprozeß abzukürzen.

Die Stichverletzung in der *Leiste* ist ein typischer Arbeitsunfall im Metzgerberuf, wobei das Messer beim Ausbeinen abrutscht. Von 12 solcher Verletzungen war 6mal die A. femoralis, 2mal die A. und V. femoralis und 7mal die V. saphena betroffen. 1mal entwickelte sich ein postoperatives Aneurysma, 1mal eine a.v.-Fistel mit Shuntbildung und peripherer Durchblutungsstörung. Nach Naht einer komplett durchtrennten A. femoralis und V. femoralis kam es innerhalb von 24 Std zur ischämischen Muskelnekrose und Unterschenkelgangrän. Bei seitlichen und glattrandigen Gefäßstichen bevorzugen wir die Naht, bei durchtrennten, defekten und zerfetzten Gefäßstümpfen die Interposition eines autologen Venentransplantates.

Die Messerstichverletzung am *Stamm* reicht über oberflächliche Weichteil- und Rippenstiche bis zu akut-lebensbedrohlichen intrathorakalen, intraabdominalen und retroperitonealen Organ- und Gefäßverletzungen. Schon am Unfallort ist die Erkennung der Notsituation, die Erstversorgung zur Aufrechterhaltung vitaler Funktionen und der Transport von lebensentscheidender Bedeutung.

Sehr bedrohlich sind die *tiefen Halsstichverletzungen* mit Trachea- und Oesophaguseröffnung oder mit Gefäßverletzung. 2 Verletzte mit Eröffnung von Trachea und Oesophagus boten bei Aufnahme einen schweren Schockzustand, ein Haut- und Mediastinalemphysem, sowie Luft- und Blutaustritt aus dem Wundbereich. Nach sofortiger Inkubation, Sauerstoffzufuhr und Schockbehandlung konnte die drohende Gefahr abgewendet und der Nahtverschluß von Trachea und Oesophagus hergestellt werden.

Die Versorgung einer *tiefen Halsgefäßverletzung* ist schwierig und problematisch. 8 Verletzte mit Arterien- oder Venenstichen kamen zur Aufnahme. Der seitliche Stich in die A. carotis communis verursacht durch Blutaustritt ein nach

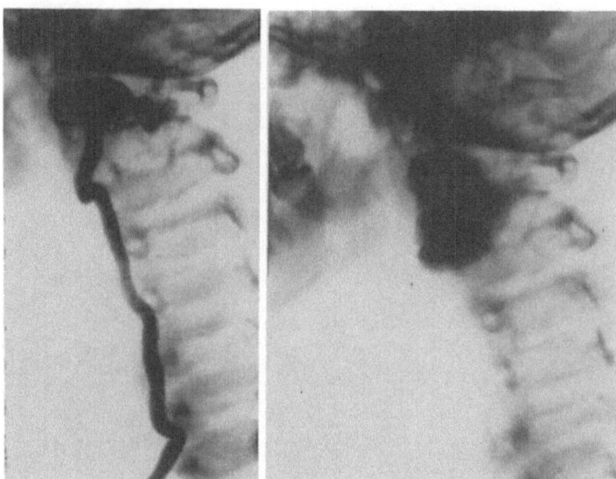

Abb. 1. Aneurysma der A. vertebralis rechts, nach tiefer Halsstichverletzung mit Gefäßbeteiligung

außen pulsierendes Hämatom, weil sich die Muskulatur kulissenartig über die Blutungsquelle legt. Rasche Freilegung und Naht waren bei 1 Verletzten lebensrettend. Bei kompletter Durchtrennung dieses Gefäßes entsteht eine Massenblutung meistens mit letalem Ausgang. Bei offener Venenverletzung am Hals droht zudem die *Gefahr der Luftembolie.* Als Erstmaßnahme ist die gezielte Tamponade bis zur definitiven operativen Versorgung vorteilhaft.

Von 3 Patienten mit einer Stichverletzung der A. vertibralis kamen 2 durch massiven Blutverlust im irreversiblen Herzstillstand ad exitum. Bei einem 26jährigen blieb zur Ligatur am Abgang aus der A. subclavia keine Zeit mehr. Mit durchgreifender Naht und Muskelinterposition konnte der weitere Blutverlust gestoppt werden. Post op. entwickelte sich ein Aneurysma (Abb. 1).

Die Messerstichverletzung am *Thorax* (Tabelle 2) verursacht erhebliche funktionelle Störungen mit Behinderung der Atemtätigkeit und Schädigung des cardiovasculären Systems. Nicht selten werden die kleinen, nach außen nicht blutenden Stichwunden unterschätzt. Frühzeitig muß der Spannungspneumothorax und der offene Pneumothorax erkannt werden. Das Einstechen einer Tiegelschen Kanüle oder die sofortige Abdichtung lindern die Spannungsentwicklung, die in beiden Situationen rasch zum Exitus führt (Borst).

Das Grundprinzip der *Behandlung* intrathorakaler und intrapericardialer Stichverletzungen besteht in der *Wiederherstellung der normalen Druckverhältnisse und des Gasaustausches*, sowie in der Schockbekämpfung und der Versorgung der verletzten Organe und Gefäße.

Beim Pneumo- und Hämatothorax (Abb. 2) bringt die *intercostale Saugdrainage* die rasche und vollständige Luft- und Blutentleerung. Hält bei fehlender Lungenexpansion der Luft- und Blutverlust weiter an, dann besteht die *Indikation zur Thorakotomie.* Bei parenchymatösen Lungenstichwunden hat die Naht eine gute Prognose. Nur selten ist eine Segment- oder Lobektomie notwendig. Die postoperativen Wundheilungsstörungen nach Messerstich-

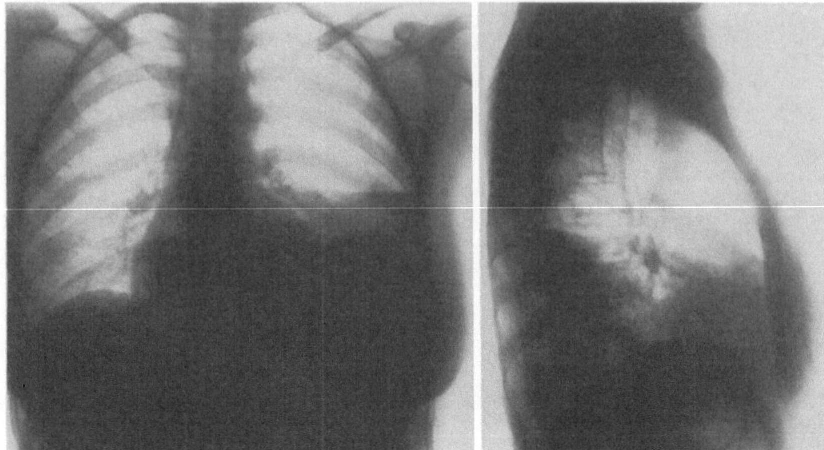

Abb. 2. Pneumo-Hämatothorax links und Spitzenpneumothorax rechts nach 5maligem Messerstich am Rücken

Tabelle 2. *Thorax-Messerstichverletzung (81 Verletzte 1958—1971)*

Organverletzung	Zahl der Verletzten
Brustkorbwand Rippe und Pleura	21
Pleuraverletzung Pneumothorax 24× Spannungspneumothorax 4× Hämatothorax 16× Pneumohämatothorax 8×	52
Tiefe Lungenparenchymverletzung	18
Herz- und Perikardverletzung 3× li. Ventrikel, 3× re. Ventrikel, 2× Herzspitze, 1× re. Vorhof, 1× li. Coronararterie	10
Verletzung der Art. mammaria interna	4
Zweihöhlen- und Zwerchfellstich 2× Leber und Magen, Pleura, Lunge 3× Milz, Pankreas, Pleura und Lunge 1× Magen und Dünndarm, Pleura und Lunge	6

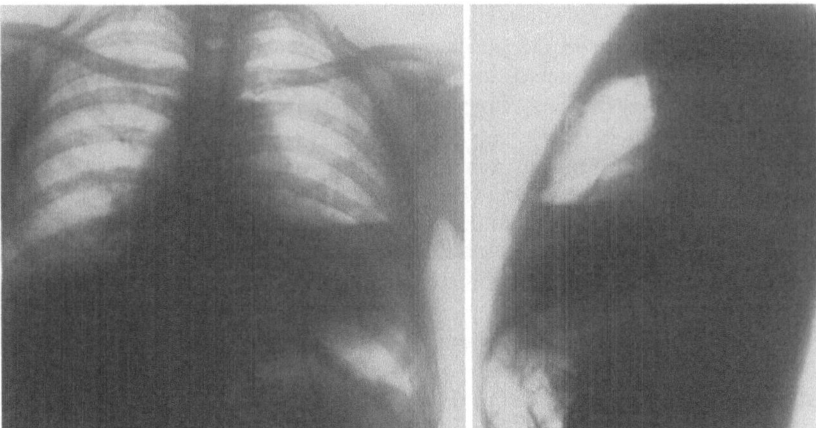

Abb. 3. Herztamponade nach Messerstichverletzung links parasternal mit Myo- und Perikardverletzung, Pneumo- und Hämatothorax links

verletzungen am Thorax sind glücklicherweise zahlenmäßig gering. Als beste Infektions- und Empyemprophylaxe gilt die frühzeitige intercostale Saugdrainage.

Beim parasternalen Thoraxstich muß an eine Perikard- und Herdverletzung gedacht werden. 35% der Verletzten (Jasargil) mit großen Stichwunden, massiver Herzbeuteltamponade und Behinderung der diastolischen Kammerfüllung sterben sofort am Unfallort. Kleinere Herzstichwunden verursachen eine protrahierte Herzbeuteltamponade mit scheinbar mildem Verlauf (Abb. 3). Plötzlich setzt die massive Nachblutung ein. Als Überbrückung und zur Entlastung hilft zunächst die Perikardpunktion, an die unverzüglich die operative Freilegung angeschlossen werden muß. Von 10 Herzstichverletzungen kamen 3 ad finem.

Die Messerstichverletzung des *Abdomens* birgt 2 Hauptgefahren in sich, nämlich die innere Blutung bei Verletzung parenchymatöser Organe, Gefäße, Peritoneum und Mesenterium, und andererseits die fortschreitende, massive Peritonitis bei kleinsten Stichen und Perforationen des Magen-Darmtraktes und des Pankreas.

Neben Einzelorganverletzungen sind es häufig kombinierte Stichverletzungen, auch von retroperitoneal gelegenen Organen. Besondere diagnostische und indikatorische Probleme bestehen dabei nicht. Beim Messerstich in die Bauchdecke ist die Revision des Stichkanales in Allgemeinnarkose immer indiziert. Reicht der Stichkanal über die Fascien-Muskelschicht hinaus und ist eine *Verletzung des Peritonealsackes nicht mit letzter Sicherheit auszuschließen, dann besteht für uns die Indikation zur Laparatomie* mit Revision des Bauchraumes und gegebenenfalls der retroperitoneal gelegenen Organe.

Problematischer dagegen ist die Versorgung der *transdiaphragmalen Zweihöhlenstichverletzung.* In 4 von 6 Fällen stand die Bauchsymptomatik im

Vordergrund. Deswegen mußte die Versorgung der Bauchverletzungen als erstes durchgeführt werden. Der gleichzeitig entstandene Pneumo- oder Hämatothorax ist mit Hilfe der intercostalen Saugdrainage leichter unter Kontrolle zu bringen, die am besten schon prae op., d.h. vor der beabsichtigten Laparatomie angelegt wird.

Jede Messerstichverletzung an den *Extremitäten* und am *Stamm* ist als eine komplizierte und mit pathogenen Keimen infizierte Wunde zu erachten. Die Revision des Stichkanales ist immer notwendig, sie muß den Nachweis oder Ausschluß tiefer liegender Weichteilverletzungen oder die Perforation in Körperhöhlen oder Hohlorganen erbringen. Dazu *genügt keinesfalls nur die bloße Sondierung.*

Nach jeder operativ versorgten Messerstichverletzung verabreichen wir Antibiotica und die Tetanusschutzdosis — je nach Sachlage als Simultan- oder Auffrischimpfung (Bürkle de la Camp, Harrfeldt u.a.).

G. Segmüller, St. Gallen

Naviculare-Pseudarthrose und Arthrose des Handgelenkes

Manuskript ist nicht zur Veröffentlichung eingegangen

G. Stühmer, St. Gallen

Röntgendiagnostik der fibularen Bandläsionen

Manuskript ist nicht zur Veröffentlichung eingegangen

R. Marti und Ch. Brunner, St. Gallen

Knieverletzungen beim Kind

Der Titel dieser Mitteilung läßt darauf schließen, daß wir uns einmal mehr mit den *Epiphysenfugenverletzungen* auseinandersetzen werden. Die Statistik zeigt nun aber, daß diese im Bereiche des Knies extrem selten sind. Unter 67 Frakturen des distalen Femurs und der proximalen Tibia der Jahre 1961—1971 waren nur 7 Frakturen vom Typ Aitken II und III, wovon allein 5 ausgerissene Tuberositas Tibiae.

Im Gegensatz zum Erwachsenen sind die schweren intraartikulären Brüche des distalen Femurs und der proximalen Tibia beim Kind extrem selten. Auf die Wachstumsstörungen, die bei diesen Frakturtypen entstehen können, haben wir im gemeinsamen Referat über die Verletzungen der Epiphysenfugen an der unteren Extremität hingewiesen (R. Ganz, A. Boitzy, Bern, R. Marti, St. Gallen).

Die vorliegende Arbeit befaßt sich ausschließlich mit den knöchernen Band- und Sehnenausrissen des kindlichen Knies. Im allgemeinen reißen beim wachsenden Organismus die Bänder nicht in der Mitte, die ossäre Beteiligung ist die Regel.

Der knöcherne *Ausriß des lateralen Seitenbandes* imponiert vorerst einmal als Bagatellverletzung. Das Ligamentum collaterale laterale inseriert jedoch am stratum germinativum der distalen Femurepiphyse, knöcherne Ausrisse schädigen deshalb die Wachstumsfuge, sind meist Frakturtypen Aitken II.

Da einzelne Bandfasern ins Periost der Diaphyse ausstrahlen sind jedoch auch Frakturtypen Aitken I und III möglich.

Ob es sich bei dem in Abb. 1 gezeigten Bandausriß vom Typ Aitken I effektiv um eine Bandläsion handelt oder ob eine Lyse mit metaphysärem Keil vorliegt, könnte nur durch die gehaltene Aufnahme klargestellt werden. Therapeutisch ist diese Differentialdiagnose unwichtig, eine Operation ist in jedem Falle nicht notwendig, da die Wachstumszone der Epiphysenfuge nicht verletzt ist. Bandausrisse vom Typ Aitken II und III müssen jedoch exakt reponiert und fixiert werden, da sonst durch den Brückencallus ein vorzeitiger, asymmetrischer Fugenschluß und damit eine Fehlstellung zu erwarten sind.

Unsere beiden, mittels Kleinfragmenten-Spongiosaschrauben fixierten Ausrisse vom Typ Aitken II heilten komplikationslos aus, wogegen der konservativ behandelte Frakturtyp Aitken III eine schwere *Valgusfehlstellung* entwickelte, so daß eine Korrekturosteotomie notwendig wurde.

Im Gegensatz zum Seitenbandausriß, der mit oder ohne Epiphysenfugenbeteiligung erfolgen kann, handelt es sich beim Ausriß der Eminentia interkondylica um eine rein epiphysäre Fraktur, eine Wachstumsstörung im Sinne eines Achsenfehlers ist nicht zu erwarten. Hingegen kann die Deformierung der Eminentia zur Gelenkinkongruenz führen. Deshalb befürworten wir bei starker Dislokation die operative Versorgung mittels Zugschraube.

Bewährt hat sich dabei die AO-Kleincorticalisschraube, die bei geringster Traumatisierung der Fuge eine optimale Kompression ergibt [2, 5, 8, 9]. Früher haben wir die sog. Naviculare-Schraube verwendet, wobei das Gewinde gekürzt werden mußte, um eine Kompression zu erreichen.

Der Zugang sollte so erfolgen, daß eine Inspektion des Gelenkes möglich wird.

Läsionen, die der „Unhappy Triad“ von O'Donoghue entsprechen, können auch beim Kind vorkommen. In unserer Serie von 11 Eminentiaausrissen wurde 8mal operiert, 3mal konservativ im gestreckten Gipsverband behandelt. Die Spätkontrolle der operativ versorgten Patienten ergab in jedem Falle ein ausgezeichnetes Resultat, ein konservativ behandelter Patient mußte später wegen Streckdefizit operiert werden, ein weiterer wies eine deutliche vordere Schublade auf. Nur gerade in einem Fall war das Resultat vergleichbar mit den operierten Patienten. Wachstumsstörungen als Folge des Durchkreuzens der Epiphysenfugen haben wir keine gesehen [2, 5, 8, 9].

Diagnostisch bieten die *Eminentiaausrisse* keine Probleme, wogegen die ebenfalls rein epiphysären Aussprengungen aus der Fossa intercondylica des Femurs schwierig von der Osteochondritis dissecans abzugrenzen sind. Wir haben in unserem Krankengut einen konservativ behandelten Patienten, dessen Bandausriß aus dem Femurcondylus folgenlos ausheilte, wobei die Diagnose in

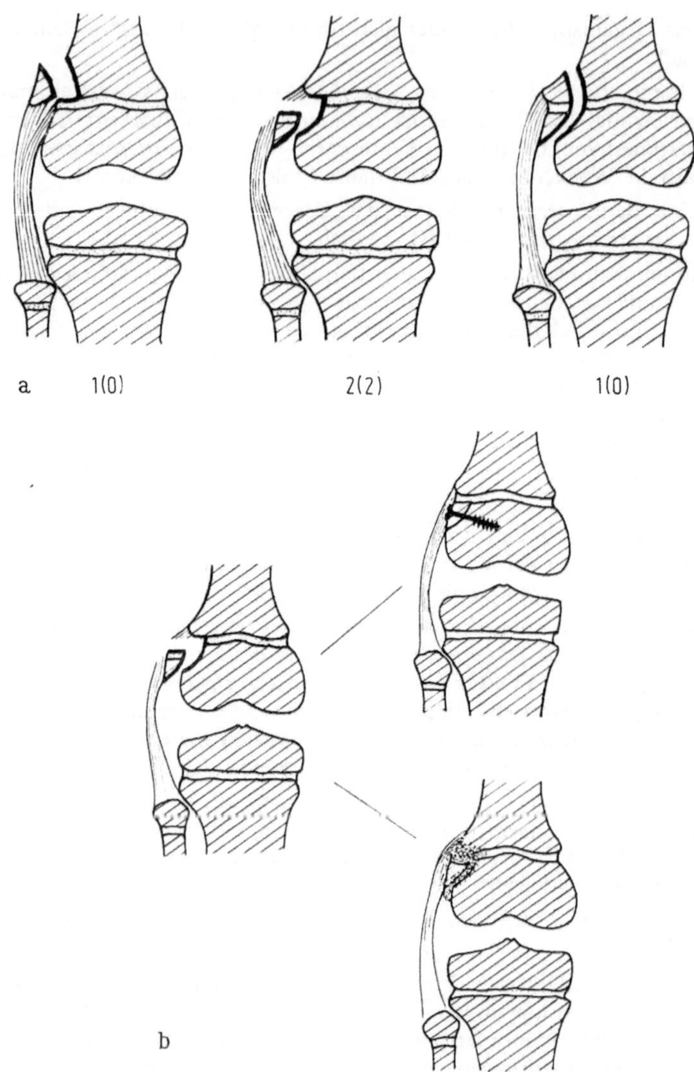

Abb. 1. a zeigt die 3 Aitken-Typen von knöchernen Seitenbandausrissen, die Zahlen beziehen sich auf die in unserem Krankengut gefundenen Fälle, in Klammer jeweils die operierten Patienten. b Bandausriß Aitken II. Anatomisch reponiert und verschraubt ist keine Wachstumsstörung zu erwarten, unsachgemäße Behandlung führt zum Brückencallus und damit asymmetrischem Fugenverschluß

Frage gestellt werden muß. Ein weiterer Ausriß fand sich bei einer schweren Kniegelenksluxation, wobei das knöchern ausgerissene hintere Kreuzband im Femur reinseriert, die übrigen Bänder direkt genäht wurden. Der Patient ist heute völlig beschwerdefrei, die Bänder stabil. Unserer Ansicht nach müssen auch die seltenen knöchernen Kreuzbandausrisse aus der Fossa intercondylica exakt reponiert und fixiert werden.

Der Ausriß der Tuberositas tibiae entsteht durch Sturz aufs Knie bei maximal gespannter Quadricepsmuskulatur (Böhler). Kommt es zusätzlich zur Unterschenkelfraktur, so wird die Läsion an der Tuberositas leicht übersehen (Gschwend).

Infolge ihres Auftretens während der Pubertät wird der Ausriß der Tuberositas den sog. Übergangsfrakturen zugeordnet, die Epiphysenfuge ist immer beteiligt, der Frakturtyp Aitken II ist die Regel. Trotz ihrem Auftritt während der Pubertät kann der letzte Wachstumsschub genügen, um nach vorzeitigem asymmetrischem Fugenschluß ein genu rekurvatum zu entwickeln. Wir versorgen deshalb diese Frakturen mittels einer Zuggurtungsosteosynthese, wobei eine Schraube oder aber 2 Kirschnerdrähte verwendet werden können. Unsere 4 auf diese Weise operierten Frakturen heilten komplikationslos aus, wogegen die einzige konservativ behandelte Fraktur durch die Tuberositas tibiae wegen einer schweren Rekurvationsfehlstellung osteotomiert werden mußte.

Bei den Ausrissen des oberen oder unteren Patellapoles ist die Diastase und damit die Läsion des Streckapparates ausschlaggebend für die einzuschlagende Therapie. Wir neigen dazu, besonders bei älteren Kindern, operativ vorzugehen, wobei wie beim Erwachsenen ein Zuggurtungsdraht angelegt wird. Die transossäre Naht des meist bananenartig abgeschälten Periostes kann auf diese Weise wirksam gesichert werden. Damit können Inkongruenzen im Femoropatellargelenk und daraus resultierende Chondropathien vermieden werden.

Unter 10 Patellabrüchen bei Kindern fanden wir zwei obere und zwei untere Polausrisse, wobei je einmal operiert wurde. Die operierten Patienten wiesen deutliche Diastasen auf, die konservativ behandelten eine nur unwesentliche Dislokation. Bei der Spätkontrolle waren alle 4 Patienten beschwerdefrei, nur gerade eine konservativ behandelte, bei Unfall 15jährige Patientin, zeigte ein Flexionsdefizit von 10°.

Zusammenfassung

Knöcherne Band- und Sehnenausrisse im Bereich des kindlichen Knies können mit oder ohne Fugenbeteiligung erfolgen. Sowohl beim Ausriß des lateralen Seitenbandes wie bei der Tuberositas tibiae, ist die Fuge immer verletzt, je nach verbleibendem Wachstumspotential sind Fehlstellungen zu erwarten. Eine offene, exakte Reposition und Fixation muß bei diesen Verletzungen gefordert werden. Im Gegensatz dazu sind Ausrisse der Eminentia intercondylica immer rein epiphysär, diejenigen des oberen oder unteren Patellapoles apophysär. Hier sind die zu erwartenden Inkongruenzen, respektive Bandinsuffizienzen, richtungsweisend für die einzuschlagende Therapie.

Literatur

1. Boehler, L.: Technik der Frakturenbehandlung, Bd. II. Wien: W. Maudrich 1957. — 2. Brunner, Ch.: Vortrag, gehalten am Kinderfrakturen-Symposium St. Gallen 1970. — 3. Clarke, H. O.: Fractures of the tibia involving the kneejoint. Fraktures

of the tibial tubercle. Roy. Soc. Med. Proc. **28**, 1043 (1935). — 4. Gschwend, N.: Verletzung der Tuberositas tibiae und posttraumatisches Genu recurvatum. Ther. Umsch. **321**, Mai (1971). — 5. Marti, R.: Kinderfrakturen. Ther. Umsch. **29**, 409 (1972). — 6. Morscher, E.: Pathogenese posttraumatischer Achsenfehlstellungen beim Kind. In: Posttraumatische Fehlstellungen an den unteren Extremitäten, S. 78 (Hrsg. M. E. Müller). Bern: H. Huber 1967. — 7. O'Donoghue, D. H.: Injuries of the knee. Amer. J. Surg. **98**, 463 (1959). — 8. Siffert, R. S.: The effect of staples and longitudinal wires on epiphyseal growth. J. Bone Jt Surg. **38A**, 1077 (1956). — 9. Weber, B. G.: Epiphysenfugenverletzungen. Helv. chir. Acta **31**, 103 (1964). — 10. Will, B.: Die Frakturen der Tuberositas tibiae. Zbl. Chir. **77**, 1793 (1952).

N. Marti, U. Saxer, St. Gallen

Die Behandlung von 250 Femurschaftbrüchen beim Kind mit der Vertikalextension

Manuskript ist nicht zur Veröffentlichung eingegangen

B. G. Weber, K. Lampert, R. Liechti, R. Blatter, J. Schmid, St. Gallen

Aktive Schutzimpfung mit polyvalenter Staphylokokkenvaccine

Manuskript ist nicht zur Veröffentlichung eingegangen